Chez le même éditeur

Du même auteur

Le transgénique : les premiers signes d'une catastrophe
De nouvelles pistes pour guérir le cancer
La vie malgré la mort

•

COLLECTION PSYCHOLOGIE

Colette Portelance

Aimer sans perdre sa liberté
La communication authentique
Éduquer pour rendre heureux
Relation d'aide et amour de soi
Vivre en couple... et heureux, c'est possible

Claudette Rivest

Aimer et comprendre son enfant (de 0 à 4 ans)
Le roman familial : l'héritage psychologique
Les souvenirs occultés et la maladie

Claudette Guilmaine et Josée Tremblay

Contes à l'usage des parents et autres adultes soucieux du bonheur des enfants

•

COLLECTION SEXUALITÉ

Andrée Matteau

Dans la cage du lapin : de la pornographie à l'érotisme
Vagin et ses amis interviewés

Les 7 fléaux

Le péril écologique

Données de catalogage avant publication
de la Bibliothèque nationale du Canada

Herzog, Bernard
Les 7 fléaux : le péril écologique

(Collection Psyché/soma)
Comprend des références bibliographiques.
ISBN 2-922050-46-7

1. Problèmes sociaux. 2. Santé publique. 3. Homme - Influence sur la nature. 4. Environnement - Protection. 5. Civilisation - 21e siècle. I. Titre. II. Titre : Sept fléaux. III. Collection.

HN17.5.H47 2003 361.1 C2003-940563-X

Les Éditions du CRAM inc.
1030, rue Cherrier Est, bureau 205
Montréal, Québec, Canada, H2L 1H9
Téléphone : (514) 598-8547 — Télécopie : (514) 598-8788
http://www.editionsducram.com

Dépôt légal — 2e trimestre 2003
Bibliothèque nationale du Québec
Bibliothèque nationale du Canada

ISBN 2-922050-46-7

Imprimé au Canada

BERNARD
HERZOG

Les 7 fléaux

Le péril écologique

LES ÉDITIONS DU CRAM
psyché/soma

Correction d'épreuves
Pierre Lavigne

Illustrations intérieures
Henri Migniot

Conception de la couverture
Mise en pages
Geneviève Ouellet

Les Éditions du CRAM bénéficient du soutien financier du gouvernement du Canada par l'entremise du ministère du Patrimoine canadien, dans le cadre de son programme d'aide au développement de l'industrie de l'édition (PADIÉ) et du soutien financier du gouvernement du Québec par l'entremise de la SODEC.

Les Éditions du CRAM sont aussi inscrites au programme de subvention globale du Conseil des Arts du Canada.

Distribution et diffusion

Pour le Québec:
Diffusion Prologue
1650, boul. Lionel-Bertrand
Boisbriand (Québec)
J7H 1N7
Téléphone: (450) 434-0306
Télécopie: (450) 434-2627

Pour la France:
D.G. Diffusion
Rue Max Planck B.P. 734
F-31683-Labege
Téléphone: 05.61.00.09.99
Télécopie: 05.61.00.23.12

Pour la Suisse:
Diffusion Transat SA
Route des Jeunes, 4ter
Case postale 125
CH-1211-Genève 26
Téléphone: 022/342.77.40
Télécopie: 022/343.46.46

Pour la Belgique:
Vander SA
Avenue des Volontaires 321
B-1150-Bruxelles
Téléphone: 00 32/2/761.12.12
Télécopie: 00 32/2/761.12.13

PRÉFACE

Un cri. Un cri fort, strident, un réquisitoire sévère et sans complaisance sur les errements et les déviances d'une société à l'égard de laquelle Bernard HERZOG n'est pas tendre. Tel nous apparaît son ouvrage, riche et documenté, qui ne laisse aucune zone d'ombre sur les questionnements et les problèmes de nos contemporains. Crûment réaliste et, il faut bien le constater, quelque peu pessimiste aussi quant à l'avenir d'un monde qui a perdu toute référence, englué dans un matérialisme et un mercantilisme omniprésents. L'antique alliance de l'homme et de la nature étant désormais rompue, le déséquilibre, les fléaux, le mal pour tout dire, semblent être partout.

Bernard HERZOG le traque et le débusque dans une longue série de rubriques où sont mis en scène le retour des épidémies, la persistance des carences alimentaires, le dévoiement d'une certaine agriculture productiviste, les multiples pollutions, les allergies, etc. On pourra ici ou là faire quelque réserve sur tel ou tel plaidoyer enflammé et virulent. Il n'en demeure pas moins que la réalité existe et que tous les fléaux ici dénoncés nous menacent réellement.

Ce livre sera-t-il un nouveau cri dans le désert ? Ou contribuera-t-il enfin à alerter nos consciences endormies et à nous mettre en situation de veille pour cesser l'errance et transmettre en héritage à nos enfants une planète préservée et un monde viable ?

Jean-Marie PELT[1]
Président de l'Institut Européen d'Écologie
Professeur Émérite de l'Université de Metz

1. Jean-Marie PELT est l'auteur de plus de 20 ouvrages traitant pour la plupart des plantes et d'écologie (*Plantes en péril ; La vie sociale des plantes ; L'homme renaturé*). Ce livre passionnant qu'est *Plantes et aliments transgéniques* (1998, 1 volume, 167 pages) livre les détails techniques importants et éclaire sur les enjeux économiques et politiques de ce problème de société qui conditionne d'ores et déjà les modes de vie de demain.

INTRODUCTION

Avant l'ère industrielle, les hommes vivaient dans un environnement où régnaient les famines, les fléaux épidémiques : peste, choléra ou plus récemment tuberculose et syphilis.

Depuis, l'humanité a connu la mort à grande échelle, les camps de concentration, d'extermination, les destructions de masse et les conflits armés mondiaux avec leur cortège de millions de morts... ce qui a ravivé l'angoisse sédimentée dans la mémoire collective depuis Tamerlan, Genghis Khan.

La peur existentielle a changé de forme mais elle s'alimente différemment — Jean DELUMEAU[2], « *Dans l'histoire des collectivités, les peurs se modifient, mais la peur demeure* ». Désormais, ce ne sont pas seulement les terreurs atomiques, les menaces militaires comme par le passé, mais bien des bouleversements de notre environnement, dont nous commençons à peine à entrouvrir le dossier.

17 000 décès prématurés en France dus à la pollution de l'air, 2 à 5 000 morts par la dioxine émise par les incinérateurs d'ordures ménagères, 10 000 morts annuelles secondaires à l'amiante (dont on connaissait dès 1903 la toxicité), 16 000 morts par affections nosocomiales, fruits de l'usage massif des antibiotiques dans les hôpitaux et l'élevage industrialisé... la liste est longue.

Après l'affaire du sang contaminé, nous sommes menacés par la maladie de la vache folle et l'épouvantable épée de Damoclés que sont les OGM.

Les intérêts financiers de l'industrie font adopter la loi du silence, imposent par des manœuvres frauduleuses des mesures aberrantes par le biais d'« experts », au mépris des lois de la Nature, et du respect le plus élémentaire de l'Homme.

2. DELUMEAU, Jean, *Les Malheurs des temps*, Larousse, Paris, 1987, 1 volume.

Nous sommes entrés dans une spirale délirante où néo-colonialisme rime avec néolibéralisme, les magouilles les plus hypocrites masquant l'adoration du Veau d'Or. Des supercheries criminelles mettent les pouvoirs publics à la merci des groupes économiques, les rendent incapables de s'opposer aux égoïsmes corporatistes archaïques, sacrifiant le bien public et la santé de chacun. C'est pourquoi un fond de désespérance imprègne désormais la psyché collective.

L'histoire de l'humanité semble suivre des cycles: après la période rationaliste illustrée par Aristote et l'épopée d'Alexandre le Grand survenue après une époque semblable, deux mille ans après le règne du roi SARGON d'AKKAD, l'époque grecque initia un autre cycle, rationaliste avant le nôtre, car nous sommes les successeurs du matérialisme hellénistique.

Après le désert d'Asie Mineure, considérons l'expansion du désert grec, puis celui que nous sommes en train de créer. Nous pourrions reprendre le thème des sept fléaux de l'Egypte et ici, évoquer les sept plaies qui vont obscurcir l'évolution de l'humanité dans un proche avenir :

1. Les carences alimentaires, soit par excès soit par défaut, par insuffisance d'alimentation ou en raison de sa dégradation qualitative, ou pour être plus précis, de sa dégénérescence industrialisée ;
2. La pollution de l'eau potable ;
3. Les risques endémiques, infectieux ou parasitaires ;
4. L'évolution gazeuse, climatique. Tous les changements, même légers, de l'axe de la terre ont pour conséquence des modifications climatiques ;
5. Le temps n'est pas le temps que l'on pense, car on ne peut le compresser sans asphyxier les hommes par des rythmes incompatibles avec leur physiologie ;
6. L'angoisse, la peur, fruit des paniques, des terreurs ;
7. Le manque de spiritualité.

Telles sont les sept plaies qui nous guettent. Ce sont et ce seront les problèmes à régler d'urgence dans les prochaines années, si l'humanité veut survivre. Nous les évoquerons dans les divers chapitres de ce livre.

« *L'anthropomorphisme triomphant et orgueilleux des grands monothéismes ne nous a jamais appris à respecter, à interroger, à écouter, à comprendre, à aimer la nature, mais bien plutôt à la dominer, à l'exploiter, au besoin à la mettre au pillage, attitude mentale si fortement enracinée qu'il nous est très difficile de lui échapper* ». Théodore MONOD

Chapitre 1

MISE EN PLACE DES PRINCIPAUX ACTEURS

A. L'AGONIE DES ABEILLES... OU LA TERRE EMPOISONNÉE

Chaque semaine, l'information nous apporte son lot de scandales, le récit des catastrophes naturelles. Mais ces drames sont peu de chose en comparaison des catastrophes silencieuses qui se sont lentement structurées, inconsciemment organisées par quelques groupes financiers et industriels mondiaux, dont l'activité lucrative a pour effets secondaires l'empoisonnement massif de la terre, des eaux et des plantes, bref, de notre planète vivante.

En moins de trois ans, 450 000 ruches ont été perdues en France, et la production réduite de moitié. En Alsace, les apiculteurs sont considérés comme sinistrés...

Or, la pollinisation au printemps dépend essentiellement des abeilles, qu'il s'agisse des fleurs, des arbres fruitiers, etc. Un insecticide, vivement conseillé aux agriculteurs, destiné à enrober les semis et éliminer les insectes prédateurs, agit aussi sur les abeilles butineuses qui meurent paralysées. Bien évidemment, la firme industrielle nie les faits, l'arrogance couvrant toutes les récriminations. De plus, on leurre les écologistes en leur assurant la biodégradabilité du produit alors qu'il demeure actif plusieurs années.

Aucun problème d'autorisation légale pour ce genre de méfait.

Un autre groupe a mis sur le marché (à conquérir, car l'affaire est juteuse) une substance similaire. Ainsi, sur les rayons des supermarchés et des grandes surfaces, pouvons-nous nous procurer ces merveilleux produits. Il est légal d'empoisonner la Nature.

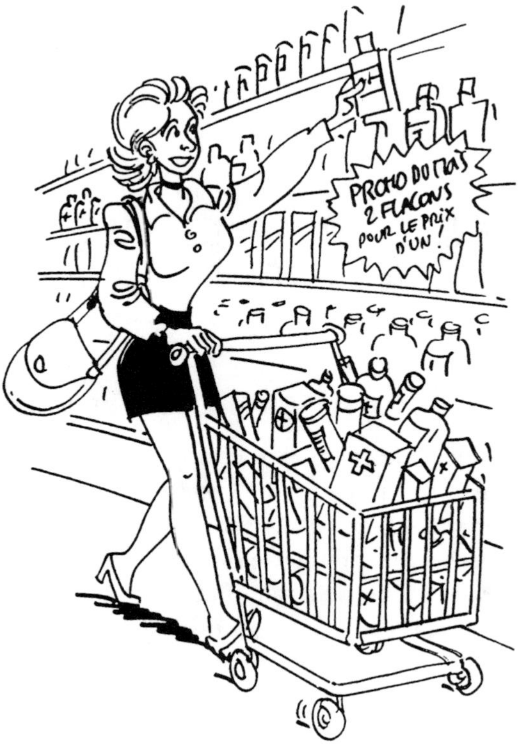

Il est légal de s'enrichir en exterminant sans aucune vergogne, car les gouvernements sont là pour amuser le peuple alors que les ficelles sont aux mains de puissants lobbies dont l'arrogance et la malhonnêteté sont connues. Pas la moindre réaction élémentaire de sauvegarde n'empêche l'extension de ce nouveau fléau.

Les nouvelles catastrophes, qui défrayent tous les jours l'actualité, résultent des différentes contaminations humaines de notre biotope. Elles peuvent coexister et nous rendre la vie de plus en plus difficile, bien qu'un grand nombre d'entre nous ne veuille pas s'en rendre compte ni l'admettre.

B. Le retour des épidémies : leur rôle régulateur de l'expansion démographique

Une épidémie a toujours été appelée un fléau. Pourquoi cette dénomination ? Parce qu'elle évoque l'image d'un balancier, une notion d'équilibre, évoquant le fléau de la balance.

Les expériences des biologistes sur les rats, par exemple, nous enseignent comment les masses animales régulent leurs populations pour maintenir un équilibre.

La nature a toujours horreur d'un surnombre d'individus. Une constante d'équilibre résulte d'un excès, ainsi il est apparu comme une nécessité de créer, par exemple sous forme d'un affaiblissement, les conditions propices à la disparition d'un certain nombre de sujets pour rééquilibrer la composition de l'ensemble vivant. Le paysage naturel de la planète risque de se modifier dans un sens qui ne nous laissera pas aussi sereins que nous ne le désirerions. Robert ARDREY nous avait habitués à ces prévisions, mais nous avons oublié ses livres et ses avertissements, comme bien d'autres, ceux de Rachel CARLSON notamment.

On constate parfois dans un monde animal une épidémie ou une forme quelconque de suicide collectif, déterminé soit par la rareté de la nourriture, soit réellement par un acte communautaire, par exemple une noyade, auquel les sujets les plus forts ne participent jamais. Ce mouvement ne concerne dans tous les cas que les sujets les plus faibles… c'est une forme de sélection naturelle qui existe depuis que la terre porte des êtres vivants.

L'épidémie atteint toujours l'animal le plus faible ou déjà affaibli, voire le plus inadapté. Ces constatations s'imposent également à l'homme, à l'espèce humaine en général car elle suit les lois biologiques.

Il appartient donc à l'intelligence humaine d'essayer de se protéger des effets de la contagion, ou de les limiter, mais l'humanité ne pourra jamais se préserver totalement d'une épidémie.

Ce n'est pas une pensée sélectionniste ! Ceci résulte de l'observation simple des lois naturelles qu'il faut tenter de contrôler ou du moins d'atténuer.

Il n'est pas pensable, pour un honnête homme, de laisser se répandre une épidémie de variole, de lèpre, de peste, de rage, de typhoïde, voire de fièvre jaune. Les populations habituées à ces fièvres supportent assez bien les épidémies. Seuls les sujets forts résistent alors que les plus faibles disparaissent. Si l'homme intervient dans le but de faire intégralement disparaître l'épidémie, d'autres phénomènes vont survenir.

C. La nourriture conditionne les limites de l'expansion démographique

Dans les pays arides, la surpopulation devient un phénomène préoccupant. Afin de faire survivre les sujets faibles, il faut leur apporter des nutriments mais la compensation ne peut être éternelle, elle est inévitablement momentanée et épisodique. C'est pourquoi les campagnes d'assistance répétées ne résolvent en aucune façon le problème de fond. Et l'humanité contrôle très mal le chiffre des naissances, pour diverses raisons.

Le fléau apporte la notion essentielle d'un équilibre, une balance. Il est fonction de la qualité alimentaire disponible plus encore que d'une quantité, dans le sens où la notion de frelaté et de tricherie est trop souvent sous-jacente.

Avant de s'attaquer à une épidémie, il faut donc considérer la bio-disponibilité alimentaire de réserve ! Avant de donner à manger aux êtres humains, il est d'abord nécessaire de produire: c'est la première évidence, la première règle afin de lutter contre la famine.

Les sujets les plus forts vont pouvoir produire, encore doivent-ils avoir à leur disposition des terres arables en quantité suffisante et de bonne qualité. Le groupe va augmenter sa réserve, il se fortifiera, car en accroissant ses capacités alimentaires, il pourra alimenter correctement ses sujets.

Mais, si on apporte à d'autres populations des aliments sans qu'elles n'aient à fournir d'efforts, ce qui constitue une forme lente d'assistanat, les éléments forts et productifs s'affaiblissent.

D. L'épidémie résulte d'une mutation adaptative d'un groupe de germes

L'épidémie est le résultat d'un développement du monde bactérien, plus précisément, d'un sous-ensemble micro-bactérien particulier qui va développer des qualités et des structures physiologiques inadéquates tout en étant capable de s'adapter et de devenir adéquat à un organisme quelconque.

Ce développement « bactérien » est comparable à la croissance d'un mycélium qui s'étale et s'agrandit par accaparement d'un certain espace. Il crée les conditions particulières de son extension en sécrétant des sucs particuliers. Ces germes vont pouvoir assembler des composants et se réunir dans des constructions cellulaires.

Cette composition nouvelle va donc générer des déplacements et une migration. Elle s'implantera en développant une nouvelle source de fonctionnement physiologique qu'on peut appeler germes, bactéries, virus, micro-virus, etc., ou encore un assemblage de ces différents éléments.

Dans tous les cas, c'est toujours une nouvelle bactérie qui va se constituer, se répandre comme le font les pollens au printemps ou les graines d'un arbre afin de coloniser l'espace et remplacer une autre souche. Il y a donc une adaptation, c'est-à-dire une mutation permanente au sein des populations bactériennes, c'est le jeu cruel de la vie.

Car rien n'est définitivement acquis et les équilibres sont sans cesse remis en question.

E. LA VIE EST UN ÉQUILIBRE SANS CESSE REMIS EN QUESTION : S'ADAPTER OU DISPARAÎTRE

Le sujet peut lutter ou non, mais cette progression permanente lui est imposée. C'est la sélection naturelle qui constitue l'évolution des espèces, induit leur croissance, leur maintien ou leur disparition.

Le sujet le plus faible est celui qui mange le moins bien, qui est le plus carencé. Il n'a pas ce qu'il faut pour se défendre.

La faiblesse héréditaire provient d'une carence prolongée. Par contre, si l'alimentation est toujours correcte il n'y a pas de problème, le groupe, la tribu ou la population se maintient à un chiffre constant.

Vous rappelez-vous les histoires des marins autrefois ? Quand ils partaient sur les goélettes ou les trois mâts : ils étaient tous en forme, très athlétiques. Après un mois de navigation la carence en vitamine C les rendait tous malades. Sur un équipage de 150 hommes, une cinquantaine mourrait au cours du voyage et la centaine restante rentrait au port en fort piteux état !

L'alimentation exige un apport énergétique essentiel mais aussi un apport protéinique permanent. On consolide son navire chaque jour, on rebouche à tout instant les trous de la coque, comme un couvreur change toutes les tuiles défectueuses d'une toiture afin que le bâtiment ne prenne pas l'eau.

F. L'EUGÉNISME DOIT PRENDRE EN CONSIDÉRATION LES LOIS DE LA QUALITÉ NUTRITIVE

Chaque homme représente environ 100 000 milliards de cellules. S'il manque une brique dans l'édification du mur de protection face aux événements extérieurs, toute la forteresse risque de s'effondrer. Le danger vient précisément de cette absence, de ce point faible.

La population humaine augmente, comme on l'observe depuis plusieurs décennies. Or, avec l'industrie agroalimentaire, les produits sont conformes en quantité mais non en qualité: il en résulte un nombre de plus en plus grand d'enfants mal nourris, donc porteurs de désordres et de maladies. Cette situation concerne déjà plus d'un milliard de sujets.

Si l'on accroît la qualité de leur alimentation, on va augmenter leur force de futurs parents. Ils vont, logiquement, produire une descendance qui leur sera conforme. Par contre, si on renverse le problème, on aura une dérive de plus en plus grande, c'est-à-dire des sujets de plus en plus faibles. Il ne faut pas s'attendrir sur ces problèmes de masse mais essayer de les comprendre et chercher comment les résoudre.

On peut amener 10, 20, 100, 100 000 avions chargés de nourriture. Certes, on aide les populations, mais pour un temps seulement, et par la suite, la malnutrition va reprendre de plus belle et les épidémies, quand ce ne sont pas les guerres, vont les éliminer.

L'assistance a ses limites. Elle conditionne des effets secondaires, des zones d'ombre ; qu'on l'accepte ou non, ceci est un fait observable.

G. LA BIOÉTHIQUE DOIT INTÉGRER LA MICROBIOLOGIE

Si on ajoute les incessantes épidémies guerrières au risque majeur d'invasions bactériennes, on constate que le déficit s'accroît. Ainsi voit-on se redessiner une nouvelle composition démographique des ensembles de populations.

On observe ainsi des conflits particuliers avec des germes très inférieurs en nombre devant la colossale population bactérienne constitutive du sujet infecté. Comment vont réagir les défenseurs en très grand nombre par rapport à l'envahisseur ? Là réside tout le problème. Imaginons une cohorte romaine de type invasif. L'organisme situé en face arrive à juguler un petit groupe numériquement très inférieur. Que représente un millier d'individus (bactéries ou virus) face aux 500 000 milliards[3] de bactéries et de virus constitutifs du moindre organisme vivant qui se défend comme une cité très organisée ?

Par exemple, un homme s'est piqué sur une épine de rosier où se sont déposées des bactéries. Son système de défense réagit ou ne réagit pas. Il faut d'abord qu'il détecte l'intrus. Si le sujet est fort, il neutralise aisément cette bactérie, sinon l'envahisseur pénètre par l'ouverture, c'est-à-dire grâce à une carence, une béance dans la muraille.

L'alimentation fournit des calories et des capacités protéiniques. Elle fournit également une charge magnéto-électrique équivalant à 10^{100} nano-joules. C'est une force colossale mais extrêmement faible si on la considère sous un autre aspect.

Suggérons une image analogique : la capacité d'un barrage hydroélectrique permet de mettre en oeuvre une production d'énergie électrique sans déperdition. Si l'alimentation est défectueuse, on aura un barrage défectueux. Si elle est correcte, on récupérera la production mais pas partout car si des spectres électromagnétiques ont changé, il nous faudra placer de fortes résistances.

3. Chiffre très inférieur à la réalité chez les métazoaires supérieurs.

C'est donc une recharge nécessaire pour permettre aux cellules de retrouver un paysage électromagnétique correspondant à celui dans lequel elles vivent, c'est-à-dire qu'on leur donnera la possibilité de s'adapter à condition que les composants biochimiques élémentaires soient corrects et présents dans l'alimentation !

H. LES CARENCES INDUISENT DES MALADIES

Si la population est carencée en fer, zinc, sélénium, vitamines E, C, acides aminés, etc., le problème s'étend chez les descendants. C'est ainsi qu'on voit apparaître des nouveau-nés eczémateux parce que, par exemple, la mère a pris pendant sa grossesse du Salbutamol ou a subi une anesthésie péridurale au moment de l'accouchement. On oublie toujours de rechercher l'effet pathogène des molécules chimiques alors que les actes médicaux induisent toujours des effets secondaires.

Pour les purger, il faut leur donner tous les légumes verts en purée mais aussi cresson, salsifis, céleri, fenouil, choux ou haricots verts, topinambours, myrtilles, épinards, poissons gras afin de relancer une chaîne alimentaire correcte. Il est nécessaire de réfléchir comment faire face à ces déviances pathologiques, comment se recentrer. Vous connaissez tous les récits et les descriptions des sujets atteints par le scorbut (avitaminose C) ou par les autres carences en constituants essentiels.

Il est indispensable de prendre conscience de notre environnement. La situation est semblable à celle d'un fermier qui a semé son champ : il doit le surveiller et agir afin que les oiseaux ne dévorent pas les graines, et bien protéger les parcelles ensemencées des hordes de sangliers qui saccagent les récoltes.

Un enfant est bien notre récolte. Il nous faut lui permettre de se lever, puis de se tenir debout et de marcher pour relever son propre sillon contre vents et marées.

Chapitre 2

RAPPEL DES PRINCIPES CONCERNANT LES ACTIONS DE L'HOMME SUR LA NATURE

Le fléau de l'homme, c'est l'homme lui-même ! *Homo homini lupus...*

L'homme, par la sagesse, peut être l'ami de toutes les espèces végétales et animales mais également être son propre ami. Malheureusement il a une importante capacité destructrice. Elle est la conséquence d'une méconnaissance des règles et des lois qui régissent l'ensemble des mondes intérieurs et extérieurs.

A. La transmission des acquisitions exige le respect et l'humilité

En croyant bien faire, l'homme va énoncer des règles qui lui paraissent raisonnables, suivant une logique tout à fait « normale » et apporter la connaissance dont il peut disposer à un moment donné. L'école sert à cela : retransmettre les acquisitions, mais la pétrification des enseignants est un écueil.

Souvent l'homme oublie et méprise le savoir acquis dans le passé, celui des anciens, des civilisations antérieures, toute une culture apportée par l'expérience d'un vécu qu'il prend pour un usage plus ou moins abrutissant et inadapté. Bref, avec le temps, les générations ne se comprennent plus guère et les modes de vie entraînent une dérive de plus en plus importante.

Cela s'observe dans le comportement des adolescents. Enivrés par le savoir scolaire, ils considèrent que leurs parents sont d'un autre âge ; aussi, se moquent-ils des expériences du passé qu'ils rejettent d'un simple mouvement d'humeur, car il n'y a guère d'initiateurs réels.

La transmission ne s'effectue plus et la faille s'élargit entre les générations, l'incompréhension également, car l'irrespect n'apporte que du négatif.

B. Les conflits induisent les déserts

Au cours des guerres, l'homme ravage les plaines, les bassins, les forêts, il rend les sols incultes comme autrefois les hordes barbares et les sabots de leurs chevaux les ont désertifiés. Tout moyen moderne aboutit aux mêmes résultats. L'homme est à même de stériliser toute une région, souvent définitivement. Avec tout l'arsenal militaire actuel, nous avons de quoi minéraliser la planète pour longtemps.

L'homme peut donc réduire à néant en un instant une culture avancée, détruire toute la connaissance spirituelle, les équilibres physiologiques, induisant ainsi une involution naturelle de l'homme. Il en résulte de terribles régressions, un retour à la barbarie.

C. À l'ère industrielle correspond une pollution maximale

L'homme développe des contaminations directes et indirectes en grand nombre, par la création successive de mutations bactériennes en chaîne. Par des procédés industriels, l'homme va réaliser des produits manufacturés, et va rejeter de plus en plus de déchets chimiques, aux conséquences très lourdes sur la nature.

Déjà en leur temps les fonderies gauloises ou romaines étaient assez polluantes par les dérivés chimiques du plomb, de l'argent, le sulfate de cuivre et les oxydes ferriques, etc. Actuellement, de nombreux livres relatent les diverses pollutions industrialisées de nos sols.

D. Les pesticides

Il y a plus de trente ans, Rachel CARSON avait alerté les États-Unis sur les dangers de la pollution par les pesticides. Théo COLBORN, Diane DUMANOSKI, John PETERSON MYERS, ont publié un livre[4] préfacé par AL GORE, vice-président des États-Unis. Dans cet ouvrage, qui a fait sensation en 1996, ils ont réuni toutes les preuves

4. *L'homme en voie de disparition*, trad. française, Terre vivante, 1997, 283 pages.

scientifiques concernant les conséquences des produits chimiques non dégradables, comme les PCB, DDT et dioxines, sur l'homme et sur les mammifères. La contamination intra-utérine, les effets cumulatifs avec leurs conséquences sur les glandes endocrines sont désormais connus. Le lait maternel contient dans tous les pays industrialisés des quantités de pesticides 50 à 100 fois supérieures à celles présentes dans le lait de vache, notamment en France.

« En six mois d'allaitement, un bébé américain ou européen reçoit la dose maximale de dioxine conseillée pour la durée de la vie entière... (et) cinq fois la dose maximale de PCB autorisée pour un adulte de 75 kilos »[5].

Théo COLBORN a collecté pendant sept années des données scientifiques irréfutables: les loutres décimées, les hécatombes de phoques et de dauphins, la féminisation des crocodiles, des tortues, annonçant la disparition des espèces, les oiseaux sans libido et des oisillons difformes... Tous étaient affectés par les organochlorés ou les milliers de molécules organiques hyperactives conditionnant les dérèglements hormonaux des messagers chimiques...

Après leur épandage sur les sols, les pesticides sont véhiculés d'une part par l'air, d'autre part par les eaux de surface ou souterraines. Une fraction est dégradée par les micro-organismes, mais les molécules s'accumulent d'année en année, migrent d'une espèce à l'autre et sont concentrées au fur et à mesure des transmissions animales. On retrouve des cocktails permanents de dizaines de pesticides dans les eaux des lacs d'Amérique du Nord ou de Bretagne, par exemple... En fin de chaîne alimentaire, la concentration retrouvée peut être un million de fois plus élevée qu'à l'origine car les pesticides s'accumulent dans les tissus adipeux. Dans chaque pays, des milliers de tonnes de ces produits sont utilisées chaque année.

Les études canadiennes ont bien montré qu'un insecticide pouvait tuer instantanément (P. MINEAU), et que les granules sont hautement toxiques sur les oiseaux (carbo-furane, terbufos...).

5. Adam SMITH (1987), *Risk Analysis* 7 (3) : pages 347-353. "Infant exposure assessment for breast milk dioxins and furans derived from waste incineration emissions", cité page 126 par COLBORN et al., *L'homme en voie de disparition ?*

Les effets chroniques sur le développement des embryons, des fœtus et des enfants ont prouvé le dérèglement des systèmes endocriniens, immunitaires, nerveux central (neuro-toxicité). Ils concernent aussi l'induction de cancers (tumeurs cérébrales, mammaires prostatiques, gastriques, lymphomes, leucémies, etc.) et de malformations congénitales.

L'effet de certains pesticides est rémanent et bio-accumulable comme la dieldrine. Les dimères et trimères de styrène, les métaux lourds, les organo-halogènes et bien d'autres molécules ont des effets potentiels hautement pathogènes sur l'être humain.

La communauté scientifique a ainsi donné toutes les preuves des conséquences sur la faune et l'homme.

E. Les créations alimentaires industrialisées ont des conséquences génétiques

Si l'homme ne prend aucune précaution, il va ingérer des produits qui auront des conséquences sur sa lignée génétique, induisant une différenciation de ses chaînes d'ADN. Par sa méconnaissance ou une connaissance empirique non appropriée, il va générer, par les défécations des diverses populations, un changement radical au niveau du monde bactérien minéral, tout comme les excès de lisier de porc en Bretagne, par exemple, sont devenus un problème inquiétant.

Partout où l'alimentation ancestrale a été déformée par des modifications industrielles, on observe toute une chaîne physiologique différente, mais aussi des événements cliniques particuliers ! Si l'alimentation apporte plus de produits contraires au système endocrinien cela va entraîner des incidents d'évolution au niveau parathyroïdien, thyroïdien, hypothalamique, hypophysaire... des désordres endocriniens en cascade.

F. La pollution des sols et des eaux par les cadavres

L'accumulation des cadavres en certains lieux va cultiver et exacerber la croissance de certaines espèces bactériennes et contaminer les terres.

Ainsi, les eaux souterraines, les nappes phréatiques vont-elles être le lieu de mutations dans la composition chimique des eaux. Par un apport excessif de sels résultant des putréfactions cadavériques, donc d'éléments nutritifs, tout un monde bactérien va se développer, il se retrouvera ensuite dans les graines, les semences des champs... puis dans l'assiette du consommateur.

L'homme constitue donc son pire ennemi par mégarde mais aussi par ignorance. Aussi, présente-t-il un premier fléau extrêmement lourd pour l'espèce sur les plans chimiques, humoraux et physiologiques à travers les mutations bactériennes induites.

G. Conséquences des guerres sur les tempéraments

Dans certaines contrées, là où les invasions sont passées, où se sont déroulés les heurts les plus sanglants, où les sols ont été défoncés par les engins mécaniques et la botte des envahisseurs, on trouve des tempéraments agressifs, belliqueux, violents, un excès de crimes...

Dans les régions restées à l'abri des invasions on constate que les personnes sont plus paisibles, moins longilignes, plus trapues. On comprend mieux ainsi l'évolution de l'espèce humaine au travers des âges, bien que cette remarque soit non exhaustive.

H. La décomposition des cadavres libère des masses colossales de bactéries, et fait le lit de nouvelles épidémies

Le scénario est toujours le même: au Nigeria, au Kosovo, à Bornéo ou à Timor, quand l'invasion arrive, on rase les villages, on fait fuir les populations, on les fait disparaître dans des charniers où l'on entasse les morts...

Que devient la masse biochimique de tous ces corps mis en terre, placés dans une fosse assez grande pour contenir 50, 100, 200 personnes ? On ne s'occupe pas dans ces circonstances de la pente du terrain ni des cours d'eau souterrains. Si les sujets étaient sains, cela va enrichir les eaux en calcium et en autres sels minéraux, mais s'ils étaient infectés — au cours d'une épidémie de peste ou de choléra — on va voir réapparaître la bactérie dans les eaux profondes au cœur de la terre. Les graines, les semences seront ensuite progressivement contaminées en surface et on verra naître une nouvelle épidémie.

Ainsi s'explique la résurgence des épidémies. Tous ces fléaux sont créés par l'homme qui méconnaît ou ne veut pas comprendre le monde bactérien.

I. LA DÉFORESTATION A DES CONSÉQUENCES CLIMATIQUES, ENGENDRE DES GLISSEMENTS DE TERRAIN, LA FUITE DES TERRES ARABLES, DÉSERTIFIE

Si les bûcherons déboisent partiellement une forêt, cela lui est bénéfique. Mais s'ils en détruisent la majeure partie — comme on l'observe en certains points du globe — ils ne rendent qu'un service très limité à l'espèce humaine et un très fâcheux service à la forêt, donc au système gazeux qui l'entoure. Les conséquences en sont lourdes, non seulement pour les espèces que l'arbre abrite, mais aussi pour les équilibres climatiques. Si le vent vient à déraciner une forêt, sa puissance sera ensuite très réduite. Mais plus on enlève d'arbres ou de haies, plus on augmente la vitesse du vent au ras du sol. C'est donc un fléau créé par l'homme et il est décuplé depuis l'apparition des engins mécaniques, la tronçonneuse facilitant grandement tous les excès !

Lorsque l'homme pense trouver une très bonne terre en arasant un bois, il retrouve le système de la culture sur brûlis qui fait progresser le désert africain de 50 km chaque année. En déboisant, il modifie le circuit des vents et celui des pluies. Il induit la formation d'un couloir où les vents s'engouffrent, où les pluies et les nuages s'étalent alors que la forêt arrête les nuages et fait précipiter les plus lourds. En effet, il y a appel entre le végétal forestier et les masses gazeuses des nuages, tout simplement parce qu'il y a un échange de pression atmosphérique et un échange gazeux.

S'il n'y a pas de forêt, les nuages s'étalent et ils retombent sur les pentes des collines ou des montagnes avoisinantes. Ainsi, les pluies vont-elles raviner ces pentes, et provoquer des glissements de terrains qui ravageront des villages entiers.

C'est le cours normal des choses, mais cela peut devenir un fléau pour l'homme. Il se heurte là à des éléments qu'il ne peut contrôler, résultant de son action irréfléchie. Il devrait songer qu'il faut prévoir les catastrophes et conserver la barrière des forêts pour préserver l'habitat !

Les responsables du remembrement ignorent le rôle des haies, des coupe-vent, alors qu'ils pourraient grâce à elles préserver les moissons et éviter aux hommes des problèmes ultérieurs.

J. INONDATIONS SOUDAINES ET COULÉES DE BOUES SONT LE FRUIT DE L'IRRESPONSABILITÉ

En construisant dans des sites non protégés, non couverts, l'homme va permettre l'accumulation ultérieure et imprévisible des eaux, le doublement des courants comme des vents, ce qui va également mettre en mouvement toute la terre arable… car la terre arable bouge chaque jour ! Si l'arbre existe c'est parce qu'il y a un ensemble bactérien qui fait monter l'eau et les sels afin que la sève brute puisse redescendre dans toutes les parties de l'arbre sous forme d'une sève élaborée enrichie de l'énergie des photons solaires. C'est une réaction dont le rôle est de maintenir une certaine pression, un certain équilibre du sol.

Si ce monde bactérien vient à disparaître, le sol arable devient mouvant ! Il se fragilise par une réaction de l'ensemble des sols. Avec les engrais chimiques et les nitrates utilisés à grande échelle, les bactéries du sol Azotobacter, Clostridium et les Rhizobies se raréfient. Les ponts bactériens ont disparu et cela provoque des glissements de terrain.

Il faut savoir que le sol sur lequel nous marchons dans les champs n'est pas homogène, il est constitué par une juxtaposition de plaques de sols arables, posées les unes sur les autres, comme les couches de schistes ardoisiers. Ainsi emboîtées, si l'une bouge, tout le reste va s'ébranler.

K. PLANS D'OCCUPATION DES SOLS, REMEMBREMENTS SUR FOND D'IGNORANCE ET D'INTÉRÊTS ONT DES CONSÉQUENCES FUNESTES

Si une coulée de boue débute sur le flanc d'une montagne, toute la pente peut glisser, le reste va bouger et les demeures vont se lézarder quelques temps après. On croit que la terre se meut, certes, mais toute une série de mouvements sismiques a déjà engendré une instabilité, à laquelle s'ajoutent d'autres perturbations créées par l'homme.

C'est pour cela que nombre d'endroits deviennent dangereux à vivre, que certains villages sont devenus déserts. Pourquoi les habitants sont-ils partis ? Pas parce qu'il y avait un manque d'activité économique, ni qu'ils étaient situés hors des routes, mais bien en raison des risques mortels que les villageois y encouraient.

Les principes élémentaires du respect de la nature ont-ils été négligés ? Si la terre bouge, par exemple, et cela s'est produit nombre de fois dans le Jura, les Alpes et même en plaine, les hommes ont fui.

Souvenez-vous : en Bretagne, comme en Irlande ou en Écosse les parcelles étaient autrefois abritées du vent : toutes ces haies et ces petits murets de pierre avaient leur raison d'être. On se protégeait en construisant les maisons dans les vallons, on enterrait littéralement les villages. C'était une façon de contrer les différentes forces mises en mouvement permanent par les vents et donnait une certaine assurance thermique mais il y avait certains inconvénients, notamment l'humidité résiduelle.

À la suite d'une importante pluviométrie, d'excès de précipitations, la terre se gonfle, et certaines plaques peuvent glisser, les champs risquent de perdre leur terre fertile. Pour y remédier, les anciens avaient édifié des haies avec des pieux d'abord, des chênes ensuite. Mais, les bulldozers, au cours des remembrements décidés par des technocrates ou des géomètres un peu particuliers, réduisent tout cela à néant afin de créer de grandes parcelles plus faciles à travailler au moyen d'engins mécaniques. Tous ces personnages observeront-ils les mouvements imperceptibles des sols sur les 25 années suivantes ? Par contre, les conséquences de leurs actes seront bien perceptibles par la génération à venir !

Et là, on subira l'un des pires fléaux que l'homme puisse connaître et induire…

Nous avons un vécu récent, assez brûlant, dans certaines régions, de ces phénomènes consécutifs à un arasement des forêts, des talus, des haies, effectué n'importe comment. Et on pourra s'adresser ensuite à tous les saints du paradis et au Bon Dieu lui-même, pour trouver une réponse à ces problèmes dus à l'imprévoyance de l'homme, aux décisions irresponsables, à l'ubuesque prétention et à l'arrogance des technocrates.

RÉFLEXIONS D'ÉTAPE

L'homme réfléchit, construit avec son savoir actuel sans se poser la question du lendemain, sans voir plus loin que le bout de son nez, en recherchant les avantages immédiats. Il théorise sur une chose, une actualité sans penser aux causes et aux conséquences, alors qu'il faut toujours appréhender le présent par le passé, et prévoir le futur.

On ne tient pas compte de la connaissance héritée, on méprise les avis des anciens les plus éclairés. Du reste il y a de moins en moins entre générations de transmission des observations et des réflexions, car les vieux sont mis dans des asiles pour y disparaître au plus vite... La sagesse des vieux paysans a fait se tordre de rire les agronomes frais émoulus des universités. Aussi la culture née des expériences passées a-t-elle été balayée, et aujourd'hui l'homme ne sait pas se servir de son intelligence. On a assisté au même phénomène dans le monde médical où les technocrates ont désertifié à leur manière...

Quand l'intellect et la prétention irrespectueuse égarent l'homme, il est alors semblable à un démon destructeur. C'est dire combien, dans le monde de la santé, il y a lieu de se méfier des techniciens !

Comme il ne sait pas faire la différence entre l'intellect, fruit du savoir et du faux savoir, et l'intelligence du coeur, fruit de la connaissance*, l'être humain s'emploie à suivre un raisonnement qui se dit logique et cartésien en décrétant ce qui est possible, et ce qui ne l'est pas. Mathématiquement, il a certes raison, le rendement des terres agricoles a augmenté de façon incroyable parce qu'il est plus facile avec un tracteur de travailler de grandes parcelles que des petites, donc les raisons du financier, du prêteur, de la banque

* Connaissance : naissance avec le fruit de l'expérience vécue. Le savoir est dû à l'enseignement scolaire et au religieux dont les textes ont été remaniés.

l'emportent. Mais cette mathématique ne s'étend pas à la vie, elle ne sert qu'à perdre des générations de paysans et bientôt à ruiner les terres.

Les mathématiques ne s'appliquent qu'à des produits finis, industriels, elles s'appliquent aux finances, mais pas sur le champ de bataille. Nous avons de belles expériences où la logique d'imbéciles diplômés restera inscrite dans l'Histoire, à moins qu'on ne la modifie pour des raisons particulières. La logique de la vie et celle de la nature sont différentes. Les fameux stratèges en chambre, les décideurs qui se prennent pour de fameux joueurs d'échecs seront toujours mis... en échec par les faits ! Le peuple en subira les dommages et payera l'addition, même la plus lourde, sans qu'ils aient entrepris la moindre autocritique. On entend toujours les mêmes auteurs de catastrophes jouer les professeurs de morale ou les conseillers du Prince...

Chapitre 3

LES ÉPIDÉMIES

A. L'hygiène ou l'excès d'asepsie ont des effets secondaires

L'homme, par son manque d'hygiène corporelle, va répandre tout autour de lui toute une chaîne bactérienne pouvant être contaminante.

À l'inverse, dans sa disposition d'être raisonnant (« Je pense donc je suis »...), il peut également devenir un agent perturbateur par excès, notamment par un excès d'asepsie ou un excès d'usage de produits chimiques non conformes à sa propre structure biologique.

Incapable de se mettre en harmonie avec la Nature, donc de rechercher un équilibre, il va distribuer à tout va et sans aucune limite les corps chimiques qu'il a créés. Il les « consommera » lui même, mais en répandra aussi dans tout son environnement, flore et faune. Il va ainsi entraîner une rupture entre ces chaînes, donc provoquer l'excès d'une population végétale ou animale particulière, tout en générant un nouveau type infectieux spécifique de ces errements. Celui-ci peut d'ailleurs l'atteindre, secondairement...

B. La biodiversité mise à mal génère une cascade de mutations incontrôlables

En faisant disparaître des branches entières du monde végétal et du règne animal, il va effectivement provoquer une série de déséquilibres au profit d'une espèce différente qui supplantera les autres. Il sera ainsi à l'origine d'une mutation bactérienne gigantesque qui finira par l'atteindre en retour, comme un boomerang !

C'est donc bien l'homme qui va créer les fléaux qui vont le menacer. Il aura ensuite bien du mal à les comprendre parce qu'il lui faudrait prendre concience qu'il baigne dans un faux savoir, dans la prétention… et l'ignorance de sa propre ignorance !

Il pourra toujours chercher à se protéger par une nouvelle cuirasse, un nouveau bouclier. Son scaphandre ne sera jamais parfait ! On sait bien qu'il y a toujours au niveau de toutes ces armures, une faille, un passage permettant ici une entrée bactérienne montante. Semblable à une lance, une nouvelle maladie infectieuse pourra venir le frapper.

C. L'AIR NE SE VOIT PAS, AUSSI L'A-T-ON OUBLIÉ EN CHEMIN

Tout corps plongé dans un liquide a la particularité d'abord de s'enfoncer puis de flotter suivant la poussée d'Archimède, c'est-à-dire de remonter suivant les rapports de densité.

L'homme vit en plongée dans un liquide gazeux dont il oublie la réalité. Il ne peut contrôler ce mouvement gazeux donc il flotte dans l'air tout en ayant les pieds attachés au sol. Voyez-vous le problème se dessiner ?

La production de gaz industriels est un véritable fléau qui va engendrer tout un monde bactérien mutant, agressif. Il ronge, attaque les structures chimiques de tous les êtres végétaux et animaux ayant des échanges respiratoires et notamment les muqueuses humaines.

D. LES REJETS IRRESPONSABLES DE L'INDUSTRIE OU LA TERRE POUBELLE

Il reste à évoquer les rejets et les déchets des productions industrielles de tous types : plomb, fer, mercure, zinc, aluminium, cuivre, sulfate… métaux lourds, métaux à masse atomique trop importante pour disparaître rapidement.

Il faut y ajouter les agressions dues aux corps chimiques qui se décomposent dans l'eau, tous les sels dont on gorge le sol. Ces substances vont former des sulfates, des chlorates à plus ou moins long terme et tout cela va se retrouver ensuite dans l'ensemble des chaînes végétales et animales, qu'elles soient aquatiques, volantes ou terrestres. Cette pollution peut sembler disparaître, ne laissant aucune trace apparente mais elle se dépose sous forme de sédiments qui vont s'engouffrer dans les réseaux souterrains. Toute la population vivant le long des cours d'eau ou au voisinage de cette pollution en l'ignorant, en sera affectée. Prenons par exemple les excès de cyanure utilisé dans une mine d'or et qui ont fait disparaître les poissons du Danube sur plusieurs centaines de kilomètres, (jusqu'à 600 ou 800 km de l'émission). Cela esquisse le diamètre du cercle de la nuisance: il est énorme.

Certains ont proposé comme solution radicale d'utiliser la seule purification définitive, le feu de la Terre, un volcan ! Ont-ils envisagé les risques ? Que la population soit contaminée par ces sels ou menacée par le volcan, elle sera également condamnée...

Pourtant, tout cela n'est rien encore, ce n'est que la partie visible de l'iceberg. Dans la partie moyenne nous allons découvrir l'infection, la pollution dans le monde végétal et le monde bactérien réels. Celle-là est de grande importance par ses effets secondaires particulièrement nocifs. On va retrouver toutes les bactéries du froid et du chaud, des bactéries opposées et non pas les bactéries intermédiaires.

On observera aussi des répercussions au niveau de toutes les feuilles, des champignons, de tous les mycéliums, micro ou macroscopiques ou nanomicroscopiques qui vont s'enchevêtrer dans des réseaux extrêmement performants. L'homme aura ensuite le plaisir de voir naître tout un développement bactérien et mycélien qui va préparer un nouveau terrain.

Quels seront les nouveaux fléaux infectieux ?

E. LES MOUVEMENTS DES MASSES D'AIR VÉHICULENT DES BACTÉRIES ET DES VIRUS

L'air véhicule les infections macroscopiques, un monde viral en pleine mutation. Si on analyse cet élément, on trouve des « coques ». Ces ensembles viraux vont être portés par les vents, par les mouvements incessants des masses d'air et par les poussières entourant le globe terrestre. Comment allons-nous les repousser ?

Le vent enlève le sable sur les déserts brûlants d'Afrique et l'emporte au-delà, ce qui peut occasionner des retombées à distance sous forme de pluies de sable colorant nos sols ou les neiges des pays nordiques. Devons nous craindre de nous promener, ou le faire avec des parapluies et des masques sur plusieurs milliers de kilomètres ? Car les vents peuvent amener avec le sable tout un monde viral particulier. Les anciennes colonies bactériennes vont être emportées alors que de nouvelles fédérations que nous ignorons, de nouvelles masses vont débarquer. On va se trouver ensuite face à de nouvelles épidémies de grippe. On pourra dire que « untel m'a contaminé », vérifier tout son environnement, chercher un responsable de cette épidémie. Cela n'a guère de sens scientifique !

Cette masse d'air, vecteur de bactéries ou de virus, on la déplace sans même s'en rendre compte chaque fois qu'on active les circulations gazeuses en ouvrant les portes ou les fenêtres. Mais que pouvons-nous faire d'autre ? Il n'y a qu'à voir une rue mouillée. La terre ruisselle, les pavés sont luisants, tout simplement parce qu'ils ne sont pas idéalement propres. Des pluies torrentielles ont apporté de la boue car le vent entraîne des poussières et des boues et quand on marche, quand on éclabousse, on agite tout un monde viral...

F. LE TERRAIN A SON IMPORTANCE

Le vent apporte sur notre table et dans nos assiettes de gentils ou de méchants virus.

Est-on fatigué, est-on prédisposé ? Est-on dans un état de malnutrition ? Alors, comme certains pensent, et comme Louis Pasteur l'a déclaré sur son lit de mort : « Le microbe n'est rien, mais le terrain est tout ». Il avait précisé que si la personne était fatiguée le microbe serait vainqueur, et pour cause ! Le terrain ne sera plus à même de se défendre !

Quelques esprits brillants ont pensé qu'en renforçant le terrain et en négligeant les microbes on pourrait toujours lutter. C'est vrai et c'est faux. On ne peut pas lutter contre les microbes puisqu'ils sont tout autour de nous, cela constitue donc un fléau — bien que certains nous soient parfois nécessaires. Plus on va aseptiser notre table et plus on va les repousser, mais on ne les détruira pas même si on arrose tout d'eau de Javel ! Ce désinfectant va juste permettre de les faire s'enkyster et se porter ailleurs pour revenir renforcés. Savez-vous qu'il y a du chlore dans l'eau de Javel ? C'est un acide chlorhydrique dilué très agressif. Eh bien, il va imprégner ce microbe, mais il ne va pas changer sa nature. Il n'y aura pas effet de mutation. Si on est fatigué, si le système immunitaire est usé ou peu réactif, le microbe va emporter le malade. Ni Tissot ni Béchamp n'auraient dit le contraire !

Ils ont seulement pris le parti de l'observation sans aller jusqu'au bout de leur raisonnement. Le heurt historique entre Louis Pasteur et ces deux hommes fut un affrontement fâcheux alors que chacun d'eux décrivait les deux faces d'un même phénomène ! Divers auteurs tendent à réhabiliter Tissot et Béchamp mais en couvrant Pasteur de tous les maux de la planète ce qui est une erreur monumentale.

De beaux esprits, mais stériles, sont venus ultérieurement critiquer tout le reste du travail, gigantesque, effectué par un des plus grands bienfaiteurs de l'humanité. Mais il est facile de critiquer quand on n'apporte rien en échange, c'est la gloire des faiseurs de vent.

G. CHACUN DE NOUS GÉNÈRE CET ÉCHANGE BACTÉRIEN

L'infection s'adapte à l'environnement par rapport aux bactéries rejetées et notamment aux bactéries déféquées. Comme il y aura toujours des toilettes publiques l'homme rencontrera indéfiniment ces problèmes. Que se passe-t-il ? Il y a inévitablement des éclaboussures par le bas, voire par le haut parce qu'on rejette également du gaz carbonique et d'autres déchets, si l'on éternue ou postillonne. On crache des enzymes avec la salive car c'est aussi le résultat du mélange gazeux résultant de la mastication. Alors, vous allez me dire que la table en est inondée et que nous sommes tous des pollueurs vis-à-vis notre voisinage ?

Eh bien, cela crée un champ d'échanges !

S'il n'y a autour de la table aucun sujet faible sur le plan immunologique, on vit dans une masse tranquille.

On baigne dedans, tout comme on nage dans un air chargé de germes. L'atmosphère de tous les cafés est polluée et si on veut l'analyser au microscope, on y verra des virus et des germes de toute nature.

H. LES OCÉANS MICROBACTÉRIOLOGIQUES SONT NOTRE « MICROCOSMOS »

Nous vivons tous du matin au soir sans le savoir dans des océans infectieux soit en grattant le sol de notre jardin, soit en allant dans un café, au restaurant, à la faculté ou sur nos lieux de travail. Et tous ces océans infectieux sont prêts à se déclarer à tout moment ! Comme on est tous en assez bonne entente, habitués à vivre ensemble avec tous ces virus, avec toutes ces bactéries, on trinque, on lève le coude mais au fond du gobelet il y a une certaine poudre qui persiste…

On pense en général à la campagne que tout ce monde microscopique est détruit par le froid de l'hiver « ça désinfecte, le gel fait crever la vermine » dit-on. Mais le froid ne le tue pas, il le plaque au sol. Là où il va se nourrir, se restructurer. On peut calfeutrer les fenêtres et les portes, on ne fait que diminuer le taux des échanges. Nous avons donc toujours le risque de voir se développer des fléaux de type viral ou bactérien.

Actuellement le bacille de Koch revient en force, notamment dans un pays où la population souffrant de dénutrition et maltraitée paie l'incurie de plusieurs décennies de dirigeants fort particuliers. Il semble que l'on ait fait tout ce qu'il fallait pour accélérer les processus naturels et que l'inconscience des dirigeants ait permis aux fléaux de prendre de l'ampleur.

L'infection est permanente en tous lieux et en tous temps. Bien sûr, dans les marigots d'Afrique, autour des bidonvilles, la virulence des germes est-elle plus forte. On pense aussi à Calcutta, à Bangkok, à tous les cloaques urbains aux densités ahurissantes…

« Tout dépend du terrain et non pas du microbe », il faut entendre cette formule à travers les explications précédentes. Elles permettent de l'affiner.

I. L'enjeu de la survie : un système immunitaire en bonne santé

Tout est fonction de la résistance du sujet c'est-à-dire des capacités de réaction du système immunitaire, elles-mêmes résultant des colonies et fédérations bactériennes et virales constitutives de l'individu. Le sujet est-il fatigable ou fatigué ? Est-il en mesure de reprendre des forces et de pouvoir résister ? Telles sont les principales questions à se poser et à bien clarifier pour avoir une précision clinique suffisante.

Le microbe est par définition partout. Il est simple, voire seul et son action peut être nulle dans certains cas car s'il tombe sur des terrains résistants, il est assimilé. C'est pourquoi il existe une vaccination naturelle ! Sans elle, l'humanité aurait déjà disparu. Certains, qui sont contre ce type de vaccination peuvent toujours la nier mais je ne vois pas en quoi ni comment on pourrait s'y opposer !

J. La place des vaccinations *

La vaccination ne sert qu'à renforcer des sujets au système immunitaire déficient, insuffisant voire miné par la maladie, la dénutrition ou altéré par les produits avariés résultant de la pollution agroalimentaire industrielle.

Vacciner des sujets sains ne fait « à contrario » que dégrader leur résistance propre, ce qui entraîne des mutations des chaînes protéiques.

C'est pourquoi un certain nombre de scientifiques et de médecins se sont élevés contre l'obligation vaccinale. Jusqu'à présent un lobby utilisant le bras politique, donc les leviers administratifs, a imposé sa loi et ses aveuglements. Cette situation est différente dans les pays qui n'ont pas d'obligation vaccinale formelle.

L'homme placé au centre de l'immense toile d'araignée de la vie est le principal auteur des dégradations qu'il peut causer à la nature et qu'il s'inflige.

* « *Faut-il avoir peur des vaccinations* » Éditions Déjà, Paris, Collectif. Bibliographie

Il est aussi le principal intéressé, la cible principale et primordiale. L'espèce humaine est la plus menacée par les inconvénients de la pollution industrialisée car le monde bactérien lui, survivra par mutations successives, peu lui importe.

Que peut être l'avenir d'une espèce, malgré elle en voie de disparition... Qu'adviendra-t-il de l'homme s'il ne sait pas négocier avec son environnement, s'harmoniser, s'il se fragilise en livrant son organisme à un milieu qu'il a rendu lui-même hostile ? Cette faiblesse ne peut que s'accentuer à l'avenir, dans les contextes qu'il aura contribué à édifier !

K. La mort des prématurés ? L'énigme est simple à résoudre

Nous avons eu récemment l'exemple dans un service de pédiatrie des pays de Loire, de décès en série de nourrissons prématurés. Les biberons avaient été nettoyés avec l'eau du service de la ville venant du fleuve tranquille qui serpente dans le pays ! Bien évidemment cette eau est traitée au chlore mais ce corps chimique agit sur les prématurés au système immunitaire imparfait, très immature.

Quel âge avaient les bébés ? Moins de sept mois, six mois en fait. Or c'est à partir du septième mois que le système immunitaire est complet. Faible dans les cas de carence physiologique, il se renforce après un certain poids. Pour cela il faut se référer à l'état de santé de la mère ou du père. Ont-ils vécu dans un milieu pollué ? La mère a-t-elle subi des carences au cours de sa grossesse ? Les parents ont-ils pris des médicaments affaiblissant leurs gènes, notamment chez la mère durant sa grossesse puisque la barrière placentaire laisse passer ces corps chimiques malencontreux vers le système immunitaire de l'enfant ? Étaient-ils porteurs d'un germe infectieux non éclos ou mis au contact d'un chlorate ? Le chlore rend le germe explosif ! Avaient-ils vécu dans un milieu hyper-aseptisé comme celui d'un C.H.U. ?

Les femmes qui fument, ou dans certains pays, celles qui chiquent, ont des muqueuses au contact d'un liquide bitumineux semblable au goudron des tuyaux de pipe. Il donne la nausée. Si la mère a fumé, on observe des effondrements du système immunitaire, notamment pulmonaire du nourrisson, précisément du prématuré, tout simplement parce qu'il y a une diminution du volume gazeux, ce qui affaiblit la progéniture.

Les artisans bouchers ou charcutiers vivaient autrefois en permanence dans la fumée, car on fumait le lard après avoir tué le cochon. Dans les Vosges, le Jura, la Bavière, on pouvait voir le feu brûler en permanence dans les fermes, sous de grandes hottes où pendaient les jambons, les saucisses. Pour améliorer la fumaison on arrosait régulièrement le bois, ce qui donnait d'ailleurs un goût excellent à la viande... Les arroseurs étaient tous enfumés. Si, par accident l'un d'eux succombait, et qu'au cours de l'autopsie le médecin légiste avait à disséquer les voies respiratoires d'un sujet malencontreusement égaré dans les services d'anatomie pathologique, il constatait la différence de couleur des poumons chez eux et il en était très surpris...

L. La toxicité des milieux hyper-aseptisés

Le milieu hyper-aseptisé dans lequel on a pris l'habitude de vivre depuis quelques décennies ne fait qu'aggraver les choses. On pourrait imaginer circuler avec une cuirasse particulière semblable à celle des extra-terrestres des bandes dessinées ou du cinéma, mais notre corps est déjà une véritable armure par lui-même. Peut-être à l'avenir marcherons-nous dans des scaphandres, à pas lourds, respirant difficilement car on baigne dans son jus à l'intérieur de telles cuirasses. Il y fait chaud, on transpire beaucoup et on oublie que la peau respire !

On croit être aseptisé par rapport aux malades que l'on va voir ou qu'il est nécessaire d'examiner. On est persuadé que l'armure est propre alors qu'elle est parfaitement sale. Quand on la quitte, on peut constater que l'on a été contaminé par l'intérieur en plus de l'agression extérieure ! Ainsi nous produisons nous-mêmes un autre milieu bactérien et viral par nos sécrétions, par notre respiration alors que l'on croit sur tous les continents à l'existence de milieux intégralement aseptisés. Voilà une merveilleuse utopie qui constitue une forteresse, un culte, dirais-je.

Comme si l'on pouvait vivre sans affronter de germes ! C'est d'ailleurs cela qui constitue notre meilleure défense. C'est cette confrontation qui a édifié durant des milliers d'années notre système immunitaire ! Vouloir supprimer l'effort, vouloir supprimer l'affrontement c'est creuser sa tombe. L'assistance systématique et durable et la pasteurisation absolue sont les meilleures façons d'induire une dégénérescence rapide de l'espèce !

M. LES COUVEUSES ARTIFICIELLES ONT AUSSI LEURS ZONES D'OMBRE

Une couveuse est un équipement nécessaire dans certains cas pour apporter momentanément de la chaleur afin qu'un enfant puisse se développer, mais cet endroit est sous certains aspects beaucoup plus dangereux que tous les autres ! Chaque découverte humaine possède une zone d'ombre inductrice d'effets négatifs auxquels on ne pense pas ! On les découvre après usage...Quand on a l'intelligence et la bonne volonté de procéder à une synthèse des effets secondaires négatifs !

Si on effectuait périodiquement l'analyse microscopique de ces milieux artificiels, on découvrirait, Ô surprise !, des bactéries accolées les unes aux autres et que l'on ne connaît pas. Préparent-elles de mauvais coups ? On peut le supposer.

RÉFLEXIONS D'ÉTAPE *

Si on veut créer le vide bactérien absolu, il faudrait enlever l'air en totalité. On aurait alors une cloche vide et il n'y aurait plus de vie ! Seulement le néant, tel est le point de vue particulier que certains ont cru déduire des travaux de Louis Pasteur et de son école.

Mais chacun ne se fie qu'à ses opinions et se délecte plus ou moins sciemment de ses propres vices, en ignorant que son petit savoir l'enferme, le cloisonne. Alors il croit au nouveau culte qu'il édifie avec sa propre foi alors que la vie est un ensemble fort harmonieux fait d'équilibres, d'échanges, de donner-recevoir mais aussi d'affrontements dans la joie.

* On lira avec intérêt le traité « *Microbiologie* » Prescott, Harley ; Klein traduit de l'anglais De Boeck Université ed 1995, 1014 pages

Chacun est libre, chacun est neutre mais nul ne pe
sur son devenir sinon il risque d'avoir à traverser
tristesse et de déceptions amères.

Outre les catastrophes industrielles il faut considérer les conséquences de l'activité artisanale ou domestique. Et tout cela se conjugue aux fléaux politiques qui n'ont rien à voir avec le monde bactérien. Cette nouvelle activité fort lucrative engendre des pollutions diverses, notamment morales, tout à fait étrangères en apparence au monde microscopique qui nous préoccupe. Celui-ci en subit cependant les effets indirects.

Vous voyez que l'homme est victime de son propre comportement et de son ignorance. Par son manque de respect de la nature, de l'écosystème qui le porte, le nourrit et l'entoure, il génère une série de mutations successives du monde bactérien, viral mais aussi des mycéliums, des champignons. En méconnaissant sa propre constitution mais aussi la vie de terre, il s'est enfermé dans une tour d'ivoire, trop préoccupé de réduire la nature et ses risques à des équations de probabilités ou à des flux d'images sur les tubes cathodiques. Les intellectuels sont très productifs en billevesées qui ne résolvent pas les problèmes de la vie quotidienne, il faut bien l'avouer, quand il s'agit de se battre contre de nouveaux agresseurs…

Les exercices de probabilités sont par nature erronés car il manque toujours des quantités de paramètres. Les arguments des experts ne sont que des éléments tronqués d'une réalité beaucoup plus complexe qu'ils ne peuvent appréhender en raison de leurs limitations psychiques…

Vous savez que toute variation de température en plus ou en moins crée une chaîne différente au niveau des bactéries, des mycéliums, laquelle, en partant de la même souche, aura d'autres propriétés physiologiques (lois de VAN'T HOFF).

Le monde bactérien nanomicroscopique constitue non seulement l'essentiel des matériaux de chacune de nos cellules, mais est aussi à la base de l'ensemble des vivants qui composent notre planète. Il façonne et sculpte la façade du monde aérien, terrestre, notamment du monde minéral, car du volcan sortent des myriades de bactéries. Quand les laves qui les contiennent se décomposent, cela donne des terres fertiles et riches. L'homme s'y établit pour les cultiver et assurer son pain, assumant le risque d'avoir à disparaître.

Le monde bactérien constitue un ensemble de sous-ensembles vivant dans des équilibres instables, dans lequel il se trouve tout à fait à son aise. Ceci va lui permettre de se constituer et de se développer et lui laisse le loisir de créer des zones endémiques qui sont la base même de toute évolution des différentes espèces végétales, animales ou humaines.

Toute interruption dans une chaîne alimentaire quelconque va générer non pas seulement un vide mais une mutation ! C'est comme lorsqu'on coupe la branche d'un arbre : quelques mois plus tard on voit des bourgeons surgir sur le moignon d'amputation.

On va donc créer des espaces interstitiels proposant une mutation bactérienne nouvelle.

Imaginons que l'on décide par exemple de décimer la population des canards. Eh bien cela va donner lieu à une évolution bactérienne importante parce que cet animal provoque une vie aérobie, dans le sol argileux mais aussi dans le marécage où il fourrage. La fiente du canard disparaissant, il en résultera une carence vitaminique locale, et l'apparition, par mutation, d'une bactérie particulièrement vorace. Dans quelques milliers d'années on pourrait constater la création d'une espèce nouvelle, par exemple une mousse végétale, etc. Inversement si on laisse proliférer les canards on observera une surpopulation dans l'espace. Le sol va évoluer dans le sens d'une carence en vers et autres nutriments que cet animal glouton aura épuisés. Il en résultera une acidification du sol, donc une mutation bactérienne différente de la précédente.

Pour limiter l'espèce des canards, il faut nécessairement un certain nombre de renards. On favorisera donc l'augmentation de cette espèce au risque d'observer une épidémie de rage ou une autre épizootie due aux virus qu'elle véhicule. Mais si on entreprend une battue incessante pour détruire tous les renards, on provoque de nouveau une perturbation grave à ce qui constitue un écosystème.

Quelles que soient les espèces étudiées, si elles prolifèrent on observera à nouveau un déséquilibre. Inversement si on réduit ces populations, les effets seront diamétralement opposés. Nos élevages intensifs, industriels et fort bien subventionnés, ont introduit toute une série de graves désordres. Y a-t-on réfléchi ?

On développe ainsi des mouvements endémiques inéluctables, par une perturbation induite artificiellement des équilibres biologiques entre les diverses populations, les diverses espèces.

La peste au Moyen Âge a été propagée par les marins mais d'abord par des rats en surnombre. Affamés, ils mordaient tout ce qui était allongé, et bien entendu les malheureux qui sommeillaient. Ces animaux diffusaient également par leurs souillures déposées sur les aliments et les semences, tous les germes de l'épidémie. La peste se développait facilement sur une population carencée, d'ailleurs la spirochétose ictéro-hémorragique est un syndrome très voisin de la peste... Nous savons aujourd'hui que ces maladies ne sont jamais totalement éteintes. Elles sont comme des braises enfouies, prêtes à relancer l'incendie.

Si la population des rats se développe, les populations animales et végétales régressent, la population humaine également. Mais si ces rongeurs disparaissent, on voit apparaître une autre calamité car ils sont tout à fait indissociables de la chaîne alimentaire. En effet, ce sont des éboueurs qui limitent les hordes d'insectes et de vers qui pourraient nous assaillir le cas échéant.

Il faut donc bien admettre que nous vivons en surfant sur un équilibre permanent entre les espèces !

La grippe a initialement été véhiculée par les souris. L'excès en nombre de ces animaux a entraîné un grand nombre de souillures, et par conséquent la diffusion de toxines engendrant des mutations infectieuses. Ce virus a sans cesse muté, et il a contaminé toute la chaîne animale. Les épidémies de grippe ne courent pas le long des chemins, mais elles naissent à des moments précis parce que les germes font une résurgence comme certaines rivières souterraines. Il est à noter que les épidémies se déclarent un peu partout en même temps.

Le méningocoque constitue pourrait-on dire une déviance de la grippe, un développement mutant d'un germe qui attaque les méninges. La grippe est due à un virus qui se transmet par l'eau, les mains, les gaz... la chaîne animale et tous les vents.

Ces bactéries et ces virus s'endurcissent avec les passages successifs dans divers milieux. Les bactéries s'enkystent sous forme de « coques ». Elles constituent un monde vivant et il y en a des milliers d'espèces différentes.

On peut signaler l'existence de diverses variétés de grippe touchant les animaux domestiques ou non, de toutes les espèces vivantes. On caresse une fleur et en passant les doigts sur une feuille ou un pétale on peut recueillir un germe de la grippe ou de la méningite ! Les vents ont porté là quelques « coques ». Si l'on a travaillé au jardin par exemple les mains ne sont pas propres, la transpiration encolle les doigts et on ramasse cent mille spécimens de ces germes divers. Un seul fera la différence, le jour où le sujet sera carencé et non pas seulement fatigué.

On donne des antibiotiques à celui qui est atteint par l'infection, pour l'aider à lutter, et cela est normal et nécessaire. Mais pour les autres sujets, ou tous ceux chez lesquels la maladie ne s'est pas déclarée, donner des antibiotiques ne sert à rien, sauf à diminuer la résistance de leur terrain immunitaire ! Si on n'est pas carencé, le germe va s'incorporer dans les ensembles bactériens internes et il va reconstituer un chaînon manquant. Il en résultera un renforcement de l'immunité de l'individu.

Donner des antibiotiques à un être dont le système immunitaire est en bon état, équivaut à poser un plâtre sur une jambe de bois ! Certes, cela permet d'accroître les résultats financiers des laboratoires et de poursuivre l'inlassable bourrage de crâne en faveur des intérêts commerciaux, mais le principe est parfaitement absurde parce que cet antibiotique va détraquer le système métabolique des sujets sains. En effet, il va empêcher l'incorporation du germe qui aurait amélioré le système immunitaire en reconstituant un maillon. Ainsi, au lieu de rendre service et de réaliser une bonne prévention, on fragilise le sujet et on s'étonne ensuite de l'essor des maladies, on bêle de façon très médiatique mais toujours intéressée.

Cette situation se retrouve avec le bacille de Koch.S'il n'est pas assimilé, il va s'enkyster pendant 10, 20, 50 ans et peut alors resurgir à un moment où on ne s'y attend pas. On a vu des cas où un mourant, ancien tuberculeux guéri, portait à nouveau la bactérie.

Seule une alimentation correcte, riche en vitamines, en manganèse, magnésium, zinc et potassium permet à l'organisme d'assimiler, d'incorporer le germe donc de protéger la population. Or depuis l'avènement de l'industrie agroalimentaire, toutes les populations sont gravement carencées...

Dans le cas du tétanos, le bacille de Nicolaïer prolifère dans une plaie non soignée. Cela cause une infection si le sujet est carencé. Si on le soigne aussitôt en retirant le vecteur (par exemple une épine ou une aiguille), en désinfectant correctement la plaie, on arrête le phénomène. Si on utilise par contre un scalpel qui n'est pas propre, on induit une infection supplémentaire. Lorsqu'on va tailler ses rosiers, dans son jardin, on a souvent les mains pleines de terre ou de boue et là nous avons des listerias à profusion, toutes sortes de mycéliums qui vont se transformer. On peut supposer que le bacille Nicolaïer est issu de la grande famille des listérias et se développe lorsque la température est chaude.

Il faut systématiquement désinfecter les blessures. Le laps de temps entre l'instant de la blessure et son nettoyage ne doit pas dépasser deux heures sinon le risque d'infection s'accroît.

Un sérum peut être utile à ce moment. Si l'on est dans un lieu désertique, comme en montagne où l'on n'a pas le nécessaire pour nettoyer une plaie, il faut savoir qu'il n'y a pas que l'eau oxygénée et l'alcool pour désinfecter. L'urine est un désinfectant, comme la feuille de poireau, de lys, de chou, de coquelicot et le persil.. Si l'on est loin d'une ville, il suffit de presser le végétal et d'utiliser ainsi une sève acide cicatrisante.

Les fléaux résultent des propriétés physiologiques et biochimiques des bactéries qui, en se développant, évoluent par rapport à l'environnement. Chaque type initial a une capacité effarante de se dupliquer, de se transformer ou de s'associer sur des périodes de temps très inférieures au mois.

Vous comprenez aisément combien cette mutation est vivante et dynamique. Ce dynamisme est dû à la faculté de pouvoir s'adapter là où la bactérie est déposée et à sa capacité de pouvoir s'associer avec ce qu'elle y trouve. N'oubliez pas que la bactérie est un être indépendant dont le premier objectif est la survie. Elle réussit à s'adapter aux conditions, même les plus dures, qu'elle rencontre.

L'homme éprouve une grande difficulté à l'admettre. Il photographie, il observe, il dessine un virus qui, pense-t-il, doit rester identique à travers le temps, alors que toute bactérie vivante est capable de muter. Ce dynamisme, on pourrait le qualifier de surprenant mais aussi de parfaitement désolant pour notre espèce…

L'univers bactérien est capable de s'appuyer sur un ensemble de brins de gènes très anciens voire millénaires issus d'un quelconque vivant végétal ou animal. Il peut couvrir un espace aussi vite qu'on peut l'imaginer car la bactérie a la faculté d'utiliser tous les moyens de transport que la nature lui propose.

Malheureusement, le milieu médical demeure très statique et n'envisage pas une évolution permanente, persuadé que les mutations sont rares et tout à fait accidentelles. Dans les études scientifiques on n'enseigne pas le recopiage permanent et les mouvements des chromosomes ! On reste dans un monde figé, inerte, même en chimie moléculaire alors que l'univers bactérien n'est en aucune façon un monde inerte. Malheureusement, on étudie des gènes exactement comme on étudierait un mot sur une feuille de papier.

Cependant, les chercheurs sont de plus en plus nombreux à se rendre compte que les mutations sont possibles au niveau des différentes souches. Mais ces notions sont surtout connues dans les milieux de la microbiologie, et les chefs de services des hôpitaux et leurs assistants et internes formés à la mode répétitive des QCM[6] qui les laisse sans une assise scientifique suffisante, n'y adhèrent pas. On attend les épidémies armés d'antibiotiques… Là encore on date de plusieurs guerres alors que l'on va avoir des surprises à très court terme.

6. Questionnaires à choix multiples.

Il y a plus grave : le monde médical ignore encore trop souvent que les bactéries font partie intégrante de chaque cellule du corps humain !

On les considère comme des corps étrangers, comme des ennemies à éliminer, toutes sont mauvaises, au mieux sont-elles inertes...

Ces notions constituent une véritable arriération mentale, entretenue par les marchands d'antibiotiques dans un épais brouillard de désinformation permanente, des experts inféodés au système. Tous les journaux médicaux appartiennent à l'industrie pharmaceutique. Aucune revue n'échappe à ce contrôle, la liberté d'expression et de créativité est totalement confisquée. Cette armée de profiteurs sera à l'origine de désastres.

Imaginez qu'un bateau croise dans la mer des Sargasses. Il y demeure quelques jours puis repart. Des algues sont venues se poser sur sa coque, c'est habituel. Après avoir traversé l'Océan Atlantique par exemple, il va déposer les végétaux dans son nouveau port d'attache. Or, ces algues vont se mélanger avec les algues indigènes. Lorsque vous vous apercevrez que quelque chose a changé, ce sera déjà trop tard car tout le littoral sera envahi.

Or les épidémies sont des mutations. Une épidémie peut éradiquer le tiers d'une population d'un pays sans aucune difficulté. Nous savons déjà qu'une femme peut contaminer un homme avec des gonocoques. Si cette femme a seulement une dizaine de partenaires, elle est susceptible d'infecter 150 personnes des deux sexes. Ensuite le nombre ne fera que croître et cela se déroule sur une période de six à douze mois, donc très courte.

Les « coques » peuvent développer l'épidémie soit par l'eau, soit par la voie aérienne, soit par le contact, etc.

Chapitre 4

LES CARENCES ALIMENTAIRES

A. Introduction du problème alimentaire

Depuis quelques années, j'ai étudié une série de problèmes consécutifs à la pollution alimentaire qui ont provoqué un accroissement de phénomènes cliniques peu connus par le passé[7].

À partir d'observations cliniques, j'ai pu constater que notre système alimentaire, aujourd'hui industrialisé, est complètement carencé en facteurs essentiels, j'allais dire à la limite du génétiquement modifié. En effet notre assiette de chaque jour, s'appauvrit de plus en plus, et toujours dans le même sens : l'absence de valeurs nutritives de qualité.

Depuis quelque temps les modifications génétiques de l'alimentation sont apparues d'abord sournoisement, puis de plus en plus officiellement, étant donné les influences financières majeures sur les gouvernements et les médias. Cela commence à poser un très sérieux problème.

Je n'ai pas les compétences pour le résoudre, et je livre simplement mes observations sur le fait que l'alimentation carencée à l'excès en raison de notions totalement erronées d'hygiène alimentaire, recherchant une asepsie totale, est une forme de délire très répandue. Aujourd'hui on veut démontrer que notre industrie est capable de manipuler d'une façon positive afin de nourrir toute l'humanité, les composants essentiels de l'alimentation. En conséquence, cela réduit le monde agricole à une simple entreprise de transformation, financièrement rentable.

7. HERZOG, Bernard, *Le Transgénique, les premiers signes d'une catastrophe,* Éditions du CRAM, Montréal, Québec, 2000, 300 pages.

Sachant que le monde existe depuis quelques milliers d'années, l'humanité a réussi jusque là à assurer son développement, son évolution sans l'aide de cette merveilleuse transformation génétique de sa nourriture. Pourquoi serait-il aujourd'hui nécessaire de transformer cette base alimentaire en une base artificielle et tout à fait dangereuse, voire mortelle pour certains[8] ?

Notre civilisation est-elle prête à oublier que les préoccupations financières passent au second plan par rapport à la survie de l'espèce et de l'individu ?

L'homme saura-t-il s'abstenir de rechercher un suicide collectif en suivant bêtement et aveuglément les plus malades de l'espèce ou sera-t-il assez bête pour se réfugier dans un monde sectaire qu'il rejette par ailleurs sur le plan philosophique ?

L'homme serait-il assez fou pour payer au prix fort la corde nécessaire à se pendre ? Quand le doute existe, quand l'innocuité d'un procédé ou d'un produit n'est pas certaine, mieux vaut s'abstenir...

Il ne s'agit pas de refuser les bienfaits de la Science mais la Science signifie seulement le savoir, vrai et faux[9]. Le savoir comporte aussi la notion de savoir détruire, par les armes et les nuisances. La notion de respect n'est pas incluse dans le savoir, il s'agit d'un tout autre comportement qui suppose un discernement.

Il ne faut jamais répudier l'ensemble du monde végétal et du monde alimentaire au profit seulement de quelques espèces. Le risque est grand de provoquer une famine mondiale.

Nul n'a le droit de s'approprier l'alimentation, seule richesse de l'homme..

B. LES CARENCES ALIMENTAIRES PAR SOUS-NUTRITION

Elles sont souvent dues à une insuffisance d'alimentation en glucides, lipides et produits carnés. Bien souvent on ne mange pas à sa

8. Marie-Hélène AUBERT, *Les OGM pour quoi faire ?*, Documents d'information de l'Assemblée Nationale, 2000, N° 2538, Rapport d'information, 6 juillet 2000.

9. Voir en annexe le texte consacré à la Conscience, l'Inconscience et la Science.

faim. On parle de 800 millions de personnes victimes de malnutrition et cette situation entraîne des déficiences qui génèrent des faiblesses auto-immunes.

On dit de l'homme qu'il devient un loup lorsqu'il a la faim au ventre et qu'un homme affamé mangerait ses enfants et sa femme. Nous avons entendu dans notre enfance ces affreuses histoires de matelots qui s'entre-dévoraient sur une nef ou un radeau en perdition.

Il n'y a rien de pire que l'homme affamé. Il devient alors un parfait guerrier, capable de parcourir des étendues immenses pour satisfaire sa faim. Or, sur le plan biologique l'homme affamé va être aussi carencé, non seulement au niveau immunologique mais aussi de sa physiologie générale, avec des capacités cérébrales réduites et des problèmes endocriniens. Tous ces effets physiologiques seront sur-développés.

Cela donne des hommes amaigris mais résistants, capables d'efforts énormes mais uniquement mécaniques et répétitifs. C'est ce que l'on observe en Inde, au Bengladesh ou en Somalie : des sujets ayant une capacité cognitive réduite, une lucidité amoindrie. On pense d'abord à survivre.

Malgré une fatigabilité importante, il se développe un ensemble en série de carences vitaminiques importantes qui favorisent et font le lit d'une série d'épidémies. C'est du reste ce que l'on constate dans les pays asiatiques surpeuplés où la dénutrition est courante.

On remarque, comme à la sortie des camps de concentration, que le métabolisme de ces hommes squelettiques auxquels on donne maladroitement trop de nourriture ne va pas résister bien longtemps. Ils achèvent leur vie en 72 heures car sur leur appareil digestif réduit, l'afflux de nourriture entraîne une congestion mortelle.

C. LES CARENCES OBSERVÉES DANS LES PAYS RICHES RÉSULTENT DES DÉSÉQUILIBRES D'UNE ALIMENTATION INDUSTRIALISÉE NON CONFORME AUX BESOINS PHYSIOLOGIQUES

En sens inverse, les excès de nourriture s'observent essentiellement en Occident, et notamment aux États-Unis. Nous avons une population dévitaminée parce que la qualité alimentaire des produits nutritionnels industrialisés n'est pas en conformité avec les besoins réels de l'organisme. Elle est par exemple beaucoup trop riche en saccharose, beaucoup trop diluée par rapport à des excès d'acidité ou à des apports immodérés de protéines. Dans d'autres cas, ce sont des apports peptidiques excessifs ou une surabondance de prostaglandines au détriment des chaînes sulfurées.

D. L'ASPARTAME

Pour illustrer ce sujet, je vous suggère de vous intéresser aux conséquences de l'absorption d'ASPARTAME.

L'aspartame est utilisé et autorisé actuellement dans plus de 100 pays. Après un deuxième refus de mise sur le marché (1980), le laboratoire SEARLE, par des pressions politiques via le commissaire Arthur HAYES obligeait la FDA (Food and Drug Administration) à autoriser ce produit (1994). En 1969, le Dr Harry WAISMAN avait mené des études sur les singes prouvant sans équivoque la toxicité de ce produit.

C'est sous la pression de l'ancien président REAGAN, ami du président de la société SEARLE que le commissaire en chef de la FDA fut remercié et remplacé par A. HAYES. Depuis, MONSANTO a racheté la société SEARLE.

L'aspartame est composé de phénylalanine (50 %), d'acide aspartique (40 %) et d'ester de méthyle (10 %).

Après ingestion, ce dernier se transforme rapidement en alcool méthylique dont on connaît la toxicité. On retrouve dans les produits du catabolisme de l'aspartame, le formaldéhyde (formol), l'acide formique la dikétopiperazine, trois vecteurs d'une forte accoutumance avec une foule d'effets secondaires tels que graves problèmes d'allergies, crises d'épilepsie, tumeurs cérébrales, et autres, auxquels même les jeunes enfants sont exposés.

Le magazine américain NEXUS publie depuis 1995 une série d'articles sur cette longue liste noire[10].

10. Pour les traductions françaises, consulter :
http ://www.cybernaute.com/earthconcert2000/aspartametruth.htm

On retrouve ce produit au pouvoir très sucrant dans les sucettes, bonbons, chocolats, voire suppléments vitaminés pour enfants et adultes. Ils induisent une véritable toxicomanie : les consommateurs seront d'excellents clients par la suite...

Les produits chimiques intermédiaires du catabolisme sont de puissants neurotoxiques. Les travaux publiés à ce sujet sont éloquents. Le Dr H.J. ROBERTS dans un article « *Aspartame Addiction* » l'a parfaitement démontré. Bien évidemment, les risques sont niés par les industriels et leurs complices, en raison de la corruption et l'irresponsabilité dénoncées par Betty MARTINI[11].

L'aspartame est présent actuellement dans 6 à 9 000 produits. Si vous souffrez de spasmes, de crampes, de fibromyalgies, de vertiges et de maux de têtes, de vertiges ou de déprime, de troubles de la vue, de pertes de mémoire ou de crises d'anxiété, pensez à l'aspartame !

E. L'ESSOR DES MALADIES DÉGÉNÉRATIVES (ENCÉPHALOPATHIES), ET MÉTABOLIQUES (OBÉSITÉ, DIABÈTE)

On verra donc exploser des maladies dégénératives semblables à la tremblante du mouton, des cancers, des phénomènes inflammatoires chroniques des glandes thyroïdes ou des surrénales mais également des dérèglements hypothalamiques et hypophysaires entraînant des obésités en grand nombre et des phénomènes hépatiques pathologiques.

Près des deux tiers des habitants des États-Unis sont obèses et 10 % des obésités dégénèrent en diabète. L'OMS ne cesse de revoir ses chiffres à la hausse sans pour autant dénoncer l'industrie responsable.

On va retrouver des caractéristiques présentes dans certains élevages porcins, notamment les maladies nutritionnelles, l'essor des diabètes. Pourquoi ?

Chacun sait que ces diabètes sont instables en raison d'une asphyxie du pancréas mais également du système hépatique. Il y a deux types de diabète d'origine pancréatique bien connus, mais également des diabètes d'origine hépatique. Dans les graves

11. Site anglais Internet : www.dorway.com.

cirrhoses du foie, le système biliaire n'est plus très efficace et il y a une invasion de graisses, avec des conséquences sur la glycémie et les équilibres glucidiques.

L'alimentation industrielle enrichie fait le lit d'une médicalisation outrancière et abusive mais aussi de l'essor des toxicomanies. Elle entraîne une dégénérescence importante des chaînes A.D.N. qui sont asphyxiées. Ceci provoque des modifications lors du recopiage des gènes et des chromosomes mais aussi sur l'emplacement des chaînes les unes vis à vis des autres. Celles-ci peuvent glisser les unes sur les autres, elles peuvent s'influencer.

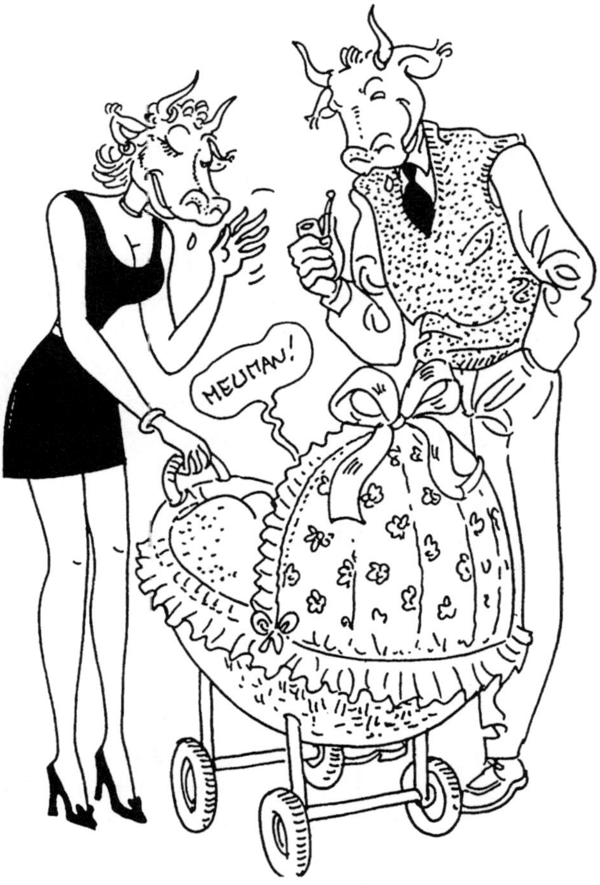

Selon les lois qui régissent les chaînes d'A.D.N., les influences entre elles doivent être nulles pour conserver une harmonie nécessaire. Cela est valable également au niveau des différents équilibres dynamiques métaboliques des acides aminés. C'est d'une importance capitale.

L'alimentation en produits transgéniques constitue l'apogée d'un système de pensée totalement aberrant. Si la chaîne bactérienne est dénaturée, on ouvre royalement la porte à une involution de l'espèce et à une invasion de n'importe quel germe extérieur [12].

Dans les bilans immunologiques on s'aperçoit que certains composants deviennent prépondérants, par exemple les allèles D.R., ce qui a des conséquences fâcheuses au plan pathologique. L'essor des maladies auto-immunes en est la conséquence directe.

F. DES HABITUDES ALIMENTAIRES DÉSASTREUSES JAMAIS REMISES EN QUESTION

Les carences alimentaires en Occident résultent principalement de la mauvaise composition de l'assiette. L'art de manger ne consiste pas à avaler n'importe quoi ! Ce n'est pas non plus un art d'être gourmand, ni d'être gourmet ! Être gourmet, c'est se donner un charme, un plaisir. Or, ce qui est bon pour les papilles gustatives n'est pas toujours excellent pour le corps ! Ainsi toutes ces grillades qui charment nos narines, notamment en été, nous apportent — on le sait depuis longtemps — un grand nombre de molécules cancérigènes. Le palais lui, se félicite toujours des oppositions, donc des réactions physiologiques entre les couples : chaud et froid, sucré et salé, entre ce qui est acide ou amer et certaines douceurs. Il s'agit donc de juxtapositions, de synthèses d'apports de corps chimiques.

Ce qui est extraordinaire c'est que notre palais ou notre langue, les deux à la fois, ont cette capacité d'effectuer une analyse quasi immédiate des produits que nous mettons en bouche. Mais nous pouvons trouver les choses excellentes alors qu'elles sont par la suite, et c'est l'expérience qui nous le démontre, très lourdes à digérer, voire néfastes pour le système métabolique.

12. HERZOG, Bernard, *Le Transgénique, les premiers signes d'une catastrophe*, Éditions du CRAM, Montréal, Québec, 2000, 300 pages.

Certaines graisses animales apportées dans une délicieuse choucroute ou un cassoulet bien arrosé, s'avèrent très indigestes. Il en est de même pour les graisses cuites sur un barbecue à des températures trop élevées. Cela chacun d'entre nous a pu l'expérimenter souvent, comme moi-même. Chaque fois on pense que l'on va pouvoir digérer le pâté un peu trop mariné, et chaque fois on a des rappels à l'ordre dont il vaudrait mieux se souvenir avant de rééditer l'expérience...

C'est un aparté que je voulais ajouter mais qui est, en fait, extrêmement important.

G. Le culte chauvin des cuisines gastronomiques anti-physiologiques

Le restaurateur-cuisinier va effectivement jouer sur la qualité des mets placés en bouche. C'est l'art de la cuisine française, chinoise, grecque, turque, etc. mais il négligera toujours la physiologie et la qualité d'un métabolisme, et ses conséquences pour le sujet. Pourquoi ? Parce qu'il ignore totalement les règles biochimiques qui conditionnent la physiologie, comme certains diététiciens...

On va mélanger des produits gras et des produits maigres. Un grand nombre de cuisiniers, ont pris l'habitude très particulière de nous présenter des entrées ruisselantes de graisses saturées suivies d'un plat de résistance élaboré avec des sauces complexes et, le cas échéant, nous offrir un troisième plat, par exemple des crustacés, ou un poisson avec des sauces assorties. J'allais oublier les fromages, et le café, ainsi que le pousse-café... après un dessert riche en saccharose industriel et en lipides.

Tout cela est parfait pour le métabolisme, mais a-t-on réfléchi qu'on va saturer complètement le tube digestif et que cette énorme surcharge va engorger toutes les petites cellules de la glande hépatique ? Le foie ne va plus savoir quel est le dosage nécessaire, aussi toute cette pléthore de graisses, de glucides, de protides, va entraîner des formations de lithiases qu'il va falloir ensuite assumer... vaille que vaille. Dans nos contrées, le repas dominical suit cette coutume de 13 h à 18 h. On s'empiffre, on se goinfre, cela fait partie des usages et ceux qui ne participent pas sont vite marginalisés, ou exclus.

Au cours de mes études, le Pr. Chalnot[13] soulignait la disparition, pendant la dernière guerre mondiale des lithiases vésiculaires et biliaires. Cela parce qu'on mangeait des rutabagas et des topinambours. On était donc loin des excès de corps gras, des surplus caloriques. La table a refleuri après cet épisode désagréable dont ma génération a toujours mémoire, donc les lithiases sont réapparues quelques années après « La Libération ».

On peut imaginer un réflexe compensatoire après les disettes de l'époque guerrière. Il y a, en plus, une connotation festive et amicale. « On va s'en jeter un fameux »... s'exclame l'hôte à ses convives déjà bedonnants, aux faciès cramoisis. La véritable messe, c'est la table !

Lorsque après un repas vous devenez nauséeux c'est tout simplement en raison d'un excès de bile bien présent dans le duodénum. C'est pourquoi vous êtes « barbouillés » et pour peu que l'on vous ait présenté des vins différents, vous allez vous retrouver soit dans un état euphorique soit plutôt tenaillé par des besoins naturels... Bref, cela ne passe pas parce que la goinfrerie, même sympathique, ne convient nullement au corps qui se rebiffe à sa façon. Comment et pourquoi ?

Tout simplement parce que, grâce à son tanin, le vin va passer beaucoup plus vite dans le métabolisme que les graisses non émulsionnées, mais qu'une partie de ce tanin va rester collée dans la bile et ne sera pas traitée par les enzymes de la digestion.

Il en résultera donc des irritations au niveau intestinal et vous pourrez raconter à votre entourage: « combien j'ai été malade, oh la la, après ce gueuleton historique ! »

Cela fait partie de la culture française où chacun cite les nombreuses adresses gastronomiques ; c'est pour cela que notre merveilleux romancier Balzac a connu d'énormes problèmes car il aimait les tables plantureuses. Ce fut la raison de ses ennuis digestifs comme de sa pléthore mais aussi de son trépas à un âge précoce.

Je ne peux parler de Balzac sans évoquer l'autre monstre de l'époque napoléonienne que fut Victor Hugo. Un monstre en tout

13. Chirurgie Générale (Nancy CHU).

genre et qui a connu des problèmes de santé semblables. Ce sont des phénomènes de la nature qui illustrent mon propos : ils durent aussi payer le prix de leurs excès, comme tout le monde.

Au pays de Gargantua, de Gargamelle et de Grand Gousier, l'oralité divinisée se passe de toute critique, de tout commentaire. Elle alimentait fort bien l'art du clystère après les coliques goutteuses.

Les temps ont changé et l'industrie qui en résulte demeure très prospère. « Après tout, on ne meurt qu'une fois, chacun est libre de son choix », entendons-nous, en fin d'argumentation, ce qui nous amuse, pour avoir quelque inclination personnelle à ces festivités celtes ou gauloises, comme on voudra, les Belges, Allemands ou Italiens… bref, tous les peuples ont, à cet endroit, des similitudes dans leurs arts culinaires pourtant différents.

Chapitre 5

LA PRODUCTION AGROALIMENTAIRE FALSIFIÉE

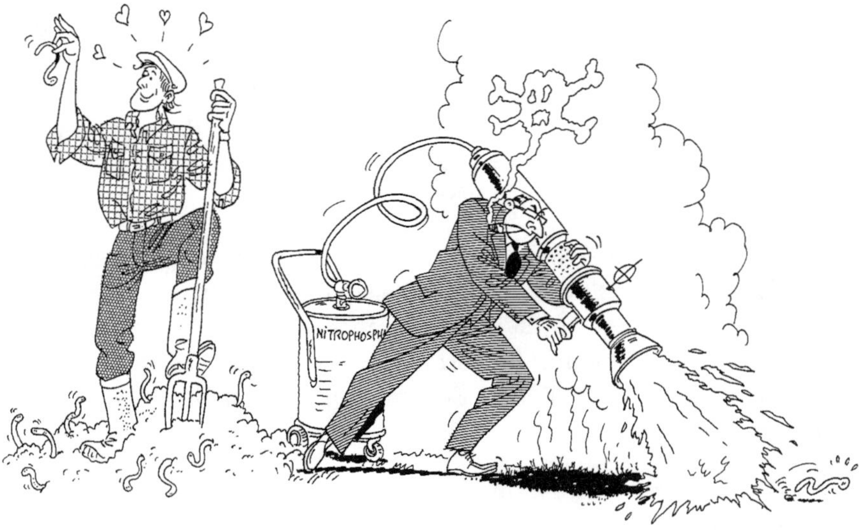

Nous n'avons pas oublié les deux mamelles de la France, selon les mots de Colbert. Il en est de même sous toutes les latitudes, c'est le paysan qui est le père nourricier de toute la population. Ce qu'il produit constitue l'essentiel de ce qui remplit nos assiettes, c'est la base sur laquelle nous édifions notre santé.

C'est pourquoi, il faut lui rendre un grand hommage, ne pas le réduire à une portion congrue comme on le fait actuellement car la vitalité d'une population, d'une nation, voire de l'humanité au niveau planétaire dépend de ces hommes et de ces femmes qui s'échinent très tôt dès le matin pour planter le riz, récolter, désherber, etc.

A. La main mise de l'industrie et des Financiers sur l'agriculture

La population rurale est la mère nourricière d'une civilisation. Si elle choisit un type de production industrielle pour obtenir des rendements forcés et forcenés, nous allons nous trouver face à un nouveau fléau créé par l'avidité et l'esprit de lucre délirants de certains, et rapidement contagieux. Il en résulte l'accroissement de la pollution et le massacre de toute une série de végétaux car l'ensemencement demande un terrain riche, bien gras, comportant tous les sels minéraux indispensables[14].

C'est pourquoi je veux insister sur la sagesse de nos ancêtres, qui préconisaient l'assolement triennal afin que la terre puisse se reposer et se ré-enrichir d'éléments naturels. On peut mesurer la richesse d'une terre à l'hectare au nombre de kilogrammes de vers de terre ramassés, car le lombric est l'intermédiaire nécessaire après le pont bactérien entre le minéral et le végétal.

Si au mètre carré vous ramassez un kilo de vers, cela signifie que votre terre est très pauvre, mais si vous en ramassez dix kilos, elle est riche et prête à être ensemencée car les vers sont non seulement les mineurs, les terrassiers mais aussi les producteurs d'acides aminés et d'oligo-éléments indispensables. Ils sont la richesse de notre terre.

Que penser alors de ces riches propriétaires d'immenses domaines dans la Beauce ou l'Aube, qui se vantent de ne plus avoir de vers de terre dans leurs terres où l'eau des nappes phréatiques regorge de produits chimiques jusqu'à plusieurs centaines de mètres de profondeur… ?

Si on fait disparaître cette masse larvaire, on affaiblit effectivement la terre et on crée un désert.

1. L'apport en nitrates perturbe le cycle de l'Azote

L'assolement triennal a constitué une longue tradition paysanne. Elle était sage, car le trèfle fixe l'azote atmosphérique, rendu assimilable

14. Avec l'accord de Jean-Alain RHESSY, *Le bonheur est dans le pré…*, plaidoyer pour une agriculture solidaire, économe et productive, Centre d'Études et d'Échanges Internationaux Paysans et d'Actions Locales, La librairie FPH, Série Dossier pour un débat, Paris, 1996, 63 pages.

par les éclairs lors des orages. Or, désormais, on distribue des subventions pour que les marchands de nitrates s'enrichissent ; par contre, la production d'herbe de qualité n'est nullement aidée[15] !

On oriente ainsi la destruction méthodique des équilibres micro-biologiques en méconnaissant les réalités biologiques et en foulant aux pieds la santé des contribuables ponctionnés pour subventionner des solutions néfastes. Les Commissions d'experts, représentants de l'industrie, constituent ce que l'on peut appeler une piraterie sur fond d'hypocrisie institutionnelle.

André POCHON[16], agriculteur-chercheur émérite a démontré en 1993 comment économiser 300 euros à l'hectare par an et, pour la nation, des milliers de tonnes de pétrole et de soja, et comment réduire la pollution en nitrates des nappes phréatiques. Mais le bon sens, la sagesse sont tournés en ridicule sous l'influence des pétroliers et des marchands de nitrates, phosphates, etc. L'industrie chimique a colonisé l'agriculture, pollué pour des siècles les sols et rendu la vie improbable à moyen terme sur la planète.

2. L'apport en phosphates perturbe la physiologie des plantes

Si l'on phosphate trop les sols, on réduit rapidement le milieu larvaire et de ce fait, on fait régresser la teneur en acides aminés et en oligo-éléments, notamment en magnésium. Donc, on voit très bien où se place le système de pollution alimentaire, puisqu'il s'agit de chaînes successives d'ensemencement. Il en résulte des farines pauvres en magnésium, carencées en vitamines et des pains qui ne nourrissent plus les consommateurs. L'apparence est là bien présente, mais le contenu est nul, le résultat aberrant ! Il en est de même avec les animaux clonés.

J'allais oublier les bactéries du sol : azotobacters, clostridiums, rhizobies, car elles agissent avant les lombrics. S'il y a des carences dans la fixation de l'azote, ou des carences induites par ces engrais chimiques dont on a répandu joyeusement la manne industrielle sur nos terrains, on verra que la production de blé ou de céréales

15. *La prairie temporaire à base de trèfle blanc,* Éditions CEDAPA, 1993, 22190 Plerin, 3e édition, 118 pages.

16. *Les champs du possible : plaidoyer pour une agriculture durable,* Éditions La Découverte et Syros, Paris, 1998, 249 pages.

sera très particulière. Si le blé s'allonge grâce à des modifications intempestives, il va faiblir dans sa paille et la tige sera fragile. Il y a une carence. Si la tige est trop courte c'est qu'il y a une autre carence. Si l'on a poussé la production de blé, ou de céréales à l'hectare, obnubilé par la productivité, on obtiendra sur des terres très riches 65 à 75 quintaux à l'hectare mais guère plus.

Si on veut l'augmenter encore, il faut intensifier les apports de phosphates. Mais dans ce cas, comme on n'a pas manqué de faire depuis quelques décennies, on va amoindrir la teneur en vitamines. On diminuera non seulement le gluten mais toutes les familles de vitamines B et D. Et si la vitamine E n'existe plus, il n'y aura plus de croissance, il en résultera une fragilité. Pourquoi ? Parce que dans le gluten on doit retrouver des traces de vitamine E.

3. Conséquences sur le foin et les animaux de pâturage

Si le foin met longtemps à sécher ou s'il pourrit trop vite, c'est signe qu'il y a trop d'azote. Or on en a répandu en excès sur les terres, au point que les sols sont brûlés et les nappes phréatiques surchargées de nitrates. S'il y a trop d'azote, le cheptel bovin ou ovin qui broute cette herbe aura une fermentation azotée beaucoup trop importante, donc une digestion et un transit digestif excessivement lents.

C'est pourquoi il est assez fréquent à la campagne d'utiliser un trocart pour sauver une bête à la panse trop gonflée. Il faut « mettre en perce » pour évacuer les gaz, afin que l'animal ne crève pas d'avoir absorbé une herbe qui ne lui convient plus.

Si vous n'utilisez pas le trocart, vous allez observer dans le meilleur des cas — si le vétérinaire réussit à faire survivre la bête — un pourrissement du foie. Le système hépatique de la vache ne peut plus effectuer son travail.

C'est d'ailleurs ce que l'on observe avec l'ensilage. À l'âge de six ou sept ans, les vaches ont des foies semblables au plan anatomo-pathologique à ce que les médecins observent dans les cirrhoses, alors que leur durée de vie était autrefois du double. On aura alors un métabolisme protéinique déficient qui va permettre à la barrière protéinique de s'écarter et de s'espacer, donc d'être franchissable à toutes sortes de maladies et de bactéries non contrôlées par le système immunitaire. En conséquence, nous aurons une masse protéinique carnée ou non carnée identique ou supérieure le cas échéant, mais de qualité tout à fait insuffisante. C'est à ce niveau qu'il faut déjà chercher l'origine de nos problèmes immunitaires. Ils se situent dans notre cheptel, ovin et bovin notamment. C'est pourquoi certains spécialistes des maladies de la nutrition interdisent le lait et les dérivés industriels à leurs patients[17] et déconseillent de plus en plus fréquemment la consommation de viande.

4. Début d'explication de la tremblante des ovins et bovins

On trouvera là un début d'explication de la tremblante du mouton ou du bovin. Les produits azotés riches en ammoniac, les engrais chimiques nitratés, les produits phosphatés en surcharge pondérale vis-à-vis des équilibres du sol vont faciliter l'apparition de nouvelles fonctions bactériennes non assimilables par l'appareil digestif. L'herbe a même aspect, mais n'est plus du tout en rapport avec les besoins physiologiques des animaux. Sa composition n'est plus la même : elle est carencée et, de ce fait, les animaux d'élevage le sont eux aussi.

C'est le résultat de plusieurs décennies d'aberration concernant l'emploi d'engrais non naturels qui ont remplacé le compost de jadis.

5. Le rôle des insectes : le respect nécessaire de la chaîne biologique

Vous avez tous entendu parler des sols australiens brûlés par les bouses des vaches hollandaises ou anglo-saxonnes alors qu'avant, à l'importation de ces animaux, ils n'abritaient qu'une chaîne d'insectes, en rapport avec les crottes sèches des kangourous. Une solution biologique au problème fut apportée par l'introduction des insectes européens recyclant les bouses, sans lesquels la désertification des terres australes était inéluctable.

Si vous épandez toujours mille kilos de fumier ou de purin par hectare, vous allez surcharger la terre. Si inversement vous épandez moins de cent kilos par hectare, il y aura un équilibre car les déjections riches en ammoniaque comportent des éléments nécessaires au monde des insectes, notamment aux bousiers. Avec une tonne par cent mètres

17. SEIGNALET, Jean, *L'alimentation ou la troisième médecine*, 3e édition, Éditions F.X de Guibert, Paris, (O.E.I.L.), 490 pages.

carrés de bousiers, votre terre est harmonieuse. Si vous dépassez ce chiffre, vous obtiendrez un déséquilibre parce que la population des bousiers sera en surnombre, et ne pourra être détruite par les prédateurs naturels.

Là comme ailleurs, il s'agit d'obtenir une harmonie permanente, ce que le brave fermier assumait depuis toujours. Par son observation des choses, il demeurait au contact de la réalité. Même si au premier abord le paysan semble être « lourdaud » dans la compréhension des choses intellectuelles, il constitue notre bouée de sauvetage si je peux m'exprimer ainsi, et reste l'être le plus intelligent dans un monde de plus en plus chaotique.

Le monde politique trop intellectualisé, issu des grandes écoles où on n'apprend pas toujours les réalités, a toujours décrié le monde paysan et les comiques ne se sont pas privés de le brocarder. Mais le monde politique ne peut vivre que s'il existe des paysans. La sphère industrielle ne peut nourrir le peuple, seule la terre assure ce rôle dans une bonne symbiose.

Savoir cela c'est se rendre compte que si on transgresse ces équilibres ancestraux, on ajoute encore un fléau.

Dévaloriser le travail du paysan est une aberration totale, comme d'encourager la surproduction agricole, céréalière, bovine ou ovine. Toutes ces élucubrations intellectuelles nous ont conduits à quoi ? À brûler nos terres, à désertifier les sols…

Comme le chiffre de production requis théoriquement est trop important sur une surface donnée, la nature n'a pas le temps de se régénérer naturellement. S'il peut la régénérer artificiellement, l'homme ne sait pas pour autant en comprendre les mécanismes subtils, même s'il a le titre d'ingénieur, d'agronome, d'expert, ou l'auréole de biologiste. Un laboratoire ne remplace jamais le terrain… De surcroît, en faisant croître — quoi… on se le demande ! —, avec l'ajout de produits chimiques de type médicinal, on va induire toute une série de pollutions supplémentaires.

Le monde agricole doit être considéré comme la prunelle des yeux de la civilisation. S'il est décrié, bafoué, ridiculisé, on peut certifier que cette civilisation est en danger de disparaître. C'est folie d'espérer se passer du travail des champs, et les conseillers du « prince » sont souvent déconnectés de la réalité. C'est pourquoi, de temps à autre, une fronde s'exprime par des barrages car la communication est nulle. D'un côté il y a ceux qui croient tout savoir, affichent leur arrogance pour masquer leur incompétence et de l'autre, l'expression d'une profonde désespérance.

La qualité de nos récoltes, donc des produits qui arrivent dans notre assiette, va dépendre de la qualité de la terre. Actuellement, tout est faux dans l'agroalimentaire et depuis combien de décennies ? Un jardinier plante ses poireaux en utilisant comme engrais du lisier de poule qui contient bien sûr ce que l'animal a mangé. Dans le cas de produits industriels chimiques, on constatera la présence d'un phosphate brûlant dans les excréments des gallinacés, et par conséquent l'aggravation du taux des nitrates, des dérivés azotés. Si c'est du purin, nous aurons des nitrites et des dérivés du phosphore, et s'il s'agit de déjections de bovins nous trouverons des produits azotés ce qui a pour résultat des fermentations ammoniacales. Un excès de dérivés ammoniacaux, c'est un pH absolument bas et l'on va constituer ainsi des terrains cancérigènes, tout le lit des épidémies, notamment de la méningite, du méningocoque avec ses différentes espèces mutantes. Car, tout le monde le sait, l'ammoniaque va favoriser la création bactérienne de « coques ». Le fléau gigantesque et effectivement pernicieux se développe depuis 30 à 50 années.

B. Les méthodes industrielles apportent leurs effets négatifs

1. L'ammoniaque fait le lit de toutes les injections bactériennes

Eh bien, on est « en plein dedans » dirons-nous, car la surcharge en engrais, l'abandon de l'assolement triennal, date déjà de trente ans, voire plus. Effectivement ces aberrations vont provoquer le développement de toute une série d'ennemis naturels de l'homme : streptocoque, méningocoque, bacille de Koch, staphylocoque, etc. Dans notre assiette et dans l'eau, toutes ces bactéries peuvent muter, disparaître au point que le microscope ne pourra même plus les reconnaître, même et surtout si on les javellise.

Ces « coques » ne peuvent être retirées de l'eau que par électrolyse ; l'eau ainsi obtenue est buvable mais son goût est amer. On peut également s'en débarrasser par un filtrage extrêmement puissant. C'est pourquoi un grand nombre de pères de famille responsables se sont équipés d'appareils d'osmose inverse. Ce sont les deux seuls cas de figure.

Actuellement l'individu est piégé dans la masse d'eau qu'on lui fournit, il n'y peut rien. L'eau du service public contient une foule d'éléments nocifs et les eaux thermales commercialisées sont malheureusement en partie trafiquées par des chimistes irresponsables, là comme ailleurs. On ne trouve quasiment plus de produits vierges en circulation. La transformation des produits industriels a comme avantage de pouvoir nourrir plus rapidement une population nombreuse. C'est bien le seul intérêt de la méthode, son inconvénient étant de transporter toute une série de types bactériens incontrôlables et des produits chimiques (additifs, colorants et stabilisants). Tous sont toxiques à des degrés divers.

2. L'abattoir artisanal et l'abattage industrialisé

L'abattoir du boucher avait dans sa conception une hygiène qui laissait parfois à désirer mais ne communiquait pas d'infections. Les instruments étaient lavés après le dépeçage de chaque bête. Dans les abattoirs industriels, nous voyons défiler sur des crochets toute une série d'animaux, ovins, bovins, équidés, que l'on dépèce avec le même outillage industrialisé, on transporte le monde bactérien d'une bête à l'autre beaucoup plus aisément... de façon industrielle !

La production de masse se fait au détriment de l'hygiène parce que l'on favorise la culture in vitro d'échanges bactériens.

Si on tue dix, cent, mille ou plus d'animaux, on crée des épidémies[18]. C'est ainsi que dans les armées, où l'on était obligé de tuer à la chaîne une quantité de bêtes pour nourrir les troupes, les bactériologistes observaient l'éclosion d'épidémies chez les soldats. Aussi, pour diminuer les risques de maladies certains régiments avaient leur propre abattoir, c'était logique.

18. C'est pourquoi l'abattage massif des bovins actuel aura de lourdes conséquences.

Chaque bête ayant des propriétés biologiques différentes, on transporte les caractéristiques de l'une sur la viande de l'autre si on utilise les mêmes instruments de dépeçage. Même morte la viande travaille, elle se nécrose, elle pourrit, elle verdit.

Cette autolyse va favoriser un échange bactérien. Il y a plus de cinquante ans que l'on connaît ces phénomènes, c'est du reste pour cela que les bouchers laissaient reposer la viande quelques jours car l'action des enzymes présents dans le cytoplasme la rendaient moins dure, plus agréable sous la dent. Cela est bien connu.

Si un boucher écrase la viande pour l'attendrir et ne lave pas son matériel aussitôt, il crée une intoxication de la viande. C'est là où réside le problème ! Lorsque l'artisan fait sa vente à l'étal du marché, il nettoie ses outils le matin, il les passe dans l'eau. Il travaille sur une certaine quantité de viande, celle qu'il a et s'il prend son temps, son outillage est bien rincé. Une purification nécessaire car la santé de l'individu va en dépendre. Il serait donc nécessaire après avoir taillé chaque tranche de bifteck de laver le couteau, sinon on transfère les germes d'une viande à l'autre et cela relance toute l'escalade des bactéries.

3. Les viandes kacher

Que faut-il penser des viandes kacher ?

L'abattage se fait dans une direction unique avec un rituel donné. On ouvre la bête de telle façon que le sang ne reste pas à l'intérieur des organes. La méthode kacher est celle de nos anciens bouchers : on égorgeait la bête pour que le corps se vide de son sang. En effet le sang qui persiste va favoriser une explosion bactérienne indésirable, qui constitue le fléau. Cette méthode d'abattage est donc naturelle, et à conseiller.

4. La législation autorise un taux trop élevé d'eau (et d'additifs chimiques nocifs)

De plus, la législation permet de maintenir un taux élevé d'eau dans les viandes pour des raisons commerciales, notamment dans la boucherie et les pâtés. Un gros pourcentage d'eau qui se vend bien sûr au prix fort, au détriment de la santé des consommateurs. Ces méthodes favorisent toutes sortes de fermentations. C'est l'origine de toutes les multiplications indésirables des mondes bactériens de quelque type que ce soit, mais aussi des moisissures, des listéria du fromage, par exemple, interdépendantes de cette moisissure. C'est pourquoi un grand nombre de sujets sont désormais allergiques aux charcuteries industrielles, notamment aux pâtés.

La listériose ou le botulisme sont dus à des champignons qui se développent naturellement dans des conditions qui leur sont propres.

Dans le cas du fromage, si la moisissure se développe à une température toujours égale, elle devient un antibiotique naturel. C'est pourquoi la croûte du fromage, qu'elle soit blanche, pâteuse ou dure suivant l'affinage, est ce qu'il y a de meilleur dans le fromage. Or, avec nos façons de vivre un peu trop sophistiquées, c'est ce qu'on élimine en général !

5. Les réfrigérateurs et la listéria

Si vous transposez cette moisissure à une température inférieure à 5°C dans les réfrigérateurs, vous provoquez un refroidissement. L'affinage sous terre, dans les grottes, s'effectue entre 7 et 12°C, une juste limite. Si la température est inférieure, on peut javelliser, on aura toujours une moisissure qui va se dégrader et se transformer en listéria. Il n'y a pas grande différence mais elle secrète alors une toxine que l'on va retrouver dès qu'il y a une composition bactérienne ou aqueuse parce qu'elle est la chaîne de liaison entre les deux et qu'elle se promène dans tous les éléments naturels. La listéria sécrète des substances qui sont neurotoxiques. Quelle est la clé chimique de tout cela ? Des peptides azotés à base ammoniaquée. L'ammoniaque se développe à une température inférieure ou égale à 37°C. Quand vous mangez une conserve fermentée, elle a un goût ammoniaqué. On va vous dire « vous avez été intoxiqué par le bacille botulique ». C'est en fait une listéria botulique.

C. L'HISTOIRE CROUSTILLANTE DU PAIN « MODERNE » SE RÉSUME DANS CETTE INTERROGATION : AIMEZ-VOUS LE PAIN CHIMIQUE ?

Les farines arrivent à notre époque toutes composées chez les boulangers avec les agents antioxydants, les sels blanchissants, les édulcorants, les agents retardants, les levures chimiques et les desséchants pour que le consommateur retrouve du pain dur comme du bois en fin de journée. Depuis 1997, l'ensemble de l'Union Européenne, grâce à son aristocratie bureaucratique, autorise 106 additifs... La seule solution pour le consommateur est de ne plus consommer ce composé dénaturé et carencé ! C'est la conclusion à laquelle ont abouti un certain nombre de spécialistes de la nutrition et non des moindres (Jean SEIGNALET, par exemple) avec des résultats thérapeutiques positifs incontestables sur certaines pathologies.

Une revue de consommateurs très sérieuse révèle que 12 céréales sur 35 vendues avec le label biologique contenaient des pesticides. On sait déjà que le label biologique pour les poulets est très facile à acquérir... les tricheries en tous genres sont au menu quotidien des consommateurs.

Le pain a été longtemps la base de l'alimentation en Europe : au XIXe siècle, le français en consommait plus de 500 g par jour, seulement 150g de nos jours. Il contient des glucides assimilables, principalement des matières amylacées et des glucides simples : glucose, maltose, fructose. Actuellement, on y ajoute de façon intempestive et nocive du saccharose industriel sans en informer le consommateur. Le pain répond d'autant mieux aux besoins de l'organisme qu'il contient 8 % de protéines végétales dont nos papilles gustatives raffolent. Pauvre en lipides (moins de 1 %), il comporte des fibres alimentaires favorisant le transit intestinal. Sa teneur en vitamines (B, B2, B6, PP, H et E), mais aussi en sels minéraux indispensables : phosphore, magnésium, potassium, est à souligner.

On doit trouver dans une farine des qualités chimiques, c'est-à-dire l'ensemble des minéraux, des vitamines, les oligo-éléments, mais aussi des qualités olfactives : de bonnes odeurs.

Les farines trop lourdes en son donnent un pain trop lourd, mais des farines trop épurées, trop blanches résulte un pain dénaturé. Dès le Moyen Âge, le conflit entre riches et pauvres s'est développé à ce niveau. Le pain des paysans n'était jamais fait de pur froment, mais d'un mélange de seigle et de blé à peine tamisé.

Le pain doit être travaillé avec du levain naturel et non une levure incorporée directement, ce qui est le cas depuis 1920.

Les boulangers se sont simplifié la vie, mais ont dès lors commencé à falsifier le pain. Les levures rapides utilisées pour les croissants sont encore plus toxiques.

Le levain naturel peut venir des fruits du pays parce qu'ils sont adaptés au palais des paysans : pommes, poires, pêches, riches en sucre digestes. L'adjonction de saccharose industriel est une catastrophe, car sa constitution chimique est incompatible avec nos métabolismes.

L'eau utilisée doit être de grande qualité, ne comporter absolument ni nitrates, ni chlore, ni les autres polluants habituels (plomb, cadmium, pesticides, etc.) sinon elle introduit une grave toxicité.

L'utilisation de levures est semblable à un agent explosif, elle engendre un produit dangereux. L'association « levure-saccharose artificiel » donne un pain à calories rapides qui entraînera un prompt épuisement de l'organisme et asphyxiera le consommateur.

Le pain doit comporter des fibres, mais sans excès pour permettre à la muqueuse intestinale de conserver sa souplesse. Elles vont apporter des métalloïdes, des minéraux nécessaires au système endocrinien : Mn, Mg, Cr, Fe, Cu et... des oligo-éléments.

Le pétrissage avant cuisson est extrêmement important. La pâte doit être pétrie de façon régulière et lente en aérant au maximum pour permettre une bonne oxygénation (une heure).

Il faut laisser reposer la pâte une douzaine d'heures avant de la cuire. Si elle ne repose que quatre heures, on a une oxydation très insuffisante et les germes ne peuvent effectuer leur travail. Le levain fait travailler la pâte en faveur du boulanger et du consommateur.

Normalement, le temps de pétrissage est d'une heure, le temps de repos de douze heures et la cuisson s'effectue à 120-130°C (four à bois). Le pain au levain ainsi réalisé se garde frais une semaine. Le pain à levure chimique n'est consommable que dans les douze heures qui suivent sa fabrication...

Les dérives ne datent pas d'hier, le pétrissage s'est réduit à 15-20 minutes et dès 1950 les boulangers se sont équipés de nouvelles machines.

Pour accélérer le processus de gonflement et de blanchissement, les additifs ont été introduits : farine de fèves, acide ascorbique. Les doses de levure ont été doublées, puis triplées.

Les fours rotatifs à convection sont apparus dès 1968 produisant une croûte épaisse et craquante, alors que la mie est blanche, insipide, mousseuse. Le fameux pain de deux livres s'est réduit à 400g en raison des prix fixés par l'Administration... car les boulangers ne peuvent travailler à perte ! Mais le tournant le plus grave de cette décadence progressive vient de la surgélation. Elle date en France de 1985 et a fait disparaître 15 000 boulangers en un temps record.

Avec cette technique, le pétrissage n'excède guère quelques minutes, la farine est mal mélangée à une levure (triplée dans son dosage). Elle reste donc en grumeaux et l'on assiste à un développement exponentiel des bactéries présentes, notamment les listéria et autres bactéries du froid qui vont neutraliser les éléments nutritifs initiaux.

Ce pain gonfle l'estomac, a mauvais goût et embarrasse le tube digestif. L'avantage est pour l'industriel. Il n'utilise plus de boulangers mais de simples ouvriers congelant à –30°C la pâte fabriquée. Transportée sur les lieux de vente où se trouvent les fours (supermarchés par exemple) d'autres employés la feront exploser par une température de l'ordre de 210°C. Le chiffre d'affaires qui résulte de cette aberration était de 15 milliards de francs en 1999 en France, pour 20 000 salariés et 200 entreprises contre 54 milliards de francs pour la boulangerie artisanale, 110 000 salariés et 35 000 boulangeries. Le conflit entre les industriels et les artisans a pris, depuis 1993, une tournure politique.

Les bactéries du froid donnent des streptocoques, des séries de germes à « coques » qui vont se coller sur les amygdales avec comme conséquence des angines blanches ou rouges de plus en plus fréquentes.

Le monde microbien se développe très bien à –30°C, mais également à –18°C, or il y a rupture de la chaîne du froid puisque les camions transportant la pâte vers les lieux de cuisson sont réfrigérés à –18°C, donc une deuxième fermentation. Ce n'est pas grave car si la farine a le label « BIO », les pains auront le label « BIO » et la supercherie ne sera pas sanctionnée. Elle aura fait la fortune d'un certain type d'individus...

L'excès de levure donne une acidité, tout comme un brassage mal effectué. Si on a un temps de brassage de trois minutes au lieu d'une heure et un repos de quinze minutes au lieu de douze heures, on obtient un pain de très mauvaise qualité nutritive. La méthode américaine donne un pain mécanique de très mauvaise qualité, ce qui explique l'essor des obésités — avec l'usage du saccharose—, des diabètes et des maladies cardiovasculaires observés aux États-Unis.

Le fait de congeler à –30°C entraîne la cristallisation des molécules d'eau en aiguilles qui déchirent la pâte, et provoque aussi des cassures de certains cristaux de la levure. La rupture thermique à –18°C fait se développer les bactéries du froid une seconde fois sous des formes diverses. La pâte éclate à 210°C dans les fours actuels et la masse renferme un cocktail de germes nocifs sur un fond qui n'a pas de saveur, ni de qualités nutritives.

Cela explique le nombre croissant de personnes recherchant un pain de qualité et non une supercherie industrielle malsaine pour leur santé. Deux enquêtes du Credoc (Centre de Recherche pour l'Étude et l'Observation des Conditions de vie) en 1988 et 1995 l'ont confirmé :

« Il est difficile d'expliquer à un boulanger qu'il fabrique du mauvais pain depuis vingt ans ! » déclare Jean-Claude MISLANGUE. Il y a de nombreux responsables à ces dérives qui amènent nombre de diététiciens à déconseiller, à juste titre, la consommation du pain actuel à des personnes rendues malades par son usage. Espérons une prise de conscience rapide des consommateurs, des autorités qui veillent à notre santé et des boulangers...

RÉFLEXIONS D'ÉTAPE

Que faut-il penser du mode de conservation des aliments au réfrigérateur ? La conservation du fromage doit s'effectuer à température ambiante pendant quelques jours, le temps de le consommer (pas quinze jours chez vous, il n'est pas fait pour cela). Les légumes se gardent entre quatre et six jours. Le lard doit être conservé dans le sel, le pâté se cuit et se mange immédiatement.

Nous avons ébauché certains plans pessimistes de l'alimentation et présenté une situation peu enviable. Nous voulons terminer ce chapitre par une note positive.

Dans ce genre de problèmes, on ne voit guère de solutions. Et pourtant si l'on regardait de plus près, chacun pourrait apporter sa pierre et ainsi tous ensemble nous pourrions bâtir un chemin.

Cette nouvelle voie est pourtant toute simple à établir : **elle débute par le respect de l'environnement, le respect de soi-même et de son voisin !**

Il s'agit de poser, de bâtir avec amour, **de semer avec respect une terre dont on n'a pas à modifier la qualité car elle est la matière même qui nous permet de vivre.**

Il s'agit de créer une solidarité par la communication, par la capacité d'offrir et de recevoir, la capacité d'être inventif, d'être créatif **en donnant à chaque individu la possibilité d'observer et de réfléchir, au lieu de l'étouffer par des réglementations stupides et nuisibles.** On peut toujours trouver un moyen pour se débarrasser des nuisances, à la condition de le vouloir, **de se rassembler autour d'un projet, ou d'un thème,** car il y a toujours plus d'intelligence dans un groupe d'individus que chez un seul. Quand je dis se rassembler, je ne dis pas rechercher un intérêt immédiat, financier. Il s'agit seulement **de vivre bien confortablement,** de s'efforcer d'interrompre une nuisance et **de donner à notre descendance un avenir heureux au lieu de lui transmettre un champ de ruines.**

En conclusion, devant un fléau, devant un phénomène incompréhensible, **l'homme est naturellement apte à combattre, d'abord par la compréhension afin de s'adapter et d'améliorer son cadre de vie.** Il a toujours la possibilité d'en devenir le maître à condition **de savoir prendre les dispositions nécessaires.** Encore faut-il pour cela respecter ceux qui dénoncent les fléaux au lieu de les étouffer, de les bâillonner car c'est souvent une minorité d'individus plus éclairés qui apporte l'information et la solution, jamais la masse.

Chapitre 6

LA POLLUTION DE L'EAU

A. Généralités

L'eau est un élément indispensable à la vie, elle fait la gloire et la richesse de notre planète. Vu de l'espace, cet astre bleu qu'est la Terre nous fait songer que l'homme, comme les plantes ou les animaux, est essentiellement composé d'eau. Aussi l'eau est-elle son meilleur ami mais aussi son meilleur ennemi.

Elle le noie, le sature comme elle fait pourrir les murs, pourrir les plantes, et apporte tous les germes et les moisissures.

La composition chimique du corps humain est constituée à 70-80% d'eau, le véhicule primordial de l'information biologique. Sans eau il n'y a pas de vie.

B. Les excès de rejets en nitrates, chlorates, potasse, etc.

Lorsque l'on étend du lisier, lorsque l'on étend des déjections animales chargées en nitrates, en chlorates ou en potasse, on charge l'eau d'éléments qui ne sont pas nécessaires. Ils vont créer des sels insolubles qui auront l'avantage d'imprégner les sols. On croit généralement pouvoir ainsi s'en débarrasser mais il y a un danger à dénoncer : ces sels ne descendent pas dans les sols, ils remontent toujours ! Et cela constitue un fléau parce que la santé des hommes dépend de l'eau de boisson, comme elle dépend de la composition de l'air qu'ils inhalent.

Où passe l'eau de pluie qui s'écoule dans nos champs, chemine dans nos ruisseaux, inonde nos toitures et nos routes ? On retrouve cette masse liquide dans les étangs, les lacs, les sources, dans nos puits, et en fin de compte les fleuves véhiculent jusque dans les mers ces masses hydriques.

Donc nous contribuons soit à affaiblir le taux de salinité de l'eau de mer, soit à l'augmenter par nos ajouts de sels minéraux, par notre industrie chimique non contrôlée.

Si nous accroissons la salinité de l'eau, nous augmentons sa température en raison de la différence qui s'instaure entre la surface et les eaux profondes qui réfléchissent de plus en plus les rayons solaires.

C. LES EFFETS DES REJETS DE SELS INDUSTRIELS SUR LES COUCHES PROFONDES DE LA MER

Vous me direz que nous contrôlons parfaitement l'eau de mer, elle reste stable, son pH aussi et son taux de salinité est constant.

Mais contrôlez-vous l'eau de mer des profondeurs ? Non ! Les prélèvements ne s'effectuent qu'en surface, au maximum peut-être à 15-20 mètres. Et cette eau profonde, pourquoi se réchauffe-t-elle au point qu'elle ferait fondre la calotte polaire ? C'est un sujet évoqué dans toutes les revues scientifiques. Cependant, la jonction théorique n'est pas suffisamment effectuée. Les rayons du soleil ne sont plus absorbés dans les profondeurs des océans, ils sont renvoyés, réfléchis. Ainsi ils vont provoquer un réchauffement des couches gazeuses les plus proches de la stratosphère.

Secondairement, la température des océans va augmenter progressivement. Certains scientifiques ont récemment décrit une possible remontée des eaux océaniques d'un mètre, ce qui pourrait faire périr par inondation un grand nombre d'êtres humains, rayer les Maldives de la carte, inonder Venise, New York, les polders, etc. Quelle autre perspective avons-nous ? Suivant nos actions néfastes, nous avons le choix.

Chacun peut toujours saluer l'eau de mer, saluer l'eau du ciel, c'est comme cela d'ailleurs que débutent les prières, « Ave Maria »... L'homme est trop souvent versé dans les pitreries pour ne pas avoir à s'affronter au rouleau compresseur de l'impérialisme industriel, fruit de l'impérialisme financier. S'il pouvait se voir dans son miroir intérieur, amorcer son autocritique, il se détournerait de lui-même, car il organise sa propre perte en détruisant son habitat.

Déjà au temps des Romains, il était coutumier d'entendre : « Ave César, ceux qui vont mourir te saluent ». Ceux qui vont mourir se préparent à vous saluer. Malgré toutes les informations des revues scientifiques, nous sommes assez médiocres pour ne pas vouloir le comprendre et réagir.

D. LE RECYCLAGE DES EXCRÉMENTS ANIMALIERS

Lorsque l'on installe la litière du bétail à l'extérieur de l'étable comme jadis les paysans le faisaient dans ma terre natale de Lorraine, que se passe-t-il ?

On laissait d'abord la litière se dessécher et fermenter pour pouvoir être travaillée par les insectes. Les bousiers vont rendre les excréments capables de redonner la vie, les insectes, les vers, leur font parcourir un cycle évolutif. Ainsi on pouvait ensuite réinstaller la litière, le purin sur les champs et enrichir la terre de toutes ces matières organiques vivantes. Toutes ces bactéries du sol, tous ces insectes, travailleurs inconnus dont nous n'avons pas conscience effectuaient un travail indispensable qui permettait au laboureur d'ensemencer sa terre de faire aussi le bonheur des plantes. Ils nous permettaient d'avoir un pain d'une qualité suffisante. Rappelons-nous que, pendant des siècles, le pain a constitué l'essentiel de l'alimentation humaine.

Mais, pressés par le temps, après avoir traîné nos fonds de culottes sur le banc des écoles où nous avons appris des foules de choses, nous ignorons ces choses élémentaires ! « On se demande ce qu'on vous y apprend », grommelait mon grand-père qui faisait son terreau. Il avait un potager qu'il faisait visiter avec orgueil, comme tout véritable jardinier amoureux de sa terre.

Nous ignorons que nous provoquons nous-mêmes le fléau qui nous atteint déjà. Si j'emploie le mot de fléau, c'est bien l'image de battre quelque chose. Eh bien, l'homme se flagelle lui-même, il est à l'origine du fléau.

E. PRIORITÉ ABSOLUE AU RESPECT DE L'ÉCOSYSTÈME

Mme Christiane TAUBIRA–DELANNON, députée de la Guyane, souligne les dérives de l'activité des chercheurs d'or en Guyane. L'orpaillage y occupe entre 3 000 et 6 000 personnes en direct dont 80 % de clandestins. Elle dénonce dans un rapport l'exposition au mercure et propose une présentation des effets toxiques des cyanures dans les sites utilisant cette méthode de traitement du minerai. Que penser alors des pollutions réalisées au Brésil et au Ghana où les tonnages d'extraction annuels sont respectivement de 100 et de 50 tonnes ? (la Guyane venant au 50e rang mondial avec 7,5 tonnes). Les risques de pollution des eaux pour les populations sont donc très importants et les rapports successifs restent sans effet. Au Surinam, le phénomène constitue un véritable désastre écologique.

Pour lutter contre ce mal qui ronge l'espèce, nous avons les mêmes solutions que précédemment : échanger, apprendre à travailler, surtout à respecter l'eau, les fleuves, les ruisseaux, les lacs, les étangs. Il nous faut donner à nos enfants le sens du sacré car ce qui nous apporte la vie est sacré. Je ne dis pas d'adorer, mais de sacraliser l'eau ! Je me souviens l'avoir dit à l'hôpital il y a déjà trente ans, proposant pour les biberons des enfants, une eau osmosée, débarrassée des pesticides, du cadmium, du plomb et des dérivés de l'eau de Javel, notamment du chlore. Je n'ai réussi à recueillir que des sarcasmes… et me faire traiter d'hurluberlu.

Dans les milieux normalement informés par la « science » médicale, ayant des préoccupations hygiéniques, on retrouve les pires archaïsmes car les diplômes ne sont pas la garantie d'un savoir suffisant, ni celle que les enseignements aient été bien assimilés !

L'eau doit être bénie, non pas par des formules ou des rituels incompréhensibles, aussi bêtes et abscons que la myriade des religions enseignées, mais par l'action bénéfique de l'homme ! Chaque habitant devrait pouvoir boire l'eau de son ruisseau, mais sommes-nous encore sûrs de la goutte d'eau qui tombe de la feuille des chênes ? Absolument pas… L'eau doit être propre pour être ingérable, exempte de tous ces produits chimiques dont nous avons inondé la planète. Si elle est mélangée avec un peu de poussière, en l'ingurgitant nous nous immunisons. Jadis, on pouvait épancher sa

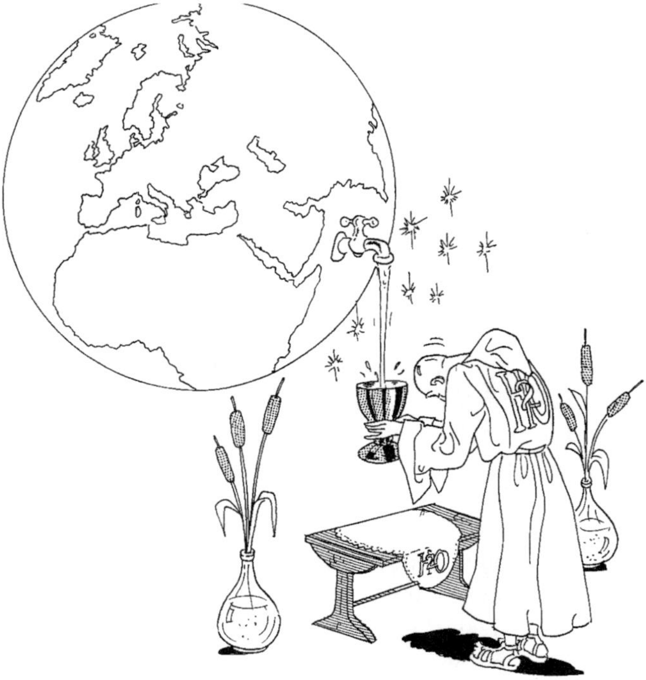

soif aux fontaines des villages, l'eau y était bonne, surtout en montagne. C'était un cadeau à la disposition de chacun. On les a remplacées par des cafés où les boissons industrielles frelatées riches en saccharose ou en CO_2 sont « garanties » générer des profits, excepté pour la santé des consommateurs.

Certains ont bu l'eau de la fonte des neiges comme dans certaines contrées les indigènes buvaient l'eau des rivières sans jamais être malades.

Cela est possible si le terrain est propre car la neige c'est de l'eau, dont la qualité dépend de celle du terrain et des gaz de l'atmosphère. En effet l'eau sous forme de pluie se charge des matières en suspension dans l'air. L'eau est un milieu ambiant où le monde bactérien doit être absolument sans équivoque.

Chacun est capable d'inventer les moyens de protéger l'eau nécessaire à sa survie, chacun est aussi capable de la partager car l'eau n'est pas une ressource illimitée.

F. RENDRE L'EAU POTABLE AMICALE ET PROTÉGER FAROUCHEMENT NOS SOURCES

L'eau est une denrée périssable et rare car si la période d'ensoleillement est un peu trop longue, elle disparaît comme neige au soleil. L'eau est donc un produit, une denrée qui possède une qualité aussi rare que l'or. Or, on confond les deux richesses, en raison d'intérêts économiques, et toutes les notions sont perturbées, alors qu'une seule priorité est évidente : la vie de chacun.

Pour nourrir la terre, l'eau doit être stagnante ; les mares et les marais sont une bénédiction. Les inondations même constituent une offrande des dieux pour les terres traversées bien qu'elles soient un malheur pour les hommes, notamment pour les négligents et imprudents.

La folie de l'eau, la folie torrentielle, nous le voyons de plus en plus fréquemment sur nos écrans de télévision, est capable d'emporter une montagne avec elle. D'ailleurs on observe çà et là des glissements de terrain, des chaussées s'enfoncer, parfois même des villages entiers être ensevelis.

Mais si l'homme voulait se protéger, il reboiserait et replanterait au moins autant d'arbres qu'il en abat, il ensemencerait les versants dénudés car l'herbe est le meilleur moyen pour contrôler l'écoulement de l'eau.

L'eau peut être l'amie de tous et de tous les jours, mais aussi devenir notre pire ennemie et la cause des maux les plus importants. Elle a toujours été à l'origine des guerres, des invasions, mais aussi le véhicule des épidémies. Tout au long de l'Histoire, l'homme poursuit sa quête de terre non seulement vierge mais de terre pouvant faire vivre tous les siens.

Qu'est-ce qui fait vivre une terre ? C'est l'eau, bien sûr. L'homme en recherchant la terre, va à la quête de l'eau. Alors il serait bon de prendre garde à ce problème dont l'importance devient grandissante. Sachons devenir des protecteurs de l'eau qui s'écoule car elle peut nous ronger de l'intérieur comme de l'extérieur.

G. IL EXISTE DÉJÀ DES SOLUTIONS ORIGINALES, EFFICACES POUR REMÉDIER À LA POLLUTION DES EAUX

Roland Plocher[20] a découvert un moyen original d'utiliser l'énergie cosmique. Bien que non scientifique, ce chercheur a trouvé une solution alternative, pratique, permettant d'aider les agriculteurs. Grâce au traitement du lisier avec les produits Penac (Plocher Energy Accumulator), le lisier perd beaucoup de son odeur, de sa nocivité, les micro-organismes retrouvent leur place nécessaire. Sa technique consiste aussi à utiliser de la poudre de quartz pour nettoyer les eaux rendues impropres à la consommation, en rétablissant ainsi un pH neutre, idéal pour l'homme et les animaux. Enfin, en immergeant des tuyaux dans les nappes d'eau polluées, lacs ou étangs entiers, il leur redonne l'information oxygène. Ainsi peuvent-ils s'auto-régénérer.

Pour dépolluer une eau, on peut utiliser des procédés particulièrement en pointe, car l'homme est créatif. Quand il s'agit de faire des guerres, d'inventer de nouvelles armes, il est même très créatif... S'il veut mener la guerre contre la pollution afin d'éviter sa propre destruction, il devra regagner du terrain, replanter des arbres, des herbes, des plantes aquatiques comme les roseaux d'eau. Cinquante mètres carrés de roseaux filtrent cent cinquante mètres cubes d'eau. Deux cents mètres carrés de nénuphars en font autant. Les herbes d'eau, par oxygénation mais aussi par photosynthèse, purifient l'eau des étangs ou des lacs. Un hectare de ces végétaux aquatiques netttoie la valeur de trois cents à cinq cents mille mètres cubes d'eau.

Des chercheurs grenoblois ont montré une corrélation entre la présence de kystes de parasites dans l'eau du robinet et l'apparition de gastro-entérites, notamment de giardia et cryptosporidium. En effet, les épidémies surviennent après des périodes de fortes pluies, les stations d'épuration sont alors dépassées. Une bonne filtration sur sable permettrait d'éliminer plus de 90 % des parasites, voire la totalité. On se contente généralement en pratique d'une simple chloration qui est inefficace dans ce cas. Le prix de la filtration est jugé prohibitif pour les collectivités... les « décideurs » sont-ils incultes ou irresponsables ?

20. *Le système d'énergie,* PLOCHER, 1 volume, 176 pages, 2e édition 2000, BIO ENERGETIK VERCAG HERZOGSTR. 1 D. 86981 KINSAU.

H. Comment lutter contre les algues vertes ?

Nombre d'entre vous ont pu observer depuis une décade l'invasion des nappes d'eau stagnantes par de petites algues vertes. Elles sont aussi filtrantes, elles assèchent effectivement les nappes d'eau parce qu'elles les étouffent. Mais, si on implante des roseaux ou des nénuphars, on s'aperçoit que ces algues vont être asphyxiées car la qualité et la quantité d'énergie solaire sont moindres au fond. Ces algues provoquent un réchauffement de la température de l'eau en surface et un refroidissement au niveau des racines par un système d'échanges gazeux. Elles sont donc faciles à détruire : il suffit de créer une masse négative-positive, et pour cela, de faire varier le champ électrique par une différence de potentialité.

I. Comment lutter contre les pollutions industrielles de sels de métaux lourds ?

Certains ont pu s'émouvoir devant le spectacle télévisé de ces pollutions survenues, par exemple, récemment en Europe Centrale, sur plusieurs centaines de kilomètres le long du Danube en raison de rejets industriels de métaux lourds.

Nous avons un procédé de décontamination à notre disposition : les roseaux sont des plantes aquatiques qui ont pour fonction d'assécher certes, mais surtout de reconstituer une terre. Ce sont des plantes transformatrices décomposantes. Elles vont donc absorber les sels des métaux lourds, les rendre plus solubles, quitte à n'y pas survivre. Cependant au pied du roseau dépérissant, va naître une nouvelle souche, plus résistante aux métaux. Elle va se régénérer tout simplement parce que les colonies bactériennes constitutives de ces végétaux auront muté. Lorsque la source des métaux polluants se tarira, ou se sera transformée, les roseaux vont encore périr mais une nouvelle pousse va surgir. Ainsi les espèces apparaissent, disparaissent et renaissent. Cette souche deviendra plus fragile car elle n'aura plus les aliments nécessaires à son métabolisme alors une souche-fille nouvelle va apparaître, différente mais dans une forme semblable. Ce sont des plantes évolutives car tous ces métabolismes sont générés par des mondes bactériens et végétaux eux-mêmes évolutifs.

Alors pourquoi s'en priver ? Il suffit d'un peu de main-d'œuvre, d'un peu de travail, d'échanges et d'entraide mais surtout d'un peu de respect envers la nature et de la solidarité. C'est la solution !

RÉFLEXIONS D'ÉTAPE : LES PLAIES ACTUELLES PEUVENT DEVENIR DES RICHESSES SI...

Les peupliers ont des effets semblables à ceux des roseaux. Si le peuplier existe, ce n'est pas pour rien. C'est une forme de végétal faite pour filtrer et pour assécher, car sa consommation en eau est considérable. Chaque essence végétale a son rôle à jouer dans ces équilibres. Si on choisit d'en développer une par rapport aux autres, on induit un dérèglement de l'écosystème.

Certains parmi vous ont vu naître de nouveaux procédés d'ensemencement sans avoir à labourer les terres mais en tranchant seulement des sillons. Que faut-il en penser ? Il n'est jamais interdit à l'homme d'être plus idiot que nature. Pourquoi ? Parce que l'espèce d'herbe que l'on va trancher va prendre le dessus et c'est la plus vivace qui fera surface, souvent d'ailleurs la mauvaise !

Je souhaite évoquer à cet endroit un autre phénomène. Lorsqu'on passe une journée de repos au bord d'un étang ou d'un lac, le soir on rentre fatigué, épuisé mais content de cette fatigue.

Si l'on passe une journée au bord d'un torrent en montagne, on rentre également satisfait de sa journée mais en forme, chargé de vitalité, dynamisé, pourquoi ? Parce l'eau transporte tant de molécules de minéraux et de végétaux qu'elles provoquent une différence de potentialité. L'eau courante, à la différence de l'eau stagnante, va faire éclater tous ces électrons qui vont réfléchir, rebondir sur la masse gazeuse. Cela va se répercuter aux abords, de chaque côté du ruisseau, sur environ 100 à 150 mètres. Inversement l'eau stagnante, l'eau d'un lac, d'un étang deviendra un capteur de la masse gazeuse. Et comme l'homme est aussi une masse gazeuse qui rentre dans une symbiose, il se trouve également aspiré. Donc les sujets se déchargent de leur potentialité auprès des eaux stagnantes et ils se rechargent auprès des eaux en mouvement, comme sur les torrents, en canoë-kayak ou en cheminant au bord de la mer.

Lorsqu'on entre dans l'eau, étant en sueur, dans un étang par exemple, que peut-il arriver ? On observe des noyades par électrocution négative. Si inversement les sujets se baignent dans des cours d'eau, on peut constater des hydrocutions par électrocution positive. Vous me direz que le résultat est le même, certes, mais la manière est différente. Lorsqu'il y a une électrocution négative, l'homme s'enfonce dans l'eau, puis il s'affaisse. Lorsque c'est une électrocution positive, par surcharge, il tressaille. Celui qui est en hyper va être agité, il tressaille, il devient comme saoul et il s'affaisse ensuite. Dans un lac, il tombe tout de suite, il est comme aspiré. Cela démontre la différence de potentialité.

Nous avons évoqué au cours de ces deux premiers chapitres les aspects négatifs de l'actualité écologique. Nous allons les reprendre pour essayer d'en dégager le versant positif.

Toutes les plaies peuvent devenir des richesses. Tout fléau, toute déconvenue peut devenir source d'enseignement et nous enrichir. Cela peut au premier abord vous blesser. Des richesses, parce qu'effectivement cela remet en cause les connaissances acquises et permet de comprendre certains problèmes d'attitude et d'usage. On ne peut pas s'enrichir lorsqu'il n'y a pas de problème parce que notre connaissance est faite d'obstacles auxquels nous nous sommes heurtés et que nous sommes obligés d'apprendre à dépasser.

L'eau étant la source, et je dirais la seule richesse, le seul constituant de l'homme pratiquement, celui-ci doit donc chercher à obtenir une eau de très grande qualité pour son alimentation !

Le fait de sacraliser l'eau induit cette notion de richesse car c'est l'idée d'une infinie rareté qui apparaît désormais. Autrefois, on trouvait un peu partout des fontaines publiques, notamment dans les Alpes : chacun pouvait s'y abreuver d'une eau de qualité. En Bretagne, il y avait des sources aux vertus thérapeutiques, elles se sont toutes asséchées… on n'en garde à peine mémoire là où jadis se rendaient en foule les pèlerins !

Donc, l'homme va prendre toutes les précautions nécessaires soit pour conserver, soit pour régénérer mais aussi pour dépolluer car la dépollution est possible, comme nous l'avons déjà indiqué.

Elle est non seulement possible mais indispensable car c'est une nécessité vitale pour l'être humain, en tant que constituant bien sûr mais aussi pour l'environnement. Comme disait Théodore Monod, s'il y a de l'argent à gagner en dépolluant, alors le marché futur de cette industrie sera florissant !

On sait que partout où les puits étaient pollués, les populations étaient décimées par les épidémies, mais il en est de même pour l'environnement de l'homme car il est lui aussi constitué d'eau : les plantes comme les animaux.

En cas de pollution, nous observerons des évolutions mutantes des bactéries qui constituent le pont entre le monde minéral et le végétal. Donc tout va concourir à retrouver une certaine vitalité, une certaine énergie dans la reconquête indispensable de la propreté, de la pureté de l'eau.

Nous avons vu que des plantes comme les roseaux étaient de véritables éboueurs. Elles le deviendront à part entière, secondées par toutes les plantes aquatiques environnantes qui vont se réveiller et fabriquer par photosynthèse des éléments qui contribueront à casser et à disséquer toute la masse de molécules chimiques non conformes à la vie.

Nous avons toujours aussi à l'esprit les deux fléaux de la balance et la notion d'équilibre.

L'industrie fabrique des quantités de molécules non conformes à la vie, notamment des produits à base de chlore, de carbone, ou de chloroforme. Cela va rejaillir au travers des couleurs. Cette vibration sera donnée, transmise au monde bactérien aérien, elle va aussi contribuer à créer une atmosphère différente. Cela aura effectivement des conséquences sur le problème alimentaire : les produits carencés vont se retrouver transformés, parce qu'il y a eu une mutation autre que celle qui a été dirigée. On va retrouver des acides aminés plus conformes et peut-être de nouveaux acides aminés pour remplacer ceux qui auraient été détruits par mutation.

Le monde bactérien est en évolution en permanence. Il va par symbiose s'enrichir de nouveaux produits et ces nouveaux corps sont conformes au monde physiologique des différentes espèces qui sont : soit l'absorbant, soit l'absorbeur. Quand j'évoque l'absorbeur, je parle du monde minéral que constitue la terre. L'absorbant c'est celui qui mange le végétal, c'est soit l'homme, soit le monde animal, soit celui des insectes.

Cela crée une richesse, une richesse pluri-moléculaire, pluridisciplinaire. Cette richesse apportera ou consolidera certains états physiologiques. Elle va combattre, par l'apport et le renforcement des systèmes immunitaires, les épidémies, les infections, donc rétablir un équilibre harmonieux. On retrouve, à cet endroit, les notions de la philosophie asiatique : toute action entraîne une réaction (TAO).

Cette nouvelle richesse biochimique permettra aussi à l'homme de prendre conscience que les productions du sol sont pour lui d'une immense nécessité, par conséquent il pourra sacraliser son produit alimentaire. Or toute déification, sous quelque forme que ce soit, engendre un bienfait même si pour certains cela peut apparaître abrutissant pour l'individu.

Lorsque l'on « déifie », cela signifie que l'on va au moyen d'offrandes personnelles, c'est-à-dire en effectuant des efforts, engendrer une certaine qualité, une amélioration de la vie, donc créer cette **notion du respect de la vie.**

Inversement, on n'a jamais vu les militaires respecter, sacraliser et déifier l'existence. Malgré tous les discours et les fleurs de langage, la réalité est toujours à l'opposé !

Jadis l'infanterie avec les chevaux écrasait les semences, souillait les sols. Il est vrai que le sang versé par la soldatesque finissait par enrichir la terre mais ceci est une autre histoire...

On voit très bien que, plus on va introduire la notion de déification du sol, de l'eau, de l'aliment, plus on provoquera le respect. Cela induira une prise de position devenue nécessaire pour pouvoir provoquer une résurgence de vitalité, d'équilibre, elle-même engendrant le respect de la vie.

Plus on va déifier, plus on va s'occuper du bien-être de ceux qui travaillent le sol et du respect qu'on leur doit, ainsi que de la reconnaissance du ventre. Mais cela concerne aussi ceux qui en profitent car plus une population est saine, moins elle a besoin de médecins, de techniciens et d'instrumentalistes. C'est également une richesse parce qu'une fraction va étudier pour approfondir le fonctionnement, le développement de la germination mais aussi de la transformation de l'eau et des sels. C'est donc une somme de savoir à acquérir, à transformer, à élaguer qu'il ne faut pas négliger !

Ce n'est pas pour autant que nous devons verser dans l'apprentissage d'une manipulation excessive car l'un et l'autre sont des complémentaires qui se rejoignent. Si un excès de richesses va engendrer une plaie, l'excès des plaies va engendrer aussi un excès de richesses. Ainsi à toute plaie correspond toute une liste de richesses et inversement…

Il est difficile d'être dans l'harmonie complète. La spiritualité de l'homme passe par son ventre, son bien-être mais se termine par le haut du corps, car si le ventre n'est pas bien rempli, la tête ne fonctionne pas. Et cette richesse là, bien mesurée, cette sacralisation bien mesurée, va permettre de surcroît de conserver, de protéger l'enveloppe gazeuse que possède notre planète et qui est notre grande richesse, elle aussi en péril. Car l'échange incessant doit être équilibrant et équilibré.

Chapitre 7

LES RISQUES ENDÉMIQUES DE TYPE INFECTIEUX OU PARASITAIRE

A. QUITTER LES FIXITÉS ET RIGIDITÉS POUR SUIVRE L'ÉVOLUTION DE LA VIE

On peut comparer l'évolution bactérienne à celle des parasites car les invasions bactériennes sont semblables aux parasitoses humaines incessantes et irritantes.

La parasitose est une arme de défense de certaines bactéries, d'un certain univers bactérien qui va sécréter toute une série de formes de vie, comme une défense immunitaire pour se débarrasser de ses surcharges pondérales. On va donc retrouver des maladies cycliques qui renaissent, au grand dam des chercheurs. Tant qu'on ne connaît pas le fonctionnement exact de notre monde, même en s'en approchant au plus près, on subit de grandes déconvenues.

Si le microbe n'est rien, le terrain est tout. Le terrain est tout, pourquoi ? C'est un tout parce que l'univers bactérien est en mouvance permanente, perpétuelle. Il existe depuis des milliards d'années, un temps immensurable à l'échelle humaine et il survit à chacun de nous.

Si on est au contact de plaies ou de carences qui se développent dans une mutation excessive, on assiste à l'apparition de nouvelles épidémies ou à de nouvelles formes de sémiologies, d'affections pathologiques. Elles pourraient être déconcertantes pour la connaissance de l'homme mais seraient tout à fait dans la logique du monde bactérien.

Ce n'est pas au travers de la connaissance morphologique des gènes et des chromosomes que l'on réussira à appréhender le problème de la parasitose. C'est d'abord une intoxication du milieu bactérien qui, en se transmettant au monde minéral et végétal, mais aussi à la vie animale va développer un suc de même nature intoxicatoire. Cette espèce de protéines est donc robuste, résistante, donc vivace parce que le lit qui lui est fait ne lui permet de se développer que de façon exponentielle. Ce développement est ainsi dû, si on peut le dénommer ainsi, à la sueur de l'être vivant quel qu'il soit. En transpirant, il va créer un nouvel ordre qui lui sera contraire et qui finira par le submerger.

Car, le monde bactérien, lui, ne disparaîtra pas… Il va se fondre pour être assimilable et pouvoir renaître. Il le fait toujours au détriment de quelque chose. C'est vrai, l'herbe ou l'arbre intoxiqué(e) va disparaître pour renaître sous une autre forme. Eh bien la vie c'est cela ! Une perpétuelle adaptation, une incessante mutation.

C'est aussi une richesse merveilleuse que l'homme puisse observer ces phénomènes et les comprendre ! Une richesse qu'il doit mesurer pour bien se préserver de cette gangue d'obscurantisme et de sectarisme qui devient, si on n'y prend pas garde, un envahisseur, un conquistador implacable.

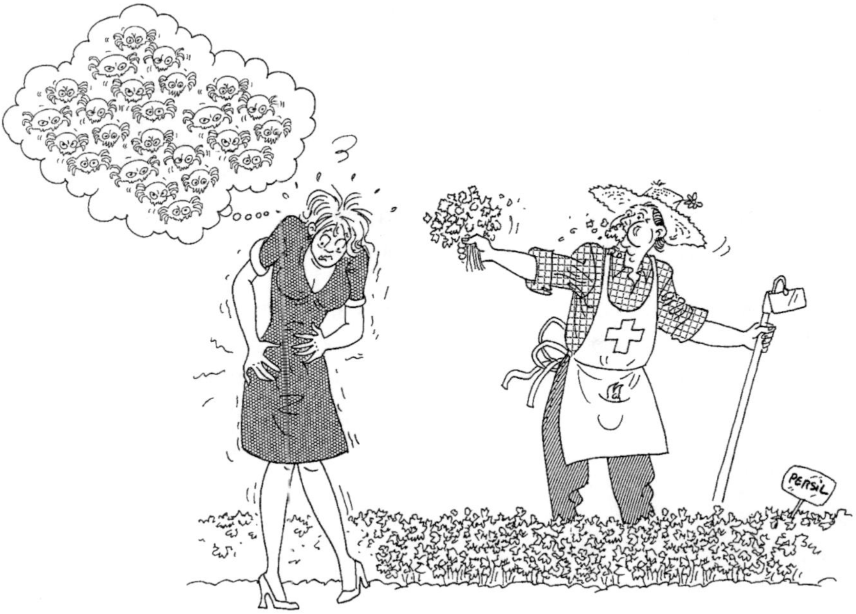

B. ÉVITER LES INTERVENTIONS FRUITS D'UN RAISONNEMENT PRIMAIRE INFANTILE

L'homme ne doit pas se comporter comme un inquisiteur qui va dire ou définir « ceci est bien, ceci est mal ». On reconnaît aisément une forme de pensée infantile, hélas de plus en plus présente à tous les niveaux de la société mais aussi dans les sphères qui nous font la morale. Le raisonnement binaire est celui de l'enfant sécurisé par la présence de sa mère ou inversement inquiet en raison de son absence. Ce manichéisme archaïque conduit à une série d'errements majeurs.

L'homme doit seulement réaliser que pour survivre ou s'adapter, il doit comprendre ces phénomènes d'assimilation, intégrer l'existence de ce monde bactérien pour pouvoir s'en protéger et évoluer, voire re-basculer dans un fonctionnement plus équilibrant.

En assurant ainsi la survie de l'univers bactérien, l'homme assure non seulement la sienne mais aussi celle de son espèce et de l'ensemble des espèces qui l'entourent. Il n'est qu'une masse bactérienne friable, fragilisable qui peut fondre, si je peux utiliser ce mot, du moins qui peut s'effondrer.

C. EXEMPLE DE CATASTROPHE : LES NAUFRAGES DE PÉTROLIERS GÉANTS

Certains rivages ont été pollués par des nappes de pétrole lourd. Qu'en résulte-t-il ?

Tout d'abord un désordre chimique et bactériologique mais aussi pour 10, 20 ou 30 ans une mutation des mycéliums. Si toute pollution initiale crée un désert, par réaction elle induira aussi une richesse. Laquelle ? Il y aura une prolifération et une mutation des bactéries. Cela donnera aussi l'occasion à la communauté scientifique, si elle est honnête, de rechercher un dépolluant, non pas chimique mais une solution biologique qui respecte la nature. Si on utilise un dépolluant chimique, on provoquera une pollution permanente. Dans le cas contraire, on va créer une nouvelle richesse, un trésor d'observations, de connaissances et une nouvelle opulence minérale et végétale. Évidemment, le risque est toujours présent d'induire un excès qui constituera une autre pollution…

La pollution par les hydrocarbures lourds est celle des produits carbonés naturels. Ils sont simplement issus d'une décomposition dans un milieu marin, de plantes, bois etc., en présence de sels (chlorure de sodium) qui au contact des végétaux créent une fermentation. Il s'agit tout naturellement de la digestion des plantes, donc des séries de molécules de cellulose, par des bactéries. L'hydrocarbure résulte de ce processus, sans lequel il y aurait calcification. Un arbre qui tombe dans l'eau serait normalement conservé, comme on a coutume de le constater. Les charpentiers de marine utilisaient cette technique jadis afin d'éliminer la sève et avoir des bois qui ne « travaillent » pas, ensuite.

D. LE RECYCLAGE NATUREL EST PERMANENT

Toute fermentation provoque la présence d'ammoniaque, donc la création d'un monde bactérien particulier. En général cela se produit à l'air libre et non pas au fond de la mer. La particularité de ce processus est que le sel s'assimile avec l'hydrocarbure pour créer d'abord une fermentation explosive.

Autrefois, au cours de la dernière guerre mondiale, on gardait le lard dans du sel. Il se conservait ainsi pendant une année, voire deux, mais au bout de trois ou quatre ans il devenait complètement jaune et il s'émiettait, il n'y avait alors plus rien. Cela signifie que le sel conserve pendant un temps donné mais, par sa masse, il va travailler, ronger. Prenez l'exemple d'une barre de fer placée dans du sel et réfléchissez à la formule chimique du chlorure de sodium (ClNa). Dès qu'il y a de l'eau, cela se transforme en acide chlorhydrique (HCl) et en soude (NAOH) c'est-à-dire un acide et une base forte qui dévorent les produits à une vitesse déconcertante. Dans le cas d'une pollution contenant des éléments métalliques, du cuivre par exemple, on observera des décompositions métalloïdiennes et des acides aminés nouveaux avec formation de sulfates, de chlorures etc. Le recyclage est permanent.

E. UTILISONS LES OBSERVATIONS DES BIOLOGISTES ET DES CHIMISTES POUR DÉPOLLUER PLUS RAPIDEMENT

Lors les fuites récentes observées en Europe Centrale sur le Danube, on a vu les effets d'une intoxication par le cyanure. Dans les mines d'or ou d'argent on l'utilise pour traiter les produits. Or le cyanure et tous les métaux lourds toxiques se déposent dans la vase du fleuve et si l'on ne fait rien, il faudra deux cents ou trois cents ans pour qu'ils disparaisent totalement.

Si l'on dépollue d'abord au moyen de plantes comme les roseaux, ou les algues, en apportant aussi du sel, on liquidera toute la faune existante dans la rivière.. Mais si on attaque cette pollution avec de la chaux et du sel, on crée des cassures dans la chaîne des métaux et à partir de là, les bactéries vont pouvoir les digérer et les recomposer. On sait que les gisements de sels d'or ou d'argent sont dus à des fermentations bactériennes particulières qui ont eu lieu il y a fort longtemps.

F. LA POLLUTION PAR LES PRODUITS RADIOACTIFS

Les produits radioactifs sont des concentrés de fissions non plus naturelles mais artificielles. La radioactivité naturelle est assimilable par l'homme. Ainsi nous avons bâti nos demeures, surtout dans les pays granitiques, en présence de la radioactivité naturelle. D'ailleurs vous savez que des murs de toutes les maisons émane du radon en très faible quantité.

Pour bien faire il faudrait placer tous nos excédents de déchets radioactifs au centre de la Terre, du moins là où autrefois il y a avait des mines très profondes, au risque de les retrouver ultérieurement dans les laves en fusion. Il y aurait aussi la solution de verser les produits radioactifs dans les creusets des volcans comme évoqué plus haut : là il n'y aurait pas d'explosion, mais une assimilation par le feu.

G. L'ÉVOLUTION EST PERMANENTE

Lynn MARGULIS[21], dont on ne fait pas assez l'apologie pour son apport capital à la communauté scientifique, achève son livre sur une note darwinienne classique. En suivant son raisonnement jusqu'à son terme, elle aurait radicalement changé les notions surranées concernant l'évolution des espèces, car elle nous fournit un maillon fondamental.

21. MARGULIS, Lynn, *L'univers bactériel*, Dorion Sagan, Éditions Albin Michel, trad. anglaise, 333 pages

La mutation est un problème d'une importance capitale. Elle constitue l'évolution normale de la vie sur la planète et, bien qu'elle soit contraire au principe de la pérennité, elle en est le corollaire obligatoire. Cette évolution permanente de la base bactérienne de toutes les espèces est une richesse. Elle permet aux organismes déjà en place de survivre, en s'adaptant aux différentes situations climatiques, aux variations physiologiques qui en résultent, etc.

Par conséquent cela donne naissance à des composés nouveaux, à des êtres différents, adaptés ou non. C'est bien là le principe de la survie : l'évolution de la galaxie bactérienne constitutive de chacune de nos cellules !

Cette richesse métabolique est le principe actif et dynamique de la vie qui existe depuis plusieurs milliards d'années sur notre planète. Sans elle, le système organique mis en place régresserait !

L'évolution est permanente, c'est une adaptation sans cesse remise en question. Elle apporte de nouvelles briques à la construction du monde vivant. Un malheur pour celui qui subit ou succombe, mais un bénéfice pour celui qui peut s'adapter et pour sa descendance...

Chaque espèce aura donc tendance à disparaître au profit d'une nouvelle, mieux adaptée. Ainsi il y aura création de branches, de ramifications génétiques, ce qui explique l'arbre généalogique des espèces animales avec ses phylums. On ne peut pas dire que le singe descend de l'homme ni que l'homme descend du singe. Ce sont des branches d'évolution quasi identiques bien que différentes. Dans le cas du thym et du laurier, nous retrouvons des chaînes bactériennes similaires et pourtant tout à fait différentes dans leurs composés.

H. LES COMPORTEMENTS DE NOTRE GALAXIE BACTÉRIENNE EXPLIQUENT NOTRE COMPORTEMENT FACE AUX MALADIES

La constitution anatomique du corps humain, comme celle de toutes les espèces, est basée sur un assemblage de fédérations bactériennes dans un sens unitaire, indispensable non seulement à l'enrichissement mais aussi à la survie de l'espèce.

Cette structure coopérative harmonieuse va cependant provoquer un certain nombre de problèmes.

La peste a été un drame pour l'humanité mais, au plan bactérien, bénéfique à l'évolution de l'espèce. Pourquoi ? Parce qu'il y a eu des intégrations au niveau de la chaîne ADN. Sans cette évolution, l'espèce aurait été décimée. Il ne serait resté que quelques hommes, fragilisés.

Ainsi la maladie est-elle un mal nécessaire pour l'humanité la faisant évoluer et incorporer les gènes différents. Je n'entends pas seulement l'homme lui-même en tant qu'individu, sujet subissant l'agression. Pour l'espèce cette adaptation est un moyen de se renforcer et il n'y en a pas d'autre, on peut appeler cela, si vous le voulez bien, à notre niveau, la vaccination naturelle.

I. La vaccination naturelle permet l'évolution de l'espèce

Pourtant l'épidémie peut être mortelle pour une part importante de la population. Une autre partie va se renouveler, puis on retrouve le problème essentiel : celui de l'alimentation…

L'alimentation, si elle est saine, et de qualité, permet au sujet de trouver les éléments nécessaires non seulement à sa défense mais aussi à sa reconstitution. S'il s'agit d'une alimentation constituée d'aliments de bonne qualité, la fabrication des briques nécessaires au mur de défense pourra s'effectuer harmonieusement. L'organisme aura toute facilité pour se développer, s'harmoniser et intégrer l'évolution bactérienne. Si l'alimentation est excessivement riche et déséquilibrée, elle ajoute toute une série d'agressions que l'on ne peut combattre ni contrôler parce que le monde bactérien va subir une mutation qui pourra se multiplier, être décuplée, selon le milieu ambiant.

J. Le comportement des sujets obèses ou dénutris n'est plus harmonieux, ni adaptatif

Intéressons-nous aux obèses, par exemple. Chez eux, la situation est catastrophique parce que tout le système ganglionnaire endocrinien et métabolique va à la dérive. Ils deviennent de véritables passoires.

Si les individus sont trop maigres, dénutris, ils auront une résistance seulement apparente au sens où la carence entraîne non pas un métabolisme défectueux par hyperfonctionnement, mais un métabolisme de réduction. Par conséquent tout un système nerveux et auto-immune, voire hépatique, se développera comme une agression contre le corps lui-même.

On observe chez eux une réduction de la pensée, une diminution totale et progressive des capacités cérébrales, c'est-à-dire de la partie anatomique et physiologique. Ils ont beau se réalimenter par la suite, ils se trouvent dans une impasse parce que le métabolisme ne répond plus à l'apport alimentaire. En fait il réagit à certains aliments, c'est pour cela qu'on trouve parfois des carences ou des somatisations de similitude.

On a ainsi observé chez certains prisonniers des camps de concentration porteurs d'un cancer avant leur arrivée, la régression de la tumeur durant leur incarcération. Lorsqu'ils sont revenus à la liberté, le cancer a repris son développement.

Prenons le cas d'un malade qui n'aurait eu à manger pendant cette période, que des rutabagas. Ceux-ci lui rappellant la guerre, il n'a pas pu recommencer à s'alimenter ainsi. C'était pourtant une manière de reprendre son métabolisme de survie, mais psychologiquement il ne pouvait se restreindre de nouveau. Pourquoi ? Parce que sa restriction de pensée était trop grande.

Il y avait un manque d'ouverture, une carence dans le développement énergétique de l'influx nerveux lui-même. Il faut savoir que dans l'influx il y a tout un développement de la partie protéinique et des acides aminés qui vont provoquer des décharges électromagnétiques, des vibrations. Lorsque vous pensez, vous consommez de l'énergie et des calories, parce qu'au niveau des influx il y a une décomposition accélérée de certaines chaînes d'acides aminés.

CONCLUSIONS D'ÉTAPE

En conclusion, la panoplie des fédérations bactériennes représente une constitution indispensable à la vie et l'adaptation : c'est un processus naturel d'évolution des espèces.

La chaîne des bactéries et des virus est à la fois le meilleur des amis et le pire des ennemis. Les carences ou les surplus alimentaires viennent se greffer à ce niveau.

Je ne dirais pas qu'il faille obligatoirement ingérer des microbes toxiques ou dangereux mais il est nécessaire de retrouver au travers des aliments la constitution de ces germes, de ce monde bactérien, pour pouvoir continuer à ré-harmoniser toutes nos chaînes d'ADN qui se dupliquent sans cesse. On peut aussi par des vibrations, par une alimentation particulière, conserver une certaine jeunesse physiologique de l'organisme, mais sans pour autant avoir une jeunesse réelle de la chaîne ADN. Ce ne sera qu'une apparence de rajeunissement.

Si on fait naître des enfants issus d'hommes d'un certain âge ou de femmes ayant dépassé la soixantaine comme certains petits malins s'amusent à le faire, on aura une répercussion non plus génétique mais bactérienne. On observera une grande fragilité aux infections, fragilité qui sera à ce moment-là d'ordre génétique et chromosomique parce que la chaîne bactérienne sera dysharmonieuse et déséquilibrée.

Si une femme de 70 ans a la possibilité d'accoucher, c'est apparemment miraculeux mais le problème restera l'avenir de l'enfant qui devra payer une lourde addition pour le fantasme de certains... Ou leur irresponsabilité.

On retrouve ce problème dans la démarche actuelle des gynécologues férus de naissances artificielles. Ces naissances artificielles par prélèvements, par divisions cellulaires ignorent totalement la constitution bactérienne et virale du corps. On va ainsi créer une mutation importante et par là un grand nombre de dégénérescences ! C'est pour cela que l'alimentation génétiquement modifiée générera une mutation foudroyante dans et vers des systèmes qui sont pratiquement désertiques.

En conséquence, ces sujets seront les premiers à disparaître en cas d'épidémies. Alors s'il s'agit d'animaux d'abattage, rendez-vous compte de ce que le système protéique nous apporte comme éléments nutritifs ! Il s'agit bien d'une régularisation effectuée par la nature. Il faut éliminer les déviants ou les faibles ! Ils s'élimineront d'office sur une ou deux générations, mais la chaîne végétale va se défendre pour absorber, pour neutraliser tout cela, ce qui constituera une lutte, un conflit organisé.

Qui sera le plus fort, le plus faible ? Celui qui aura été génétiquement modifié sera le plus faible parce qu'il n'aura pas les moyens d'avoir une résistance suffisante face à une évolution rapide. C'est pour cette raison qu'en agriculture il faut de plus en plus de traitements chimiques dans les jardins pour obtenir des fruits et des légumes, ce qui achève de précipiter l'involution des espèces et la désertification.

On va traiter non seulement les pommiers, les pruniers, mais aussi toutes les plantes. Si l'on ensemence les sols avec des graines génétiquement modifiées, elles s'élimineront en laissant des traces, transmettant l'indice de résistance aux autres. Ce sera le début d'un nouveau système et de nouveaux écosystèmes.

Amusez-vous à étaler des produits ayant une base mercurielle sur le sol, vous allez le désertifier très rapidement, mais aussi polluer toute la nappe phréatique, y avez-vous songé ? Quelques années plus tard, la végétation renaîtra et si vous l'analysez par rapport à l'initiale, vous verrez qu'elle a totalement changé. Pour certaines espèces, cette végétation sera un véritable poison, pour d'autres ce sera un bienfait. On observera alors des plantes démesurées ou hyper-réduites. Au lieu d'avoir des fleurs à une corolle, ce seront des fleurs jumelles ou triples, voire des fleurs irrégulières.

Rappelez-vous l'histoire de la grenouille et des observations rapportées dans le livre *Le Transgénique* : on voit naître une cinquième patte. Il faut bien faire attention car il y a deux problèmes distincts dans ce phénomène que crée la pollution dans la partie physiologique. De nouveaux tissus, de nouvelles protéines, de nouveaux lipides. Ces protéines vont fournir un apport énergétique beaucoup plus important, donc une pression beaucoup plus grande ou beaucoup moins, selon les cas.

On aura ainsi une masse bactérienne nouvelle qui induira des divisions cellulaires non plus régies par un système semi-aléatoire mais totalement aléatoire et tout l'univers des cellules d'eau va se régenter lui-même. On verra des animaux bicéphales ou des corps déformés.

Vous savez que la division cellulaire des œufs, quelle que soit l'espèce, correspond à un ordre cyclique régi par une horloge interne. Cette horloge est mue par un mouvement des chromosomes. Si vous accentuez la vitesse de division, cette horloge se déréglera. Un apport plus riche, créera un mouvement aléatoire beaucoup plus important donc beaucoup plus rapide. En conséquence, il y aura des divisions doublées ou triplées.

Chapitre 8

ALIMENTATION, DÉFENSE IMMUNITAIRE ET ÉVOLUTION DES ESPÈCES*

A. Proposition théorique d'explication des phénomènes immunitaires observés

Une peur, une crainte, une panique suffisent à dérégler le mécanisme de la mitose, et on observe un effet semblable à la pollution. C'est là que l'on réalise l'importance fondamentale du monde bactérien mais aussi la fragilité de toutes les espèces.

Dans cet univers aérobie et anaérobie, l'échange est permanent suivant l'évolution $(Va\ /vo)^3$. « Va » est la vitesse d'assimilation et « vo » la vitesse d'oxygénation.

Cela donne comme résultat un développement exponentiel de $(1023)^3$ au maximum dans un volume.

Pour aider à comprendre, réfléchissons… Un embryon humain se développe dans un utérus, c'est à dire dans un volume. On a jamais vu un enfant naître en tranches comme dans les coupes anatomiques. Lorsqu'un veau sort de la vache, il est bien entier, tout comme le poussin issu de l'œuf.

La division cellulaire se déroule suivant les stades 2, 4, 8, 16, 32, 64, c'est à dire un développement exponentiel. Mais si l'on raisonne uniquement de cette façon, on reste dans une forme plane alors que cela se passe toujours dans un volume ! On passe donc

* JANEWAY, Travers, *Immunologie,* traduction, De Boeck Université Éditions, Paris, Bruxelles, 1997, 1 volume, 582 pages.

du volume 2 à 4 fois le volume initial, etc. Au stade morula on est à 64 fois le volume initial de la cellule. On retrouve ainsi $(Va/vo)^3 = 10^{23}$ au maximum.

C'est un développement exponentiel extrêmement rapide, voire explosif, que l'on retrouve d'ailleurs dans les développements tumoraux. Par contre, si on veut appliquer ce théorème à des métaux, il est faux parce que nous n'avons pas de vie. Tout ce qui est matériel traîne dans un volume rationnel, alors que ces raisonnements appliqués aux cellules, à la vie deviennent illogiques car nous avons affaire à une autre logique : celle des êtres vivants.

Comment le tronc d'un arbre grandit-il ? Il croît d'abord en hauteur et d'une façon cylindrique en largeur. Le diamètre du tronc se développe comme une surface plane, en apparence, mais il y a toujours cette épaisseur volumique qui augmente dans trois dimensions.

Si on observe le développement d'un oursin, on s'aperçoit qu'il a une base 5 et il y a différentes bases en fonction des différents êtres vivants. L'erreur commune est de penser et de réfléchir d'une façon linéaire ou d'une façon plane. C'est bien la même chose pour l'absorption intestinale, les enzymes et ces fameux corps chimiques qui ne peuvent pas franchir la barrière intestinale. Je veux parler notamment du saccharose industriel, de ces structures de chaînes carbonées qui effectivement ne peuvent se développer dans un volume compatible avec la vie : ce sont des chaînes linéaires. Le problème est semblable avec le prion, une protéine normalement assez sphérique. Lorsqu'elle dégénère, elle s'aplatit, ce qui fait apparaître le problème de l'E.S.B. et le syndrome de Creutzfeldt-Jakob.

Le monde infectieux et parasitaire emprunte, dans un sens positif ou négatif vis à vis de l'homme, des chaînes métaboliques créant des dysfonctionnements ou des similitudes imparfaites. Par conséquent, il s'installera dans cette matière carbonée.

Le venin du serpent est un polypeptide, une chaîne carbonée qui aspire l'oxygène. Elle diminue ainsi la pression partielle d'oxygène dans le sang, mais aussi la pression sanguine. Il y a une réduction massive de l'oxygénation et une destruction des hématies ce qui provoque une hypothermie, un endormissement du sujet, favorisant l'empoisonnement du système neurovégétatif, temporairement arrêté de façon partielle ou complète.

L'atome carbonique se régénère par l'oxygène à une vitesse exponentielle pour former du gaz carbonique, destructeur au niveau des tissus.

Même si nous avons une alimentation aseptisée et en quantité raisonnable, elle ne sufira pas à apporter des composants nécessaires aux combattants (les lymphocytes) ou aux contre-attaquants en raison de toutes les carences alimentaires qui résultent des alimentations industrialisées. Tous ces défenseurs de l'organisme (natural killer, cellules cytotoxiques, etc.) se trouveront dans un rapport de force inversé, d'où la défectuosité des chaînes immunitaires et par voie de conséquence la suppression de la commande immunitaire, entraînant une immunodépression.

C'est une litière propice à toutes les épidémies ou à toutes les évolutions d'infections extérieures au Soi immunitaire. Toutes les attaques sont alors possibles en ce qui concerne les prions déformés, les protéines, etc. Nous serons face à des vecteurs farouches, voire indestructibles, de maladies contre lesquelles le sujet ne peut se défendre.

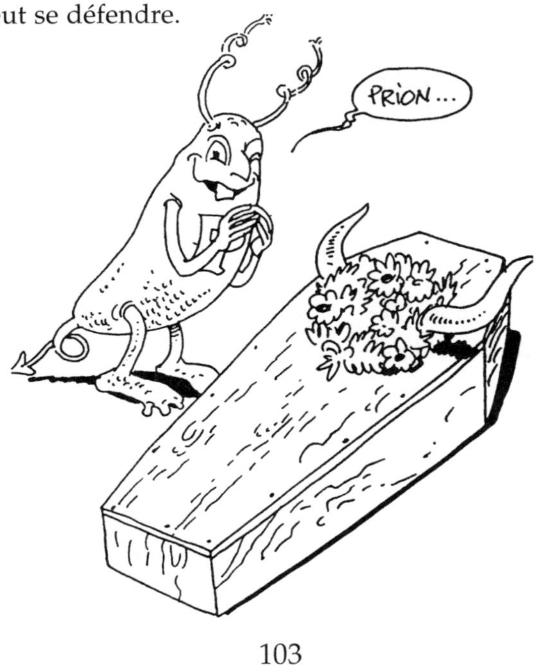

Pour résister à un coryza, il y a plus d'un siècle, vers 1850, on utilisait une surcharge en acide ascorbique extrait du citron, bref des citrates et du magnésium. Si l'on suit les travaux de Louis KERVRAN on comprend que cette façon de procéder consistait à libérer chimiquement toute une chaîne de gaz qui renforçait le système immunitaire et permettait aux bactéries constitutives des cellules de reconstituer les oligo-éléments. Il était alors avéré que le citron et le jus d'orange étaient de puissants agents anti-grippaux.

C'est d'ailleurs une façon de procéder qui est toujours utilisée par un grand nombre de patients ou par les médecins. Cet agent anti-infectieux puissant permet au système hépatique de se purifier de toutes les toxines qu'il a emmagasinées jusque là. Le corps lutte aussi par les enzymes libérées contre les bactéries ou les virus de la grippe, par exemple.

Si on donne au sujet de l'oxygène en abondance, on crée une oxydation importante par saturation, ce qui permet d'éviter de consommer le carbone qui va se réduire. Mais dès qu'on cesse l'oxygénation, tout repart parce que le carbone est un atome capable de se développer comme de se réduire à l'état de trace ayant la caractéristique particulière d'être extrêmement volatil. Il se comporte alors comme un gaz.

Si l'on reste dans la structuration de chimie cristalline classique, on pense carbone, charbon, graphite, état minéral. C'est une erreur complète, le carbone passé à l'état végétal puis animal n'a plus aucun rapport avec cet état chimique, il faut donc l'intervention d'autres éléments pour rétablir un équilibre. La chimie moléculaire classique n'explique pas ces phénomènes, il faut raisonner en chimie quantique.

Il est nécessaire de trouver dans l'alimentation un taux très important de vitamines afin d'induire une restructuration cellulaire et une épuration cellulaire des toxines, c'est à dire de rééquilibrer les cellules.

Qu'est ce que la vaccination ? Un apport non seulement d'une mémoire mais d'une partie chimique de type soit oxydo-réductrice, soit calcique ou métalloïde. Cet apport va permettre le renforcement du système immunodépresseur d'une façon rapide mais aléatoire.

Ce qui explique les conséquences définitives de certaines vaccinations mal faites.

Détaillons le processus : l'acide ascorbique capte l'oxygène et s'oxyde très rapidement. On apporte une oxydoréduction des vitamines des séries B, C, E et des peptides, donc une transformation des parties carbonées en oxydes de carbone et non plus en carbone volatil, car l'ennemi, c'est le carbone gazeux. C'est une notion peu classique, je dirais même totalement inconnue, alors que le carbone, dans cet état, est hyper-actif : il s'accroche à n'importe quoi. On peut faire une comparaison entre le gaz carbonique CO_2 et l'urée, qui est aussi un produit de stabilisation et d'éjection ($CO\text{-}NH_2$) du gaz carbonique. Elle nous donnera des urates.

Le carbone est en fait un système semblable à une pieuvre à quatre bras très active, même s'il se trouve à l'état de traces. Et c'est précisément dans cet état qu'il est hyper-réactif. L'échange de deux électrons sous forme covalente avec deux atomes d'oxygène provoque la formation de gaz carbonique.

10 mg de gaz carbonique vont remplir une pièce. Personne ne va mourir pour 10 mg de CO_2, mais les individus présents dans la pièce auront des picotements oculaires. On pourra observer sur eux une vasodilatation veineuse. Nos grands-parents qui utilisaient des poêles pour se chauffer ou des cuisinières à bois ou à charbon pour les cuissons, accusaient toujours un dessèchement des muqueuses et des tissus conjonctifs lorsqu'il n'y avait pas d'humidité. C'est pour cela qu'on plaçait toujours une bouilloire sur la cuisinière de la grand-mère, sur les radiateurs de fonte, et des bacs dans lesquels mon père ajoutait pour désinfecter les pièces de l'essence d'Eucalyptus ou autre substance aromatique…

Dans les tumeurs, la pression partielle en oxygène s'effondre. O. Warburg, Prix Nobel de chimie, l'a démontré, il y a plus de 40 ans. Cette notion était déjà classique quand j'étais étudiant en chimie : l'hypoxie est prédominante dans certaines tumeurs, notamment les sarcomes.

Les cellules suivent toujours le même principe : elles ont un temps pour vivre et, arrivées à un moment donné, selon la programmation de leur horloge mitotique, elles vont changer de forme et de structure. Elles deviennent oxydantes, et de ce fait, vont s'enrichir d'un certain taux de carbonates.

Parvenues à cet état, elles vont se préparer à être détruites, phagocytées, bref digérées par le système immunitaire, notamment par les lymphocytes. Fixons notre attention sur les natural killers, les T4, que vont-ils manger ? Ils vont phagocyter, par conséquent absorber des produits riches en éléments oxydo-carbonés. Nos cellules se chargent d'éléments issus des cellules oxydées, vieillies, toujours vivantes mais destinées à se nécroser. L'ingestion des lymphocytes, natural killers, et des T4 introduit donc un stade intermédiaire que les T3 vont, par la suite, récupérer pour en effectuer la déjection.

Mais si l'élimination est insuffisante dans toute cette chaîne lymphocytaire, il y aura un laps de temps pendant lequel les cellules vont se créer et par conséquent structurer un monde bactérien nouveau. Cela, tout simplement parce qu'il y a un excès de ce milieu et une insuffisance au niveau du matériel lymphocytaire, peut être pas quantitative mais qualitative. Tout se passe comme si les casernes étaient étaient pleines mais que les soldats restaient les bras croisés devant les envahisseurs parce qu'ils sont mal nourris ou carencés.

Or, dans notre société, les fruits véreux de la pollution agroalimentaire industrielle font que 80 % des personnes ont une insuffisance immunitaire chronique. C'est le résultat d'un état de carence alimentaire cellulaire et de ce fait, des déviations sont possibles. Nous savons que l'excès de carbone fait dégénérer le noyau cellulaire…

La question essentielle pour un médecin, est de savoir si cet état est réversible ! Si l'intérieur de l'organisme est déjà dévoré, ce qu'on observe dans les formes avancées de néoplasies, il est illusoire de l'espérer.

B. NOTE À PROPOS DE LA MÉMOIRE PERMANENTE

La mémoire immunitaire est supposée être permanente mais si quelqu'un se fait piquer par un scorpion ou reçoit un vaccin, par exemple le BCG, son corps sera-t-il affaibli ou renforcé ? Et qu'en sera-t-il vingt ans après ?

Tout va dépendre de l'histoire de la personne ! Si elle a été mordue par un scorpion et toujours en vie, c'est que son système immunitaire a lutté efficacement contre le venin. L'intoxicant s'est transformé, il a apporté une charge potentielle d'électrons et une fraction chimique qui s'est engluée dans une masse donnée.

Cette masse ne sera plus identifiée à l'image de la précédente vingt ans après. S'il y a une nouvelle infection, par exemple, une nouvelle épidémie de grippe ou de tuberculose, nous serons donc en situation A1 ou A2 ou A3, etc.

Un facteur est important : la personne est carencée ou elle ne l'est pas. Si elle ne l'est pas, elle supportera la 2e piqûre ou la 2e morsure, et se trouvera dans une situation qui ne sera pas A1, A2, mais dans un nouvel état : B1 ou B2. Si elle se fait piquer ou si elle contracte un virus ou un germe une troisième fois, elle sera dans une position C3. Mais, imaginons que dans cette situation elle se retrouve dans un milieu saturé, par conséquent handicapant : le système neurovégétatif sera différent compte tenu de l'âge, il aura des lésions, des coupures.

Nous n'avons plus affaire à un sujet jeune, et en E10 ou en E20, les ruptures seront plus nombreuses, posant ainsi de plus en plus de problèmes. Prenons le cas de quelqu'un allergique aux piqûres d'abeilles. Dix piqûres ont été nécessaires pour parvenir à cet état, B10. Après cent piqûres, nous serons en B100 et à la 101e, nous aurons droit à un œdème de Quincke… et c'est le décès. Pourquoi ? Parce que le surdosage n'aura pas eu le temps d'être assimilé, en effet, il faut tenir compte d'une réaction anaphylactique.

L'équilibre tient au rapport entre le temps et la masse bactérienne. Par rapport au temps du sujet, c'est aussi le délai d'assimilation du métabolisme. Moins on est piqué, plus le délai de réaction est rapide. À l'inverse, plus on est piqué, moins on assimile. De plus, avec le vieillissement, le temps de réaction et la restauration sont de plus en plus lents.

Prenons l'exemple d'une vaccination antirabique. La 1ère réaction sera rapide, mais si on en est à la 20e, eh bien, on peut très bien contracter la rage, ou du moins un état similaire, bien que l'on n'ait pas induit la maladie elle-même. Il s'agit donc un problème d'énergie mais aussi de transfert énergétique. Plus encore, un problème de masse capable d'assimilation, d'une masse bactérienne.

Imaginons que le sujet ait reçu un grand nombre d'injections, de vaccins, qu'il ait subi l'agression de protéines étrangères avec tous les rejets immunitaires que cela comporte. Si, en plus ces vaccins ont une base d'aluminium, les traces de ce métal auront suffi à créer des problèmes : la situation sera tout à fait différente.

Le système immunitaire, lui, ne change pas lorsqu'on lui a inculqué un apport quelconque. Il y aura toujours une duplication et un changement par rapport à l'initial qui sera différent, c'est pour cela que ceux qui se sont défendus la première fois contre le germe de la tuberculose et qui sont vaccinés par le BCG, deviennent fragiles avec le temps. Et lorsqu'ils contractent une deuxième fois, la situation est pire. Le bacille de Koch peut devenir mortel si l'on n'apporte pas les éléments de soutien nécessaires.

C. LA DÉFENSE IMMUNITAIRE DÉPEND DE L'ALIMENTATION

On doit à Louis PASTEUR l'histoire d'un sujet d'origine Russe qui s'était fait mordre à deux reprises par un chien enragé. La première à l'âge de 15 ans, et comme il n'était pas mort, on en conclut que l'animal n'était pas enragé. Mais la seconde fois, lorsque Louis PASTEUR effectua la vaccination, tout se déroula comme s'il avait créé une explosion : la maladie avançait plus vite que chez les sujets non infectés, ni vaccinés.

Pourquoi ? Parce que le régime nutritif de cet homme était très particulier, il mangeait du persil en quantité importante et consommait des queues de salades pour se désaltérer. Malgré l'évolution de la maladie, après cette deuxième infestation, il n'est décédé que plusieurs années plus tard. Il avait renforcé son système immunitaire par la sève de racine de salade, un véritable poison, et le persil cru, produit riche en fer et en magnésium. Il équilibrait ainsi son système immunitaire d'une façon telle que la maladie ne pouvait se développer : son système endocrinien et son système neurovégétatif étaient capables d'y faire face.

À l'époque, Louis PASTEUR et ses collaborateurs n'avaient pas compris. En fait, cet homme, dès sa plus tendre enfance, avait pris l'habitude de se nourrir de cette façon, sans rien manger d'autre. Il se défendait donc avec un système immunitaire en état de survie permanente. Cela signifie par conséquent que les cellules sont capables de survivre dans un milieu hostile avec des restrictions très importantes.

C'est une situation que l'on observait aussi chez les sujets atteints de la petite vérole ou de la syphilis, chez lesquels la maladie n'évoluait pas. Par contre, dès que leur niveau de vie augmentait, l'alimentation changeait et l'individu décédait rapidement car il avait modifié son métabolisme. C'est donc bien une question de métabolisme et d'assimilation totale ou partielle.

L'organisme contient un ensemble de bactéries qui anime un métabolisme et va réagir par rapport à une position donnée. Si on lui apporte une surcharge, l'organisme se défendra, mais si ce sont des éléments nutritifs nécessaires à sa survie, la colonie bactérienne les utilisera d'abord pour effectuer son propre nettoyage : les cellules vont ainsi se désintoxiquer. On croit généralement que l'on commande à son corps, c'est faux. On vit dans notre corps en somatisant plus ou moins bien, mais toujours dans un état d'équilibre. Il faut toujours avoir à l'esprit les notions de carence et de niveau cellulaire bactérien si l'on veut vivre en harmonie, sans trop d'ennuis…

Voilà pourquoi les hommes recherchent toujours les différentes vitamines, oligo-éléments et métalloïdes nécessaires à leur survie. Toute l'œuvre de Pasteur, comme d'autres auteurs[22], est orientée dans ce sens. Par la suite, tous les microbiologistes ont compris que les bactéries envahissantes, infectieuses ou parasitaires peuvent se combiner. La peste se transforme pour apparaître sous une forme nouvelle, ternaire, quaternaire ou autre, comme s'il s'agissait d'une

22. L'exemple du Dr Matthias RATH, élève du prix Nobel Linus PAULING, est une parfaite illustration de ces faits. Grâce aux vitamines et aux compléments judicieux en acides aminés, il évite aux cardiaques les multiples interventions actuelles (cathétérismes et pontages) avec un succès certain dans les coronaropathies et aortites.

association de malfaiteurs. **Les virus et les bactéries se marient, en effet, très facilement et la meilleure défense que nous pouvons avoir face à ceux qui sont à la fois nos meilleurs amis et nos pires ennemis, est bien de constituer un renforcement cellulaire.**

Il s'agit de donner à notre corps une alimentation correcte riche en vitamines, en magnésium, afin de lui permettre de se défendre. Parce qu'au niveau de la cellule, il y a une population bactérienne protéinique. La cellule n'est rien sinon une coquille, la maison à l'intérieur de laquelle des myriades d'individus vont et viennent, travaillant sans cesse en harmonie pour en assurer la survie.

Jadis, lorsque quelqu'un commençait une typhoïde, on pratiquait parfois des injections de vitamine C. Dans les septicémies, on a associé la Vitamine C aux antibiotiques et on a observé que cette vitamine permettait une relance du métabolisme. Mais on aurait eu de meilleurs résultats en combinant toutes les vitamines.

D. LES MUTATIONS BACTÉRIENNES OU LE MAILLON EXPLICATIF DE L'ÉVOLUTION DES ESPÈCES ANIMALES ET VÉGÉTALES

Il nous faut maintenant évoquer les évolutions des différentes espèces animales ou végétales. Qu'elles soient d'un règne ou de l'autre, elles suivent toujours les mêmes règles impératives, c'est-à-dire l'intangible principe des différentes espèces bactériennes et virales. Selon les conditions du milieu, la bactérie prendra le chemin, pour elle, le plus facile, le plus court pour atteindre son but. Elle a comme chacun d'entre nous, une tendance à la paresse. Pour cela, elle va accaparer tout ce qui lui paraît indispensable à sa survie : bactéries, restes de ADN rencontrés en chemin ou virus.

Ce qui m'amène à parler des mutations par les mutagènes.

Les mutagènes sont de trois ordres :

1. Physiologiques,

2. Électro-physiologiques,

3. Alimentaires.

Si cette bactérie a eu jusque-là un échange alimentaire constant et continue à se développer dans un milieu nutritif identique ou voisin, son évolution est plus ou moins stable dans l'espèce. Si la chaîne alimentaire subit une rupture, une fracture, il en résultera un mutagène nouveau, donc la tentative de création d'une espèce nouvelle. C'est bien là que se situe la gravité du problème des OGM.

Nous revenons aux fléaux par ce biais.

LE MUTAGÈNE EST LA SOURE DE L'ÉVOLUTION DE CHAQUE ESPÈCE, TANT DANS LE SENS POSITIF QUE NÉGATIF.

Qu'est ce que le mutagène ?

C'est, par excellence, un milieu protéinique mais aussi un milieu bactérien : une soupe, une forme de « big-bang », car il ressemble à ce qui existe dans le cosmos. C'est un trou noir vide qui va générer une nouvelle présentation, par conséquent de nouveaux essais. Il existe en permanence alors que personne ne l'évoque, nul ne le connaît ! Le mutagène est la clé d'évolution des espèces.

Voici trois histoires cliniques qui vont peut-être éclairer ces propos :

La première personne, au cours d'un accouchement un peu difficile, a développé, il y a quinze années environ, un hématome au niveau de la ligne blanche entre les muscles grands droits.

La seconde, à la suite d'une ablation bilatérale des amygdales survenue après la quarantaine, a vu se développer un volumineux ganglion jugulo-carotidien une dizaine d'années après cet épisode infectieux aigu. En raison des problèmes posés par la ménopause et de façon préventive, je conseillai à l'une et à l'autre la prise de Yam (diogénine à 8 % d'origine mexicaine).

J'avais auparavant testé sur moi-même cette purge aussi nécessaire pour prévenir les complications de l'andropause que de la ménopause. J'avais pris, en fonction de mon poids, 9 gélules par jour[23] pendant une quinzaine avant une période de repos identique. Les gélules sont dosées à 350 mg en Dioscoréa Villosa. Cette préparation à caractère d'hygiène alimentaire et aromatique donne l'ordre aux

23. Dose trop forte, on conseille de ne pas dépasser 6 gélules par jour.

bactéries constitutives des gonades de faciliter un changement métabolique des colonies bactériennes ovariennes ou testiculaires, afin d'éviter les ennuis psychologiques vasculaires ou endocriniens causés par la ménopause. Après plusieurs jours de prise de ce produit, je développai une otite droite que je traitai par application d'argile chaude le soir avec succès. À la deuxième cure, j'eus encore une otite droite et suivis le même traitement avec le même résultat. Quinze jours plus tard, lors de la troisième cure, l'otite devait se déclarer de nouveau, toujours à droite, mais, cette fois, il fut nécessaire d'avoir recours aux antibiotiques pour juguler l'infection.

J'en tirai la synthèse suivante : ayant été, dans l'enfance, à plusieurs reprises, atteint d'otites bilatérales prédominant à droite avec une grave mastoïdite droite qui avait failli m'emporter, j'émis l'hypothèse théorique que les germes ne quittent jamais le corps. Ils s'enkystent dans les sinus des ganglions lymphatiques et attendent l'apparition d'un déficit immunitaire ou une fatigue de l'organisme pour se développer de nouveau.

C'était précisément la situation de ces deux personnes qui avaient absorbé une dose de six gélules par jour.

Chez l'une, une masse ronde de trois centimètres de diamètre au niveau épigastrique ; s'était manifestée chez l'autre, en rapport avec l'abcès amygdalien droit, le plus sévère, une adénopathie volumineuse. Mon hypothèse théorique fut que la désagrégation des éléments constitutifs du sang entraîne l'apparition de germes que l'organisme, enkyste à sa façon ce qui expliquait l'apparition de cette masse sphérique en un lieu tout à fait inhabituel.

L'adénopathie de la seconde personne, fixée sur l'aponévrose profonde au départ, devait, après plusieurs mois d'électro-physiothérapie[24], migrer sous la peau. Ceci fut effectif après des épisodes alternant ramollissements, extension et rétraction entraînant des douleurs cervico-dorsales permanentes et beaucoup d'angoisse. Je devais participer à son ablation, effectuée par une amie chirurgien. Le compte-rendu anatamo-pathologique des deux pièces opératoires fut identique : il s'agissait exclusivement de lipomes.

24. Oscillateur à Longueurs d'Ondes Multiples.

Comment une adénopathie ou un hématome peuvent-ils se transformer en un lipome ? C'est précisément le lien inconnu : la transformation d'une adénopathie infectée piégeant des germes en sommeil réactivés par une purge alimentaire. La rupture du métabolisme incite à la mutation bactérienne et induit la transformation en un tissu lipomateux.

Cette transformation s'effectue par une osmose mutagène. Ce sont des cas d'observation clinique précieux, mais chacun de nous subit les mêmes effets sans le savoir ! La structure ganglionnaire bien connue se transforme en un tissu riche en graisses, une structure de lipides liée à des protéines, dans lesquelles toutes les bactéries mutagéniques vont pouvoir se développer. Elles provoqueront une évolution soit infectieuse — ce qui avait été mon cas avec les otites récidivantes — soit d'un autre type... mutant. Cette mutation peut préparer une nouvelle infection, ou — effet particulièrement détestable — un développement cellulaire que l'organisme peut plus ou moins contrôler. Parfois même, on assiste à la création d'un organisme, parce que l'apparition d'un membre ou organe surnuméraire, comme on l'observe dans différentes espèces animales, dépend de ce corps mutagénique !

Il répare, certes, mais il peut aussi créer, et on retrouve au plan biochimique toute une série d'acides salicylo-carboniques... Cette question a été étudiée par le célèbre biologiste Rostand en 1966 lorsqu'il découvrit dans les eaux du Lac de Grand-Lieu en Loire Atlantique, des grenouilles à cinq pattes ou à six doigts.

Par un raisonnement analogique, il est possible de mettre en parallèle l'apparition de temps à autre dans les fermes de veaux à deux têtes ou à six pattes. Ceci se produit parce que des corps mutagènes se retrouvent en excès dans la division cellulaire, comme pour les grenouilles du Minesota dont les malformations illustrent la revue *National Geographic*[25]. Ces faits sont dus à un apport alimentaire trop riche, carencé ou carençable. Au lieu de faire des jumeaux, la vache a donné vie à un intermédiaire... Et ce sont les bactéries qui sont à l'origine des mutations, en raison de leur pouvoir mutagénique permanent !

---

25. HERZOG, Bernard, *Le Transgénique, les premiers signes d'une catastrophe,* Éditions du CRAM, Montréal, Québec, 2000, 300 pages.

Dans nos campagnes, autrefois, l'alimentation était composée de pain. Si l'on absorbait trop de gluten, qu'en résultait-il ? Des problèmes digestifs, des colites, des gros ventres, c'est-à-dire des problèmes salicyliques mais aussi des déformations osseuses et des décalcifications, ainsi que des déformations musculaires séniles et un vieillissement précoce.

Si l'alimentation était excédentaire en produits carnés, ce qui était souvent le cas dans la noblesse, on voyait les corps se déformer par des apports lipido-graisseux, devenant obèses. Il y avait une hyper-acidité de type salicylique, là aussi, mais également carbonée, d'où des cirrhoses hépatiques et une mortalité jeune. Il suffit de regarder les portraits d'époque des hobereaux, la plupart étaient obèses, goutteux, ce qui expliquait l'usage des saignées itératives.

Lorsque le régime alimentaire est trop fermenté, ce qui est le cas chez les individus qui font trop mariner la viande, notamment les produits de la chasse, on constate des problèmes de mutation au niveau de la partie intestinale qui se dégrade : c'est une action mutagénique particulière.

Les transformations du corps au cours de l'âge sont visibles sur la silhouette, les apports fessiers chez les femmes ou le ventre proéminent chez les hommes. Elles signalent des périodes différentes du métabolisme de nos populations cellulaires au cours de l'existence, qui sont la résultante des lois métaboliques que nous infligent les espèces bactériennes constituant nos organes.

Avant la révolution, une catégorie d'individu était de grande taille et une autre de taille réduite, naine. Quelle en était l'origine ? On observe actuellement une augmentation de la taille due à la prise du saccharose industriel. En effet celui-ci entraîne un dérèglement hormonal, provoquant une action mutagénique secondaire.

Le nanisme constitue une insuffisance thyroïdienne. Dans certains milieux ruraux, on comptait beaucoup de nains, parce que ces sujets ne mangeaient que du pain ou ses dérivés, sans légumes ni viandes, alors que l'homme est un omnivore.

Un végétalien va réduire à l'extrême la composition graisseuse de son corps, c'est pourquoi on le voit maigrir. Certes il sera solide mais il aura à supporter une faiblesse musculaire de plus en plus importante. Les moines qui effectuent de longs jeûnes sont des gens à déficience. Si on les regarde de près, on voit que la couleur de leur peau est blanche, un peu jaune paille. Elle ressemble à celle des cancéreux qui sont dévorés par le processus néoplasique. Le potassium intracellulaire se libère en excès ce qui a pour conséquence des urines de plus en plus basiques.

L'action mutagène du monde bactérien est permanente car il est en renouvellement perpétuel. Il ne faut pas que la variation dépasse le tiers du poids du corps si l'on veut éviter un renouvellement mutagénique intempestif. Si on pèse 100 kilogrammes, le renouvellement régulier maximal est de l'ordre de 30 kilogrammes par an. C'est une masse très importante, et dans la constitution de celle-ci, nous avons déjà des risques de transformation, donc de photocopies de gènes négatives ou altérées...

LES CHROMOSOMES SONT LA CENTRALE DE COMMANDEMENT DE CES MOUVEMENTS BACTÉRIENS ET CELLULAIRES. ILS DOIVENT RÉGULER L'ACTIVITÉ MUTAGÉNIQUE DES BACTÉRIES QUI CONSTITUENT NOTRE ÉCONOMIE.

Or, la masse bactérienne constitutive de notre organisme subit les effets électro-physiologiques de l'environnement, notamment solaire et lunaire, mais également des pollutions électriques, créées par l'homme.

À la pleine lune, les vers intestinaux se développent. Durant ce même laps de temps, on observe beaucoup plus de gens malades, et plus de femmes accouchent. En période solaire, on observe une amélioration des humeurs, un meilleur état des tempéraments, bref, un rétablissement du système nerveux et cela est dû à une relation électro-biologique !

La mutation biologique ou physiologique est l'inter-échange des cellules entre elles tout simplement. Pour autant qu'on puisse connaître les chromosomes et qu'on soit certain qu'ils génèrent des gènes pour une activité donnée, on conçoit que si ces gènes sont mal coordonnés, ce désordre créera des déficiences protéiniques de toutes formes et de toutes espèces. Nous aurons des liaisons acides en excès, dans n'importe quel ordre, c'est-à-dire un recopiage des chaînes d'ADN effectué d'une façon rudimentaire ou primaire.

Vous concevez ainsi l'importance fondamentale des effets mutagènes : c'est d'ailleurs ce que l'on observe, tout au cours de l'existence, sur notre corps : on prend du ventre, les hanches s'arrondissent, les seins commencent à pendre, les ongles deviennent cassants et les cheveux s'éclaircissent... sur l'ordre des gènes d'apoptose.

C'est dire pourquoi il est essentiel d'avoir un équilibre alimentaire.

NOTRE ALIMENTATION DOIT ÊTRE ÉQUILIBRÉE, C'EST D'UNE IMPORTANCE CAPITALE ET CONSTITUE LA PRÉVENTION MAJEURE. Tous les médecins devraient en être conscients et en instruire sans cesse leurs patients.

Si, par exemple, un habitant du Congo ou du Cameroun vient en France, son corps et de son système immunitaire se transforment.

Les masses électroniques de chaque lieu sont différentes. Celles de la forêt africaine ou tropicale n'ont rien à voir avec celle de Paris — qui est bien différente sous forme d'une masse d'électricité et d'ondes électromagnétiques. La population africaine venant pour des raisons d'immigration subit donc des agressions considérables puisqu'elle arrive dans un lieu où elle n'est pas née, auquel elle n'est pas adaptée. Il en résulte toute une série de dérèglements physiologiques, notamment de la psyché.

C'est ainsi que les déportations organisées à grande échelle en Russie, dans des milieux froids, sibériens, ont eu des effets particulièrement négatifs, la plupart des sujets ne résistant pas. Il en fut de même pour les populations coloniales en milieu tropical, en Guyane, en Afrique. On ne survit pas dans ces conditions, même en mangeant ce qu'il faut. La mortalité est très élevée et il faut attendre trois, quatre générations dans la descendance afin d'observer une adaptation stable.

Celle-ci ne peut s'effectuer que par une mutation des masses bactériennes constitutives du corps. Elle est, dans ces conditions extrêmes de froid sibérien ou de chaleur tropicale, trois fois plus rapide que la normale, ce qui explique la mortalité accrue des coloniaux, des bagnards ou des déportés. Le renouvellement régulier n'était plus d'un tiers du poids du corps mais de 50 % de la masse cellulaire d'où des risques extrêmement accrus pour les coloniaux, par exemple, qui transpiraient sans cesse, sans parler de l'alcool qu'ils ingurgitaient et de parasitoses diverses.

VOILÀ UNE LOI PHYSIQUE TOUTE SIMPLE : LA MASSE EST ÉGALE À LA RÉSISTIVITÉ ÉLECTRIQUE QUI EST PROPORTIONNELLE À LA MASSE RÉCEPTRICE.

Il y a des gens qui mangent correctement, et sont cependant porteurs de cancers. Ce sont des cas particuliers, et il faut reprendre l'histoire de la lignée afin observer d'autres facteurs, notamment psychologiques.

Les mariages consanguins ont été d'une grande fréquence dans le passé, notamment dans certains villages isolés du Valais en Suisse, ou en Espagne, par exemple. Certaines populations ont disparu, notamment les Ouros, du fait de leur haute consanguinité. Les populations d'Amantani et de Taquilé, deux îles situées au milieu du lac Titicaca, à 4 000 mètres, au Pérou, sont en pleine dégénérescence, étant donné les croisements consanguins effectués depuis plusieurs générations. Dans ces populations, le capital chromosomique et immunitaire est tout à fait différent. Il ne pouvait y avoir de brassage génétique naturel, comme ailleurs. C'est pourquoi jadis, les derniers sages de ces îles, tout comme des populations esquimaudes, savaient qu'il fallait inviter les étrangers à avoir des rapports avec leurs femmes pour obtenir une descendance moins tarée.

Imaginons, par exemple que dans une lignée, cent cinquante ans en arrière, il y ait eu un croisement mère-fils, père-fille ou frère-sœur, le capital génétique est alors très différent. Si après quelques générations, à la sixième ou la septième, la descendance s'allie, par exemple, avec un sujet de passage, il y aura renforcement d'une structure dans la descendance par un apport frais bactérien qui prendra le dessus sur un terrain déficient.

On a des « fins de race » chez les nobles, notamment chez les hobereaux, où la consanguinité était très importante. C'est ce que l'on va retrouver en Espagne dans les représentations de naines par

Ribera et Velázquez, « photographies » pour l'époque de la descendance royale. Cette décadence progressive ne pouvait être combattue que par un apport chromosomique génétique étranger. La résistance allait alors se renforcer pour une période donnée dans cette lignée particulière. Mais la consanguinité peut se réveiller à l'occasion d'une faiblesse, par exemple une infection ou un traumatisme. Tout est gardé en mémoire dans la bibliothèque des bactéries, donc de nos chromosomes, sur un très grand nombre de générations.

Nous sommes comme face à une échelle dont chaque barreau donne la richesse ou la pauvreté, car il emporte la mémoire du barreau précédent. Et chacun d'entre nous est assis sur un unique barreau, personnel, comportant à la fois la richesse et la pauvreté antérieure...

Les deux montants de l'échelle, ce sont bien sûr les deux lignées parentales père-mère, les deux serpents que l'on voit entrelacés, par exemple, sur tous les bâtiments, les armoires ou objets usuels javanais.

LE BARREAU DE L'ÉCHELLE DE L'ADN, C'EST L'HÉRITAGE MUTAGÉNIQUE.

On ne peut renier son ascendance de quelque façon que ce soit, n'étant jamais maître de ses chromosomes. Ils constituent la barque solaire, et nous permettent grâce à notre carcasse de chair et d'os de traverser l'existence.

En général, les nobles se mariaient entre eux, ils étaient tous cousins ou issus du même père, avec pour conséquence un héritage de type hémophile ou de déficience mentale. On pourrait illustrer cela par de nombreux exemples historiques choisis dans les grandes familles d'Europe Centrale. Mais tous les marquis n'avaient pas une descendance tarée, et dans certaines familles il existait une branche saine. Vous allez me dire que celle-là résultait des nombreuses fécondations extra-conjugales ! Eh bien, pas seulement...

Les tares génétiques ne s'expriment pas toujours à la première génération. L'expression clinique de tous ces incidents mutagéniques pouvait apparaître six ou sept générations plus tard avec une première génération d'enfants apparemment normaux. Si par bonheur la branche tarée disparaissait, il n'y avait guère de problèmes, mais si les descendants des individus touchés se reproduisaient entre eux, des effets majeurs se manifestaient. On retrouvait alors toutes les faiblesses, tous les échecs des différents traitements, des différentes aventures des ascendants…

Regardons bien les choses en face. On dit que certains sujets sont résistants, par exemple au virus du Sida, d'autres aux morsures de scorpion tout simplement parce que leur système immunitaire est tout à fait remarquable. On peut aussi évoquer ces phénomènes suite aux événements de guerre et aux bombardements atomiques au Japon (Nagasaki et Hiroshima), axquels certains ont très bien réagi. Il y a donc des résistances électro-physiologiques tout à fait particulières.

J'ai récemment observé un paysan vendéen porteur d'un cancer du côlon depuis de nombreuses années, et dont le foie et le cerveau étaient truffés de métastases, vivre en apparente bonne santé. On ne pouvait avoir idée de son passé que par la raréfaction de sa chevelure, secondaire à la radiothérapie et à la chimiothérapie intensive. Après huit cures de chimiothérapie, notre bonhomme était toujours bien sur pied, et décidé à poursuivre son existence : « Vaille que vaille ! » Certes, il mangeait bien et mieux que n'importe qui, mais ce que l'on peut affirmer, c'est que son capital génétique était hors du commun !

Certains m'ont posé la question des géants. Les géants sont des individus dont la taille s'est accrue, à cause d'une activité exacerbée du thymus et de la thyroïde. Cet hyper-fonctionnement survient au moment de l'adolescence lorsque l'activité de ces deux glandes est très importante. En conséquence, on observe aussi des effets négatifs, des tares : un rachitisme dû à une déficience calcique énorme. Chez ces sujets, le derme est très basique, très pâle. Ce sont souvent des sujets à faible coefficient intellectuel (QI), observations à mettre en parallèle avec celles concernant les nains.

Chapitre 9

INFLUENCE DE LA MASSE GAZEUSE, INFLUENCE CLIMATIQUE SUR L'ESSOR DES MALADIES DE PEAU, O.R.L., BRONCHIQUES

C'est un ensemble de différents phénomènes de société, d'évolution, de situation usuelle, de différentes habitudes qui a fait le lit de ces fléaux.

Un agent bien particulier va agir sur le développement bactérien : ce sont les vents, les déplacements des masses d'air et de gaz rares.

En effet, si la concentration des gaz rares se modifie au niveau de leur emplacement, on aura une nouvelle cartographie bactérienne. Ces gaz interviennent dans les développements bactériens, au niveau des sols, des semences, des graines et des récoltes, c'est-à-dire dans le cadre du monde végétal.

Cette évolution crée des mutations primaires ou secondaires.

Ces modifications peuvent devenir irrémédiables. On peut voir les épidémies franchir les mers, les océans et on a l'habitude de dire que les germes ont été transportés principalement par les navires. Parvenues dans un milieu qui n'est pas naturel pour elles, ces bactéries en sous-nombre devraient être ingérées par les bactéries indigènes, ce qui amènerait à une mutation spécifique.

Mais si nous avons une masse de gaz rares, différente dans ses composés, les germes pourront avoir un développement exponentiel extrêmement rapide et un effet colonisateur beaucoup plus important.

C'est un fléau dont il faut et il faudra tenir compte.

Si on a un chiffre de 100 la première année, nous aurons 1 000 la seconde… Nous savons aussi que cette mutation bactérienne sera hyper-résistante vis à vis de tous les milieux agresseurs, parce qu'elle est constituée d'éléments bactériens de type « COQUE ». Dans cet état, ils sont presque indestructibles, sauf par la chaleur. Comme les coquilles de protection sont douces, elles exploseront au moindre changement de température et de pression.

Certains individus, peu familiers de ce milieu, seront plus sujets à en subir les effets indirects.

Les « COQUES » vont ensemencer le milieu bactérien existant au niveau des sols. Ce mariage va engendrer au niveau végétal une nouvelle variété bactérienne, dont l'introduction dans l'organisme pourra s'effectuer de différentes façons, et nous constaterons des évolutions tuberculiniques sous différentes apparences de bacilles, de virus — comme celui de la grippe — etc. Toutes vont avoir des formes tout à fait particulières dans la distribution cellulaire. Cela provoquera des allergies de toutes sortes : allergies tactiles, respiratoires, digestives, allergies des tissus internes et externes.

Toute une panoplie va se développer sur des milieux carencés, sachant que suivant les programme NPK des agronomes, les sols sont nitratés, phosphatés, chaulés par des fumures plus ou moins adéquates. Cela générera la formation tout à fait sensible de gaz, de photosynthèses. Par conséquent, l'air ambiant, que les êtres vivants vont respirer, va être chargé d'un milieu acide, d'un milieu gazeux comportant des germes en suspension et, dans ces conditions, tout organisme fatigué ou en limite d'âge, se trouvera confronté à un danger qu'il pourra plus ou moins combattre. J'ai eu à consulter en l'an 2 000 six paysans porteurs de glioblastomes incurables dans l'état actuel de nos thérapeutiques. L'utilisation des pesticides — malgré les masques — est particulièrement dangereuse pour l'utilisateur comme pour l'écosystème…

La situation est donc bien noire ! La solution médicale est de rééquilibrer l'alimentation pour permettre aux cellules de se recharger suffisamment en apports vitaux : magnésium, oligo-éléments, vitamines, acides aminés. C'est-à-dire tous les éléments constitutifs des briques cellulaires. Plus vous apportez à celles-ci des composants de

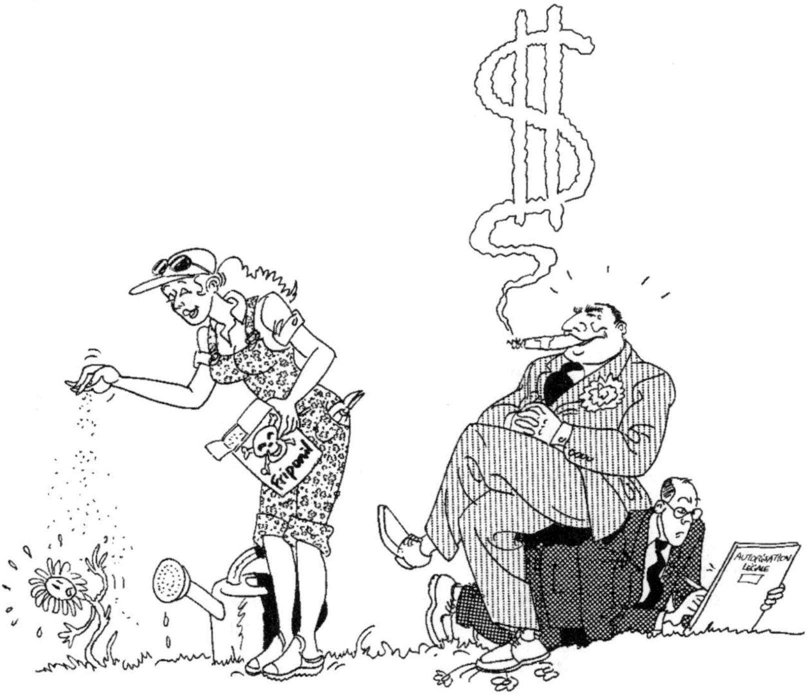

base, plus vous les rééquilibrez, les ré-harmonisez par rapport aux déficiences existantes, face aux diverses agressions bactériennes. Nous sommes dans un jeu permanent de balance, de défense, de l'intégrité du soi, de son autonomie. La seule possibilité que nous avons de gagner, c'est d'équilibrer le combat entre les bactéries externes et nos bactéries internes.

La variation des gaz rares est due au fait que le magnésium se raréfie au niveau du sol, qu'il n'y a pas de recharge. En raison des apports intempestifs en nitrates, en phosphates et en potasse, les sols de nos pays sont affaiblis et la photosynthèse végétale va par conséquent donner une chlorophylle déficiente. Le monde arboricole produira des excès d'acétates, pour se débarrasser des acides qu'il ingurgite par ses racines, mais aussi par les surcharges présentes dans l'air (vapeurs et pluies acides.) Si on considère un composé de gaz rare en équilibre instable, la chaîne sera instable. Il n'y a alors pas de régénérescence ou du moins une régénérescence défectueuse qui amènera par exemple un type d'arbre mutant qui va s'adapter au monde extérieur. Nous sommes confrontés à un problème de société à l'échelon mondial, car l'air ignore les frontières et les mutations ont des conséquences sur la qualité des produits, la défense des plantes et l'essor des parasites...

Quand j'étais enfant, il n'y avait guère que 5 à 10% de fruits véreux, les autres étaient de grande qualité, en quantité considérable.

Ensuite, avec le développement des monocultures sur un sol traité de façon intempestive et extensive, nous avons assisté à la production industrielle de fruits, aux dépens des vergers particuliers. Les amateurs ne récoltent guère s'ils ne traitent pas eux aussi, étant donné la production falsifiée des sols. Il s'agit donc bien d'un problème de société, mais au niveau mondial, car les vents, ne s'embarrassent pas des ethnies ni des us et coutumes.

Le dieu Éole ne connaît que le mouvement planétaire et comme les vents transportent les gaz, ils charrient tous les germes en suspension. Ainsi, par exemple, des grains de sable du Sahara et des déserts d'Arabie, voire des terres australes, viennent sur l'Europe du nord, même sur les pays enneigés. Des insectes comme les criquets peuvent, avec les vents, parcourir 15 000 à 20 000 km. Les mouches, qui ont séjourné sur les bouses des vaches de nos villages, peuvent se retrouver à 4 000 km de là !

Vous voyez cette convergence de différents facteurs distincts au départ. Pris séparément ils n'apportent aucun contraste, aucun effet nuisible, présentent peu d'intérêt, mais groupés ils deviennent essentiels et nous sommes obligés de constater que la puissance du monde bactérien est fondamentale.

Il faut donc prendre un certain recul pour comprendre ces phénomènes qui ont toujours dépassé l'homme. Pour les appréhender, celui-ci doit être observateur et capable d'effectuer de très larges synthèses. Peut-être avez-vous vu les images télévisées montrant les algues vertes envahir le Finistère et les Côtes d'Armor, à cause de ces excès de nitrates, de potasse, dont on a saturé les sols et les nappes phréatiques ? Il en résultera toute une série de mutations qui viendront perturber non pas les décideurs inconséquents, ni les financiers qui en auront tiré profit, mais ceux qui habitent ces terres, dont l'écosystème est mutant.

A. Pollution aérienne

Parmi les conséquences de la pollution aérienne d'origine industrielle, nous avons tous constaté une hyper-acidité qui favorise l'apparition des problèmes cutanés. Il en est de même au niveau des jardins, et dans nos pelouses on voit ça et là des éclosions aberrantes de champignons.

Eh bien, si **l'acné** représente une variation inopinée de notre épiderme, il en est de même au niveau de la terre : les champignons y sont de plus en plus fréquents et exubérants. Il y a une **saturation en mycéliums,** elle n'est que momentanée. L'ensemble des autres espèces va se défendre et nos pelouses devraient revenir à un état proche de leur état initial.

Cependant, cet excès d'acidité conditionne chez l'homme des phénomènes de rejet. S'il y a rejet, il y aura ultérieurement sécheresse de la peau et des muqueuses et développement d'une eau lourde H_3O ou H_4O. Et nous assisterons au basculement d'un système sur un autre avec une adaptation du mycélium de base.

Comme vous voyez, l'apprenti sorcier a gagné le gros lot, mais il semble vouloir l'ignorer et se détourner d'un constat accablant

À notre époque, toutes les populations de streptocoques, de staphylocoques et de toutes les familles de « Coques », de façon générale ont le vent en poupe ! On se retrouve face à une explosion phénoménale de tous ces germes. Ainsi les méningocoques vont-ils pouvoir se développer tranquillement. Certes les antibiotiques auront un effet sur les premiers cas cliniques observés, mais avec la deuxième vague, nous observerons un début de lessivage de notre espèce…

Un grand nombre de personnes se plaignent de picotements des yeux, et d'agressions de leurs muqueuses nasales et bronchiques. Chaque nouvelle dépression atmosphérique fait exploser les bronchites, les grippes par centaines de milliers de cas. Les bronchiolites des nouveaux nés et des nourrissons sont aussi en hausse.

En ce qui concerne la pollution par uranium appauvri en cas d'accident d'avion, les poussières toxiques dégagées créent un mini-Tchernobyl (lire M. MEISSONIER[26]) La liste des ennuis pour les êtres humains est longue…

B. Note sur la réduction de la couche d'ozone

Certains auteurs ont pensé que les gaz rejetés par les plantes transgéniques pouvaient avoir une action sur la couche d'ozone, qui ne cesse de régresser. Que faut-il en penser ?

La réduction de la couche d'ozone qui protège la vie sur terre résulte à notre avis de trois facteurs.

1. Une évolution naturelle, consécutive à l'intensité démultipliée des éruptions solaires,
2. L'activité industrielle de la population terrestre,
3. La pollution aqueuse des océans, des rivières.

Ce sont les trois bases nécessaires pour comprendre le mouvement de l'ozone qui, en effet, ne va pas disparaître. En se déplaçant, cette masse provoquera une pression plus grande sur l'axe de rotation de notre planète. En ce moment précisément l'axe bouge et nos climats sont, de ce fait, en train de changer. Le système solaire joue son rôle par une attraction plus ou moins intense. S'il y a une éruption solaire notable, la production électromagnétique est plus importante et à côté se forme un champ dépressif.

C. Quelques solutions pour rééquilibrer notre biotope

Nous avons donc désormais tout un ensemble de pollutions croisées, horizontales et verticales, auxquelles s'ajoute la pollution des liquides et de l'atmosphère. Il en résulte des productions animalières, céréalières et autres, toutes carencées en éléments fondamentaux ce qui a les graves conséquences que l'on connaît sur la santé des hommes.

Comment réagir et redresser la situation ?

26. MEISSONIER, Martin, Frédéric LOORE et Roger TRILLING, *Uranium appauvri : la guerre invisible,* Éditions Robert Laffont, Paris, 1 volume.

1. Dans nos campagnes

Le meilleur traitement serait d'effectuer des plantations d'essences multiples : chêne, orme, frêne, hêtre, roseaux le long des rivières, et aussi des pins, des sapins, etc. La biodiversité est essentielle. Il est indispensable de fixer les sols, d'éviter tout rejet industriel nocif, la pollution par les engrais industriels et les cultures hors sol. Les joncs ont un rôle semblable aux roseaux. Une haie de joncs peut filtrer toutes les zones, nettoyer les rivières et nourrir les poissons.

Laszlo Màrton, professeur de biologie à l'Université de Caroline du Sud, va inaugurer en Hongrie les applications technologiques de ses observations sur les roseaux géants, le sparte (famille du genêt) et le jonc sur le bassin de la TISZA qui a été gravement pollué par le cyanure en janvier 2000. Il avait constaté dès 1970 que ces végétaux étaient capables d'absorber les substances toxiques cancérigènes.

Mais il faut laisser à ces plantes au moins cinq années pour effectuer leur travail d'épuration. Les noyers vont aussi désinfecter une terre dans le même laps de temps, une étude est en cours en Bretagne sur une très petite surface. Ils vont se développer et croître dans des conditions particulières.

Quand on observe la nature, on s'aperçoit que certains êtres unicellulaires peuvent vivre dans des eaux dont la température est supérieure à 300°C, dans des milieux où le soufre est en quantité telle qu'il n'existe même pas d'oxygène. Il y a donc une adaptabilité métabolique bien connue des microbiologistes.

Ce sont des éléments qui vont permettre au monde bactérien de recréer une chaîne quelconque d'êtres unicellulaires. Vous me direz : « Ce n'est qu'une petite bête microscopique ! » Mais en fait, c'est un ensemble très structuré de différentes bactéries. Si on prend l'exemple des hydres, on peut les couper en 1 000 morceaux, on aura 1 000 hydres. Ainsi, dire qu'ils sont unicellulaires est une erreur, on pourrait dire unicellulaires dans un monde bactérien important.

2. Événementiel et univers bactérien

L'évènementiel (les chocs, le stress...) agit sur sur la disposition structurale, sur la composition physico-chimique, bref sur l'organisation structurelle. La structure des bactéries est simple : elles vont toujours par paire.

L'animal est un être complexe. Le ver, par exemple, n'est pas multicellulaire mais pluricellulaire. Il peut par conséquent se reconstituer par scissiparité, c'est un composé de bactéries primaires. Par contre, le serpent est un être multicellulaire car il comporte un milieu bactérien très complexe. C'est un univers symbiotique dans un grand volume.

Chaque anneau du ver est un composé indépendant de l'autre. Il en est de même pour le tænia qui ressemble à l'hydre.

L'évènementiel joue au niveau de l'unité cellulaire. L'ensemble bactérien va entrer en résonance avec l'acte, le choc qui lui est transmis par la vibration sonique anormale qui transporte l'événement au niveau du cœur bactérien. Par exemple, une déflagration, une explosion explique que les sujets ayant subi des chocs sont dans un état de panique primaire.

D'autres réagissent très bien mais ensuite ils se prennent pour Dieu, pour des êtres supérieurs, c'est donc l'inverse du cas précédent dans lequel les sujets sont littéralement anéantis et restent à l'état végétatif. On voit que les conséquences sont inverses.

L'événementiel a une force considérable parce qu'il atteint la structure physico-chimique électromagnétique du monde bactérien. Les conséquences physiopathologiques (maladies) sont imprévisibles, et cela ira jusqu'à induire une mutation génétique ultérieure.

Beaucoup de recherches scientifiques actuelles portent sur ces conceptions et commencent à être publiées. Lynn MARGULIS a démontré que le monde bactérien était constitutif de chaque cellule des êtres vivants, mammifères supérieurs et homme inclus.

Actuellement, on utilise des bactéries pour traiter et certaines d'entre elles, considérées comme très dangereuses, peuvent devenir des amies de l'homme. On s'est aperçu par exemple que les séquences génétiques du germe donnant le typhus se retrouvaient dans l'ADN humain, et il en est de même pour tous les germes coliques qui provoquent la dysenterie.

L'univers bactérien est non seulement un assemblage, un puzzle de bactéries mais aussi un puzzle de protéines. Pourquoi un puzzle ? Parce que chaque protéine est un intermédiaire métabolique qui sera divisé en trois parties :

1. Une de réserve pour elle,
2. Une qui va être consommée,
3. Une qui va être transmise, qu'elle offre à sa voisine pour être consommée.

La transmission d'un gène ou d'une mutation quelconque s'effectue au niveau de l'ensemble.

3. Conséquences sur l'individu

Si l'alimentation est incomplète ou dénaturée, voire toxique, on transmet très rapidement, selon la constitution bactérienne de l'organisme une suite linéaire ou évolutive de cet ensemble protéinique. On vient de déclarer en Flandre orientale la mort de dix vaches laitières, due à l'utilisation de quantités anormalement élevées de plâtre dans la pulpe des betteraves mélangée aux aliments[27].

Donc, cette transmission protéique doit ressembler à une sorte d'épidémie.

Dans l'exemple du charbon, la langue se transforme, elle noircit progressivement. En quelques heures l'intoxication sera complète, l'asphyxie de l'organisme est alors réalisée.

Si on regarde les matières excrétées par l'animal ou par l'homme, la chaîne métabolique de l'intestin fait apparaître des ruptures au niveau des fèces. On retrouve là tout ce qui n'est pas ingéré, ni dissout, et ces matières sont engluées d'une certaine glaire. Ce sont des humeurs de sécrétions intestinales protéiniques soit finales, soit d'ébauche. Pourquoi ces glaires sont-elles intéressantes dans la connaissance protéinique ? Dans la phase finale, nous aurons une série d'acides aminés non terminés, si c'est au début, au commencement, nous constaterons une richesse en protéines de différentes sortes,

27. AFP, Bruxelles

protéines métalloïdiques notamment. Nous verrons que, dans ces métaux, il y a des cellules enzymatiques non cassées.

En général, ces glaires sont blanches alors que si le métabolisme est correct, si les chaînes sont terminées, les glaires sont verdâtres.

L'enzyme est la matière qui amène la capacité de catalyser, de jouer le rôle d'un intermédiaire capable d'ouvrir une porte, d'effectuer une jonction.

La protéine effectue ce parcours intégral de l'ensemble de nos cellules. Que ce soit l'ébauche ou la fin, il y a un parcours complet. De l'entrée à la sortie, il y aura donc une fermentation différente et une odeur tout à fait différente.

Nous assistons actuellement à l'ébauche d'une saine révolte de certains écologistes en raison d'un affolement collectif. La population veut savoir ce qu'on lui a caché jusqu'à présent, alors que les fléaux commencent à exploser çà et là. On voit surgir des cas de méningites foudroyantes et ce n'est qu'un début. Même au niveau des greffes de la cornée qui étaient réputées sans problème, on commence à rapporter timidement des inconvénients, jusque là occultés.

Chapitre 10

UN EXEMPLE DE LA POLLUTION AGROALIMENTAIRE : LE SUCRE FERA DISPARAÎTRE PAR DÉGÉNÉRESCENCE L'ESPÈCE HUMAINE

A. Généralités

La canne à sucre sauvage est originaire de Polynésie, elle fut importée en Inde plus d'un millénaire avant notre ère, notamment au Bengale (1200 avant J.C.).

On en retrouve la trace dans le poème sanscrit du Ramayana. Il est fait mention du « doux roseau » qui fut importé de l'Inde à Athènes, puis à Rome. Les Assyriens, puis les Perses, acclimatèrent la canne à sucre dans leurs champs, et les apothicaires de l'époque élaborèrent différentes techniques afin d'en extraire le jus.

Marco Polo le narre de la façon suivante :

« *Avant la domination des Mongols, les habitants de la Chine savaient cuire le jus de canne et en obtenir un sucre noir. Sous le règne de Koubilaï Khan, les hommes de Babylone arrivèrent et enseignèrent comment raffiner le sucre en ajoutant une certaine quantité de cendre de végétaux contenant de la potasse.* »

Ensuite, à toutes les époques de la vie occidentale, le commerce des épices enrichit les commerçants, notamment ceux de la ville de Venise où un entrepôt à sucre fut construit dès 966. Différentes méthodologies furent utilisées, notamment en Crète dont le nom arabe *Qandi* signifie sucre. La première raffinerie de canne à sucre y fut édifiée. On en retiendra le nom de sucre candi que ma grand-mère me donnait dans mon enfance lorsque j'étais sage. On le trouvait chez les pharmaciens ; c'était l'ancêtre des bonbons actuels, parfumé au citron et aux différentes essences de fruits.

Les prix faramineux permettaient aux seigneurs de s'enrichir. Le miel existait déjà dans l'Empire Égyptien, et son usage perdura. Mais il était moins coté, et l'appât du gain a été de tout temps le moteur principal de l'économie, non seulement des levantins mais de tous les peuples…

C'est pourquoi l'homme fut réduit en esclavage tant à Madère que dans les îles des Indes occidentales : les Caraïbes. On condamnait pour un oui ou pour un non les Juifs, les anarchistes et tous ceux qui étaient les proies de la Sainte Inquisition, au travail de la canne à sucre… Il fallait trouver une main d'œuvre gratuite, corvéable à merci. Tous ceux qui refusaient cette servitude furent exterminés, selon les lois espagnole, portugaise, anglaise et bientôt française.

Ce sont les Espagnols et les Portugais qui, les premiers, eurent l'idée originale de transférer les habitants d'Afrique noire dans les exploitations sucrières, dans un commerce triangulaire qui fit la fortune de l'Angleterre et en France, de villes comme Nantes et Bordeaux.

On ramenait du rhum et du sucre en échange de ceux dont la peau ne valait rien. L'espérance de vie d'un esclave aux Antilles n'excédait pas dix années, s'il survivait au voyage.

Dans un livre, désormais classique, *Seeds of change (Les graines du changement),* un journaliste anglo-américain, Henry Hobhouse décrit le sucre comme « *la seule drogue qui ait tué ses producteurs avant de rendre malades ses consommateurs* ».

Il s'est livré à une comptabilité selon laquelle, vers 1700, à chaque tonne de sucre consommée en Europe correspondait la mort d'un esclave dans les plantations. Il y avait tout d'abord les pertes humaines pendant le transport, dont les conditions sont aisément visibles au Musée des Salorges à Nantes : c'est-à-dire à fond de cale, entravés comme les forçats. La mortalité était de l'ordre de 30 % au cours du voyage et il faut y ajouter les décès par épuisement, dûs à un travail inhumain qui ne fut aboli par la France qu'en 1848.

Ce trafic du « bois d'ébène » a favorisé l'essor économique de la Grande Bretagne, comme de la France, après l'Espagne et le Portugal, et semé les graines d'un racisme qui persiste…

La marine royale britannique avait la maîtrise totale du trafic maritime. C'est en raison du blocus imposé par l'Angleterre à la France napoléonienne que l'on développa la culture de la betterave à sucre. Les spéculateurs n'ont jamais manqué sur le terrain, car par la voluptueuse douceur blanche qu'il procure le sucre constitue la première drogue mondiale. Elle n'a jamais cessé de s'étendre, et de nos jours, fort heureusement, dans tous les supermarchés ou dans les boutiques présentes à tous les coins de rue, on peut se bourrer de sucreries et de chocolats sans même avoir la mémoire de tous les crimes perpétrés pour parvenir à une telle production !

Qui pourrait imaginer, en plaçant un morceau de sucre le matin dans sa tasse de café ou de thé, que « *le sucre est une drogue légale qui a probablement coûté autant que le tabac aux sociétés développées, et cela sans que la Maison Blanche ou d'autres hauts lieux du " politiquement correct" aient tiré le moindre signal d'alarme* » écrit Henry HOBHOUSE.

J'ai moi-même payé un tribut important à ses effets secondaires, car on se nourrit comme ses parents et par les habitudes culinaires et alimentaires on reproduit le problème. Malgré ma formation de chimiste, je n'ai compris que post mortem l'origine du lymphome qui devait emporter mes parents, grands amateurs de sucreries. Le chapitre sur le caramel correspond exactement à l'itinéraire pathologique de ma mère. Enfin, sur les amis de mes enfants, j'ai vu naître des désordres immunitaires et diabétiques qui m'ont motivé pour effectuer la synthèse suivante.

Au cours de la dernière guerre mondiale, c'est-à-dire au cours de mon enfance, on distribuait des tickets de sucre et de beurre au compte-goutte. C'est peut-être pourquoi ma génération a échappé, en partie, à la dégénérescence progressive que cette drogue entraîne.

Dans nos produits industrialisés, on retrouve le sucre partout (75 % de la consommation est indirecte) : dans le pain, dans le foie gras dont le goût est supposé être trop amer, dans le champagne car le saccharose a la capacité d'arrêter la fermentation.

HOBHOUSE, en économiste pragmatique, a une attitude d'aristocrate anglais tout à fait remarquable. Il dénonce, à juste titre, le sucre d'être à l'origine de la déchéance physique et morale de l'Occident, et responsable d'une série de fléaux.

« L'on aura encore de plus en plus de difficultés à résoudre des problèmes posés par le sucre :

- *les coûts croissants des frais dentaires,*
- *l'extension de l'obésité,*
- *la difficulté de trouver des revenus aux descendants des esclaves des colonies sucrières… »*

Mais, il y a pire : la lente déchéance de la société occidentale. L'OMS vient de tirer la sonnette d'alarme. Une statistique officielle américaine estime à 55 % la proportion d'adultes américains obèses (soit 97 millions), chiffre qui doit être revu à la hausse si on ajoute les enfants et les adolescents, qui sont deux fois plus qu'il y a trente ans. Cela aboutit au chiffre de deux tiers d'obèses dont la moitié deviendront diabétiques, comme le souligne le Dr Evelyne ESCHWEGE, spécialiste d'épidémiologie à l'INSERM.

L'obésité est devenue la maladie nationale américaine, le tiers restant de la population étant fort mal en point. On en estime le coût annuel à 100 milliards de dollars :

« Ces 100 milliards de dollars représentent plus qu'assez d'argent pour payer pour tous les américains qui n'ont pas d'assurance de santé : les enfants, les sans-abri et tous ceux qui ne peuvent pas se payer une assurance » Dr BLACKBURN.

En France, le coût annuel de l'obésité correspond à 5 milliards de francs, car il faut prendre en compte les maladies associées : hypertension, diabète, maladies cardio-vasculaires. L'obésité augmente de plus de 50 % le risque d'infarctus cardiaque.

Étudions maintenant les raisons chimiques, biologiques et physiologiques des méfaits sur l'homme du saccharose industriel.

B. LE SUCRE EST TOXIQUE

1. Quelques précisions pour éviter les confusions

Il faut bien distinguer les sucres naturels assimilables des sucres artificiels qui ne le sont pas. Nos enzymes cellulaires sont adaptés au galactose (sucre du lait), au fructose (dans les fruits) et au miel.

Le saccharose est un disaccharide (glucose + fructose), un sucre artificiel d'origine industrielle qui apporte une énergie factice, car elle ne se consume pas mais se caramélise au niveau des muqueuses intestinales. Il ne peut pas intégrer les cycles du métabolisme cellulaire. Cette union artificielle d'un hexose et d'un cycle pentose constitue un corps étranger qui ne fait qu'encombrer l'organisme.

Il modifie les fonctions digestives en les ralentissant et, par la création de spasmes formant un film sur les diastases (comme le pétrole sur les eaux d'un lac), il bloque leur action. C'est un obstacle à la physiologie normale. Il en résulte de multiples déficiences enzymatiques et des carences immunitaires.

Le saccharose résulte d'une production chimique qui utilise la chaux vive, pour l'extraction, et des colles. C'est un faux ami que nous conseillent vivement les publicités alors qu'il faut absolument l'éviter, la portée de ses effets néfastes étant incalculable pour l'espèce humaine.

2. Effets sur l'estomac et le pancréas

Le saccharose oblige l'estomac à une sécrétion en hyperchlorhydrie (HCl) accrue qui provoque des aigreurs. L'hyperchlorhydrie est nécessaire pour dissocier le cycle pentose et l'hexose, mais la molécule se reforme aussitôt après le pylore et le pancréas doit tamponner l'excès d'HCl. Il s'y épuise et, secondairement, s'atrophie.

Un métabolisme défectueux engendre des carences. Le système génétique se dévie et axe son développement sur la recherche de cette carence en négligeant tout le reste. Le système immunitaire sera déficient, les défenses affaiblies face à l'invasion bactérienne extérieure.

Le monde bactérien interne va être disposé à épouser tout étranger apportant une carte génétique supérieure à l'existant. On observera donc progressivement des méfaits secondaires sans en déceler l'origine. Les enfants ou les adultes vont évoluer peu à peu vers une déficience générale.

En ce qui concerne le saccharose, cette intoxication sournoise et fort mal connue se déroule sur une période de cinq à vingt-cinq ans.

3. Effets sur l'odorat, les glandes, le foie

Le saccharose ne comble pas les besoins énergétiques et induit des effets secondaires catastrophiques. Il atténue l'odorat, modifie et endort les glandes salivaires, est à l'origine des caries dentaires. Le système endocrinien, lui aussi, accuse une bonne partie de cette agression, notamment le foie qui s'encrasse de plus en plus. Cela engendre des méfaits au niveau de la sécrétion biliaire. En plaçant une allumette enflammée sous un morceau de sucre, on observe une caramélisation. C'est exactement le type de composé qui se crée au niveau des cellules du foie, lequel absorbe ce corps étranger, sans pouvoir l'éliminer, jusqu'à s'asphyxier.

Un des moteurs du vieillissement est la thésaurismose ou la caramélisation. Les protéines de l'organisme réagissent avec les sucres, notamment le saccharose, entraînant la perte des fonctions essentielles des enzymes.

4. Stérilités secondaires

Il affaiblit, non seulement celui qui l'ingère, mais aussi sa descendance, car il va jouer un rôle important dans l'installation d'une stérilité à long terme. Les cellules germinales vont se trouver toutes asphyxiées par l'apport trop important de carbone. Si le carbone est la source de vie, en excès il la menace. Le saccharose devient une plaie s'il est consommé de façon régulière : il provoque une intoxication lente et progressive.

5. Maladies de surcharge, obésité, diabète

Depuis longtemps, les nutritionnistes et les endocrinologues le soupçonnent d'être à l'origine d'un grand nombre de maladies de surcharge, diabète, obésité. Il faut y ajouter les insuffisances immunitaires, entraînant des infections ORL récidivantes mais également des problèmes de plus en plus fréquents de stérilité. La diminution générale de la résistance de notre population aux agressions infectieuses en découle pour une bonne part. J'avancerais le chiffre de 30 %, et vraisemblablement autant pour les pesticides…

Il faut remplacer le sucre industriel par les sucres naturels. La consommation de deux fruits par jour est excellente. Le miel est un sucre très assimilable, en outre, il renferme des oligo-éléments nécessaires et les substances bactéricides car il ne fermente jamais. Son usage est sans danger, mais il est hyper-calorique.

Le saccharose, au lieu d'aider à construire et renforcer le développement cellulaire, l'arrête par une véritable noyade qui résulte de sa formule chimique. La proportion importante de carbone asphyxie et l'apport considérable d'hydrogène fait naître un antioxydant, c'est à dire un réducteur. Il engendre l'obésité, notamment chez l'adolescent, et de graves perturbations définitives du développement endocrinien (hormonal et des rétentions hydriques, cellulite…). Le sucre va induire également une fatigue cérébrale parce que le cerveau n'est plus normalement alimenté en glucose. Il en résulte une difficulté progressive à l'attention et une « baisse de résistance » à tous les travaux, notamment intellectuels mais aussi physiques. Il s'installe une véritable toxicomanie, doucereuse mais catastrophique pour l'avenir du sujet… et de l'espèce en général.

Elle est en partie induite par les ajouts industriels de saccharose dans des petits pots des bébés, le pain, le pâté, le foie gras, le champagne, sans oublier les usages sociaux. À l'école, la distribution de bonbons (comme dans les avions), de sucettes donne une connotation positive tout à fait hypocrite et perverse.

6. Autres effets funestes, cancers inclus

Lorsqu'on mange un morceau de sucre, que se passe-t-il dans la cavité buccale ? Que retrouve-t-on au niveau du palais ? Une explosion de la molécule de saccharose dans le liquide salivaire. Cela entraîne cette sensation que « cela colle », car, en effet, on a là un composant du bitume, ou du moins un composant chimique initiatique du goudron. Certes, ce n'est pas avec un seul morceau que vous allez vous précipiter dans le jardin de St-Pierre, mais voyez-vous, les effets cumulatifs, cela existe en biologie. Il ne s'agit pas seulement des radiations ionisantes ou la somme de toutes les petites agressions quotidiennes çà et là. Mais, en ce qui concerne le sucre, utilisé chaque matin, chaque midi, etc., c'est une habitude prise de bitumer le tube digestif, tout comme le fumeur qui, lui, goudronne son larynx, ses cavités ORL, et bien sûr, ses alvéoles pulmonaires.

Tout ce merveilleux aérosol asphyxie progressivement le sujet et, dans le cas du saccharose dont les composés sont voisins, c'est le tube œsophagien qui véhicule cette coulée vers l'estomac.

Avez-vous songé, je parle là notamment aux médecins, que les varices œsophagiennes sont dues pour 50 % à l'ingestion d'alcool, quoique le vin contienne lui-même (par chaptalisation) déjà du saccharose, et que les 50 % restants sont des sujets qui ne boivent ni vin, ni l'alcool, mais uniquement le jus du saccharose qui donne le même résultat ? D'ailleurs, dans les causes du cancer de l'œsophage et de l'estomac, le saccharose occupe une place de choix.

Vous avez donc le choix : avec les cigarettes quotidiennes le risque d'avoir un cancer ORL ou un cancer pulmonaire, et si vous préférez le sucre, celui d'avoir une localisation œsophagienne gastrique en plus de tous les autres inconvénients que subit votre corps.

Bien entendu, la chaux vive reste active, c'est un carbonate actif qui, lui aussi, est cancérigène. Les dérivés mercuriels (HgO) utilisés pour le blanchiment apportent leurs composantes pathogènes, notamment par les dérivés sulfurés et les nitratés.

C. Le caramel est toxique

Manger constitue un échange. Cet échange est d'une importance capitale pour le reste du métabolisme, car en fonction des incitations gustatives nous influençons, sans le savoir, les sécrétions pancréatiques, biliaires et gastriques. Si la cavité buccale devient un milieu de fermentation, toutes ces sécrétions naturelles seront perturbées. Lorsqu'on caramélise les gâteaux, on fabrique un nouveau produit à partir du saccharose, dur comme du mortier, difficile à casser. Même s'il est revêtu d'une crème, par exemple, il abîme les dents, modifie la salive, atteint la langue et le tube digestif, attaque le larynx et les bronches.

1. Dangereux pour l'appareil respiratoire

Quand le saccharose brûle, il se transforme en une sorte de bitume.. Il comporte beaucoup d'atomes de carbone, des séries carbonées, ce qui lui donne un aspect marron. Plus on épaissit le caramel et plus on va le noircir ! Cela ressemble au goudron de la pipe qui est d'un beau marron lorsqu'elle est neuve mais qui se transforme en extraits visqueux noirs après une cinquantaine d'utilisations. Ce « caramel » bitumineux enduit les muqueuses trachéo-bronchites et toute la sphère O.R.L. des fumeurs.

Il existe donc une analogie chimique entre le goudron des cigarettes lésant l'appareil respiratoire et les dérivés de carbonisation ingérés par les amateurs de sucreries.

2. Dangereux pour les dents

Cette substance caramélisée est difficile à ingérer et particulièrement coriace à briser. Rien de tel pour faire disparaître un « plombage ». À la nocivité de l'amalgame mercuriel s'ajoute celle du caramel. Les molécules de carbone et d'oxygène se collent sur les dents pour former des caries. Cela peut même générer des abcès dentaires car le bitume, au contact d'un milieu acide, crée une fermentation dans laquelle prolifèrent germes et moisissures.

3. Dangereux pour les glandes salivaires et la langue

Toutes ces sécrétions bactériennes et l'essor des champignons modifient le goût, mais ont également des répercussions sur les glandes salivaires et la forme des canaux salivaires (de Sténon et de Warthon), qui s'obstruent, se rigidifient progressivement.

Les glandes vont devenir perméables, car elles absorbent du carbone et toutes ces moisissures. Et, s'il y a des moisissures, le milieu fermente, il devient acide. On constate alors une calcification directement proportionnelle au taux d'acidité de la salive, c'est-à-dire à son pH. Des calculs apparaîtront et une asphyxie progressive des glandes salivaires s'ensuivra.

4. Dangereux pour le larynx et le tube digestif

Étant donné la proximité anatomique et l'innervation, le larynx étant très proche du pharynx, lui aussi va accuser une irritation chronique. Comme la bouche est sèche, le bol alimentaire n'est plus semi-liquide, mais devient épais. N'étant plus malléable, il irritera le tube digestif.

5. Dangereux pour l'appareil cardio-vasculaire

Le jus de betterave ou de canne à sucre, nous l'avons dit, a été traité avec de la chaux vive. Par oxydation, le saccharose obtenu donne du carbone. Il apporte ainsi au système cardio-vasculaire un goudron qui va provoquer des déchirures des appareils ventriculaires et notamment des oreillettes.

6. Dangereux pour le système immunitaire

Ces produits carbonés à longue chaîne sont des carbonates bitumeux. Ils ont le pouvoir d'asphyxier complètement le système cellulaire, le noyau cellulaire étant lui-même hyper-carboné ! C'est pourquoi on voit apparaître, chez les amateurs de sucreries diverses, un ganglion lymphatique, puis des ganglions généralisés ou un point de départ osseux… d'une tumeur qui emportera le sujet.

L'apport excessif de carbone va au cœur des cellules modifier leur métabolisme. On observera donc un vieillissement précoce de ce système cellulaire, des répercussions sur le développement de son recopiage chromosomique et sur le système lymphocytaire. La chaîne immunitaire sera affaiblie voire dépassée et on augmentera la résistance carbonée du cœur des cellules ce qui facilitera la transmutation bactérienne contraire. Les maladies infectieuses pourront se développer allègrement, mais aussi les dégénérescences cancéreuses, notamment lymphoïdes (lymphomes malins), car le saccharose a des vertus inductrices de la cancérogenèse.

7. Dangereux pour le foie

Cela explique aussi la transformation hépatique observée chez ces sujets qui présentent non seulement un engorgement hépatique mais progressivement de véritables cirrhoses hépatiques associées à des irritations intestinales permanentes avec soit des perforations, soit une multiplication de kystes au niveau de la muqueuse intestinale. Cela va provoquer des dilatations de la paroi intestinale qui vont s'exercer sur les parois du grêle, du cæcum et du gros intestin.

Les grands-mères, qui abusent des caramels pour adoucir leur vie, ont très souvent des ballonnements et des douleurs rebelles diverses, non seulement au niveau de l'épigastre mais aussi, et plus encore, au niveau de l'hypocondre droit, parfois même de l'ensemble de l'intestin. Ces phénomènes entraînent également une réduction des échanges gazeux et des échanges métaboliques entre le sang et la paroi intestinale. On assiste à une lente dégradation, progressive et inéluctable, parfois très rapide, de la matière constitutive du corps, donc à l'apparition de tumeurs.

8. Dangereux pour les os

Parmi les autres conséquences des ingestions un peu trop fréquentes de caramel et de dérivés saccharosiques, on constate une aggravation de la déminéralisation osseuse tout simplement en raison de cette oxydation réductrice.

Le déchaussement dentaire est de plus en plus fréquent, de plus en plus rapide et accusé avec tous les phénomènes secondaires décrits par les dentistes concernant la plaque dentaire qu'ils ne peuvent juguler. Il faut y ajouter une usure osseuse au niveau des articulations, ce qui devrait intéresser les gastro-entérologues et les rhumatologues.

Il en résulte un manque de liquide synovial et des déformations du bassin. Comme la sécrétion synoviale ne s'effectue plus correctement, les frictions au niveau des hanches et des genoux notamment, mais aussi des poignets, entraînent une raréfaction rapide des cartilages et par là même des frottements d'os contre os, particulièrement douloureux. Le cartilage ne se renouvelle pas suffisamment vite et pour cause : il y a un échauffement. Cela a pour conséquence une augmentation des consultations chez les spécialistes des maladies digestives, les dentistes et bientôt chez les rhumatologues. Ensuite, cela permet de vendre de plus en plus de prothèses car l'orthopédie chirurgicale y trouve aussi son compte. Le dernier cri étant les prothèses métalliques des genoux, cela laisse envisager de nouveaux débouchés pour l'industrie de la santé.

9. À consommer avec la plus grande modération

Les fumeurs de pipes et de cigares, ou de cigarillos, ne sont pas bien maigres. Ils ont, eux aussi, seulement la bouche un peu sèche et pâteuse, « la pépie », il leur faut boire. Pourquoi ? La chaleur dessèche, c'est vrai, mais si l'on prend en plus des friandises, et qu'on a la bonne idée de leur adjoindre un petit café, fort bien sucré, on pourrait dire qu'on a enfin acquis le tableau d'honneur des méfaits.

Le caramel est d'une considérable nocivité. Si on en mange un morceau une fois par an ce n'est pas bien grave, mais si on a pris la fâcheuse habitude d'en faire un usage régulier, pour des raisons psychologiques diverses ou autre, on va à la catastrophe. Il vaut mieux l'éviter, bien que chacun puisse être candidat au suicide, c'est ce qu'on appelle la liberté...

Rappelez-vous que, pendant la guerre, ceux qui mangeaient uniquement des légumes et des rutabagas n'avaient pas de problèmes diabétiques ni cardio-vasculaires, n'étaient pas constipés, bref n'étaient jamais malades. Alors qu'actuellement, avec cette consommation sucrière grandissante, nous avons des épidémies d'obésité, de diabètes, de maladies cardio-vasculaires, d'infections diverses, mais aussi plus de cancers ! Bref, le sucre et les caramels sont une excellente affaire pour les pharmaciens et les médecins, tout comme les cigarettes, le tabac et les cigares. À consommer avec la plus grande modération !

NOTE SUR LA PRODUCTION MONDIALE DE SUCRE *

Le Brésil est le premier producteur mondial, 15 millions de tonnes par an, devant l'Inde avec 13,5 millions, la Chine, 8 millions et les USA, 7 millions. La France, qui dépasse les 5 millions de tonnes, arrive en tête en Europe. On voit en parallèle le rapport avec l'obésité : les premiers consommateurs sont l'Inde (15 millions de tonnes annuel), le Brésil (10 millions), les USA (9 millions), la Chine (8 millions), etc. Mais il faut ramener cela au chiffre de la population afin de dégager la consommation annuelle par habitant.

Évolution de la consommation de saccharose en France (en kg par habitant par an) :

1900 .... 17 kg
1930 .... 30 kg
1965 .... 45 kg
1990 .... 35 kg
2000 .... 36 kg

* DUFTY, William, *Le sucre cet ami qui vous veut du mal,* Éditions G. Tredaniel, Paris, 1985, 309 pages.

STARENKYJ, Danielle, *Le mal du sucre,* Éd. Orion, Québec, 1981 et 1999, 285 pages.

Consommation de saccharose annuelle par habitant par pays :

États-Unis (n°1 mondial) ....63 kg
Cuba, Brésil, Australie ....50 kg
Inde ....16 kg
Chine..7 kg

L'industrie du sucre représente 32 millions d'agriculteurs pour 31 millions d'hectares cultivés dans 115 pays, 2 millions d'ouvriers, un chiffre d'affaires de 70 milliards de dollars par an pour 38 millions de tonnes issues de la betterave (30 %) et 88 millions de tonnes issues de la canne à sucre (70 %).

Note sur l'irrésistible expansion du diabète

L'OMS chiffrant en 1994 110 millions de diabétiques, 175 millions en 2000, en prévoit 239 millions en 2010, et 300 millions en 2025. Aux États-Unis, les malades représentaient 5 % de la population en 1994, ils sont déjà 10 %. La courbe suit la consommation de saccharose et les schémas alimentaires américains. La progression en Afrique entre 1994 et 2010 est chiffrée à 55 %, en Asie , 46 %.

- 30 % des diabétiques ont des rétinopathies avec des risques de cécité après 10 à 20 ans d'évolution ;
- 20 % font des cardiopathies ischémiques (angines de poitrine, infarctus du myocarde) ou des artériopathies périphériques (artérites des membres inférieurs) avec 5 000 amputations annuelles en France et 15 % des angioplasties et des pontages, par exemple ;
- 28 % ont des risques d'insuffisance rénale ;
- 32 % présentent des neuropathies périphériques ;
- Cela représente 8 à 10 % du budget de la santé publique de notre pays.

Bien entendu, on nous dit qu'il s'agit d'une maladie génétique, ce qui théoriquement n'apporte rien puisque tout passe par les gènes chez les êtres vivants, des virus à l'éléphant, et l'on masque ainsi (mal, à vrai dire) les problèmes de la toxicomanie qui agit, en effet, sur le génome.

L'exemple des Iles NAURU, ces atolls où vivent des populations isolées de Micronésiens de l'Océan Pacifique est intéressant. La découverte de phosphates dans leurs sols a enrichi les habitants qui ont abandonné la pêche et l'agriculture pour le farniente et l'alimentation industrielle importée d'Australie. L'obésité a prospéré rapidement et les diabètes ont explosé en 40 ans : ils atteignent à ce jour 60 % de la population.

La surabondance de produits alimentaires riches en saccharose et la sédentarité expliquent ce fait, surtout chez les jeunes.

NOTE SUR LES CONSÉQUENCES ENDOCRINIENNES DU SACCHAROSE INDUSTRIEL

Un bon signe de l'action et de l'imprégnation saccharosique sur les glandes endocrines est d'un accès clinique aisé et immédiat. Il est préférable à tous les dosages hormonaux et ne coûte rien : à l'extrême pointe du coccyx se trouve un point réflexe qui ne trompe jamais. En appuyant avec l'index, le praticien déclenche une douleur vive chez l'enfant intoxiqué par le saccharose.

Ce point est la clé de voûte de tout l'axe endocrinien. Il ne manque pas de réagir chez les jeunes obèses ou atteints d'infections ORL récidivantes sur fond d'obésité. La douleur signale donc aussitôt la souffrance de toutes les glandes endocrines qui travaillent dans un jus néfaste. Au fur et à mesure de la régression de l'intoxication biochimique, elle diminue, ce qui est le test majeur. Là encore, la clinique est infiniment plus précise et plus parlante que tous les tests de laboratoire.

Enfin, le clinicien pourra aisément observer la courbure du pied révélatrice de la dégénérescence des glandes endocrines noyées dans le saccharose : l'allongement du gros orteil semblable à une asperge montre combien cette substance est active au cours de la croissance, c'est-à-dire de l'édification de l'organisme. Elle est à l'origine de l'accroissement de la taille, d'un allongement anormal par son action sur les cartilages de conjugaison et noyaux d'ossification. On pourra comparer les statistiques de l'augmentation de la taille des soldats américains avec celles de la consommation de saccharose. Un parallèle très significatif.

La cellulite des jeunes adolescentes imprégnées de saccharose – de réversibilité plus qu'incertaine – est également un signe des effets indirects de cette toxicomanie. Elle résulte d'une action sur les glandes endocrines mais aussi d'un appel d'eau en raison des équilibres osmotiques.

EFFETS GÉNÉRAUX DU SACCHAROSE INDUSTRIEL

Rétention d'eau
Thésaurismose
(accumulation intra-cellulaire d'un corps chimique non métabolisable qui asphyxie progressivement la cellule)

Conséquences endocriniennes
↓
Désordres immunitaires complexes et irréversibles

Asphyxie lente des noyaux cellulaires
↓
Défragmentation
Mutations chromosomiques
Lipomes
Lymphomes
Cancers

Hémisphères cérébraux → Désordres du système nerveux
Noyaux gris centraux → Désordres parasympathiques et sympathiques

Hypothalamus → Désordres endocriniens

Cavités naso-pharyngées → Infections ORL récidivantes
Dents → Caries - infections
Glandes salivaires → Infections chroniques

Thyroïde → Désordres imprévisibles

Cœur → Effets de sclérose
Poumons → Infections pulmonaires récidivantes
Rate → Rétention des plaquettes
Hyper ou hypo splénisme

Foie → Saturation - blocage

Pancréas → Diabètes - maigre / gras

Tube digestif → Rectocolite hémorragique
Ulcères

Appareil urogénital → Baisse de libido
Stérilité

Os → Déminéralisation

Articulations → Diminution des sécrétions
Synoviales
Arthrose

Chapitre 11

CONTRIBUTION À L'ÉTUDE DU PRION, DE LA MALADIE DE LA VACHE FOLLE : BEL EXEMPLE DES CARENCES SECONDAIRES À UNE ALIMENTATION FALSIFIÉE

A. La pollution agroalimentaire

Le prion est une protéine constituante normale de la membrane des cellules nerveuses, codée par un gène qui permet sa synthèse. Normalement, cette protéine a une forme relativement ronde. Lorsque l'on parle de la maladie à prions, il s'agit d'une protéine aplatie, dégénérée, qui provoque un déséquilibre des protéines semblables voisines, lesquelles s'effondrent aussi progressivement. Peut-être est-ce une situation semblable à l'infection bactérienne ? L'organisme est intrigué par la présence de cet intrus, aussi adopte-t-il la capacité génétique du nouvel arrivant, ce qui déclenche un phénomène généralisé d'affaiblissement des protéines prioniques normales de l'organisme. C'est pour cela que l'on parle d'agent transmissible.

Tous les agents infectieux classiques possèdent une information génétique : ADN ou ARN qui leur permet de se multiplier à l'identique et de donner l'ordre aux cellules infectées de les reproduire à nombre d'exemplaires. C'est ainsi qu'agissent toute une série de virus qui font ensuite éclater les cellules infectées.

Or, on observe que le prion pathologique de la vache peut se transmettre. On a vu que les protéines prions des cellules neuronales des animaux et de l'homme allaient s'agréger en plaques mortelles. Bien que l'on n'ait pas découvert le processus exact de formation de ces plaques, on sait qu'elles sont identiques chez la vache et l'homme.

Peut-être existe-t-il chez certains individus, où le gène qui code le prion possède une plus grande vulnérabilité à la transformation ?

Vous connaissez depuis longtemps la tremblante du mouton provoquée, elle aussi, par un prion pathologique. Il est à remarquer que l'homme mange du mouton, et qu'il n'a pas été contaminé par sa viande...

Ce qui est certain, c'est que le prion, en tant que protéine cellulaire appartenant à l'organisme, n'est pas reconnu comme un agresseur étranger, et les défenses immunitaires ne le combattent pas : on est face à une forme de tolérance immunitaire. C'est pourquoi, dans les nouvelles variantes de la maladie de Creutzfeldt-Jakob, on constate une absence totale de réponse immunitaire, de formation d'anticorps ou de lymphocytes spécifiques.

Le Pr. AGUZZI a montré qu'il y avait une très grande affinité entre la protéine prionique anormale et une autre protéine impliquée dans la coagulation sanguine, le plasminogène. Cela laisse penser qu'il est possible de faire un test diagnostic pour détecter la présence du prion anormal dans le tissu organique ou dans le sang, mais également, que la transmission de la maladie peut s'effectuer d'une façon directe, par transfusion sanguine.

Une étude récemment menée en Islande suggère que l'agent responsable de l'encéphalopathie du mouton pourrait être stocké dans les acariens présents dans le foin. Une telle constatation pourrait signifier qu'il ne sert à rien d'abattre les troupeaux entourant une vache malade puisque les prés et l'étable gardent une contamination persistante par le foin.

Il est également hautement probable que les déjections et les sécrétions des animaux malades contiennent des acariens stockeurs de prions anormaux ou d'agents responsables de leur transformation. Présentes en permanence dans les prés, elles sont un vecteur important de transmission, comme le pense un chercheur allemand.

On vient récemment de décrire le cas d'une vache atteinte d'encéphalopathie bovine sans avoir jamais consommé de farines animales. D'autres cas semblables m'ont été rapportés, ce qui souligne la dégénerescence des sols en raison des engrais utilisés, nitrates et lisiers ammoniaqués en excès.

Les techniques d'élevage et d'abattage industriel d'animaux en grand nombre telles qu'elles sont pratiquées permettent de répandre de plus en plus, non seulement les germes, mais aussi ce genre de souches nouvelles. C'est ce que l'on a observé pour le virus Nippah des porcs, survenu en Asie du Sud-Est et celui responsable de la grippe du poulet à Hong Kong.

Certains virus qui infectent les chevaux (virus Borna) semblent associés à des troubles psychiatriques chez l'homme. On sait par ailleurs que des pathologies récentes ont été provoquées par des virus transmis par des rongeurs ou des insectes porteurs. Ces observations ont été faites en Afrique et dans la forêt amazonienne où le défrichement s'accompagne de maladies tropicales nouvelles.

Il est certain que la pollution chimique et industrielle, l'utilisation d'insecticides dans le traitement des plantes créent de nouvelles formes d'allergie, affaiblissent nos défenses immunitaires et nous amènent à être plus facilement infectés, ou affectés par ce genre de problème.

Deux scientifiques m'ont appris récemment que les laits industriels écrémés, en raison des prélèvements lipidiques pour faire le beurre ou certains dérivés de la chaîne, reçoivent, en guise de remplacement, des émulsions de graisses animales et végétales, lesquelles se fixent immédiatement sur la paroi artérielle.

Mais le lait comporte lui-même une composante carentielle. Si on ne donne que du lait à boire aux bovins ou à une basse-cour, il en résulte des carences. Un enfant de 5 ans qui ne boirait que du lait déclarerait spontanément : « J'ai faim ! ». C'est pourquoi on lutte contre cette carence protéinique chez les bovins par l'apport de fourrage et de betteraves. À défaut, on retransmet la carence protéinique qui est à l'origine du prion.C'est un ensemble de phénomènes qui interviennent. Autrefois, les vaches atteignaient 15 à 20 ans sans la moindre difficulté, les taureaux ne vivaient guère plus de 5 ans puisqu'on les tuait avant qu'ils ne deviennent dangereux. Actuellement, avec l'ensilage, elles ne survivent guère plus de 6 ans étant donné que leur foie est semblable à celui d'un vieil alcoolique en phase cirrhotique. Le lait des bovins comporte les éléments ingérés par l'animal. On reconnaît les essences volatiles des fleurs de printemps, mais il renferme aussi les corps chimiques éventuellement donnés aux animaux, par exemple les organophosphorés.

Le fait de boire tous les jours exclusivement du lait fait prendre le risque de graves insuffisances étant donné la pollution généralisée des terrains agricoles, mais également la pollution résultant des dérives alimentaires ou pharmacologiques. Ce qui est vrai pour une femme qui allaite son enfant (aucun composé pharmaceutique, aucune drogue) l'est tout autant pour le lait de vache que nous consommons… Curieusement, on n'y pense guère !

Une question m'est régulièrement posée au cours de mes conférences : « Est-ce que le prion d'une vache folle passe dans le lait ? »

Évidemment oui ! Quand on connaît le mécanisme de formation physiologique du lait au niveau des acinis des glandes mammaires, on sait que ce sont des extrémités apicales des cellules qui tombent et se liquéfient dans les canaux galactophores pour former le lait.

On voit encore nombre de scientifiques réfuter le fait que le prion d'une vache contaminée puisse être présent hors des abats, alors qu'il est manifeste que tout animal infecté l'est de la tête à la queue, même si la concentration, donc le taux apparent du prion, est plus faible au niveau des muscles. Il est évident, qu'aucune partie de l'animal n'est indemne, même si un ministre nous affirme le contraire. Tout le système de précaution juridique ignore les réalités scientifiques et reste en dehors de la question en faisant confiance à des experts trop liés au monde industriel. Les tests de dépistage du prion anormal sont actuellement insuffisants : ils ne deviennent positifs chez l'animal atteint que six mois avant l'apparition des signes cliniques neurologiques.

Le lait est un ensemble de constituants de cellules à base de protéines et d'extraits lipidiques. On y trouve un grand nombre d'acides aminés et différents sels. Or, le prion constitue une détérioration de certaines protéines, les protéines lactéo-aminées. Il faut être raisonnable et admettre que le prion passe non seulement dans le lait, mais dans tous les produits de la chaîne du lait, notamment les fromages...Tous les veaux qui ont été élevés au lait de leur mère atteinte sont contaminés.

Et cela signifie aussi que l'on en a tous ingurgité et que l'épidémie dure au moins depuis une vingtaine d'années ! Le journal *Le Monde* nous apprend que plus de 100 vaches folles auraient été consommées en France en 2000 (15 décembre 2000, page 22). L'hebdomadaire scientifique réputé *Nature* conclut à la perméabilité de la chaîne alimentaire française et estime que 7 300 animaux contaminés seraient entrés en France précisément dans ce processus.

Mais ce n'est pas pour cela qu'il faut paniquer ! Même si nous en avons tous mangé sous une forme ou sous une autre. Il faut reconnaître que cette protéine défaillante, ne va se développer que dans certaines conditions de carences en acides lactéo-acido aminés s'ajoutant et s'associant certainement à d'autres déficiences notamment en magnésium et vitamines. Les vaches, toujours alimentées de la même façon, sans aucune diversité, sont atteintes par la maladie, mais celles qui changent d'herbe, de prés sans prendre les farines animales que l'on connaît, n'ont aucun risque d'être atteintes.

Il faut sortir de la confusion entretenue entre les animaux des élevages industriels et ceux des alpages ou de l'agriculture traditionnelle ! Si un poulet d'élevage est carencé, il ne se tient pas dans l'assiette contrairement à un vrai poulet de ferme. Il en est de même pour les sujets qui feraient une encéphalopathie : ils sont hautement carencés parce qu'ils mangent toujours la même chose.

Ce qui fait la différence, c'est l'alimentation de chacun d'entre nous, la biodiversité de l'apport alimentaire ou la répétitivité créant la carence. Nous réalisons l'étendue du problème de l'équilibre alimentaire.

Si on envisage le cas d'un malade porteur d'une maladie cardiovasculaire, plus il vieillit et plus il est carencé : le Dr Matthias RATH[28] a démontré combien ces affections ressemblaient au scorbut des marins, et avec le temps la carence s'accroît.

---

28. RATH, Matthias, *Pourquoi les animaux n'ont pas d'infarctus des hommes, oui ! Des progrès de la Médecine cellulaire,* MR Publishing, BP 859, 7600 AK ALMELO, Pays-Bas, 1997, 267 pages.

Comme on a l'habitude de donner des médicaments pour fluidifier le sang chez les cardiaques, du moins les sujets présentant des cardiopathies et des maladies coronariennes, cela n'a d'effet qu'au niveau des canaux et ne règle en aucune façon le problème vasculaire des dépôts, encore moins le métabolisme carencé des sujets ! C'est une autre illusion.

On a désormais l'habitude d'effectuer des cathétérismes, de passer un fil de fer dans les veines ou les artères, pour en gratter les parois. Ceux qui ont inventé cette belle technologie avaient-ils la nostalgie du ramonage des cheminées ? Cette forme de médecine fait fureur depuis quelques décennies. Elle permet, certes, d'enlever quelques graisses voire des athéromes, mais aussi d'arracher certains dérivés du cholestérol et d'en distribuer généreusement dans le foie, les reins, le cerveau, dans tout l'organisme. Et l'on a le plaisir, 5 à 10 ans après, de voir que les mêmes symptômes réapparaissent. Tout recommence, mais s'y ajoute un durcissement des artères qui progresse car on a oublié la physiologie et la chimie comme d'habitude ! S'il y a une carence alimentaire, un déséquilibre cela va occasionner une calcification des parois artérielles ou veineuses, et nous aurons une déficience métabolique !

Le grand mérite du Dr RATH est de l'avoir démontré, et remplacé ces méthodes par une forme de thérapie plus simple mais efficace, en apportant une supplémentation importante en vitamines et en acides aminés.

Quelle est l'origine de ces phénomènes physiopathologiques ? Eh bien, cela débute dès l'adolescence ! C'est pourquoi on a de plus en plus d'enfants obèses, affligés d'un œdème aqueux et saccharosique. Ils traînent un corps trop lourd, asphyxiant tout le système endocrinien et hépatique.

On observe par la suite toute une série de phénomènes dus à cette asphyxie, qui prennent alors la première place. On retrouve à l'âge de 45-50 ans des adultes qui accusent des problèmes coronariens cardio-vasculaires, ces maladies qui occupent le premier plan de la scène mondiale et sont la première cause de mortalité depuis quelques décennies. Tout simplement parce que tous ces sujets se sont carencés pendant leur adolescence, par une alimentation particulièrement détestable d'origine industrielle. Cela inclut bien sûr le saccharose, dans les sucreries, glaces, confitures, confiseries, biscuits, etc., mais aussi d'autres pollutions surajoutées, notamment les pesticides, colorants et polluants les plus divers.

Établissez un parallèle entre la consommation du saccharose par les américains, environ 65 kg par an par personne, et celle des français qui progresse de 15 % par an, actuellement 36 kg par an par personne. Nous suivons, à l'évidence, l'exemple de notre oncle d'Amérique. On pourrait presque dire que le saccharose a été imaginé pour détruire les gens et réduire, de façon malthusienne, la population mondiale… Cela semble clair pour un clinicien observateur sur quelques décennies.

Si le sujet retrouve une alimentation saine, équilibrée qui lui apporte les éléments nécessaires, il pourra espérer une régression partielle de ses ennuis. Inversement toute carence de l'alimentation crée des problèmes. Or, vous savez qu'actuellement l'alimentation de chacun d'entre nous, notamment dans les villes, n'est absolument pas naturelle !

L'Occidental est carencé à plus de 80 % de ses besoins, en oligo-éléments, en vitamines (je veux parler de l'ensemble des vitamines), mais également en magnésium. C'est pour cette raison que l'on a de plus en plus d'encéphalopathies, avec toutes sortes des variantes cliniques. Ces cas apparaissent plus rapidement, dès la dixième année. C'est ainsi qu'on a vu en Angleterre de jeunes patients mourir d'encéphalopathie.

C'est donc la carence alimentaire qui déclenche la maladie de Creutzfeldt-Jakob. À ce facteur déterminant s'ajoutent les conséquences du progrès de l'industrie du froid, dont les appareils sont présents dans tous les foyers. On a oublié les bactéries du froid qui prolifèrent sur tout ce que l'on garde un peu trop longtemps dans nos réfrigérateurs et congélateurs. Elles dévorent pour leur propre compte les vitamines et oligo-éléments, ce qui en diminue encore la teneur dans les aliments.

Et nous voilà au cœur du problème d'aujourd'hui. Les conséquences sur la santé des hommes ne font que commencer, car toute une série de formes cliniques vont éclore : nous sommes au début d'une catastrophe mondiale créée par une déviance progressive de l'alimentation humaine industrialisée.

On peut estimer que dans une population de 1 000 personnes, 500 ont consommé, d'une façon répétitive, toujours les mêmes aliments : elles sont par conséquent carencées. Mais sur cet ensemble, seulement 20 à 30 % développeront une encéphalopathie. Les autres ne seront pas atteintes par la maladie de Creutzfeldt-Jakob mais elles seront affligées d'autres pathologies. L'origine de ces phénomènes est bien l'industrie alimentaire, dont l'homme adopte sans état d'âme les produits « trompe la faim » !

La réponse politique a été la mise en place d'agences et d'instituts de vérification où l'on s'est empressé d'enterrer le problème grâce à des fonctionnaires fort peu contestataires ou endoctrinés par l'industrie elle-même. Cela crée des emplois, permet de désinformer au besoin selon les pressions des financiers et on fabrique ainsi un bouclier entre les élus et leurs électeurs…

On amuse l'opinion, on anesthésie le sens critique et on laisse l'industrie coloniser non seulement la Médecine mais encore l'alimentation du citoyen.

Par exemple, cette industrie du saccharose qui nous conte, en mélangeant les genres, que le sucre est nécessaire aux sportifs oublie de dire, ou occulte de façon systématique, que l'on utilise la chaux vive pour l'extraction de ce corps aberrant, de la potasse pour solidifier, et des dérivés du soufre et du mercure pour rendre plus blanc entre autres qualités ce produit acclamé par la publicité. Continuez donc à bien sucrer votre café, ce sera votre pain béni et aussi votre bénédiction finale !

B. L'ORIGINE DES ENCÉPHALOPATHIES

Le lait des vaches contaminées l'est évidemment aussi, nous l'avons vu. Par le biais de l'industrie laitière qui mélange les laits, nous en avons tous profité.

La maladie est contaminante à l'homme. Comment ? Par le fait de manger de la viande nous dit-on sans cesse en oubliant les laitages.

Cependant, on peut boire du lait ou manger de la viande sans être atteint. C'est tout le problème des régimes dissociés qui constituent des aberrations diététiques courantes, reflet de la pathologie mentale de leurs acteurs.

J'ai constaté des explosions tumorales rapides chez des femmes carencées par des régimes drastiques destinés soit-disant à réduire leur tumeur. Comment des soldats (les lymphocytes) peuvent-ils combattre si on ne leur donne pas une ration complète et suffisante ?

Celui qui ne mange que de la viande ou que des végétaux se carence, mais pas de la même façon. C'est pourquoi, malgré ce qu'il croit, il aura aussi, quand même, le prion. Le prion est le résultat d'une carence de développement protéinique. On retrouve ce problème chez les primitifs qui soit étaient cannibales, soit ne s'alimentaient que de plantes, de fruits et de racines.

C'est pour cela qu'on voit des personne âgées qui mangent très peu, tomber dans un état de « tremblante ». Cette transmission peut s'effectuer à trois ou quatre générations de distance avec des sujets indemnes, avant la dernière génération, à laquelle on offre un héritage très particulier.

Tout être vivant, par une alimentation peu diversifiée est en mesure de développer ce genre de problème et de le transmettre, de façon soit verticale, soit horizontale. Je m'explique : la façon verticale correspond à la reproduction sexuée, l'horizontale s'effectue tout simplement par les déchets, les rejets. Ceux-ci vont dans une fosse à fermentation, où ils subissent l'action de bactéries particulières qui rendent la matière fécale plus vivante. On remet ainsi en état des chaînes protéiques disloquées que le monde microscopique va ensuite étaler et reporter.

En ce qui concerne le monde animal, on constate les mêmes phénomènes. **Tout système qui a pour but de chercher à produire une quantité, sans se soucier de la qualité, génère et engendre un dysfonctionnement des chaînes protéiniques.**

C'est la protéine qui sert à nourrir le monde bactérien qui constitue et qui anime la masse du corps humain. Mais elle est autrement essentielle : elle sert aussi de carburant dans la transmission des échanges électromagnétiques au niveau des synapses, des neurones. Cette consommation est très importante.

Or, si l'organisme se trouve face à une masse insuffisante de ce carburant, cela va générer des phénomènes de rupture. S'il y a rupture au niveau de ces points d'interconnection et d'intersection, tout le système neurovégétatif se réduit et régresse. Les synapses diminuent également dans le cerveau, tout comme dans les chaînes sympathiques, parasympathiques et ganglionnaires. Nous en observons les conséquences dans l'ensemble des muscles (des tremblements), et les différents types de maladies.

Bien sûr, cette situation peut être provoquée par des peurs, des angoisses, par des difficultés familiales, sociales et autres, mais ce n'est qu'une circonstance aggravante sur une base déjà insuffisante.

Voulez-vous un exemple ? Dans certaines familles, on avait l'habitude de garder les vieillards, autrefois, si tremblants, qu'ils perdaient leurs matières et leurs urines en permanence. Ceux qui avaient la lourde tâche de s'en occuper passaient leurs nuits et leurs journées, à subir, sans cesse, ces misères. On supporte, en effet, dix ans pareille situation, et puis un jour vient où l'aïeul part, paix à son âme ! Tout le monde est soulagé.

Mais le rythme de la vie est cassé, il y a une rupture dont on ne s'aperçoit pas. On vivait alors à crédit, sur ses nerfs. Il y aura des ruptures protéiniques par surcharge de stress et une sous-alimentation relative, parce que pendant toute cette période, on n'a pas mangé en quantité suffisante par rapport à la dépense électromagnétique et énergétique.

Il aurait fallu manger beaucoup plus ! Vous allez me dire qu'on ne peut avaler deux kilos de viande par jour pour abattre pareil travail, or c'est ce que l'on aurait dû faire. En outre, en pareille situation on effectue souvent des transferts de culpabilité et d'angoisse, et cela crée un cercle vicieux.

Dans bien des conditions du monde du travail, on observe des surcharges de ce type. Il faut donc bien avoir à l'esprit de varier son régime alimentaire, de façon régulière et suffisante et ne pas faire comme ce camionneur qui ne mangeait que des sandwichs, du lundi au samedi inclus[29]. Il faut prendre du recul par rapport aux faits.

RÉFLEXIONS D'ÉTAPE

Que faut-il penser des maladies qui défraient la chronique ? L'encéphalopathie de la vache, la tremblante du mouton, la maladie de Creutzfeldt-Jakob... Eh bien, voici l'ébauche des réflexions que j'en ai tirées :

La vie est une terre dans laquelle on plonge quelques racines, qu'on cultive soi-même plus ou moins bien, et à cet égard, nous avons tous commis bien des erreurs. Il est vrai que la prise de conscience a une incidence particulière qui permet de se ressaisir ou de divaguer... Mais la vie est un labyrinthe, une sinuosité permanente dans laquelle le cheminement de l'être s'effectue toujours par tâtonnements. Tâtonner est important car ce comportement associe l'observation et la possibilité de reconnaître ses erreurs, si on est assez intelligent pour ça.

C'est un certain espoir face à l'immensité des choses et des drames qui nous entourent.

L'expérience est nécessaire car la véritable école, c'est la vie, alors que les différents systèmes scolaires nous ont conditionnés d'une manière orientée et discutable. Il serait utile de réfléchir, d'observer et de tirer les justes conclusions : sortir de cet embrigadement scholastique qui nous aveugle.

Découvrir une vérité qui nous remet en cause est essentiel. **Celui qui s'enferme dans une vérité intangible se sclérose et disparaît.** Si le Prince crée une agence pour l'emploi, une agence pour accréditer des modes comportementaux ou les décisions de décideurs aveugles et sourds à la réalité, le citoyen doit apprendre à s'en méfier et à ne pas se laisser tenter par la politique de l'autruche. Or, nous vivons une époque sectaire à souhait, de luttes entre les sectes et les écoles plus bureaucratiques les unes que les autres, bref l'inquisition est renaissante.

29. HERZOG, Bernard, *Le Transgénique, les premiers signes d'une catastrophe*, Éditions du CRAM, Montréal, Québec, 2000, 300 pages.

Se remettre en question est le privilège de quelques uns seulement : c'est savoir découvrir en se découvrant. La vie apporte donc ce lot de consolation qui nous permet d'avancer, de comprendre, de se comprendre : c'est là le début de la sagesse ! Bien sûr, à la fin, on s'apparente à un sage, on sait parfaitement que l'on ne sait rien. C'est d'ailleurs déjà énorme d'avoir appris cela !

C'est la vérité première que mon père ne cessait de me répéter alors qu'adolescent j'étais émerveillé par l'étendue de son savoir scientifique tout comme par l'humilité qu'il avait devant les mystères abyssaux et merveilleux de la nature. L'immense connaissance que l'on peut acquérir n'est rien si on n'effectue pas la démarche de se comprendre, si on ne s'appuie pas les uns sur les autres, si on ne se tend pas la main pour progresser.

Ce n'est rien si on ne se remet pas en cause et si l'on préfère se pétrifier, s'emmurer dans un faux-savoir. Je sais que l'avant-scène et les trompettes des actualités sont et seront toujours confisquées par les faux sages, les faux prophètes, les faux savants, les marchands d'illusions. On n'est rien si on ne tente rien, aussi je conseille à chacun de poursuivre dans ce chemin, dans cette divagation, car elle apporte une certaine lumière.

Il est illusoire de vouloir retrouver la vérité dans l'absolu !

Il est pourtant essentiel de vouloir la chercher et pourtant tout aussi capital de vouloir la dissimuler, de la faire transiter, de partager avec autrui sa modeste acquisition. Il est aussi, dirais-je, irrespectueux de se couper de ce comportement, de se détourner, de refuser sa révolte, de refuser de comprendre le pourquoi de sa révolte.

Mais il ne faut jamais rester dans sa révolte première, cela n'est pas constructif, cela n'apporte aucune positivité et à force, on sert la négativité, on « pisse du vinaigre » comme dirait le bon Rabelais. On agresse sa prostate ou ses parenchymes et on repart plus idiot, à défaut d'avoir effectué l'effort de comprendre ce qui s'est passé.

C'est à mon sens l'erreur la plus grave.

Chapitre 12

RÉFLEXIONS À PROPOS DE L'EXPLOSION DES ALLERGIES

A. L'ALLERGIE

Que faut-il entendre par ce mot ? L'allergie est soit une réaction épidermique cutanée, soit une réaction des muqueuses, soit une série de réactions humorales ou autres. Elle va développer et faire éclore tout un pan bactérien déjà préexistant dans le sujet, mais qu'elle fera dériver vers une mutation nouvelle. L'allergie est un mouvement mutatoire bactérien mais pas une évacuation, une élimination. C'est toujours une mutation par réaction, une mutation de défense, une mutation de refus.

Allergos en grec signifie exactement : « réaction à ». En latin, on a un terme à peu près semblable qui est : « se priver de l'air ». Les Romains étaient un peu plus simples que les Grecs, si on enlève l'air, on étouffe. On étouffe c'est-à-dire qu'on crée une mutation permettant de survivre.

Le monde bactérien se moque éperdument de l'état psychologique de l'individu, il ne s'occupe que de son propre bien-être, mais le corps humain réagit à sa présence.

L'esprit, lui, pense être en bonne santé, alors que le corps comme un cheval envers son cavalier exprime son opposition à sa manière : il deviendra allergique et créera une mutation de survie.

C'est pour cela que si vous avez quelqu'un qui rentre chez vous à l'improviste par effraction on vous voit vous hérisser : une allergie aux visiteurs non prévus, à ces intrus qui peuvent apporter une grande violence !

Le corps va se défendre par une mise en activité immédiate des glandes endocrines. Ce sera donc une émission d'humeurs, une sécrétion enzymatique. Cet homme m'a fait un peu peur, cela passe et tout redevient comme avant... mais il n'en est pas toujours ainsi !

S'il a voulu attenter à ma vie, ou si je suis une femme qui a peur d'être violée, le corps se bloque ! Il va y avoir une réaction mutante, qui entraînera des barrages. L'individu s'en sortira mais ne reviendra pas à l'état initial. Cette personne redeviendra-t-elle comme avant ? Peut-être, mais si une femme a été traumatisée, elle est aphone, elle peut même le rester toute sa vie. il y a dans ce cas, une mutation bactérienne totale. Nous savons que la peur a pour effet d'arrêter tout le système neurovégétatif pour un temps. Il survit, certes, mais dans un état variable. Ce sujet a été traité dans un ouvrage précédent auquel nous renvoyons le lecteur[30].

Des fécondations peuvent être induites au cours des viols, car il y a eu des sécrétions. Bien que la femme ait été stressée, un enfant peut naître. Pourquoi ? Parce que la mutation bactérienne a fait que le cycle endocrinien s'est brutalement déversé et a inondé les parties génitales et reproductrices, par conséquent l'invasion de l'intrus a été fécondante. Voilà pour la partie reproductrice « animale », en excluant des évènements psychiques et autres.

Il en est de même pour des personnes qui ont été mordues par des chiens ou d'autres animaux. Certaines sont restées définitivement traumatisées. D'autres trouvent une force suffisante pour se défendre et renvoyer à l'agresseur sa violence. Aussi, ce dernier peut être surpris, il arrive que, décontenancé, il perde alors ses moyens, il ne réponde pas, dans certains cas on a vu qu'il se laissait faire.

Si un soldat est désorienté, cela signifie qu'il a été mal préparé à la guerre, sinon, au centième de seconde, il réagit et neutralise l'adversaire. Quand l'individu se laisse surprendre et se trouve paralysé, son système endocrinien va donner un ordre de survie qui peut être un changement d'humeur : il est paralysé, sans voix. On peut observer aussi un œdème ou des lésions cérébrales, voire l'explosion de lésions

30. HERZOG, Bernard, De nouvelles pistes pour guérir le cancer, Éditions du CRAM, Montréal, 1999, 1 volume, chapitre 4 : *La peur et des conséquences physiopathologiques*, pp. 85-99, chapitre 6 : *Les effets du stress et du plaisir*, pp. 117-123.

ulcéreuses stomacales, dermiques, etc. Toutes sortes de manifestations peuvent apparaître. L'allergie, c'est cela !

Les allergies sont connues depuis des millénaires, notamment le rhume des foins. Actuellement, on estime à 20 % en France la population des allergiques.

Comment pouvons-nous nous défendre contre l'allergie printanière ? De tout temps l'homme a été plus ou moins allergique : simplement par exemple en cueillant, comme on le faisait autrefois en groupe ou en famille, les fleurs des tilleuls. Le tilleul est très allergisant si on le laisse mûrir. Si on le recolte assez tôt on en tirera profit, celui des infusions bien sûr mais aussi celui de pouvoir se rassembler, d'échanger et de nettoyer.

On va donc éviter que ce pollen ne vienne se mélanger aux herbes et provoquer par réaction une contamination pourrions-nous dire de la chlorophylle. Pourquoi ? Parce que la chlorophylle, si elle se développe, ne sera pas allergisante, mais en symbiose. Si vous épandez ces produits sur les gazons, et les différentes végétaux, la chlorophylle de ces derniers se transformera, mutera. Or les anciens savaient très bien lutter contre les allergisants. Ils nettoyaient les arbres, et par conséquent, les herbes. Actuellement tous les sous-bois sont couverts de lierres et de ronces… et l'on prend l'habitude d'être payé à ne rien faire : voilà une autre forme de pollution.

Les anciens avaient aussi constaté que lorsqu'on fanait l'herbe, elle n'était plus allergisante, elle était devenue un foin tout à fait normal. La sève de l'herbe était conforme à la symbiose et la chaîne des transmissions pouvait s'effectuer sans ces efflorescences allergiques. Lorsqu'au moment de la fenaison les yeux commencent à gonfler, à rougir, à larmoyer c'est tout simplement parce que l'herbe a été contaminée, parce que l'air transporte des pollens en quantité beaucoup trop importante.

D'ailleurs il suffit de regarder la chaussée, elle se couvre de cet enduit s'il y a des conifères ou tout simplement si les habitations sont implantées beaucoup trop près des bois, voire insérées dans un univers arboricole.

Si l'homme est paresseux, il en récolte les primes. S'il est courageux, il retrouvera une qualité de vie car, comme le disait un sage javanais : « Dieu nous a donné le riz, mais il a aussi créé les mauvaises herbes, et si nous ne faisons rien on n'aura pas de gâteau au riz dans notre assiette, il faut sans cesse désherber et surveiller son champ ! »

B. L'ALLERGISME EST UN ÉTAT, UNE RÉSULTANTE D'UNE DÉFICIENCE IMMUNITAIRE EN GÉNÉRAL

Cette déficience est induite soit par l'hérédité, soit par une alimentation déficiente. Dans le premier cas, on recherche dans l'hérédité la raison d'une telle déficience. On la trouve dans l'effet cumulatif de la transmission.

Pour cela, il faut se poser la question suivante : À une période donnée (la guerre, les famines), la famille était-elle dans un état de sous-alimentation ? Quel fut alors son régime alimentaire ? Si l'on cherche, on trouve. Selon les époques, il y avait dans le monde rural une fraction de sujets qui s'alimentait très correctement, mais une autre mangeait toujours la même chose, de façon répétitive, sans aucune variation. L'individu qui ne mangeait que des galettes de froment finissait par se créer une saturation glutinique et, petit à petit, une allergie au gluten se développait. Évidemment, c'était l'usage et l'habitude.

C'est une alimentation carencée qui a créé ces allergies. Si on étudie les carences alimentaires de notre époque, on trouve à l'origine de ces phénomènes. la composition de l'eau et des végétaux.

L'allergie d'origine naturelle a toujours existé, mais elle était statistiquement assez rare, un cas sur 100 000. Souvent, elle était due aux conséquences des peurs ou des angoisses. Les stress, comme l'anxiété des clans au cours des guerres, des épidémies, des épisodes de famine, ou tout simplement en raison de travaux éreintants, frappaient des individus qui avaient une alimentation grossière et insuffisante.

Un autre facteur intervient auquel on pense rarement et il est très important : la consanguinité. Pourquoi ? Jadis, dans les petites bourgades, les jeunes déambulaient dans la rue principale. Ils faisaient le tour de la ville pour chercher à se mettre en couple. Il existait donc un grand cousinage et une consanguinité indirecte entraînant un affaiblissement de pans entiers de l'immunité.

Il y a mille ans, nous avions une souche pour 50 patronymes. Si dans un bourg, il y avait initialement 10 familles principales, on trouve dix siècles plus tard 3 à 4 000 personnes : il y a par conséquent un taux de consanguinité important. Le recopiage chromosomique génétique s'effectue toujours de la même manière : le plus fort l'emporte sur le plus faible, mais efface ou endort également l'élément le moins important.

Le système migratoire était donc une nécessité pour renouveler l'espèce : la race. C'est pourquoi les invasions avaient l'avantage de régénérer le capital génétique, ainsi les troupes napoléoniennes ont-elles aidé des populations en difficulté héréditaire à renouveler leur patrimoine... C'est le bon côté des guerres de l'Empire, vu sous l'angle eugénique.

Si l'on se penche sur l'alimentation actuelle nous constatons en permanence un surdosage de nitrates, de sulfates, de glyconates*, des éthyolates. Les groupes éthyles, les alcools éthyles qui sont à la base de nombreux pesticides ou les produits ammoniaqués ou les dérivés potassiques de synthèse vont donner des bases métalloïdes en milieu acide (de type chlorures ou sulfates) ou des bases métalloïdes elles-mêmes. On utilise des engrais de potasse, à base de zinc, de chlorure de zinc, de potasse zinguée, on emploie des dérivés d'éthanol, de cuivre dans les vignes, sulfates de cuivre, sulfates de zinc, et des dérivés mercuriels, notamment dans les amalgames dentaires. Il en résulte des sels que l'on retrouve dans la constitution de la sève des végétaux.

C. LES CÉRÉALES CARENCÉES SONT À L'ORIGINE DE MALADIES CARDIOVASCULAIRES

Les huiles d'arachide sont allergisantes, et les petits pots des enfants en renferment mais je souhaite vous entretenir d'un autre problème, plus important.

* Les glycoles résultent de la substitution des les carbures saturés de 2 atomes H par des oxhydriles alcooliques.

Prenons l'exemple de l'avoine, dont on devrait avoir des grains elliptiques. Si on trouve des grains à base d'hexagone, par exemple, ce sont des grains mutés, carencés. Si ces graines sont déficientes c'est par excès de sulfates, de chlorates, et par carence en oligo-éléments (sélénium, baryum mais aussi des sulfates de fer, des oligo-éléments ferreux). Si ces grains sont octogonaux ou hexagonaux, on obtiendra une farine avec des composés très particuliers et une composition chimique spéciale.

Les grains de blé étaient jadis ovales. Aujourd'hui, ils sont oblongs ou assez plats, certains sont totalement ronds. Il serait bon de les comparer à ceux de l'Antiquité ! Désormais, la constitution du blé en gluten est très particulière, très riche. L'inconvénient est qu'il passe très vite dans le tube digestif et devient à peine fibreux dans l'intestin.

Ses acides aminés et ses vitamines sont déformés et le pain qui en résulte génère des carences cellulaires en grand nombre, un chiffre exponentiellement croissant. C'est pourquoi le Dr Jean SEIGNALET[31] l'interdit à ses malades avec un certain succès.

Cette évolution ne peut s'inverser que sur une période d'un demi-siècle et encore... Il serait du plus haut intérêt de comparer à nos produits actuels l'analyse microscopique et chimique des grains recueillis dans les sarcophages des pharaons ou dignitaires égyptiens. Et l'influence des pesticides et des engrais industriels sur la forme et la composition des grains et des glutens serait d'excellents sujets de thèse de sciences...

Le pain, qui est fabriqué à partir de ces farines n'a pas les composantes biochimiques habituelles, ce qui entraînera, au niveau de la salive, des conséquences sous forme d'une série de réactions chimiques. La composition de la salive est acide en raison de la présence de CO_3-H_2, l'acide carbonique en faible teneur. Or, si la soude (NaOH) est trop forte dans la composition, elle suscite une agression des papilles de la langue, des muqueuses du palais mais aussi des glandes amygdaliennes. Elles seront rouges, infectées, irritées en permanence par cette salive, et on pourra y constater des infections surajoutées fréquentes. Tout cela résulte d'un désaccord

31. SEIGNALET, Jean, *L'alimentation ou la troisième médecine*, 3e édition, Éditions F.X de Guibert, Paris, (O.E.I.L.), 490 pages.

entre l'aliment résultant d'une farine devenue non appropriée (en raison des carences du sol) et des enzymes que le génome de l'organisme fait secréter. Or des millénaires ont été nécessaires pour organiser le rôle de ces ouvriers spécialisés selon les recettes biochimiques inscrites dans le génome.

On retrouve cette irritation, cette infection, tout au long du tube digestif. On aura donc une acidité chlorhydrique supérieure aux normes que peut supporter l'estomac, avec des conséquences au niveau de l'œsophage, du duodénum, du pancréas et de son atrophie secondaire mais aussi au niveau du système hépatique qui se dégrade. Le métabolisme du colon sera déséquilibré et, par conséquent, on aura un système immunitaire sans cesse sollicité pour permettre au sujet de survivre avec des défaillances. Quand le système immunitaire est défaillant, des réactions de rejet ou de défense apparaissent. Elles se traduisent par l'apparition d'allergies cutanées, d'érythèmes ou par des irritations des parois bronchiques, et jamais on ne se doute de l'origine du problème, le pain industriel ! Les bronches vont être soit dans une position spasmodique très active ce qui entraînera une insuffisance respiratoire, soit affectées d'une toux d'irritation pulsive provoquant des collages des membranes du poumon, donc l'apparition de bronchites répétitives, qu'on appelle aussi parfois asthmatiques ou asthmatiformes[32].

Quelle est la différence ? Aucune... parce qu'il y aura toujours une insuffisance respiratoire dont le développement est constant. Dans le premier cas, les sujets pourront évoluer vers une tuberculose ; dans le second, on a une ventilation forcée du sang, il ne peut fixer l'oxgène car il n'a pas le temps de le faire. Une autre évolution est possible, la ventilation insuffisante du sang qui est alors trop lourd. Ce sont des maux différents qui, en fait, résultent des mêmes troubles.

Cela produit un érythème pulmonaire de grande envergure. Si on fait une bronchoscopie et un prélèvement à l'intérieur des bronches, on voit qu'elles sont à vif et le diagnostic est aisé. Mais trouver l'origine des problèmes nécessite un effort de synthèse multidisciplinaire, ce qui est extrêmement rare en raison de l'hyper-spécialisation de chacun.

32. MOLINA, Claude, *L'allergie à l'aube du troisième millénaire,* John Libbey Eurotext, 1995. L'asthme serait à l'origine de 2000 décès annuels en France (coût annuel : un milliard de dollars).

Le système cardiovasculaire s'étouffe, aussi se rétrécit-il en conséquence car il ne va pas assez vite. Inversement, si le système cardiovasculaire est trop important, c'est alors le système artériel qui sera insuffisant.

Vous voyez où l'on peut parvenir avec ce genre de farines ! L'opinion de ceux qui ont pu dialoguer avec des boulangers et obtenir d'eux des renseignements sur la qualité des matières premières, sur les additifs autorisés sera vite faite : le pain actuel, dérivé de ces farines n'apporte plus les qualités requises à l'alimentation car des habitudes détestables ont été prises et les séries d'erreurs commises. Aussi en recueillons-nous l'effet cumulatif... Et les Agences Nationales de Protection du Consommateur se révèlent impuissantes.

D. Les allergies médicamenteuses

La consommation de produits issus de la pharmacopée industrielle provoque un grand nombre d'allergies. Pourquoi ? Le fait d'absorber ces molécules chimiques non conformes au fonctionnement métabolique normal des cellules de l'organisme donne, sur certains terrains, des réactions particulières, car l'invasion de ces médicaments va renverser les structures, bouleverser les équilibres internes. On induit un déséquilibre et, à ce moment-là, une invasion de réactions allergiques.

Par contre, si on accompagne le médicament d'apports alimentaires et vitaminiques suffisants, les modifications peuvent être bénéfiques. Les compléments sont positifs parce qu'ils permettent à l'organisme de retrouver un équilibre normal de fonctionnement et non pas de défense.

Toutes les nourritures frelatées créent des champs allergisants. En conséquence, les pédiatres, avec juste raison, suppriment soit le pain, soit les laitages,... Et de suppression en suppression, il n'y aura bientôt plus que des cailloux à avaler !

On observe des allergies après la prise d'antibiotiques mais également avec le pain congelé, car les gens deviennent allergiques au pain ! C'est pourquoi il faut toujours, lorsqu'on prescrit des antibiotiques, les limiter dans le temps et inonder le sujet de magnésium et de vitamines, afin d'assurer une couverture suffisante. On a l'habitude de donner de la levure, ce qui est très insuffisant, mais permet de préserver les muqueuses intestinales.

Les dix médicaments les plus allergisants sont les antibiotiques (pénicilline, céphalosporines, tétracyclines, streptomycines,...), les sulfamides, les anesthésiques, l'indométacine (antirhumatismal), les anti-inflammatoires non stéroïdiens, l'aspirine, la quinine, les barbituriques, l'héparine et les conservateurs des collyres. La liste n'est pas limitative, il faut y ajouter les bêta-bloquants, etc.

E. LES ALLERGIES DES SUJETS GREFFÉS

On a observé, dans certains cas de greffes d'organes, l'apparition d'allergies chez un sujet qui n'en était pas atteint, alors que le greffon était issu d'un sujet allergique à une alimentation donnée.

Pourquoi ce transfert de l'allergie particulière ? Tout simplement parce qu'il s'agit d'une mémoire du monde bactérien antérieur. Les tissus et les muqueuses du donneur n'ont pas changé, mais se retrouvant dans un monde déficient, en raison de traitements appropriés pour permettre à l'organisme receveur d'accepter le greffon, ils auront donc un champ libre d'expression. Certes, le greffon subit lui aussi les cyclosporines, mais il va s'imposer par rapport à une défense immunitaire, amenant une mutation bactérienne chez le greffé. La mutation du greffon, qui va dicter sa propre mutation au milieu bactérien d'accueil, s'exprime par ces nouvelles allergies. Il y a ainsi une double mutation.

On a rapporté, il y a quelques années, un cas d'allergie mortelle aux cacahuètes suite à une greffe provenant d'une personne allergique aux cacahuètes. Pourquoi ? Le greffon a emporté sa mémoire qu'il a transférée au système immunitaire défaillant. Si ce greffon avait subi une blessure physique, l'effet aurait été le même. Admettons qu'on ait greffé une cuisse antérieurement blessée d'un coup de poignard. La blessure va resurgir, non pas seulement sur la partie qui fut blessée, mais sur l'ensemble du corps du receveur et créer un champ infectieux.

Ce sont des choses que l'on peut constater dans les hôpitaux, mais jusqu'à présent, les médecins ne savent pas pourquoi. Ils disent qu'il s'agit d'accidents secondaires non prévisibles. L'accident secondaire, c'est cette réaction : un changement mutatoire du monde bactérien récepteur et émetteur. Cela fait donc trois changements. Le corps médical ne prend pas en compte cet aspect mémoire.

F. La mémoire allergisante

Prenons l'exemple d'un entrepreneur de maçonnerie ou plutôt d'un maçon de campagne qui utilisait, non seulement la pierre pour édifier ses murs mais aussi de la bouse de vache. On disait autrefois, et encore maintenant, que cet ingrédient permet d'éliminer le salpêtre. La boue mélangée à de la bouse s'appelle le pisé. Souvent, les maçons qui utilisent cette méthode deviennent allergiques au pisé. On leur dit généralement : « Arrêtez, vous reprendrez ensuite ». Mais lorsqu'ils se promènent à dix mètres d'un tas de pisé, ils ont une éruption cutanée, sans y toucher, tout simplement par contamination aérienne.

Il en est ainsi si le temps est sec. Mais lorsqu'il pleut, un champ constitué par la masse d'eau sépare le pisé des observateurs, et sans vent, on n'a pas de contamination rapide. Toutefois, en cas de proximité à dix mètres d'un tas de pisé, la pluie n'élimine pas la contamination visuelle, qui induit elle aussi une mémoire bactérienne. C'est pourquoi les sujets ont une éruption par réaction allergique d'un changement mutatoire.

Le simple fait de voir recréer l'ambiance, fait resurgir la mémoire. Il peut s'agir aussi d'une mémoire olfactive. Cela rappelle la célèbre description que fit TROUSSEAU[33], mais l'interprétation psychologique seule est incomplète. Elle n'est pas fausse mais a l'inconvénient d'occulter les racines plus profondes des phénomènes que l'on retrouve dans l'univers micro-biologique constitutif de nos cellules.

G. Importance des compléments alimentaires en Magnésium et Vitamines

Dans les effets secondaires des médicaments, on observe des changements allergiques par rapport aux formules chimiques. On

33. Il était allergique à la vue des violettes… arrivant dans une chambre d'une malade où il y avait un bouquet de violettes, il fit une crise d'asthme terminale.

aura ainsi des problèmes cardiovasculaires, des ennuis pleuraux, des séquelles pulmonaires, mais aussi des anévrismes, etc.

Comme on l'a déjà dit, si l'on associe la prise de médicaments à des vitamines et des compléments en magnésium, en donnant l'information cellulaire, bactérienne nécessaire, on va diminuer la formation d'allergène. En fait, cet accompagnement remet l'allergie à sa place pour permettre au sujet de vivre. Il donne la possibilité au système immunitaire d'être en mesure de neutraliser ou de réduire à sa plus simple expression l'effet allergique. Il en est de même avec les informations vaccinales qu'il faudra assortir de vitamines et de magnésium.

H. L'INFLUENCE SUR LE COMPORTEMENT ET LA PHYSIOLOGIE

Un individu qui a déjà fait plusieurs pleurésies deviendra allergique au moindre courant d'air, au moindre événement, à la moindre contrariété.

C'est ainsi qu'apparaît une psychologie des pleurétiques, comme il y a une psychologie particulière des rhumatisants ou des colitiques. Les bronchitiques renouvellent au moindre courant d'air les réactions allergiques des muqueuses respiratoires. Ce sont souvent des gens difficiles parce qu'ils sont toujours en train de pleurer sur eux-mêmes. Mais s'ils recouvrent un niveau immunitaire correct, ils vont se rééquilibrer, redevenir ouverts à ceux qui les entourent. Une évolution positive du psychisme crée un champ de forces qui va réharmoniser les cellules et reconstituer un rempart contre les agressions.

Comme vous voyez, on peut devenir allergique à tout ! Voilà une belle démonstration du rôle de la psyché sur les gènes…

I. CE QU'IL FAUT FAIRE ET NE PAS FAIRE

Si, par malheur, ce sujet a une contrariété quelconque, commet une nouvelle erreur, cela va remettre en route une mémoire pleurétique et l'amplifier avec tout l'apport antérieur édifié durant un grand nombre d'années. En résulteront des hernies pleurales avec des ulcères. La toux provoque des déformations des membranes, ce qui peut donner des bulles d'emphysème, mais aussi de véritables ulcères pleuraux, car le liquide s'écoulera dans le système pleural : en général, les deux vont de pair. C'est pour cette raison qu'un grand nombre de techniciens tentent de boucher les trous de la partie pleurale. Voilà l'origine de la mode chirurgicale du talcage si souvent pratiqué, et parfaitement absurde. Elle sévit encore de nos jours sans que l'on ait intégré le problème…

Comment améliorer la situation ? C'est tout simple, la seule chose à faire est de réutiliser des ventouses, alors qu'elles ont disparu de l'arsenal thérapeutique ! Non seulement il faut aspirer, mais aussi renforcer le système immunitaire par un nettoyage cellulaire à haute dose.

Parfois, sur ce terrain apparaît un mycélium qui ressemble à un cancer, et les meilleurs s'y laissent prendre. C'est pourquoi on trouve des sujets en chimiothérapie alors qu'ils ne sont pas cancéreux, mais mycellieux. C'est un phénomène infectieux.

Si on inonde l'organisme d'antibiotiques pendant un certain temps, on va le mettre en état de neutralisation. Le laboratoire annonce : « Il s'agit d'un champignon non pathogène », mais en fait, il est toujours pathogène.

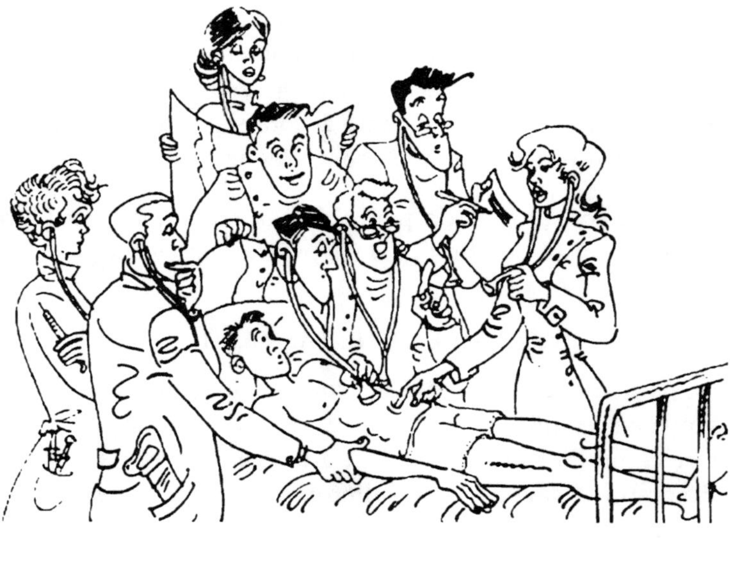

Si on mesure les constantes physiques, c'est un terrain d'acidose. Cela signifie qu'il y a aussi des carences en manganèse, en zinc, en potassium et dans toutes les vitamines. Sur le plan chimique c'est en permanence une balance. Je ne dis pas une lutte, car cela impliquerait que l'un l'emporte sur l'autre, alors qu'il s'agit d'un échange.

Le champ allergique devient conquérant par défaillance du précédent, pour retrouver un équilibre donné. À cet instant, on a l'expression d'un rejet. S'il y a intoxication par excès, c'est que le milieu, lui, est en déséquilibre immunitaire. Si on rétablit l'équilibre, on va neutraliser l'apport.

J. LES PIQÛRES D'INSECTES OU DE REPTILES SONT ALLERGISANTES

Que se passe-t-il à l'occasion des piqûres de reptiles venimeux ? Il était classique de dire que lorsqu'on est mordu par un de ces animaux, il fallait boire du lait comme contrepoison. Or, si on examine chimiquement les protéines du lait, on ne trouve strictement rien, aucune structure chimique qui exerce une action contre l'intoxication due au venin.

À part le venin, selon le serpent, il a été injecté une forme de curare, un anti-coagulant ou un coagulant. Si l'on regarde la composition de cette substance, on constate qu'il y a seulement deux espèces de venins dans la nature. Selon le dosage, c'est un anti-coagulant ou un coagulant. Un groupe de vipères injecte un coagulant qui agit en quelques heures. D'autres reptiles secrètent des anti-coagulants qui vont transformer le sang en un liquide semblable à l'eau, d'où des changements de pression au niveau du cœur qui n'est pas habitué à ces phénomènes.

Je crois que le crotale avec ou sans lunettes laisse une heure ou deux au sujet, guère plus. Avec une vipère, on a cinq à huit heures de survie, et quelques minutes avec le trigonocéphale. L'anti-coagulation va beaucoup plus vite que la coagulation.

Bien sûr, en cas de piqûre de vipère, si vous buvez du lait vous fluidifiez votre sang, vous luttez donc contre la coagulation. Mais si c'était de l'eau, l'effet serait identique. Par observation les anciens disaient que le lait était un anti-coagulant, anti-venimeux pour une espèce locale, cela permettait de donner une certaine chance de survie. Mais le lait n'a rien d'un anti-poison.

L'impression très désagréable de froid vient de la coagulation, car la circulation se ralentit.

On retrouvera des problèmes d'allergies parce que l'injection de venin va neutraliser la défense immunitaire. Il faut aussi mentionner le phénomène d'allergie à toute nouvelle morsure, car la psychologie compte également : celui qui se fait piquer régulièrement n'a plus la défense immunitaire nécessaire pour pouvoir résister.

Certaines personnes sont allergiques aux piqûres de guêpes. Au bout de la énième piqûre, elles développent des thyroïdites, c'est à dire une agression auto-immune évolutive de la glande thyroïde avec, pour conséquences, de très importantes hypothyroïdies avec rétention aqueuse, sommnolence, accompagnées parfois d'autres phénomènes.

C'est l'injection du venin, une forme chimique diluée mais voisine du curare qui arrête le fonctionnement des glandes thyroïdes, de l'hypophyse, de l'hypothalamus, épargnant cependant les surrénales (sinon les personnes décèderaient).

Les allergies aux piqûres d'insectes entraînent des gonflements, le volume de l'œdème est considérable et dans certains cas, l'individu va périr asphyxié. On dénombre quatre-vingt décès en France par an, notamment lorsqu'il y a piqûre de guêpe au niveau de la langue ou de la lèvre. En effet cette muqueuse ne possède pas de système défensif adéquat. Pour pouvoir résister, elle augmentera son volume d'oxygène afin de rétablir le système immunitaire. Celui-ci est adapté aux aliments, aux infections bucco-dentaires, ainsi qu'aux affections aériennes, aérobies, mais pas à ce genre d'infection.

S'il y a piqûre d'abeille dans la cavité buccale, la langue va doubler de volume pour essayer d'apporter le plus possible d'oxygène, mais ce faisant, elle asphyxie le sujet. Il faudrait donc pouvoir tirer sur la langue et la coincer pour éviter l'asphyxie des voies aériennes supérieures...

Comme vous pouvez le constater, l'allergie est un phénomène assez vaste.

K. LES ALLERGIES D'ORIGINE PSYCHIQUE

La philosophie des allergies, c'est qu'il y a mille et une philosophies possibles. Et ces allergies auront toutes des conséquences psychologiques importantes.

Mais il faut aussi mentionner une forme d'allergie très particulière : les allergies au travail.

Celui qui est confronté à un travail qu'il n'aime pas se détruit. S'il n'est pas fait pour le travail qu'on lui impose, cela lui crée des allergies. Un forgeron ne peut vendre des soutiens-gorge ou des jupes, il ne sentira pas bien. Si un aristocrate doit devenir commerçant forain ou charrier du fumier dans les fermes, il va créer un champ allergisant très important parce qu'il ne sera plus dans son milieu.

Quand on change des hommes de territoire, on a également un phénomène d'allergie tout à fait nouveau. Un asiatique placé dans un pays au climat océanique celtique, développera souvent des problèmes urinaires. Un noir survivra bien sûr dans un pays nordique, mais son système immunitaire se trouvera neutralisé par le froid : son corps va refuser la situation, il deviendra allergique.

L'allergie est donc un champ dans lequel peut se placer toute une série de situations possibles lorsque le sujet n'est plus en harmonie avec le milieu dans lequel il vit et n'a plus de raison de vivre. Si un agriculteur devient allergique à ses champs, c'est parce qu'il n'arrive plus à comprendre ce qu'il fait, ni pourquoi il le fait. Ce sont des états d'âme qu'il faut savoir comprendre. C'est pourquoi, actuellement, il y a tant d'allergiques.

Il existe aussi des allergies à tout travail, car il y a effectivement des personnes qui sont allergiques à l'idée même de travailler. Pourquoi ? Parce qu'elles sont dans un milieu où l'utilité du travail n'est plus considérée. Une notion fondamentale a disparu, celle de l'utilité de sa place dans la société, le pourquoi de son existence. Si des parents se sont tués au travail, s'occupant à peine de leur progéniture, ils auront des descendants qui s'identifieront et suivront leur exemple, mais ils risquent d'en avoir un qui s'édifiera en contre-identification, et ne voudra rien faire. Il s'ingéniera à vivre d'expédients, déclarant : « Il n'y a que les imbéciles qui travaillent ».

On pourrait raconter cette histoire d'un couple qui avait réussi à faire un enfant avec bien des difficultés, parce que tous deux étaient mal dans leur peau : l'homme se prenait pour une femme, la femme pour un homme, se créant des allergies permanentes. Ils s'irritaient l'un l'autre, devenaient ulcéreux, et chacun pensait : « Pourvu que la science invente le transfert ». Scientifiquement, un jour, cela pourra peut-être se produire, mais l'homme devenu femme deviendra alors allergique à autre chose. Parce qu'il faut savoir s'accepter et se comprendre.

Un grand nombre de sujets, actuellement, vivent plutôt mal ces situations de transsexualisme. Ainsi, ils n'arrivent pas à comprendre leur propre démarche, un refus de l'existence, et sont persuadés que la situation inverse leur faciliterait la vie. Il est vrai que lorsque l'on naît femme, on est plus gâtée, plus chouchoutée, et que lorsque l'on naît homme, on a le pouvoir, bien sûr. C'est pour cette raison qu'il y a tant de femmes en mal de pouvoir.

Mais le pouvoir, que donne-t-il ? Bien des responsabilités, des faits, des actes, que le corps ne pourra pas asssumer. Admettons qu'on arrive à transmuter les individus grâce à des attributs extérieurs masculins ou féminins. Il sera toutefois impossible de changer l'intérieur du corps, la vessie de l'homme aura toujours une prostate, et s'il devient une « femme » cela lui causera bien des problèmes.

Évidemment, on peut avoir une apparence féminine. L'homme réussit à le faire. Mais le problème est que la prostate restera et ne fonctionnera plus comme avant ; elle va se développer, se durcir, théoriquement et logiquement, en une masse qui va engorger la vessie. On aura par conséquent des fuites et un système hépatique différent. Lorsque on dissèque un foie d'homme ou un foie de femme, on s'aperçoit qu'ils ne sont pas identiques. Et si on place un fœtus dans le ventre de l'homme, on écrase non seulement l'intestin mais aussi le système hépatique.

Le bassin de la femme est plus large, fait pour le travail qui permet de donner la vie. Ainsi, les formations osseuses permettent d'affirmer qu'on restera toujours un homme ou une femme. Si un individu devient allergique à lui-même, c'est un refus de sa nature. Il ne cessera de se blesser, de se mutiler, alors son corps le blessera.

On voit, en effet, de plus en plus d'hommes s'habiller en femme, ou effectuer les travaux ménagers, la cuisine, passer l'aspirateur, alors que la femme se transforme en homme, va chercher du travail, commande, dirige, comme si cela lui faisait du bien. Encore ne serait-ce qu'un jeu… Mais, c'est un jeu grave, en ce sens qu'il crée un monde d'allergies.

C'est pourquoi on voit au niveau du bas ventre de ces individus apparaître des ulcérations, de l'eczéma. On peut leur prescrire du soufre, des pommades de ce que l'on veut, le problème s'aggrave. Il en est de même pour la femme.

Quelle est la solution ? Il n'y en a aucune…

Lorsque les champs allergiques sont créés, comment les faire régresser, comment neutraliser les mutations bactériennes ? Prenez l'exemple des mineurs de Zola, les personnages des *Misérables* ou ceux de Balzac, vous allez retrouver ces mêmes problèmes : l'allergie du pique-assiettes ou du fonctionnaire, de la famille soi-disant heureuse. Ce sont des descriptions certes caricaturales, mais elles sont représentatives de l'espèce humaine. Mais comme actuellement on se noie dans les particularités de laboratoire, les réactions physico-chimiques d'une myriade de tests, on perd l'idée du tout.

Chapitre 13

CONCLUSIONS

A. CONCERNANT L'AGROALIMENTAIRE

COMBATTRE CES FLÉAUX, C'EST D'ABORD FAIRE CESSER LA POLLUTION DES SOLS.

L'utilisation des engrais chimiques en France représente chaque année 500 Kg à l'hectare soit 15 millions de tonnes pour le pays. Chaque année, 200 à 1 000 produits chimiques nouveaux arrivent sur un marché qui compte déjà 60 000 substances de synthèse. Les paysans sont les premiers pollués, donc les premières victimes, la colonisation chimique des corps étant le pendant de la pollution des sols.

Le chiffre d'affaire mondial des pesticides est passé de 3 milliards de dollars en 1972 à 50 milliards en 1999. J'ai observé un certain nombre de glioblastomes (tumeurs cérébrales) mortels chez des paysans utilisant des dérivés hexachlorosulfurés... Et je ne suis pas le seul à avoir effectué le rapprochement ! Cependant si cette notion est devenue classique, cela n'arrêtera pas le massacre. Pour l'amiante, plus d'un demi-siècle d'attente a été nécessaire avant d'observer une réaction administrative donc politique.

La dégénérescence des sols par pollution chimique industrielle ne concerne pas que les nappes phréatiques mais aussi l'humus, c'est-à-dire la couche vivante et nourricière où les champignons, les bactéries et les insectes font un pont entre les mondes minéral, végétal et animal. Nous savons que les herbes carencées rendent malades les ovins et bovins.

Une équipe de la prestigieuse Université de CORNELL (États-Unis) a montré que l'érosion des terres arables entraînait des pertes chiffrées à 16 tonnes de terre cultivable par hectare (environ 1 mm d'épaisseur par an) aux États-Unis. En France on l'estime à 20 tonnes et à 34 tonnes en Espagne. Or, si la couche d'humus disparaît, le désert s'installe irrémédiablement. Néanmoins la restauration de l'humus est possible en utilisant :

- soit la technique d'un complexe minéral allemand élaboré à partir de 16 oligo-éléments dynamisés[34] ;
- soit par l'utilisation d'extraits d'orties et des bactéries lactiques comme Michel BARBAUD[35] l'a démontré dans son exercice de terrain en zone sinistrée (Catalogne).

Certes il est nécessaire d'avoir une industrie alimentaire, comme les autres industries, mais à condition :

1. qu'elle nous délivre des produits de qualité,
2. d'avoir un débit de vente correct, et notamment au niveau des entrepôts un délai de dépôt qui ne dépasse pas 48 heures au grand maximum,
3. qu'il n'y ait pas de surproduction, ni d'entreposage massif durant des mois, ce qui entraîne des déformations chimiques importantes du produit..

Il ne faut pas escompter un changement radical pour demain mais si actuellement la sarabande industrielle nous impose de sacrifier une fraction de la société, il faudra bien qu'elle évolue quand elle se trouvera confrontée à des montagnes de cadavres, et que tous les systèmes de sécurité sociale des différents pays seront en faillite.

Nous sommes tout près d'une crise alimentaire autrement plus grave que celle de la vache folle, ce qui n'est pas peu dire. Tous les éléments, tous les engrenages chimiques, micro-biologiques sont là, face à l'état carentiel d'une majorité de la population.

Disposons-nous de solutions positives face à cette situation ?

La cuisson à la vapeur est un moyen d'éliminer tout ou partie de l'élément pathogène. Prenons l'exemple d'un produit modifié ou suspect, par exemple des tomates achetées dans un supermarché, manifestement d'origine hors sol, et que l'on désire absolument les

34. METABOL

35. Gingko-Agro-Conseil, Cité Torcatis, 66000 PERPIGNAN.

faire cuire. Il est bon de leur faire subir un lessivage. C'est ce qui se passe dans le couscoussier où la vapeur d'eau vient éliminer une partie des éléments négatifs des produits chimiques que le maraîcher a généreusement diffusé dans ses serres.

La conservation temporaire et surtout une salaison adéquate, c'est à dire une salaison que l'on peut effectuer soi-même sont à conseiller. **Il ne faut pas recouvrir la viande d'une poignée de sel** car le sel est très mauvais pour la santé s'il est en trop grande concentration. Je me souviens d'une étude ancienne selon laquelle la durée de vie des Coréens qui ajoutent systématiquement du sel aux plats, n'excède pas 45 ans. Les gens décèdent d'hémorragies cérébrales méningées et de calcifications artérielles généralisées. En Indonésie, pays voisin où depuis des millénaires on a l'habitude d'utiliser des épices, parfois fort agressives pour le palais, les individus vivent plus longtemps.

En France, la consommation de sel est beaucoup trop élevée. Il en résulte un grand nombre d'hypertensions et 30 000 à 50 000 décès annuels d'après les différents auteurs. L'hyper-activité du sodium est néfaste, le chlore l'est aussi et la production de soude NaOH tout autant.

On peut mettre quelques grains de sel à fondre et surtout des épices, diverses plantes, du poivre que l'on dispose autour de la viande. Il n'y a pas besoin d'en ajouter beaucoup, une pointe de couteau, une petite cuillère suffisent. Ces baies de poivre ou de piment vont tomber au fond du couscoussier mais il ne faut surtout pas les manger car **elles ont absorbé une grande partie des toxiques.**

La vapeur a pour but d'aseptiser. Elle déclenche sur ces épices l'excrétion d'une essence volatile. Ce n'est pas le grain de poivre qui est antiseptique mais l'essence aromatique dégagée. Dans cette vapeur, on va retrouver différents produits qui pénètrent non pas au cœur de la viande mais seulement de quelques millimètres et cela réduit déjà la nocivité du produit.

Vous qui cuisinez, vous avez tous planté de l'ail dans un rôti, c'est une épice particulière. L'ail piqué dans la viande dégage un parfum, un jus, une essence que la viande capte. Ce que l'on dispose autour du morceau de viande ne doit pas être consommé ensuite.

Seuls les fuseaux qui ont été piqués dans le rôti peuvent être mangés et il faut jeter le reste des épices.

On m'a posé la question, au cours d'une conférence, s'il fallait éplucher les gousses d'ail : bien évidemment ! C'est comme si on se mettait un suppositoire avec du plastique ! Au cours d'un remplacement à la campagne, j'ai eu l'occasion d'entendre un grand-père venu se plaindre que cela le grattait et n'avait aucun effet sur son angine, on comprend pourquoi ! Il serait peut-être bon, dans les programmes scolaires, d'apprendre à lire les modes d'emploi au lieu de bassiner les enfants avec une foule de notions parfaitement inutiles.

Voici quelques petits moyens qui ne sont pas suffisants pour éradiquer les problèmes mais qui peuvent permettre de les juguler, c'est pourquoi je conseille volontiers de planter dans son jardin du thym, du laurier, du romarin, de la sauge même s'ils poussent dans un sol pollué, ils permettront au consommateur de gagner un bon tiers d'amélioration.

Que faut-il penser des marinades ? Les lapins, les lièvres subissent, dans les marinades, coutume campagnarde, une fermentation bactérienne. Le phénomène biochimique de l'autolyse des cellules est bien connu. Un animal qui a couru, pour sauver sa vie, est bourré d'acide lactique, le consommer aussitôt après laisse un goût particulier, la viande est dure.

C'est pourquoi tous les bouchers savent qu'il faut laisser reposer les viandes car elles « travaillent ». Les enzymes d'autolyse présentes dans les cellules vont améliorer le goût des viandes. Mais si on pratique une marinade, il faut jeter le vin après usage et surtout ne pas cuisiner avec. Ne pas hésiter à employer un vin de qualité plutôt qu'un sous-produit, ce qu'on a aussi trop coutume de faire. Pour les puristes, il serait bon de prendre un vin issu de vignes ayant poussé sur des coteaux orientés au Sud, et bien ensoleillés

Autre condition : ne jamais prendre du vin blanc car il est trop acide. Il n'est pas pur, contient des produits chimiques, des colorants, donc utilisez toujours un vin rouge. Et contrairement à ce que l'on pense, ni du Bordeaux, du vin du Rhône, de Touraine et du Jurançon qui ont tous des excès de tanins. Il vaut mieux prendre des vins rouges de Bourgogne, quelques Graves, des vieux vins de Cahors de qualité, quelques Bourgueil, des vins de l'Ariège car trop de tanin va entraîner des calcifications. On observera un alourdissement du sang après les repas chez les sujets. Avec des vins de Bourgogne, ou de Cahors, dont les tanins sont plus fragiles, plus biodégradables, cela ne se produit pas.

Parfois, on observe un dépôt de tanins épais sur la viande, comme un film qui se développe assez rapidement d'ailleurs à une température trop généreuse : c'est un excès d'un dérivé de carbone. En fait, ce sont des dépôts de carbonates, carbonate d'éthyle ou d'acéto-éthyle et ils ont de graves conséquences. Ainsi dans les familles de chasseurs et dans les sociétés de chasse, on observe un grand nombre de couperoses très importantes. Cela donne un bon teint apparent mais ces gens sont plus souvent que de coutume affligés d'œdèmes respiratoires, cardiovasculaires, d'œdèmes variqueux et de troubles vasculaires généralisés. Ces comportements pathogènes ne s'observent généralement pas en dehors des chasseurs !

Si on utilise les marinades dans la constitution des sauces, la digestion sera lourde, difficile. Les convives auront à vivre après les repas des heures pénibles. Après des années de consommation de ces produits très indigestes, on constatera un grand nombre de colites et même de recto-colites. C'est pourquoi je conseille vivement de n'utiliser que des produits énoncés plus haut afin d'avoir une digestion plus aisée.

Souvent on s'interroge sur la consommation de vin à chaque repas : le mieux est de ne pas dépasser un verre de très bon vin. Deux verres c'est déjà trop, excepté me direz-vous, dans les grandes occasions. Un ami me disait : « On voit plus de vieux ivrognes que de vieux médecins ! ». Il est vrai que cet homme, disciple de Rabelais, avait un compte à régler avec le monde médical qui distribue généreusement des toxiques mille fois plus puissants que ceux que je viens de signaler. C'est pourquoi, au cours de ce repas, un autre ami philosophe, homme de laboratoire devait lui rétorquer : « Je n'ai jamais vu un vieux médecin pas plus qu'un vieil ivrogne dépasser l'âge de raison ! ». On pourrait y ajouter pas plus qu'un colitique…

B. Conclusions générales

L'humanité ignore toutes les règles élémentaires non seulement de la bonne hygiène de vie mais aussi les règles élémentaires du régime alimentaire ! S'il est vrai qu'il faut se laver les mains comme le souhaitait Louis Pasteur, il est tout aussi nécessaire de suivre d'autres règles d'hygiène.

La règle d'or est d'avoir un sol en harmonie avec les gaz de l'air et que ces gaz soient propres. Ceci afin que l'eau de pluie qui traverse puisse nous apporter toute l'énergie du cosmos, et qu'elle ne se charge pas de déchets intempestifs, car l'énergie sera alors modifiée dans un sens ou dans un autre par rapport à l'équilibre lentement élaboré au cours des millénaires.

Si l'eau de pluie est acidifiée, il se produit une réaction chimique concernant non seulement sa propreté mais aussi sa composition. Il en résultera des déséquilibres entre les différentes polarités de cette eau. Elle sera agressive si elle contient trop d'eau lourde ou trop d'atomes d'hydrogène lourds. Le monde végétal soumis à cette agressivité sera corrodé. Les sols au contact des gaz internes de la terre, provoqueront un développement de radon et de xénon, gaz rares et lourds. Par conséquent, il y aura une mutation, au niveau des racines, des végétaux, de la sève. Et dans les eaux on constatera une augmentation des sels de carbonates, de sulfates, de nitrates, de zincates, etc... Une évolution vers des sels métalloïdes, amenant donc une certaine toxicité, fera réagir certaines espèces bactériennes.

Nous devons comprendre cette règle fondamentale et incontournable : en évoluant, le composant végétal affecte tout le monde animal, des insectes jusqu'aux mammifères supérieurs, donc l'homme. Tous les maillons de cette chaîne mutent successivement.

Que sera cette nouvelle mutation ? Très vraisemblablement le développement d'un univers d'insectes microscopiques, avec des générations nouvelles, porteuses elles-mêmes de mutations ! Cette évolution est désormais inéluctable parce que le monde animal microscopique aura eu le temps d'acquérir une certaine résistance, aussi pourra-t-il emmener avec lui une toute nouvelle forme de vie bactérienne.

En conséquence, les hommes vont se retrouver face à l'apparition de gonflements, d'œdèmes, de piqûres, d'irritations de la peau, mais aussi des muqueuses : un monde d'allergies sans cesse croissant, mais d'allergies nouvelles.

L'humanité doit trouver comment y faire face. Devons-nous nous résigner devant cet univers que le développement industriel a généré ? Eh bien non ! Il faut transmettre, informer, former, décrire, car plus on le fera, plus on précisera les choses. En cela on tissera une toile d'araignée et pris dans cette toile, les pollueurs majeurs seront contraints à des prises de conscience, à une autre manière de voir et d'agir.

On retrouve la pollution mentale, bien sûr, à la base de toutes les dérives du monde agronomique, agroalimentaire, ou médical. C'est l'appât du gain, le pouvoir de la richesse, qui a été, et sera toujours à la base de ces errements. L'université n'est que le miroir des hommes, elle reproduit leur propre décadence. Les manières changent, mais le fond reste le même. Seul le présentoir est différent, la mise en scène, les apparences sont autant de costumes que les acteurs réutilisent pour jouer la même comédie. Il est nécessaire de l'évoquer, bien que cela ne change rien à la situation.

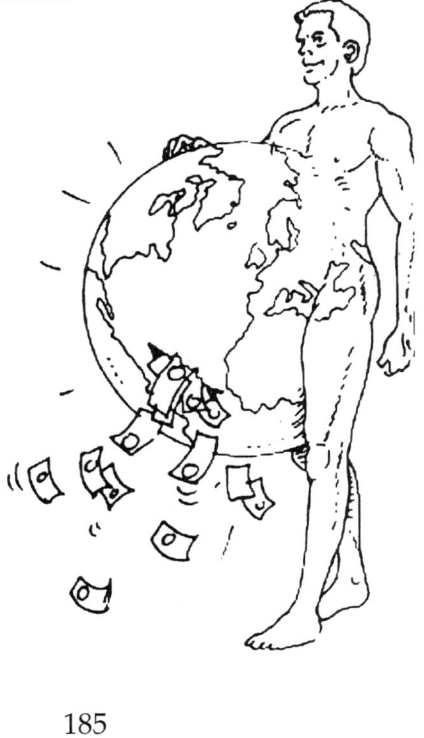

C'est à l'homme lui-même de se dépolluer par sa propre évolution ! Sinon, de tout temps, l'humanité a connu des fléaux et leur a survécu. Quelle est la différence entre César Auguste, Attila, Genghis Khàn ou Hitler ?

Seules les époques diffèrent, l'homme s'est toujours considéré comme l'égal du loup et, en conséquence, en a pris les manières ! Ainsi est-il le principal prédateur de ses semblables, et sa psychologie n'est qu'une résultante de ce comportement.

C. LA PAUVRETÉ EST UN FLÉAU

Le Président BUSH Junior, dès son investiture, a déclaré : « La pauvreté est un fléau, mais l'État ne peut y subvenir ». Certes, mais derrière cette constatation on peut se poser la question : peut-on appliquer une politique ne favorisant pas ce fléau social et humain ? Notre société a toujours su utiliser habilement la paupérisation, tout simplement parce qu'elle est un réservoir d'agents influençables. On se sert de l'homme comme d'un animal domestiqué. En effet, celui qui a le ventre vide cherche par tous les moyens à le remplir.

Certaines formes de pouvoir politique prennent un tel système pour assise. Or, plus la paupérisation est importante, plus le rôle policier l'est aussi, car il faut savoir aussi contrôler cette masse. Cela justifie donc les moyens d'une politique policière qui encourage la délation, polices secrètes et polices officielles. Sans oublier l'avantage, pour les gouvernants, d'avoir l'œil sur le monde parallèle de la combine et des magouilles, pour le plus grand bénéfice du milieu financier.

Mais ceci constitue un véritable fléau parce qu'effectivement, placer une part de la population dans un état tel qu'elle sera la proie de calamités physiques et psychologiques, va générer une certaine forme d'indignité. Dans cette situation, les archaïsmes primordiaux règnent en maître et la notion d'esclavagisme revient en tapinois. C'est un mot que je lance et qui peut bien sûr vous choquer. L'esclavage a été combattu par nos pères et nos grands-pères mais, en fait, il n'a jamais disparu. On peut qualifier ainsi la manière récente d'utiliser l'influence, la pression colossale sur les masses pour en faire des soldats, c'est-à-dire de la chair à canon, ou de la chair à finance.

Si quelques écrivains célèbres ont pu s'exprimer à travers des romans comme *Les Misérables* ou comme ceux de Zola ou de Balzac, cette population de travailleurs qui, en principe, devrait peser sur le niveau de vie n'est pas prise en compte, et ne pèse que dans l'expression des révolutions. S'il y a révolution, c'est parce que les gouvernants ont été assez maladroits pour ne pas avoir assez anticipé la pression des masses.

Comme disait un économiste : « On peut toujours donner 100 F à un pauvre, il n'en aura jamais assez pour vivre. » C'est tout à fait exact, mais s'il n'a rien, il sera encore plus pauvre qu'avant. Alors, il ne s'agit pas de lui donner une somme d'argent, mais les moyens de « bien être » et de pouvoir se réaliser.

La paupérisation, c'est l'abrutissement, l'esclavage. C'est pire qu'une épidémie de peste et de choléra au niveau social, car il s'agit là de la destruction de l'homme.

Or, bien des économistes nous l'ont dit, notre société broie les hommes et cette destruction peut très bien basculer d'un clan à un autre ! Un jour, un homme est riche, le len-demain, il peut être très pauvre. La récente crise asiatique nous en a donné quelques exemples. Le gouvernant l'oublie en général, qu'il soit politique, industriel ou financier.

Car tout être qui possède un pouvoir oublie cette loi. Certes, la paupérisation permet de mettre en application des modes de fabrication plus rapides et peu coûteux, mais ne fait-on pas aussi le lit des révolutions, des mouvements sociaux ? Ne constituons-nous pas par là une litière d'esprit génératrice de philosophies nouvelles fumeuses, destructrices, dégradant plus encore la situation ? Ne crée-t-on pas aussi une situation favorable aux risques endémiques ?

La richesse d'un pays résulte de cette masse paupérisée, quel que soit le gain réalisé. Si on ne pense pas à l'individu, si on ne lui permet pas de se nourrir qualitativement et quantitativement d'une façon correcte ; s'il ne peut pas se développer et occuper la place qui lui est nécessaire afin de se maintenir dans un équilibre de santé, toute tension induite, tout pression, va plus ou moins engendrer une forme de paupérisation sociale, financière, philosophique ou politique. Il en résulte ce que l'on ignore trop des grandes faiblesses des systèmes immunitaires car utiliser la peur, le stress, c'est favoriser la renaissance des épidémies et la dégénérescence, non seulement du sujet, mais aussi de l'espèce.

La solution est simple : que chacun tire profit de son emploi pour s'exprimer fondamentalement, jouir de la vie en toute quiétude et ainsi assumer l'entretien normal de sa famille.

La paupérisation c'est l'impossibilité pour un grand nombre de personnes d'accéder au travail. Si une société n'est pas capable d'en donner, dans le respect de la dignité humaine, si la liberté d'expression est réduite à néant, si les financiers ont intégralement manipulé et garrotté l'univers des médias, toutes les conditions qui mènent à la catastrophe sont remplies.

Imaginons : vous gagnez 100 euros. Or pour vivre, il vous faut 400 euros, et 100 euros ne vous serviront à rien. Si par une loi très particulière, on vous fait cadeau de 400 euros, il n'est pas utile de travailler ! Mais le travail constitue un troc, l'échange nécessaire entre l'individu et la société.

La paupérisation n'est pas l'état de celui qui n'a rien, mais de celui qui ne peut pas vivre avec ce qu'il a : voilà le problème ! Les arcanes administratifs sans cesse renouvelés recréent un labyrinthe et ne génèrent qu'une ribambelle de fonctionnaires, certains utiles, d'autres nuisibles. Le pouvoir qui repose sur ces légions bureaucratiques est aveugle.

Je travaille pour avoir un échange, tous les échanges nécessaires pour constituer une famille. Pouvoir assurer ma survie, mais aussi celle de ma descendance, un toit…

Permettre par une formule d'assistanat à un homme de survivre n'est pas satisfaisant : « Je te donne 100 euros pour que tu ne puisses rien dire ou rester chez toi, et cacher tes vices ». Non, il faut lui proposer un travail utile afin qu'il puisse être valorisé en le faisant, ne pas être brisé dans son équilibre psychologique, et qu'il lui soit possible de s'exprimer.

L'univers des syndicats et des politiques n'a pas d'autre but que d'assurer un pouvoir semblable à celui des religions. Tout comme l'évêque ne sert qu'à instituer une hiérarchie, il en est de même pour le préfet, l'œil et le bras du Gouvernement.

Un pouvoir, qu'il soit judiciaire, exécutif ou législatif, voire financier, reste toujours un pouvoir. S'il se rigidifie, se calcifie, que va-t-il utiliser ? Tous les moyens nécessaires pour perdurer et confisquer tout le reste, c'est-à-dire la liberté et l'initiative individuelle.

En ce qui me concerne, je préfère avoir un riche industriel en face de moi qui me tienne ce langage :

« J'ai mille employés, donc quelques milliers de ventres à nourrir et je fais le nécessaire pour qu'ils le soient correctement, qu'ils aient une demeure correcte. Qu'ils m'appellent Monsieur et pensent derrière ce qu'ils veulent, ce n'est pas mon problème, qu'ils se moquent de moi, ce n'est pas là non plus une question. Mais que ma fortune permette de développer l'entreprise pour qu'elle redistribue la richesse dégagée à les nourrir, à les éduquer, à leur enseigner et que, par la suite, les jeunes qui viennent de cette masse aient la capacité de discerner et de continuer : c'est cela le rôle du chef d'entreprise, ce n'est pas autre chose. Il n'a pas à comptabiliser ou à quantifier la masse financière de ses avoirs ! »

Qu'il en récupère une partie pour son bien-être, par rapport à la masse des capitaux qu'il a pu investir, à condition que cette somme ne soit pas disproportionnée, cela ne pose aucun problème. S'il capitalise 100 euros et qu'il en retire 100 000, je dis que c'est un abus de pouvoir. S'il place 100 euros et qu'il en retire 1 000, à condition que sa descendance s'implique dans le travail et non pas dans l'oisiveté, cela reste convenable.

Il faut éviter à tout prix la paupérisation de la masse, sinon on retrouvera, dans certains quartiers de Chicago, de Berlin, de Londres, comme de Paris, les rebuts, les rejets de la société, soit alcooliques, soit drogués. Autrefois, c'est dans ces milieux que se montaient toutes les bandes criminelles qui mettaient à exécution les desseins les plus noirs. C'est aussi là qu'on recrutait la chair à canon ou les tueurs à gages, ceux qui étaient chargés des basses œuvres des polices secrètes comme les meurtres des différentes mafias.

Pour se nourrir, ils acceptaient toutes les offres : supprimer l'un, blesser, enlever, ruiner certains, brûler des bâtiments, voler. Combien d'enfants ont été enlevés par la police secrète parce que l'industriel ou la famille étaient des opposants politiques ?

Ce n'est pas parce qu'on s'appelle Monsieur THIERS, que les familles doivent se mettent à vos pieds... S'il a pu mater la Révolution de Janvier, avec une férocité sans égale, quelle partie de l'armée a-t-il utilisée ? Eh bien il n'a pas pris les régiments d'élite ! Dans tous les pays, le pouvoir, quel qu'il soit, agit ainsi, la France étant plutôt, dirais-je, dans le peloton de tête.

L'Institut politique du Vatican est du même gabarit. Si vous en parlez à un jésuite, il vous le soufflera entre deux lignes, du moins à l'oreille. Un bénédictin ne verra que les parties négatives, un augustin aura encore un autre point de vue.

Qui a mené la révolution française ? Des illuminés bien encadrés, entourés du bas-fond de la société. Ils ont voulu le gâteau et le miel et, comme l'ours, ils se sont rués, précipités pour aller le prendre dans les riches demeures.

Nombre d'entre eux sont devenus comme des loups, sautaient sur tout ce qui bougeait, ils n'ont guère fait de différences. On a utilisé à cet époque cette population pour acomplir les plus basses œuvres.

C'est donc la paupérisation qui est à l'origine de la violence et d'un grand nombre de méfaits, c'est pour cela qu'un ministère de la qualité de la vie, s'il ne s'attaque pas à cette lèpre sociale, n'est qu'un emplâtre sur une jambe de bois, une façon hypocrite de se donner bonne conscience.

La révolte n'est jamais mauvaise conseillère. C'est l'orgueil qui se greffe sur elle qui est le pire des conseillers, car il consiste à être toujours indisponible à soi-même !

D. LA DÉSERTIFICATION DE LA PLANÈTE S'ACCÉLÈRE

Rachel CARLSON, dès 1962, dans un ouvrage, lançait un cri d'alarme sur les ravages causés à la faune par le DDT. « Le printemps silencieux », un livre retentissant n'eut aucun effet limitatif sur l'usage délirant des insecticides.

Un état actuel de la situation vient d'être publié[36] par R.E. GREEN, M.F. HEATH et P.F. DONALD : les trois quarts des oiseaux de la campagne anglaise ont disparu. Les pratiques agricoles européennes sont responsables de cette hécatombe (-78 % de perdrix grises, -75 % d'alouettes, etc.). Les herbicides et les insecticides sont à l'origine des impacts sur la faune, notamment la réduction du nombre des insectes et indirectement des oiseaux. Même les espèces communes comme le moineau, le bruant jaune sont touchées (- 70 %).

Bientôt, nous aurons un paysage lunaire sans chants d'oiseaux, parallèlement à la réduction des espèces aquatiques déjà soulignée dans les revues scientifiques américaines.

« Mille cinq cent à deux mille espèces de plantes à fleurs disparaissent chaque année, sur deux cent cinquante mille. C'est le fait de l'Homme. » Jean-Marie PELT (Président de l'Institut Européen d'Ecologie, écrivain) dénonce l'épouvantable philosophie invasive des firmes internationales. En produisant du maïs transgénique et quelques dizaines d'autres OGM, elles mettent en péril l'avenir de l'humanité en toute impunité.

« J'espère que les OGM ne déverseront pas dans nos organismes des virus qui créeront de nouvelles maladies. Ces gens-là ne nous disent d'ailleurs pas que c'est impossible. Ils ne veulent pas s'engager, au risque d'affronter des procès si ça arrive. » (L'Est Républicain, 24 novembre 2000, Conférence de J.M. PELT à Nancy).

Le problème a été développé dans *Le transgénique, le début d'une catastrophe*[37].

36. *Proceeding Royal Society of London Biological*, 2001, 268 pages.

37. HERZOG Bernard, *Le Transgénique ; les premiers signes d'une catastrophe*, Éditions du CRAM, Montréal, Québec, 2000, 300 pages.

Pour conclure, j'utiliserai une phrase de Nietzsche, « *Le désert croît grâce à ceux qui protègent le désert* ». Heidegger a longuement commenté cette phrase en isolant deux niveaux de culture :

1. Les simples, la plèbe, ceux que le Général appelait « les veaux », que dans l'antiquité on appelait les ilotes : tout simplement la masse qui ne désire pas évoluer, ni s'éveiller.

Permettez-moi d'ajouter que les médias s'organisent à merveille pour réussir cette anti-culture décérébrante. Il suffit d'allumer son poste de télévision, de parcourir le vide d'une certaine presse écrite pour comprendre comment la désinformation organisée maintient le peuple dans un état de grave paupérisation culturelle.

2. Les universitaires (je cite Heidegger) qui nous ont longuement mais sûrement préparé ce monde de schizophrènes par rejet de la chair, « cachez-moi cette chair que je ne saurais regarder », ont profondément institutionnalisé le dégoût de l'animal.

Il faut tuer les rats, les souris, tous les germes, c'est exactement le thème de la minéralisation schizophrénique de notre planète. On trouve un grand nombre de malades mentaux dans l'Université. Ils sont utilisés par les industriels pour accroître leurs bénéfices.

Quand on connaît les rythmes scolaires asphyxiants de nos enfants, auxquels on dérobe leur jeunesse et toute liberté, on comprend aisément que le système scolaire a été dévoyé afin de sélectionner une hyper-productivité destinée aux lobbies industriels. Le peuple accepte sans trop récriminer, il verse l'impôt de la sueur et du sang pour suivre des directives contraires à la survie de chacun.

Les apprentis sorciers sont des malades en train de minéraliser la planète, de désertifier nos terres, et bientôt de réduire l'humanité de façon drastique. Il faut avoir un cerveau très particulier pour imaginer un tel programme, bien sûr, mais après tout, on a bien su élaborer la myxomatose pour les lapins !

Heidegger, en évoquant ces deux populations, opposait les pervers et les rares sujets éveillés, qui instruisent les autres de la vérité ou s'efforcent de le faire malgré toutes les difficultés rencontrées. Le peuple, lorsqu'il est correctement informé trouve tout naturellement les solutions positives car il y a plus d'intelligence dans plusieurs cerveaux qu'en un seul ! Plus on échange, plus on s'enrichit. Ainsi, je m'enrichis grâce à l'échange, et je change ainsi mes façons de penser et d'être, de me comporter. C'est pourquoi j'accorde autant d'importance à mes visiteurs, car chacun est un monde différent qui m'enrichit sans cesse.

La perversion consiste à empêcher l'information, à l'inverser, à la rendre opaque, obscure. On pouvait voir récemment dans *Le Nouvel Observateur* la photographie des quatre principaux capitaines d'industrie qui tiennent sous leur influence l'information française. Des écrits anglo-saxons ont fait de même sans plus de succès.

L'information est confisquée, déformée à dessein. Si un journaliste désire publier la vérité, son article est censuré, on lui coupe les vivres, par conséquent il n'est pas libre : toute l'édition française est muselée par des organisations financières.

La censure n'appartient plus aux autorités religieuses, mais est aujourd'hui le fait des lobbies industriels qui ont totalement colonisé et inféodé le monde de la Presse et de la Santé. Comme la grande Presse équilibre son budget avec la publicité, les riches annonceurs ont tous les droits, notamment le blocage complet de l'information.

Notre époque est donc celle des pervers et de la perversion. La pollution agroalimentaire et les innombrables méfaits sur la santé des populations ne sont que les conséquences de cette situation.

De même, les désordres climatiques écologiques sont l'effet en retour des excès commis par l'industrie des hommes, qui ont créé une dysharmonie sur la balance des échanges avec la Nature. Puissent-ils en prendre conscience au plus vite et rétablir un équilibre harmonieux, c'est ce que chacun de nous souhaite !

En 1915, Albert SCHWEITZER avait posé comme principe fondamental de toute morale le respect de la vie. Qu'en avons-nous retenu et mis en application ? Il suffit d'observer la réalité quotidienne pour répondre à cette question…

Aussi pour conclure, je répéterai les propos de cet homme de science et de foi qui vient de s'éteindre, marcheur infatigable en quête d'un absolu de pureté, comme le Petit Prince, émerveillé jusqu'à 98 ans :

« Cette nouvelle morale du respect de la vie devrait permettre à notre pensée de transcender les raisonnements anthropocentriques où elle se cantonnait jusqu'ici, pour découvrir la profonde unité du monde vivant et la solidarité des choses et des êtres d'un bout à l'autre de la chaîne des organismes. Il faut retrouver ce que l'homme moderne a depuis longtemps perdu, le sens du cosmique. » Théodore MONOD.

Nantes, décembre 2000

Annexe 1

L'AMOUR DU PAYSAN

Le petit paysan voudrait devenir grand
Rien de plus naturel dit le petit paysan
De paysan, il devient agriculteur
C'est une question d'honneur !

Mais voilà, il intéresse l'industrie
Un obstacle pour le petit
Mourir ou en prendre son parti
Enarques et technocrates pensent pour lui

Dans ses interrogations, « où est le respect ? »
De la nature, des animaux, de l'homme dominé
Il cherche à comprendre « Que veut-on de nous ? »
De manipulations en manipulations, à le rendre fou.

Entraîné dans le grand tourbillon
Où l'on ne parle que de pognon,
On le comble de subventions,
Le brave paysan devient l'envieux de toute une nation.

Dois-je abandonner toute la sagesse
Enseignée par mes parents dans ma jeunesse ?
Signer le pain avant de le trancher,
Geste d'alliance du travail de l'homme éclairé ?

Respectueux de la Nature dans sa totalité
Ce que tu récoltes, tu donnes à tous à manger,
L'honneur et l'amour est d'aimer la terre
Afin que chacun puisse se satisfaire !

Mais que fera-t-on de toutes ces industries,
Sources intarissables d'argent et de chimie,
Si on ne favorise pas les épidémies et allergies ?
Ce serait la mort de toute une pharmacie !

Dans cette bataille infernale,
Le petit paysan attend son issue fatale
Tel un animal docile face à un serpent affamé ;
L'ogre est là, attentif, à l'avaler sans aucun respect

Dans ce monde, où le mensonge est roi,
Plus il est gros, plus on y croit ;
Tu ne trouveras aucune vérité,
On a supprimé le mot « Respect ».

Pensant à nouveau à sa terre,
Le petit paysan au regard austère,
Pense à sa famille, pense aux consommateurs :
La terre, la vie sont aux mains des manipulateurs !

Un jour, Toi humble paysan agriculteur,
Un jour, Vous paisibles consommateurs,
Vous vous réveillerez pour dire : « Respectons la nature et la vie ! »
On s'associera Tous dans l'amour pour notre survie.

Par **Joseph LEMEUR,**
Ancien paysan,
Ami d'André POCHON

Annexe 2

UNE « DESTRUCTION » MULTIFORME DES CAPACITES HUMAINES DES PERSONNES ET DES GROUPES

INTRODUCTION

De tout temps, la possibilité pour les hommes et les femmes de se réaliser eux-mêmes n'a jamais eu d'importance. L'histoire nous montre que la priorité des divers pouvoirs a toujours été de disposer d'une force de travail, d'une force de guerre, d'une capacité de reproduction de la population. Les conditions de vie minimales ont été distribuées pour garder une potentialité de continuité sans révolte ingérable. *Panem et circenses,* du pain et des jeux... pour que la « masse » survive.

Notre époque n'est pas pire que les précédentes, elle n'est pas meilleure non plus. Seules les modalités du mépris et de l'irrespect ont quelque peu changé. Le percevoir permet de comprendre que la réalisation humaine ne sera pas offerte, elle sera un chemin à tracer non seulement au travers d'événements imprévus mais aussi de pièges tendus. L'homme est, et restera son pire ennemi.

Pourtant, dans notre monde, des hommes et des femmes réussissent à choisir de vivre et de rendre capable de vivre. Mère Térésa l'a merveilleusement exprimé dans son *Hymne à la Vie* [texte en annexe]. Elle s'est enracinée elle-même dans un univers de misère, en particulier à Calcutta. Consciente de l'aspect non pas fatal mais volontaire de l'écrasement, elle a aidé une multitude de gens à retrouver leur capacité de vie et à la mettre en œuvre avec d'autres.

Pourquoi donc revenir encore sur ce thème déjà tellement exploré dans le passé ? Parce qu'en comprenant mieux les tenants et aboutissants des processus, il devient possible de s'aider les uns les autres à se situer, et ainsi de redevenir malgré tout au quotidien des « acteurs » libres, riches en qualité et profondeur de vie humaine.

DES SIGNAUX D'ALARME

Ouvrons les yeux sur les réalités et les événements auxquels nous sommes mêlés et qui constituent la toile de fond de l'existence quotidienne d'une grande partie de nos contemporains occidentaux. À côté de réelles réussites, à côté de prouesses techniques souvent très médiatisées, et d'une vie relativement facile pour plusieurs... des déchirures profondes vont en s'élargissant.

L'honnêteté réclame de le noter aussi. Chacun peut le faire aisément, même si l'observation est meilleure à plusieurs. Il est urgent de nous réveiller de notre torpeur et de nous relever.

Une montée du suicide.

Les taux de suicide sont élevés dans nos pays. Et pourtant les statistiques ne comptabilisent que les morts violentes dûment étiquetées par les organismes officiels. Il faut y ajouter un nombre indéterminé de morts lentes recherchées, qui conduisent à un départ nettement plus précoce que prévu. Quant aux conduites suicidaires, les estimations ne portent, elles aussi que sur les éléments officiellement mesurés. Au risque d'obtenir des chiffres encore plus alarmants, il serait normal d'ajouter diverses conduites dangereuses, certains accidents de la circulation et autres.

Tout cela coûte cher en vies humaines et en handicaps définitifs. En France, par exemple, on compte annuellement 12 000 morts par suicide, tous âges confondus, et les tentatives atteignent 50 000 pour la seule tranche d'âge des jeunes. Cela devient un problème de santé publique. Depuis quelques années, journées d'études et de prévention sont organisées par des associations, car ni les parents ni les éducateurs ne peuvent prendre leur parti de cette vague déferlante qui les atteint directement.

Au-delà des chiffres et des statistiques, les praticiens de l'écoute et de l'aide, lorsqu'ils mettent en commun leurs observations, voient se dessiner quelques lignes de compréhension du phénomène.

Sans vouloir être exhaustif, on peut en citer trois :

- Les attitudes suicidaires, chez les jeunes surtout, sont toujours un cri, une provocation pour attirer l'attention sur une désespérance, sur une situation ressentie comme voie sans issue et où il est impossible de tenir seul.
- Les mesures de prévention et d'aide sont indispensables. Elles ne sont pourtant qu'une goutte d'huile dans un immense engrenage où tout un ensemble sociétal est en train de se gripper.
- Une culture de mort et non de vie est en train de se répandre comme une inondation. Dans un utilitarisme qui se veut conquérant et tout puissant, il n'y a plus guère de place pour la patience créatrice. Et ainsi, se développe une société du tout ou rien.

Une extension de la violence.

Parmi les attentes exprimées dans les sondages, le thème sécuritaire prend de l'ampleur. Ce n'est pas que chez nous tout soit à feu et à sang, loin de là. Mais une certaine gratuité de la violence semble être de plus en plus ressentie. Celle-ci est le fait d'individus ou groupes de plus en plus jeunes et elle peut se porter sur n'importe qui et n'importe quoi. On ne va pas faire de mal à une mouche mais on va « buter » un homme sans faire de sentiment. L'irrespect devient comme naturel, ce qui n'empêche pas de crier contre l'injustice, les inégalités, le chômage, la guerre... L'humain n'est plus un seuil qui pose question et à l'égard duquel un choix s'impose.

Les travailleurs sociaux sont confrontés à cette banalisation. Bien sûr, nombre d'entre eux savent qu'ils servent de bonne conscience à une société par ailleurs largement créatrice d'irrespect. Cependant, lorsqu'ils essaient de comprendre ce qui se passe de façon à mieux aider, en hommes et femmes de terrain, ils évoquent des jeunes abandonnés à eux-mêmes, sans référence solide permettant de se situer.

Parfois même, ils parlent d'une ambiance publicitaire laissant croire à une vie facile, à portée de main, sans effort et sans limites. Si l'existence est une sorte de « mélasse », où plus rien n'est important, pourquoi ne pas en profiter quand l'occasion se présente ?

Une intolérance exacerbée.

Aujourd'hui, dans notre monde, tout paraît, et doit être « immédiat ». Les rapports personnalisés se raréfient, les identités se sentent menacées par l'anonymat. C'est le règne du « on » et non plus du « je », du « tu » et du « nous ». Si l'on n'obtient pas tout de suite ce que l'on attend, on s'énerve vite et parfois fortement. Et l'on est exigeant, plus soucieux des droits que des devoirs. La satisfaction des désirs l'emporte sur l'échange mutuel. Renfermés sur leurs besoins, parfois d'ailleurs gravement insatisfaits, des groupes se radicalisent. Les individus simplement « différents » sont perçus comme des concurrents. Il est vrai que la concurrence est omniprésente depuis longtemps. Quand il y a surproduction d'un produit, on accuse le voisin de marcher sur nos plates-bandes mais on n'en supporte pas la réciproque. C'est « à la guerre comme à la guerre ». Aux élections municipales ou législatives, la parité hommes-femmes est promue, mais la priorité absolue reste de prendre et de garder le pouvoir à tout prix.

On n'a plus le temps d'attendre, de s'apprivoiser les uns les autres. On ne s'embarrasse plus de ce qui est lourd à traîner et de longs détours. On exige et c'est tout. En sous-main, certains pouvoirs peuvent avoir intérêt à désarticuler le corps social, et à monter les individus les uns contre les autres. Cela laisse le champ libre à leurs intérêts. Et pendant que les groupes s'entre-déchirent, les affaires peuvent se développer sans bruit.

Pour beaucoup d'hommes et de femmes responsables au quotidien, une question devient lancinante : reste-t-il encore un « bien commun » ? Si la réponse est non, n'est ce pas la possibilité même d'une vie en collectivité qui éclate en morceaux ?

COMPRENDRE QUELQUES « PROCESSUS »

Si nous sommes plus éveillés, nous pouvons maintenant observer de façon plus précise et « comprendre », c'est-à-dire prendre avec nous les diverses composantes de la réalité, en essayant de n'en gommer aucune. Cela ne pourra se faire qu'à plusieurs. Reprenons *l'Hymne à la Vie* de Mère Térésa : quelle expérience profonde devait-elle avoir pour nommer aussi simplement ce qui est constitutif de l'humain ! Dans cet esprit, nous nous contenterons d'attirer l'attention sur quelques processus et enchaînements actuellement en cours. Ce sera ensuite à chacun de réfléchir et de chercher avec d'autres.

Une promotion « d'individus-robots-consommateurs »

Dans nos pays occidentaux, ce qui saute aux yeux en premier lieu, c'est la « profusion » de biens et services ; de produits attractifs et apparemment à la portée de tous.

À y regarder de plus près, ce développement n'est pas si spontané. Il est la résultante d'un forcing continuellement relancé pour une extension de la consommation. On cherche à séduire ceux qui sont solvables, les autres étant simplement oubliés. Et le nombre de ceux qui tombent en dessous du seuil de pauvreté augmente...

Prenons deux manifestations types :

- L'Organisation Mondiale du Commerce cherche par tous les moyens à étendre et généraliser le commerce international. Tous les secteurs et produits susceptibles de devenir rentables sont destinés à entrer dans le régime de marché, de l'alimentation et la santé à la culture et l'éducation... L'offre rentable part à la conquête de tous les secteurs.
- Plus près de nous, l'évolution de la distribution s'est précipitée. Certes quelques artisans-commerçants très qualifiés dans leur créneau demeurent en pleine vitalité, mais supermarchés et hypermarchés sont devenus dominants partout. On y trouve tout au même endroit et la même chose en tous lieux. Tout, c'est à dire des produits de plus en plus industrialisés et standardisés. Les propositions sont très larges, mais tout est passé au crible de la distribution « de masse ».

C'est le royaume du sensoriel et de la profusion des biens, des couleurs, des sons. Une marée d'incitations est mise en place pour capter les besoins malléables de consommation en tous domaines.

Ces zones de grande distribution, à peu près semblables partout, sont un vaste champ où inutilité, loisir et plaisir se côtoient gaiement à longueur de journée, de semaine, toute l'année. Les foules y déambulent comme elles s'agglutinent l'été pour se dorer au soleil. Pour un observateur extérieur l'ambiance est surprenante : chacun côtoie l'autre sans rien échanger et sans prêter attention à ceux qui l'entourent.

D'autres lieux plus virtuels fonctionnent de même. Dans les médias, que de séries standards dont seule la langue est vaguement adaptée à celle du pays acheteur. Sur Internet, l'individu seul devant son écran peut surfer de proposition en proposition presque à l'infini.

Un contexte de société finit par se créer. Tout tend à se réduire au festif de l'avoir et du paraître. On nous fait croire que le meilleur des mondes est en train d'émerger et que seuls les arriérés s'obstinent à le refuser. Laissez-vous convaincre ! Surtout ne vous fatiguez pas inutilement à observer et à réfléchir vous-même ! Les « pilotes » pensent pour vous et votre bien, alors vivez donc enfin…

Par petites touches et en douceur un filet se tisse et les appâts sont prêts pour prendre les poissons au son de la musique. Les mouches, elles aussi, s'attrapent mieux avec du miel. L'attirance est telle qu'elles se précipitent et ne s'aperçoivent du piège qu'une fois engluées. Poissons ou mouches, les individus sont dépersonnalisés, atomisés, déconnectés de tout et dispersés. Sous une apparence de liberté totale, ne serait-ce pas l'uniformité programmée ?

Et en pointillé apparaît une ligne dominante : chacun est hypnotisé et tout prêt à se laisser mener par le bout du nez. Tout est à portée de la main à condition de se laisser faire et d'être rentable. Dans cet environnement, demeurer « acteur » capable de poser des choix et, éventuellement, de dire NON demande un lourd effort.

Le but final semble être la création d'une masse la plus grande possible de gens avachis, étourdis. Consommateurs de n'importe quoi le plus longtemps possible, ils sont massifiés en douceur.

Les capacités d'initiative créatrice et de collaboration ne sont pourtant pas mortes. Elles manquent d'occasion de mise en œuvre et sont endormies. Face à une catastrophe naturelle ou une guerre, avec la nécessité de survivre par soi-même au-delà disons de trois mois, le réveil serait brutal et les pertes nombreuses, car certains ne sauraient plus assumer l'élémentaire. Notre société actuelle est très fragile et vulnérable malgré les discours lénifiants. Ceci étant, ceux et celles qui auront su rester eux-mêmes, à la fois enracinés et ouverts, feront le nécessaire pour maintenir ou recréer les conditions d'une vie communautaire.

Une neutralisation des points d'appui collectifs.

Le passé et ses institutions solidement plantées ont connu bien des faiblesses et des dysfonctionnements. Inerties, contraintes, rigidités et enfermement ont souvent pesé lourd. Et cela n'a guère permis de voir les aspects constructifs qui y étaient mêlés. Nous ne sommes tout de même plus à l'époque des gros piliers et des murs d'enceinte ! Les usagers du réseau routier ne s'aperçoivent de la qualité habituelle de son entretien que lorsque celui-ci vient à faire défaut. Ainsi s'est constituée une attente de réforme et de transformation des institutions, au nom des droits et libertés. Qui ne serait pas pour les libertés ? Et chacun y va de SA réforme, apparemment en ordre dispersé...

Aujourd'hui, être moderne, c'est vivre en avant et non pas tourné vers le passé. Mais y a-t-il encore réellement place pour une Histoire en train de se faire ? Nous ne savons plus nous percevoir comme une résultante, pour une part, de la créativité des générations passées. L'idéal aujourd'hui promu, c'est d'être dans la presque pure nouveauté d'un présent tout tendu vers un futur.

De nos jours, être moderne, c'est plutôt être dans les flux que dans les enracinements, qu'ils soient territoriaux ou sociaux. Il est de bon ton de poser comme s'excluant mutuellement racines et courants de communication. Prenons seulement quelques exemples :

La famille est fortement chahutée par l'éclatement des couples, les recompositions, les situations monoparentales, mais aussi par le chômage et la précarité. Malgré tout, les liens familiaux gardent une vitalité et une capacité d'adaptation étonnante. La famille demeure un des lieux majeurs de ressourcement et de continuité dans l'existence.

Les syndicats, les institutions politiques, les regroupements intermédiaires sont maltraités. Ils sont souvent mis en cause directement, discrédités de diverses manières, appelés à jouer un rôle qui n'est pas le leur ou tout simplement contournés... parfois avec la complicité silencieuse de tel ou tel responsable.

La vie associative continue de se développer, mais elle risque d'être un à côté de la vie sociale si elle se laisse cantonner dans les interstices de la vie économique, politique et culturelle. Les discours sur la mondialisation comme seule réalité marquante démobilisent les acteurs et les écartent d'un regroupement plus modeste autour des problèmes concrets de la vie « ensemble ». On nous répète sur tous les tons que la libéralisation est la seule voie d'avenir.

En même temps nous observons une montée des corporatismes, un durcissement des minorités ethniques, religieuses, etc. Nous assistons à un émiettement de la société en diverses formations aux options opposées, et à un poids croissant des groupes de pression. Tout cela ne favorise-t-il pas l'éclatement d'un « bien commun » plus large et plus essentiel ?

En tout cas ces divers phénomènes finissent, eux aussi, en se cumulant, par dessiner une ligne : la neutralisation de tout ce qui peut constituer une « colonne vertébrale » de la vie en société. Le tissu social est dévalorisé. À la limite on ne garderait que le local, restreint et fermé sur lui-même, et le mondial. Les tâches banales, mais indispensables à l'existence et la vitalité des niveaux intermédiaires, des « relais » de socialité, sont reléguées, laissées au bon cœur de quelques-uns.

Allons-nous sans retenue vers un monde « virtuel », fluide, utopique ? La société sera-t-elle à structures molles et à géométrie variable à volonté ? Heureusement, l'inverse existe aussi sans bruit : des jeunes et des anciens restent en dialogue ouvert et solide, et face à des événements tragiques, des gens savent inventer rapidement les moyens de s'entraider pour faire face.

Une mise sous pression d'un individu laissé à lui-même.

De multiples façons, en particulier à travers les médias, un contexte de société est créé et entretenu : les individus sont comme propulsés dans les nuages. Par facilité, certains médias développent souvent des problèmes sur lesquels nous n'avons aucune prise. Ils nous transforment en spectateurs-voyeurs.

Il y a d'heureuses exceptions avec d'excellentes présentations d'information, de documentaires et d'émissions culturelles. Mais une toile de fond d'inquiétude est le paysage globalement dominant. Une sorte de mobilisation s'opère suivant le mot d'ordre : tout va mal et on n'y peut rien, sinon déplorer ensemble cet état de fait.

Pourtant dans le concret nous pouvons être acteurs, réellement. Évidemment, de ce travail de fourmi, qui occupe la plus grande partie de la population au quotidien, il est difficile de tirer des titres accrocheurs... Il est plus facile de montrer la vie en rose ou la planète à feu et à sang. Des journalistes, bons pédagogues et aimant leur métier, savent donner goût aux réalités significatives même toutes simples. Mais dans l'ensemble il y a peu de place pour les réalisations positives.

De façon diffuse et souvent peu visible, une pression multiforme est exercée sur l'individu. Le stress est entretenu par la peur de perdre son emploi, la course à la productivité, la vie trépidante, la consommation de masse standardisée et ses stimulations. L'avenir reste incertain. L'allongement de la scolarité retarde l'ancrage sur un terrain stable, et même hautement qualifié, on n'est pas sûr de trouver un travail intéressant.

Il en résulte alors une sensation d'abandon ou d'enfoncement dans des sables mouvants. On se sent pris au milieu de décisions venues on ne sait d'où, ni de qui, ni pourquoi.

Les orientations données peuvent changer brutalement et les individus sont sommés de s'adapter au plus vite. Peu importe la vie familiale et le reste. Chacun devient un grain de sable déplaçable au gré des mouvements de la mer ou du vent. C'est l'insécurité, la perte de confiance en soi et de la reconnaissance par les autres. Le voilà tel un passager laissé à la dérive, sans moyens, sans repères, soumis à un apparent hasard et à ses aléas.

Finalement, l'individu se retrouve en position de vulnérabilité, voire d'implosion.

De plus en plus, les exigences pèsent de tout leur poids. Dans les offres d'emplois, souvent les débutants sont récusés d'emblée. Il faudrait être un vieux routier avant même d'avoir commencé. Et cela ne dure guère : dès la quarantaine la mise au rebut peut se profiler. Il faut être au « top niveau » continuellement, compétitif, toujours en pleine forme, jamais limité.

Cela devient culpabilisant de ne pas être parfait ou gagnant comme tout le monde. Car tout est fait pour laisser croire que la réussite est générale et qu'il n'y a que quelques ratés. Alors faut-il s'étonner que les antidépresseurs soient de plus en plus vendus et consommés ? Faut-il s'étonner du développement des conduites de fuite : bandes violentes, drogues, sectes ?

Dans ce contexte, l'écrasement n'est pas inéluctable et de multiples réalisations en sont la preuve irrécusable. Des groupes de parole et d'entraide entre personnes confrontées à la précarité fonctionnent de façon efficace, durable, et ils donnent à d'autres l'envie d'en faire autant. Un climat nouveau naît lorsque les gens redeviennent capables d'observer par eux-mêmes ce qui se passe autour d'eux, capables de se parler les uns aux autres, capables d'assumer les questions de survie dans un minimum de dignité. Il en est de même lorsque peuvent être réalisés des travaux utiles à tous. Des liens entre ces réalisations peuvent être développés…

Une concentration de populations déracinées.

Dans nombre de pays l'urbanisation est ancienne et s'est fortement développée avec la révolution industrielle. Les politiques successives de la Ville ont dû faire face à bien des difficultés, en partie insolubles, car elles ne provenaient pas de la Ville elle-même.

Quartiers en crise, saturation de la circulation, phénomènes de ghetto, délinquance chronique, anonymat… La liste est longue des problèmes dus à la concentration de population.

En quelques décennies l'industrialisation a presque complètement soumis l'agriculture. Le nombre des exploitations et des agriculteurs a chuté de façon massive. À partir d'un certain manque d'agriculteurs n'y a-t-il pas basculement dans l'occupation du territoire par une population ? Et un déséquilibre espace/population n'est-il pas inducteur de fragilité grave, voire dramatique pour l'avenir ?

La course à l'industrialisation a souvent été accompagnée d'un déracinement plus ou moins total et sous différents aspects de certaines populations. La séparation marquée entre lieu de travail et habitat amène à de longs déplacements journaliers, mais augmente aussi beaucoup la pénibilité et la durée du travail, en particulier pour les femmes qui font journée double ou presque.

De vastes zones d'habitat, type ZUP ou autres sont quasiment sans commerces de proximité ; ce sont des dortoirs. Les espaces de grande distribution se sont implantés à la périphérie des grandes villes. En période de mutation ou de récession, il y aura un entassement d'individus souvent au chômage, loin de leurs familles et plus ou moins perdus dans l'anonymat.

La concentration, le déracinement et l'anonymat sont bien souvent le « bouillon de culture » des problèmes sociaux, sanitaires et autres. La gouvernance devient difficile, malgré toutes les mesures policières qu'on voudra. Dans ce labyrinthe tous les problèmes peuvent se croiser, se cumuler. Quand, cherchant des solutions, les autorités prennent les choses par un bout, les problèmes redémarrent par un autre. Cela ressemble à un incendie qui couve et qui, au moindre vent, peut repartir d'on ne sait où.

En exact contrepoint à la concentration se dessine une dévitalisation ou désertification de vastes zones rurales. Une industrie est utile et nécessaire, mais ne doit-elle pas garder certaines proportions ? En venir à des processus d'industrialisation totale de tout ce qui bouge conduit à quoi ? Manipulations techniques et financières étalent au grand jour leurs résultats dans le monde agricole. Elles conduisent directement à des produits presque chimiquement préfabriqués et à des paysans transformés en pions, en exécutants qu'on utilise. Ce n'est plus un monde d'acteurs mais de robots aux mains de quelques puissants, de « pantins » dispersés, de grains de poussière dans un immense marché.

Finalement, se profile une véritable mise hors circuit des relations et des actions de « proximité ». Nous entendons beaucoup de discours sur la décentralisation et la revitalisation des espaces mais pourquoi donc si peu d'actes ? Cela ne va-t-il pas à l'encontre de certains intérêts ? La capacité des personnes et des groupes de se prendre en main et d'échanger réellement est contrecarrée, en douceur certes mais de plus en plus.

Le tissu social n'est pas actuellement un tissu vivant, dynamique et bien irrigué. Néanmoins, il n'est pas mort et reste sous-tendu par des réalisations constructives. En bien des endroits une vraie vie de quartier se constitue, les gens se chargent eux-mêmes de résoudre les problèmes de la vie quotidienne. Des lieux de convivialité renaissent ; des espaces d'échanges de savoir, de savoir-faire, de savoir-être jouent leur rôle. Dans certaines villes, des « jardins familiaux », des associations permettent ré-enracinement et tissage de relations de proximité. Une question cependant demeure : quand des gens sont tombés en dessous d'un certain seuil, peuvent-ils encore avoir accès à ces opportunités ?

Ramollissement et mélange de tous les repères.

À notre époque, les repères ne manquent pas ; c'est plutôt le règne de la quantité. Comme au supermarché, il y en plein les rayons. Les présentations varient, parfois certains sont mis en promotion. C'est le jeu continuel des changements de place et d'habillage.

Depuis plusieurs décennies, « il est interdit d'interdire ». La multiplication des interdits avait fait des ravages, mais on est passé d'un extrême à l'autre et on en remet volontiers dans la ligne de la libéralisation.

Cela provoque des dysfonctionnements dans la nouvelle société. Des interdits peu nombreux mais nets ne seraient-ils pas des balises délimitant et donc ouvrant un champ de possibles à vivre effectivement ? Faute de balisage n'obtient-on pas un marais qui s'étale, un labyrinthe où beaucoup se perdront ?

Une pratique devient courante ; celle d'inverser les logiques. C'est un procédé qui a fait ses preuves dans la guerre psychologique, et la perversion n'est pas d'emblée visible pour le profane. Aujourd'hui, dans les domaines de l'alimentation ou de l'environnement, c'est au consommateur de faire la preuve qu'on l'empoisonne. Moyennant quoi il est au service de l'industrie et non plus l'inverse. Est-ce sans problème ? Autour des questions de brevetage du vivant, les combats font rage pour gommer la différence entre simple analyse et invention créatrice. Les exemples d'inversion par glissement minime dans les mots employés se multiplient.

Une autre façon de procéder est de tout mettre au même niveau et d'agiter le flacon pour que tout se mélange bien.

Dans un grand sentiment de générosité, nous allons bientôt mieux prendre soin des animaux que des humains. Nous sommes appelés à avoir des élans successifs mais sans aucun lien entre eux. Le tabou, ce sont les limites, les devoirs et les contraintes : « mon enfant à dix ans fait ce qu'il veut »... Gare aux dégâts à l'adolescence ! Mais on ne regarde pas si loin. Avec cette éducation molle, encouragée par la société de consommation, la transmission de génération à génération ne subira-t-elle pas quelques ruptures ?

Un principe est continuellement affirmé : dans notre société tout est susceptible de débat. Mais est-ce bien sûr ? En réalité les plus forts non seulement ouvrent et ferment la discussion mais décident entre eux des sujets dignes d'y être soumis. N'est-ce pas la prise de pouvoir habillée en un semblant de démocratie ? Et le ramollissement des repères, en induisant l'inconsistance, ne conduit-il pas à la dictature consommatrice programmée ? Mais comme c'est pervers d'oser penser cela !

Au bout du compte infiniment de gens sont perdus et tournent comme des girouettes au gré du vent. Ce n'est pas qu'il n'y ait plus de cartes ni de boussoles, mais on n'apprend plus à s'en servir. Beaucoup deviennent incapables de discernement et, de ce fait, ne peuvent plus décider, c'est à dire être créateurs en actes et non seulement en discours.

Au milieu de ce « déboussolement » promu, des individus continuent de vivre avec une certaine sagesse. Des pédagogies de la prise en compte des réalités fonctionnent un peu partout. Elles articulent les uns aux autres les apprentissages élémentaires de la survie, du respect de soi et des autres, de la nécessaire collaboration pour avancer.

Mêmes endormies, les ressources de la volonté demeurent vivaces. Nombre de parents sont encore capables d'éduquer à la vie, et des groupes savent, avec souplesse et dans la bonne humeur, donner goût aux exigences d'un devenir humain.

DES « CLEFS » POUR AGIR

En analysant quelques processus vécus aujourd'hui, nous avons vu que tout n'est pas blanc ou noir. Certes on tente de promouvoir une dominante, mais quantité de réalisations équilibrantes et dynamisantes existent ou perdurent. L'humain est paradoxal : l'homme est son pire ennemi, mais en même temps son nourricier infatigable. Quelle facette va l'emporter sur l'autre et au prix de quels efforts ?

Il est temps d'examiner quelques possibilités d'action accessibles à tous. Ce sont des actions simples, au quotidien. Elles paraîtront à certains modestes et trop faciles pour être intéressantes. Ceux qui ne croient qu'aux grandes orientations, répondant point par point aux processus établis sur le plan mondial, n'y trouveront pas leur compte. Mais d'autres qui auront la modestie et la volonté durable de mettre en pratique, à leur manière ces idées, vivront mieux dans ce monde sans le bouleverser et sans s'épuiser à renverser les pouvoirs. De proche en proche ils éveilleront et conforteront les autres car les « acteurs » de leur propre vie savent se reconnaître et se soutenir mutuellement, partout.

Contentons-nous d'explorer les trois axes-clefs pour agir personnellement et en groupe, efficaces à condition d'être toujours vécus en interaction. Car chacun d'entre eux appuie, relance les deux autres et réciproquement. Ces pôles sont ainsi le minimum en dessous duquel il n'y aura pas d'avenir communautaire significatif et durable.

Une priorité au niveau « local »

C'est au niveau local, c'est à dire le quartier, la commune, que se posent les questions à résoudre pour instaurer une qualité de vie minimale. Quand nous sommes au pied du mur, que personne ne peut faire plus à notre place, il devient nécessaire de rechercher en groupe des solutions viables. Ceci est déjà vrai en temps normal et à plus forte raison en période de crise. À ce niveau il est possible de s'organiser pour durer, quels que soient les aléas.

Ce ne sera pas idyllique. La vie en collectivité montre vite les limites et les imperfections de chacun. Il est plus laborieux d'apprendre à « vivre avec » des proches que de se laisser bercer d'illusions par l'assistanat et les diverses providences. Mais la proximité, c'est aussi les sources nourricières...

Deux chemins sont indissociables : se prendre en charge soi-même et prendre en charge à plusieurs les nécessités d'une vie communautaire (nourriture, éducation des enfants, équipements de base pour une collectivité etc.)

Quelle est la liste de ces nécessités ? Cela s'apprend en le vivant. Et comme tout ne peut être fait en même temps, il faut négocier des priorités dans le respect de chacun, devenir réaliste.

Dans cet état d'esprit, une ouverture se vivra en premier lieu par le partage des expérience, la créativité des uns éveillera celle des autres. Elle se poursuivra par l'entraide : l'autosuffisance n'est jamais totale, il y aura obligatoirement des échanges. Par les diverses générations, l'apprentissage des métiers, des langues... des communications s'instaureront, des solidarités aussi. Depuis des années cela a été expérimenté de manière très intelligente et efficace dans des pays dits pauvres pour induire un développement grâce à la responsabilisation des acteurs locaux eux-mêmes. Pourquoi ce qui constitue là-bas la voie la plus créatrice ne fonctionnerait pas chez nous ?

D'ailleurs, si nous observons bien, nous ne partons pas de rien. Ces situations existent : garde des enfants, ramassage scolaire, marchés hebdomadaires, petites entreprises de service... La mise en place de circuits courts, producteurs-artisans/commerçant-consommateurs, ne serait-elle pas un lieu privilégié d'innovation, avec l'apprentissage de ce qui constitue la qualité nutritive d'un produit et le rapport correct qualité/prix ?

Mais attention : la priorité donnée au « local » ne peut réussir que par l'implication des acteurs eux-mêmes. Elle suppose un effort pour ne pas décoller du terrain et à la fois ne jamais s'y laisser enfermer. Elle requiert un investissement de chacun, y compris pour gagner une marge effective de décision et par là même une proportion d'autofinancement.

D'autre part, cette liberté locale doit rester en dialogue avec les autres pouvoirs alors même qu'elle ne sera jamais octroyée par une autorité, quelle qu'elle soit. Car cette volonté de pouvoir passe toujours par le cumul, visible ou caché, des mandats et des représentations, tissant une toile d'araignée, pour asservir et accaparer.

Allons plus loin : le niveau local sera un lieu de redécouverte du « politique ». La politique, au sens initial, n'est-ce pas ce qui rend possible ce mouvement à la fois d'enracinement et d'ouverture ? En ce sens, le local vécu est le lent chemin du respect, de la tolérance entre groupes, entre peuples, entre continents. C'est un état d'esprit qui prend corps dans des manières de faire et d'être.

Alors osons ouvrir une hypothèse :

Une politique régionale ou nationale peut-elle avoir la créativité et le courage d'un « investissement » d'avenir humain plutôt que d'en rester à des corrections après coup ? Il y a une trentaine d'années, des services ministériels ont fait l'étude d'impact suivante : si l'on exemptait de tout impôt et taxe durant deux ans les urbains retournant s'installer à la campagne à trente kilomètres au moins d'une agglomération, une économie locale dynamique pourrait démarrer dans les cinq ou six ans suivants. Région et État récupéreraient rapidement trois fois leur mise de départ.

Pourquoi ne pas tenter l'expérience ?

Retrouver « l'élémentaire humain »

En famille, à l'école, au travail, dans le quartier, les choses simples et banales occupent la plus grande partie du temps et il faut recommencer tous les jours… Est-ce vraiment cela, vivre ?

Prenons six personnes d'âge et de sexe différent, et demandons-leur de répondre à la question : quel est pour vous actuellement le minimum vital ? Pour vous aider à répondre, précisez vos besoins pour les huit jours qui viennent, essayez d'en chiffrer le montant et d'en énumérer les composants, sachant que personne ne viendra vous apporter ce que vous aurez oublié.

Les résultats obtenus sont souvent surprenants : telle personne ne prévoit rien pour manger ou faire la cuisine, telle autre s'encombre de tant de tenues qu'il lui faudra trois valises... Quant aux différents montants prévus, ils varient de un à dix. Dans notre monde de profusion nous avons du mal à distinguer besoins de survie et rêves de qualité de vie.

Nous sommes en fait renvoyés à l'éducation de base que nous avons reçue et à celle que nous pratiquons. Très tôt chacun ne devrait-il pas savoir effectuer les tâches essentielles ? Cela ne s'apprend qu'en réalisant soi-même, en assumant les erreurs.

L'apprentissage sera progressif et adapté selon les âges, mais il sera effectif. Autour de quoi tournera-t-il ? Nous pourrions reprendre *l'Hymne à la vie* déjà évoqué, mais contentons-nous d'esquisser quelques points sans vouloir être exhaustif :

- La rareté des biens fondamentaux.. Pour survivre, les humains ont besoin de manger et de boire. Cela demande de savoir produire et recueillir les aliments, les préparer, les cuire, mais aussi nettoyer la table et faire la vaisselle pour assurer le contexte du repas suivant. Respecter la nourriture, ne pas la gaspiller, en laisser aux autres, se contenter de ce qui est disponible au lieu de se gaver, tout cela n'est pas spontané et s'apprend.
- Le temps des mûrissements. Les agriculteurs savent par expérience qu'il faut préparer la terre avant de semer, puis enlever les mauvaises herbes, attendre patiemment la croissance et le mûrissement avant de cueillir ou moissonner. Dans tous les domaines de la vie il en est de même : tout ce qui est fait trop vite ne tient qu'un instant...
- L'apprivoisement des limites. Tout n'est pas possible et chacun, un jour ou l'autre, découvre que s'il ne prend pas soin de son propre équilibre de santé et de vie, il le perdra. Mais quand il rencontrera des gens qui ont des limites : saura-t-il les voir, les comprendre, les respecter ? Le handicap, la souffrance, le vieillissement, la mort, sont des événements auxquels aucune existence n'échappe un jour ou l'autre. Il n'est pas besoin de les chercher, ils viennent tout seuls. Encore faudrait-il s'entre-apprendre et s'entraider à les vivre !

- L'espace de la « gratuité ». Si l'expérience est réduite au rentable ou à l'utile, nombre de personnes mais aussi d'âges de la vie seront à rayer de la carte. La qualité de vie collective suppose que l'on apprenne à aider et donner sans attendre de retour.
- Être soi-même face au risque. Face au danger toujours présent l'individu doit savoir être discriminant et vigilant. Mais les dures réalités de la vie appellent à faire face calmement. C'est tout un état d'esprit, à la fois modeste et réaliste. Nous sommes alors loin du « il y aura toujours quelqu'un pour dépanner du moment qu'on paie ».
- Entrer dans « une vie ensemble ». Une vie familiale un peu stable est une source inépuisable de vie, mais elle ne sera jamais servie sur un plateau. Apporter sa part de travail et d'aide pour répondre aux besoins de tous demande un effort durable. Cheminer avec les autres tels qu'ils sont ne s'achète pas au supermarché. Prendre chacun en compte, l'homme tout entier et tous les êtres humains sans exception, quel chantier infini ! La rencontre directe et sans protection de démunis, malades handicapés, âgés, sera pour ce faire un excellent moyen.

Continuez vous-mêmes l'exploration de cet élémentaire humain. Une seule condition est requise : observer avec réalisme la vie de tous les jours, la vôtre et celle des gens alentour.

Echange et inter-éducation.

Quand nous sommes bien établis dans le « local » et dans « l'élémentaire humain », nous découvrons très vite qu'il est difficile de se débrouiller longtemps tout seul. Chacun a toujours besoin de plus petit que soi. Dans la précarité, dans la souffrance, dans le malheur, dans la désespérance, on a besoin de quoi ? On a besoin de qui ? Toujours de celui à qui on ne pense pas, qui est discret mais attentif.

Si nous voulions évoquer ce parcours par une image, la plus approchante serait celle d'un mouvement en spirale ou hélice de « donner/recevoir » continuellement ravivé, comme une flamme.

Voici quelques étapes à repérer et essayer de mettre en œuvre :

- Entrer en « écoute » attentive. Nous ne connaissons pas ce qui fait la vie des autres. Nous avons déjà bien du mal à comprendre la nôtre… Alors, chacun s'exprime lui-même, à sa manière. Nous ne pouvons prétendre dire à sa place, mais seulement l'écouter avec respect. La parole plus analytique des savants ne doit venir qu'après et en complément, sinon elle écrase.

- La réciprocité et l'échange. Dans l'existence, chacun apporte et reçoit. Et les deux sont tellement entremêlés que nul ne sait qui apporte et qui reçoit. À travers la mise en œuvre de cette « simplicité », l'échange prendra le pas sur l'avoir, le pouvoir et le paraître.

- Une circulation entre « trois pôles ». Dans tous les domaines, les expériences et les pratiques de médiation ont vérifié la nécessité d'un espace « tiers » pour permettre d'avancer dans la nouveauté. C'est toute une posture de vie : être deux bien distincts mais ouverts vers un au-delà, une unité à découvrir. Car l'unité vraie est à la fois source et horizon.

- Une disponibilité à recevoir de l'autre différent. Loin de rester enfermé, il s'agit de s'ouvrir tout en restant soi-même, fréquenter d'autres groupes, d'autres continents. Chaque culture est particulière et comporte limite et possibilité nouvelle. Les exemples de fécondation mutuelle entre cultures ne manquent pas. Quand un africain d'origine est élu maire de sa commune française, il propose un « conseil des anciens ». Après un moment de surprise de la population, cela fonctionne et renouvelle la vie communale. Les gens redécouvrent que des « sages », hommes et femmes de grande expérience sont plus précieux que des experts. À Sao Paolo, au Brésil, pour préparer une législation, les membres des communautés de base s'expriment sur le podium et les responsables politiques sont dans la salle pour écouter. Savons-nous le faire chez nous ?

- Une pratique du respect et de la discrétion. Entre acteurs libres, il n'y a pas de censure par le pouvoir ni par un quelconque groupe de pression. Mais tout n'est pas étalé sur la place publique ni donné en pâture. Des conflits, même graves, peuvent être gérés dans le respect le plus strict des intérêts divergents et des institutions sans être transformés en amusement pour voyeur. Un journaliste pourra être très précieux par son savoir-faire pour animer une réunion de travail, mais il ne devra pas tout publier dans la presse.

- Un investissement en « éveilleurs » et en « relais ». Pour qu'un tel parcours soit ouvert au plus grand nombre et de façon durable, des points d'appui sont souhaitables. Les éveilleurs sont ceux qui, au milieu de la pagaille, savent encore garder espoir, repérer le positif et ouvrir une ligne de conduite. Les relais eux, restent calmes, aident à durer, à poursuivre la marche dans les moments difficiles.

Proposition d'étape

Le monde occidental dans lequel nous vivons et que nous contribuons à façonner par nos existences est comme un vaste tissu. La trame n'est pas toujours visible et les couleurs sont variées mais la qualité humaine vécue au quotidien par la multitude est étonnante. Il en est rarement question, tant elle est mêlée à des tas d'autres choses voyantes. Elle ne fait pas de bruit, et c'est pourtant bien elle qui constitue la substance de l'humanité. Cette force de vie, jamais personne ne pourra l'éteindre, nous pouvons toujours inventer de vrais chemins. Et ainsi la « politique », c'est-à-dire le « devenir humain ensemble et les uns par les autres », retrouvera le sens et la place qui lui reviennent. Plus simplement, relisons et mettons en œuvre l'Hymne à la Vie.

Pierre ARRIBARD
Professeur d'éthique et de morale
Membre du Comité d'éthique

HYMNE À LA VIE

La Vie est une chance, saisis-la
La Vie est beauté, admire-la
La vie est une béatitude, savoure-la
La vie est un rêve, fais-en une réalité
La Vie est un défi, fais-lui face
La Vie est un devoir, accomplis-le
La Vie est un jeu, joue-le
La Vie est précieuse, prends-en soin
La Vie est une richesse, conserve-la
La Vie est amour, jouis-en
La Vie est un mystère, perce-le
La Vie est promesse, remplis-la
La Vie est tristesse, surmonte-la
La Vie est un hymne, chante-le
La Vie est un combat, accepte-le
La Vie est une tragédie, prends-la à bras le corps
La Vie est une aventure, ose-la
La Vie est un bonheur, mérite-la
La Vie est la Vie, défends-la.

Mère Térésa

Annexe 3

CONSEILS D'UN ANCIEN AUX JEUNES AGRICULTEURS

Quand je rencontre un fils ou une fille d'agriculteur qui hésite à prendre la relève dans la ferme paternelle ou, chose de plus en plus fréquente, quand des jeunes issus de la ville, parfois avec un bagage d'ingénieur m'interrogent sur la fiabilité du métier de paysan, je leur tiens à peu près ce langage :

1. Ce métier est l'un des plus épanouissants qui soient parce qu'il associe le travail manuel et intellectuel. Il permet au paysan de développer toutes ses facultés et fait de lui un homme équilibré. Le paysan doit être un bon laboureur, un bon bricoleur adroit de ses mains ; mais il doit aussi décider du temps des semis, du choix des semences, des assolements, des récoltes, bref c'est un agronome. De plus, il doit alimenter correctement ses animaux, les surveiller, les soigner, c'est un nutritionniste et un vétérinaire. Architecte-paysager, il doit aussi être météorologue car il vit avec le temps au rythme des saisons. Tout cela fait partie de son métier, et bien sûr il doit compter, planifier, être à l'affût des nouvelles techniques, suivre l'évolution des marchés. Il lui faut sans cesse s'informer, regarder autour de lui, s'enthousiasmer mais sans être benêt. En fait, avoir beaucoup de bon sens. Vraiment c'est un beau métier qui vous donne le sentiment de participer à la Création !

2. Contempler un beau champ de blé, une belle prairie verdoyante résultat de votre savoir-faire, voilà des joies profondes. Et que dire de l'éleveur, dans la rosée du matin, observant ses vaches paisibles et repues dans l'herbe verte ; le veau qui tète, bousculant la mamelle... Voilà des contemplations qu'il sera difficile de voir au bureau ou à l'usine.

3. Une fois mon homme convaincu et décidé à tenter cette aventure extraordinaire de l'installation en agriculture, voici mes conseils :

- Se contenter d'une petite ou moyenne exploitation : les investissements sont moindres et chaque parcelle pourra être cultivée, nettoyée, engraissée avec un soin particulier. On pourra jouer sur la qualité plus que la quantité, entretenir des liens avec les consommateurs.
- Choisir les productions que l'on aime, parce qu'il faut aimer ses bêtes ou ses plantes pour bien réussir.
- Baser toute l'exploitation sur l'équilibre : sols, plantes, animaux. Le sol fait pousser les plantes, les plantes nourrissent les animaux et les déjections de ceux-ci retournent au sol. Voilà la clef d'une production agricole à forte valeur ajoutée, bref d'un bon revenu et de la durabilité. Chaque fois qu'on s'en éloigne, on est dans la mauvaise direction. La ferme sans bêtes n'est donc pas une bonne solution, l'élevage industriel non plus. Celui-ci, poussé à l'extrême, est une calamité…
- L'équilibre doit aussi respecter l'écosystème : des talus embroussaillés, des haies, des zones humides doivent persister sur l'exploitation. Ils sont nécessaires pour abriter la flore et la faune, tous les oiseaux, et insectes prédateurs, et pour protéger du soleil et du vent. Enfin il faut garder des arbres pour la beauté et la diversité des paysages bocagers.
- Sur cette ferme on pratique une bonne rotation des cultures en privilégiant la prairie comme tête d'assolement. Elle régénère l'humus, les vers de terre, la structure du sol. Après la prairie on mettra une plante fourragère comme la betterave puis du blé qui aime bien « la vieille graisse ». On aura ainsi le maximum de rendement au moindre coût…

Bien sûr, on cultivera uniquement les plantes bien adaptées à son sol et au climat et on accordera beaucoup de soin au logement des animaux qui seront sur paille ou litière bio maîtrisée, gage de santé et de bons produits. Ainsi le fumier ou compost produit ne gêne pas les voisins et apporte l'humus indispensable à la terre. Ce que ne fait pas le lisier qui empeste et pollue.

Les bovins et les ovins seront nourris essentiellement à l'herbe qui est la nourriture la moins coûteuse. De surcroît, une vache à la pâture est heureuse et fait la récolte du fourrage toute seule : elle a une barre de coupe à l'avant, un épandeur à l'arrière, pourquoi s'en priver ? Cela coûte cinq fois moins cher de nourrir une vache au pré qu'à l'auge ! De plus la prairie participe à la lutte contre l'érosion et au lessivage des nitrates. Pâturage et bocage sont à la base de la reconquête de l'environnement. Enfin désormais le consommateur privilégie l'achat du lait et de la viande provenant d'animaux nourris à l'herbe.

Et puis, je conseille à mon jeune candidat à l'installation de faire très attention dans le choix de ses investissements : très, très peu dans le matériel agricole. Pas de gros tracteur, grande remorque, car ce matériel ne gagne pas de pain mais pèse lourd en emprunt. Il vaut mieux faire appel à une CUMA (coopérative), une entreprise de travaux agricoles ou encore acheter un matériel d'occasion. Se méfier aussi des bâtiments trop sophistiqués qui sont lourds à amortir. Par contre, un investissement dans de bonnes bêtes, de bonnes semences, des engrais de fond comme le calcium, le phosphore et la potasse quand le sol est pauvre, est indispensable. C'est un placement à long terme et qui rapportera.

En respectant ces points clefs de l'agriculture durable mon jeune se met dans les meilleures conditions de réussite.

Enfin, je lui conseille de rester maître chez lui : c'est lui qui doit décider et être le gestionnaire de sa ferme, bien entendu après avoir pris conseil et pesé le pour et le contre. Observer, comprendre, juger et agir, ainsi avons-nous été formés à la « J.A.C. » (Jeunes Agriculteurs Catholiques).

Chaque année, il se posera la question : que puis-je faire et inventer pour améliorer mon revenu tout en diminuant mon travail ? Question clé, passionnante et qui donne du sel à la vie.

Rien à voir évidemment avec ces agro-managers d'aujourd'hui dont les techniciens spécialistes décident tout à la place des agriculteurs, « on pense pour vous, contentez-vous de bosser » ! Pauvres paysans que ceux-là !

Heureusement le « bon sens paysan » n'est pas du vent, des milliers d'agriculteurs de Bretagne et de toute la France ont fait ce choix de l'agriculture durable. Ils prouvent, chiffres à l'appui qu'ils gagnent plus et travaillent moins. Ils sont en phase avec leurs J.A.C voisins, la société, et tous apprécient leur souci de protection de l'environnement et la qualité de leurs produits. Ce sont des paysans bien dans leur peau !

J'ajouterai enfin ceci : à l'âge de 16 ans, malgré la pression énorme de mes enseignants qui me destinaient à une autre carrière, j'ai choisi d'être paysan, délibérément. Eh bien, je ne le regrette pas. J'ai vécu avec mon épouse un métier formidable, une aventure passionnante parce que nous avons été témoins et acteurs du développement agricole de toute notre région, et cela aussi compte dans la vie.

Ayant tenu ce langage et convaincu mon candidat paysan, je me tournerai vers les citoyens consommateurs et leur dirai ceci :

La situation catastrophique de notre alimentation aujourd'hui, qui met en cause notre santé, comme l'écrit Bernard Herzog dans ce livre, vous en êtes aussi responsables. En privilégiant le bon marché dans vos achats alimentaires, vous avez favorisé la production de masse, la production industrielle insipide, saturée de conservateurs et autres pesticides. C'est parce que vous l'avez achetée que cette production s'est développée.

Que demain vous boudiez le porc sur caillebotis, les poules en cage, et tous ces systèmes de production s'écroulent.

Par contre en vous tournant vers les produits « bio » ou labellisés, vous contribuerez au développement de cette agriculture durable. Vous paierez un peu plus cher vos aliments mais vous ne paierez qu'une fois. En effet aujourd'hui vous achetez de l'eau en bouteille 10 fois plus cher que celle du robinet, vos dépenses de santé et de sécurité sociale augmentent à cause à cause de la dégradation de vos aliments... Et vous payez 3 000 F par ménage pour soutenir le revenu des producteurs de ces produits alimentaires de masse, qui ne s'en tirent que grâce aux subventions. Ainsi les dés sont pipés : non seulement vous mangez mal par votre faute mais vous le payez très cher.

Votre acte d'achat, le choix de vos aliments sont des actes politiques qui tirent la machine de production dans le bon ou le mauvais sens.

Et puis, citoyens réveillez-vous ! L'Europe verse chaque année 300 milliards à ses agriculteurs pour compenser leurs revenus. Voilà un moyen extraordinaire d'orienter la production vers la qualité et le respect de l'environnement. Il suffit de conditionner le versement de ces primes justement au respect de ces deux critères en y ajoutant l'emploi. Mais c'est l'inverse qui est fait. Ce sont les agriculteurs qui saccagent et polluent le plus qui reçoivent l'argent : les primes au maïs par exemple au détriment de l'herbe, les primes à l'irrigation, à la production intensive de jeunes bovins...

Puisque c'est le citoyen qui paie, il doit exiger que son argent serve à préserver et non à détruire, à faire de la qualité et non de la « mal-bouffe ». Pour cela il faut d'abord s'informer et ensuite se mobiliser pour que cesse l'incohérence actuelle. La politique agricole est l'affaire de tous !

André POCHON*

* André Pochon, auteur de :

La Prairie Temporaire à base de Trèfle Blanc (sans azote), Éditions Cedapa, 22190 Plérin, 1993, 1 volume.

Du Champ à la Source, Éditions Cedapa, 22190 Plérin, 1 volume.

Les Champs du Possible — Plaidoyer pour une agriculture durable, Éditions Syros-La découverte, Paris, 1998. 1 volume.

Annexe 4

QUELLE EST LA PLACE DE LA SCIENCE FACE À LA CONSCIENCE ET À L'INCONSCIENT ?

Conférence donnée au Salon International
Science et Inconscience
Annecy, Mai 2001

Les termes communément utilisés de conscience et d'inconscient sont des mots dans lesquels chacun s'égare. On a quelques difficultés à en comprendre la signification exacte alors même qu'on les utilise à tout moment.

Quelle est la place de la Science vis-à-vis de la conscience et de l'inconscient ? Nous nous proposons de le préciser !

1. La conscience

La conscience est l'assemblage de milliers d'observations effectuées grâce à nos sens, qui s'agglutinent chaque jour comme un puzzle. Cela va permettre non seulement de mimer les faits observés, mais également de répéter inlassablement des actes et des gestes.

Ces propriétés n'incluent pas la capacité de création, même si au travers de cette conscience une nouvelle observation va générer une nouvelle perception. La conscience n'est pas le siège d'une création, mais **uniquement celui de l'observation.**

La conscience va permettre l'adaptation dans un milieu tribal ou social quelconque, par conséquent la mise en scène quotidienne d'une vie collective.

C'est pour cela que la **conscience collective** est la somme, pourrait-on dire le **dictionnaire des observations acquises** par le clan, la tribu ou une société humaine, ce qui va constituer des **us et des coutumes** dans la meilleure harmonie possible. C'est déjà énorme !

Toute société animale est soumise à cette conscience collective mais aussi à cette conscience personnelle qui va faciliter l'adaptation de tout nouveau membre. De là a germé l'idée d'éducation qui a fait son chemin depuis l'Antiquité (Charlemagne, Jules Ferry...).

L'éducation est **spécifique à chaque groupement social.** Ce qui est bien dans une tribu n'est pas forcément acceptable dans une autre, aussi peut-on observer des **différences considérables entre les diverses sociétés humaines.**

Si dans certains groupes **l'inceste est un rite initiatique,** dans d'autres il constitue un interdit majeur pour des raisons bien particulières. Cette conscience deviendra la source d'un tabou. L'observation est ainsi le fait d'une conscience qui va générer des répétitions, donc des soumissions individuelles afin de pouvoir s'intégrer à une masse donnée pour assurer les besoins alimentaires, domestiques ou relationnels de chaque sujet.

Lorsque l'on parle d'une conscience collective ou d'une conscience de nation, on entend une manière de penser identique, une observation répétitive qui va propager une démarche similaire.

Cette somme observatoire est donc le legs que l'on constitue tout au long de sa vie pour le transmettre à chaque membre de notre descendance. On va inculquer les règles d'observation déjà acquises par un moyen initiatique. Quand je parle de règles initiatiques, ce sont les règles éducatives du domaine comportemental et également du langage.

Une prise de conscience est une saisie de la somme des observations qui s'étalent devant nos yeux, par juxtaposition. J'ai conscience, par l'observation visuelle, qu'il y a devant moi, par exemple, deux pains et deux cruches et je peux distinguer que la cruche de droite est différente de celle de gauche par sa couleur et sa forme.

Je prends conscience de ces différences par l'observation. Je suis conscient, donc je constate qu'aucun des convives d'une assemblée ne ressemble à son voisin, que chaque être est différent, habillé d'une façon différente, bien que parfois semblable..

Dans le mot conscience, il y a **CON** ce qui veut dire « avec » et **SCIO** ce qui signifie le savoir, **« avec le savoir ».**

Au niveau cérébral, nous avons des mouvements répétitifs d'influx nerveux qui donnent des réactions similaires. La neurophysiologie nous l'a bien démontré (Pavlov, Eccles ou Nachmansohn, etc.)

Je vous surprends peut-être ? C'est pourtant la démarche du réflexe : tant que vous êtes là, vous ressemblez aux images que j'ai déjà observées, vous n'avez pas changé. Si quelqu'un avait pu changer de tête, je ne pourrais plus le reconnaître, mettre un nom sur cette personne. Je sais donc l'identifier, c'est elle ou ce n'est pas elle.

Je sais que ma cruche est là. Elle a la forme que j'ai gardée en mémoire en la confrontant à ce que mon regard me donne à cet instant comme affirmation. Cette conscience est une prise d'un savoir qui va être celle d'un **déterminisme répétitif** auquel de nouvelles sommes peuvent s'ajouter : **Sommes d'observations en accroissement ou en diminution.** Par exemple, si je vide une partie de ma cruche dans un verre, je sais qu'en versant le liquide, par comparaison entre ce que j'avais observé et ce que j'observe désormais, il y a une **différence :** elle est plus légère qu'avant. Ce n'est pas un signe créatif, ni d'intelligence mais **l'évolution d'une mémoire répétitive** pour ma propre survie.

Il en est ainsi d'une « évolution-mémoire » dirai-je, pour mes propres besoins. J'ai la conscience que mon ami Jacques est là, constitué de masses de muscles, d'os, car j'ai un ressenti de son corps par rapport au bois de la table que je touche et par comparaison avec un autre état des sujets ou des objets situés face à moi.

2. L'INCONSCIENCE OU INCONSCIENT

L'**IN** signifie « **dans** » **et conscience « avec le savoir** »**,** il y a donc quelque chose de plus profond que précédemment. L'inconscience, englobe non seulement **l'emmagasinement des faits observés,** mais aussi la déposition de cette somme d'observations et **la partie cognitive de l'analyse de ces éléments : la capacité de créer un résumé.**

Il en résulte la notion d'intelligence : INTELLIGO. « In », cela signifie **être capable de transporter « dans » votre intérieur de conscience.** C'est l'intérieur de notre conscience, qui nous différencie précisément des animaux.

Si dans la conscience on est capable d'avoir des entiers affectifs, l'inconscience va faire apparaître **la cognition d'une synthèse, la création d'un mouvement, la création d'un savoir,** c'est-à-dire précisément une **réflexion.** C'est une attitude réflective capable d'ajuster les éléments les uns par rapport aux autres, **d'harmoniser, mais également de créer une IMAGO,** c'est-à-dire de transposer !

L'inconscience est donc **la matière première de l'assimilation de la digestion** des observations et des expériences effectuées. Si je me brûle avec un tisonnier ou une allumette, j'aurai le réflexe de retirer mes doigts ultérieurement et de **comprendre le pourquoi :** parce que cela m'a fait mal. Je ne mettrai pas une deuxième fois mes doigts. **Ma capacité de synthèse de l'image,** d'une décision, va engendrer toute une évolution, car les influx neuroniques cérébraux vont pouvoir se connecter, s'interpénétrer, et faire réagir par des mouvements de cognition réflexe. **Le développement de l'intelligence humaine se fait par la création ou la transposition de son vécu.** Le vécu va **imposer la transformation de l'habitacle,** aboutissant à une **projection** et l'individu sera alors capable de créer, de **façonner la matière** selon son goût, selon ses capacités de s'adapter à son inconscience.

Le créateur « **homo faber** » est celui qui crée, **il se soumet à son inconscience.**

Le sculpteur va suivre l'image qui s'est élaborée en lui pour l'extérioriser, le musicien l'écho de sa mélodie intérieure en s'y soumettant, c'est-à-dire en adoptant son intelligence inconsciente de musicalité. **L'inconscience est donc le cœur où gît, où se décrète, où se crée toute la notion de l'homme.**

Avez-vous observé des hommes ayant été victimes d'un impact cérébral ? Il y a quelques siècles, on avait déjà constaté qu'un homme transpercé à la tête par une flèche pouvait rester en vie. Cependant il n'était plus le même, **ne vivait plus que de sa conscience en perdant ses sensations et ses facultés initiales.** C'est ce qui se passe d'ailleurs lorsque l'on ouvre la boîte crânienne, si on la perfore par une trépanation, **on modifie la nature de l'individu, donc on change la nature de son inconscience.** Elle sera alors la résultante d'une autre conscience mais elle ne sera plus en harmonie avec la précédente, en raison de modifications physico-chimiques irréversibles que nous ne maîtrisons pas. Un sujet qui a subi une intervention cérébrale ayant modifié d'une façon définitive ses fonctions encéphaliques aura conscience de sa vie, de ses moyens de survie, mais ne possédera plus la maîtrise de son inconscience. **Il n'aura plus cette définition cognitive de synthèses,** ni son pouvoir créateur. C'est ce que l'on observe après les opérations neurochirurgicales quand on suit les malades opérés.

CONSCIENCE ET INCONSCIENCE SONT DONC LES DEUX PARTIES DIFFÉRENTES D'UN TOUT.

Alors, d'où vient **l'intuition ?**

L'intuition vient de **la profonde conscience, « au-delà » de l'inconscience.** C'est ce que certains ont appelé « la besace » ou le « sac à dos », ce qui rejoint les enseignements symboliques de la civilisation égyptienne. En effet, on avait Ré ou Ra le soleil dans sa besace, c'est-à-dire son **KA ou corps énergie en venant au monde.**

D'où vient cette sensation de prémonition ? Tout simplement de cette conscience de la conscience personnelle. **Ce n'est pas une prémonition mais un échange télépathique d'un moment donné.**

Le **sommeil** est une nécessité pour réparer l'agression permanente des mouvements de la partie diurne. C'est un temps nécessaire d'assimilation de la somme des événements de la veille, de l'ensemble des observations visuelles, auditives, tactiles et autres.Tout ce qui a été réalisé au cours du jour sera **transformé en une connaissance d'un ressenti** ou d'un senti, **il en sera fait une analyse** précise et une **synthèse des événements perçus.**

Le monde événementiel est ainsi une part indéfectible de cette conscience profonde dans laquelle va se lover le **déroulement de la**

vie collective tout en étant personnelle. C'est cette raison particulière qui permet à l'homme de conclure une vie collective. C'est aussi notre raison d'être : un homme et une femme vivent ensemble, dans un **regroupement unitaire** permettant une vie commune. Vous me direz que **l'animal connaît aussi une forme de vie collective,** que les loups forment des couples, comme les pigeons, pour la vie. **Il a aussi cette conscience,** un tissu de réflexes permettant une somme d'observations nécessaires pour sa survie alimentaire, nécessaires pour assurer sa descendance par la procréation, nécessaires pour avoir une vie communautaire. L'homme a en plus **cette forme cognitive de l'inconscience,** donc **l'intelligence, la capacité intégrale des miroirs entre chacune des cellules neuronales cérébrales.**

La conscience est donc la somme des observations, sans la mémorisation, ni les synthèses qui sont le fait de l'Inconscient.

L'inconscience profonde donne les moyens, **les capacités nécessaires pour analyser les sommes événementielles** qui nous entourent, qu'elles soient **subjectives, affectives,** ou **objectives, qualitatives.**

Il faut bien faire la différence avec l'usage courant du mot : on dit d'un être qu'il est « **inconscient de ses actes** ». C'est un qualificatif inadapté, mal utilisé, qui ne traduit en fait que la débilité du conscient du sujet. Ce langage, utilisé en psychiatrie, ne doit pas nous entraîner dans la confusion.

La logique ne sort pas de l'inconscience mais seulement de la conscience. C'est **la capacité d'ordonner par des méthodes particulières les expériences et les observations.** La différence est de taille, car la société contemporaine favorise plus les cerveaux répétitifs que les synthèses et la créativité, ce qui explique en partie le marasme actuel. La scolarisation occidentale favorise les conditionnements, à contrario de l'observation, de la réflexion critique, des synthèses analogiques ou globalisantes. **La logique du raisonnement veut dire bien autre chose.** C'est pour cela que la raison s'appuie sur l'observation répétitive.

L'intuition est cette **somme d'expériences d'où va sortir une analyse subite qui dirigera l'individu.** Elle lui donne les moyens de

résoudre, le cas échéant, un problème, une difficulté, de créer quelque chose.

La conscience, c'est ce qui est le miroir de toute une méthode d'us et coutumes d'insertion, la capacité de mimer les actes d'apprentissage de la vie et de répéter le mouvement d'un groupe.

Par définition, **on ne peut pas opposer conscience et inconscience,** car tout s'insère, tout dépend de la capacité cognitive de l'individu à s'adapter et à évoluer, à tirer **une synthèse des expériences ou des observations passées.**

Par exemple, vous m'opposerez que **certains chiens sont capables d'anticiper le départ et le retour de leurs maîtres.** Ils semblent devancer l'action de l'homme, mais ne font que répéter un mouvement déjà observé, **il n'y a pas là de création particulière.** L'animal anticipe un aller-retour, du marché à sa demeure, par exemple, selon des cycles antérieurs mémorisés, mais il ne peut pas imaginer la modification que l'individu peut apporter à ses horaires.

On peut me rétorquer qu'**un dauphin est capable de sauver un enfant de la noyade,** et me demander de l'expliquer. Ce n'est pas là non plus un signe d'intelligence, mais seulement le fruit d'une observation répétitive. Quelle est la méthode de chasse de la vipère ou du chat ? Leur attitude est stéréotypée. L'animal répète ce qu'il a appris par éducation : ce sont des réflexes pavloviens, des réflexes d'adaptation. Il en est de même lorsqu'un vautour perçoit une chose inerte sur le sol, il va voir, mû par une conscience de survie sans avoir l'intelligence de jouer les éboueurs et de débarrasser le sol d'une carcasse : il faut bien qu'il mange !

Si un dauphin sauve un enfant, c'est qu'il a, antérieurement, effectué l'observation du mouvement aléatoire et par conséquent, animé par une forme de conscience, il vient auprès de l'enfant. Plus étonnant encore, certains dauphins ont annoncé le danger d'un échouage ou d'un naufrage à certains navigateurs. Par expérience ils savent qu'à une certaine distance, par exemple à dix ou à cent mètres, ils risquent de se blesser contre un rocher, se faire mal, parce que cela leur est déjà arrivé. Or, le compagnon, c'est-à-dire ce bateau, cette nef, qu'ils accompagnent joyeusement, va se blesser lui aussi. Donc comme s'ils avertissaient le groupe, ils vont mimer, répéter par une somme d'expériences, le fait que la conscience leur donne. **Il ne faut pas confondre l'intelligence capable d'effectuer une synthèse avec cette capacité de reconnaître.**

Avez-vous essayé d'apprendre à parler à un corbeau ou à un geai ? Eh bien il répétera certains mots, comme les perroquets, sera même doté une logique apparemment intelligente parce **qu'il a emmagasiné une somme d'expériences de sons,** mais ce n'est pas là un signe d'intelligence.

Mon ami le peintre Aristide Caillaud avait dressé un perroquet gabonais, à répéter : « C'est la gare de Monzenpron-Libron tout le monde descend ! ». J'avais été étonné comme d'autres visiteurs croyant entendre une émission radio. Que comprenait l'animal à cette salade de sons qu'un homme facétieux et joueur lui avait appris ?

L'INTELLIGENCE, C'EST D'ÊTRE CAPABLE D'EFFECTUER UNE SYNTHÈSE.

Les abeilles n'ont pas d'intelligence, mais une conscience collective dans laquelle chacune a son rôle. Il en est de même pour les termitières, les fourmilières. **Ces insectes agissent toujours de la même façon, répétitive.**

Un singe peut également reproduire les gestes des hommes, par exemple, laver des patates, fracasser avec une pierre des os pour en retirer l'intérieur, comme de casser une noix de coco. **Être capable de discriminer, d'analyser, de synthétiser, d'émettre un avis est bien différent !**

L'animal exprimera sa douleur. Il dira à sa façon : « Je souffre. Je me suis fait mal ». Mais il ne saisit pas la nuance. Il va survivre ou mourir, manger ou être mangé, **c'est un choix binaire.**

L'inconscience a la capacité d'émettre un CHOIX MULTIPLE BINAIRE, TRINAIRE, c'est la liberté et la possibilité d'évoluer ou de faire évoluer par rapport à quelque chose, à une image que l'on se donne. De là vient le terme philosophique de SOPHIA = la sagesse, on est capable d'**émettre une sagesse.** Je suis dans le « je sais ça », je sais que franchir cet obstacle sera très douloureux, mais je vais le franchir. On émet **un jugement qui conférera une maîtrise sur un événement,** qu'on pourra ainsi dominer.

Quand un poète écrit des vers, il oppose les idées les unes aux autres avec des mots et des sons : il crée le poème en rapport avec son imago. On ne répète jamais ce qui a été fait, ce qui a été écrit.

Comment expliquer qu'un chien se comporte comme s'il savait longtemps à l'avance, à n'importe quelle heure, le retour de son maître, en pleine cité, parmi tous ces véhicules, tout ce monde ? Il faut se référer aux capacités physiologiques de l'animal : **il a une capacité auditive extrêmement importante : cinquante à soixante fois plus que l'homme, dans la gamme et dans l'intensité des sons,** ainsi il perçoit notamment les hyper-sons ou les infrasons. Sa fenêtre physiologique est beaucoup plus grande que celle de l'homme. Il y a des chiens qui distinguent parfaitement les bruits des différents tracteurs à la campagne. **Le déplacement d'un homme émet des fréquences** de ces ordres là, à des distances variant de huit à douze kilomètres à la ronde, car les vibrations vont jusqu'à l'infini. **L'hyper-fréquence que l'homme entend** va être une fréquence courte dans le son. Il y a des sons inaudibles pour l'homme, mais parfaitement perceptibles pour différentes espèces animales.

C'est pour cela que l'éléphant a une capacité auditive phénoménale pour nous. Elle lui permet d'entendre à seize ou vingt kilomètres, des sons soit en hyper, soit en hypo-fréquences. Chaque homme émet une fréquence particulière dans une gamme particulière, elle n'est pas unique. Ceux qui ont étudié les capacités acoustiques de l'être humain savent que notre ouïe s'exerce vis à vis d'une très petite part de l'immense gamme des fréquences.

Par **TÉLÉPATHIE,** on peut être frappé d'**une concordance d'événements :** « je pensais à toi… », il y a un échange, **cela n'a rien de surnaturel.** Eh bien, les chiens perçoivent ces fréquences que l'homme ne saisit pas. Freud, Kereny, Jung l'avaient bien remarqué mais Freud, ne voulant pas compromettre l'avenir de la jeune discipline analytique, refusa de l'admettre officiellement.

Le serpent a une capacité auditive nulle, mais il ressent très bien les vibrations à de longues distances. Il va donc trouver sa proie, **car elle vibre d'une façon qu'il perçoit comme un écho.** Cela surprend parce que nous n'avons pas ces capacités physiologiques. L'observation donne toujours une mémoire. Si quelqu'un a fait souffrir un animal, a exercé sur lui une quelconque violence, celui-ci s'en souvient, et dix ans après, de retour sur les lieux, il peut en ressentir les effets. C'est l'histoire de l'éléphant auquel un quidam avait donné pour s'amuser une cigarette allumée. L'homme revient quelques années plus tard... L'animal lui a rendu son amabilité en l'enlevant dans les airs et en lui fracassant la tête. Cette histoire, que mon père me contait, souligne simplement les capacités mnésiques de l'animal. **L'homme, en un lieu où il a souffert, ressent un malaise, une crainte vague, il est de nouveau aux aguets :** ce sont des réflexes acquis.

L'observation, c'est l'acquisition de toutes les capacités. Si l'on en privilégie qu'une, ce qui est fréquemment le cas, on s'ampute. C'est pourquoi les protocoles établis en Médecine par des experts des lobbies pharmaceutiques sont générateurs d'effets catastrophiques, iatrogènes ou létaux.

Le langage, est constitué des signes répétitifs ajustés les uns aux autres : « j'ai faim, j'ai soif, je mange ». Quand l'odeur du café arrive à mes narines, je réagis, mes glandes secrètent... Je suis déjà dans la dégustation alors que je n'ai même pas commencé à boire ma tasse de café, et mes reins travaillent à vive allure.

L'inconscience, ce n'est pas seulement l'inconscience cérébrale dialectique, c'est aussi **l'inconscience musicale, l'inconscience d'échange, l'inconscience** relationnelle d'un senti ou **d'un ressenti, l'inconscience olfactive, auditive.** Il y a donc le fait d'avoir à trier, à analyser, à mémoriser, et **cette capacité de pouvoir faire ensuite une synthèse, un choix.**

Lorsqu'on récite un poème, après l'avoir répété et mémorisé, on l'a oublié ! Il est en fait stocké, emmagasiné. Par l'observation répétitive, on entretient la mémoire. **Les capacités cognitives** se mélangent par rapport à l'éducation, certes, mais aussi par rapport à la partie sexuée et à la partie intrinsèque de l'individu global.

Il va se resservir de ces mémoires pour faire synthétiser quelque chose de nouveau. **Cette inconscience sera la source d'un**

plaisir, une somme de mémoires agréables qui générera par exemple une création. Mais ce peut être aussi **une source de déplaisir,** comme susciter l'obligation de faire la guerre.

L'ÉTHIQUE EST RÉSERVÉE À L'INTELLIGENCE, À L'INCONSCIENCE CAR ELLE SORT DE L'ANALYSE, ELLE INDUIT UNE ÉCHELLE DE VALEURS.

Un sculpteur, à partir d'un morceau de bois, d'une pierre, va créer une magnifique évocation de la femme aimée dans une figurine ou dans un marbre qui ressemble à une **imago,** laquelle est préexistante dans sa psyché.

L'art est ainsi le miroir du créateur avec toutes ses richesses, tous ses défauts, ses qualités psychologiques. L'artisan va faire par son art une embellie de la conscience. Ce sera la synthèse de sa propre évolution de pensée, donc de son inconscience, qui sera appréciée, ou non, par la collectivité.

3. LA SCIENCE EST « L'ANSE » DU « SCIO » : LE PANIER DU SAVOIR

Elle procède de la conscience et de l'inconscience. La mémoire est le fait de l'inconscience. La conscience est obligée de mettre en dépôt dans l'inconscience, car elle n'a pas de capacité de réserve.

L'ÉTHIQUE n'est pas réservée à la conscience, mais essentiellement à l'intelligence qui sort de l'analyse.

On met un tableau en réserve par rapport à mille autres, vis à vis d'une échelle de valeur. L'axiologie du commerçant, c'est l'argent me direz-vous, or, un commerçant habile est capable d'acheter les savants, car ceux-ci se vendent pour assurer leur survie matérielle.

C'est ainsi que l'on a observé une déviation ou une perversité de la science contemporaine, qui crée des valeurs funestes, des engins de destruction, des médicaments ou des substances qui amènent rapidement au trépas. Eh bien, ils procèdent d'une règle philosophique. **Tout dépendra de l'appréciation de l'intelligence collective. La science n'est pas une éthique en soi.**

On l'a utilisée pour perfectionner les drogues, élaborer et imposer au corps humain des molécules de synthèse iatrogènes ou mal venues… alors que l'homéopathie, une médecine respectueuse de l'individu, basée sur les analogies et les synthèses globalisantes, est en voie de disparition.

Si l'évolution collective est de sacraliser le veau d'or et de s'analyser dans un reniement sacré, l'évolution philosophique d'une inconscience collective prendra la tournure que l'on connaît. On se retrouve alors confronté aux actions perverses d'un collectivisme, d'un servilisme, d'un infantilisme généralisé, d'un assistanat délirant et destructeur mais aussi aux somatisations délétères et altérations permanentes du niveau de synthèse.

Un mensonge mille fois répété devient une véritable forteresse, sur lequel le faux savoir peut dresser sa bannière. Voilà les conséquences d'un nouvel ordre, d'une nouvelle machination de l'inconscience. En cancérologie, les méthodes agressives thérapeutiques sans résultats objectifs sont utilisées depuis 40 ans sans aucune réflexion critique : cela devrait interroger ! Les effets secondaires des vaccinations collectives et l'utilisation inconsidérée des antibiotiques ou des composés de la chimie de synthèse posent des problèmes semblables.

L'au-delà de l'inconscience touche à l'inconscience des corps éthériques de notre KA, bref de la besace sacrée, c'est-à-dire du soleil que nous avons tous à l'intérieur de nous-mêmes, de ces expériences menées par le passé, de cette souvenance vague qui n'apparaît jamais de prime abord.

Certains poètes peuvent-ils avoir des **prémonitions ?** Ce sont seulement des mémoires sourdes d'expériences déjà menées, qu'ils vont répéter et lorsque les événements s'accumulent, ils collent sur ces nouveaux ensembles l'impression globale mnésique précédemment emmagasinée. Le gauchissement de ces fonctions cérébrales constitue une débilité du conscient ou de l'inconscient, et on retrouve là une notion qui peut nous égarer mais nous fait penser à une dégénérescence de l'espèce, à l'élaboration de sous-hominiens comme HUXLEY le laissait entrevoir.

L'INCONSCIENT EST UNE VÉRITABLE « MÈRE REGÉNÉRANTE ».

L'inconscience est le grenier de toutes les observations infantiles, juvéniles, puis adultes, toutes nos observations permanentes, mais bien d'autres choses encore !

Beaucoup de psychothérapies se limitent à l'aspect animal pulsionnel. On ne peut guérir en se limitant à la cave. Bien des échecs thérapeutiques sont dus à l'aspect réducteur de ces conceptions trop primaires. L'élargissement indispensable et globalisant de la vie psychique doit prendre en compte les niveaux supérieurs de développement de l'être humain tant au plan relationnel que spirituel.

EN RÉSUMÉ :

L'inconscience est le gué qui nous permet de cheminer dans la vie, le pont indispensable. L'animal n'est doté que de réflexes physiologiques, il n'a pas la faculté d'analyser, ni celle d'effectuer une synthèse, il n'a pas d'inconscient. **Le subconscient n'est qu'une partie de l'inconscient,** c'est la réserve des expériences antérieures, totalement indivisible de l'inconscient.

Il y a une dualité permanente conscient–inconscient, qui ne constituent qu'un, l'unité.

Le spirituel ne peut ressortir que de l'inconscience. Tout ce qui est philosophique est généré par l'inconscient car c'est là que réside la capacité d'analyser, d'effectuer des synthèses.

4. LA SCIENCE DANS LA CONSCIENCE OU L'INCONSCIENCE

Je voudrais ajouter que le savoir « SCIO » est l'expérience que chaque individu a pu récupérer au travers de sa lignée, ou de son entourage. Il s'agit là d'une transmission permanente qui sensibilise et fait rejaillir sur le derme pourrait-on dire, toute la sensualité de cette connaissance, car le tégument est en rapport embryologique direct avec le névraxe (ectoderme).

Un musicien peut engendrer une filiation qui deviendra épidermiquement de plus en plus sensible à la musicalité. Cela est logique, nous connaissons tous des familles de musiciens, qu'il s'agisse de Bach, de Strauss ou de lignées plus récentes (Tortelier, etc.). Ce n'est qu'une suite logique de transmissions. De même, on observe des transmissions semblables chez les peintres, par exemple Bruegel ou Van Eyck et dans d'autres branches de l'activité humaine.

On peut ainsi laisser entendre que la forme d'éducation que reçoit l'individu peut favoriser cette sensibilité que l'on retrouve aussi bien dans le toucher que dans le mode des émotions. C'est donc une conscience, et c'est avec ce savoir, apprécié par l'observation, que l'on est conduit vers l'évolution pour une meilleure compréhension.

Cette sensibilité n'est pas sensiblerie, car elle met à vif tout un mode de réceptivité qui fera croître une connaissance. C'est une résonance qui pourra être utile soit immédiatement, soit dans un futur proche.

Comme vous le savez, beaucoup de sujets sensuels, car les artistes ont une sensibilité épidermique exacerbée, pourrait-on dire, sont trop en avance par rapport à leur époque. L'histoire de l'humanité relate les déboires de ces génies, car rares sont ceux qui arrivent en coïncidence avec l'évolution épisodique des mœurs. De ce fait, ils sont déphasés, tournés en ridicule ou mis de côté alors que la postérité les reconnaît des décennies plus tard...

Vous me direz que certains sont sensibles à l'art très particulier d'amener les hommes au combat et qu'ils arrivent toujours, ceux-là, au bon moment ! Ils ont cette sensibilité spéciale de pouvoir communiquer, de susciter un mouvement collectif, quelle que soit l'époque ! De tout temps, le peuple a suivi les tyrans, acclamé les tueurs et mis au pinacle les pires ennemis de l'humanité au nom des meilleures intentions...

Par contre, amener une évolution technique quelconque, c'est-à-dire un art nouveau de fabrication, sera toujours en non-collaboration avec son époque. Ceux qui apportent des idées nouvelles qui font évoluer, ces novateurs sont toujours des solitaires. Pour que ses innovations soient en phase avec l'époque, l'inventeur doit se trouver dans un milieu permettant à son sens aigu de l'observation de s'exercer et de s'épanouir.

C'est pourquoi les civilisations ne sont riches que si elles favorisent l'explosion de ce savoir. L'éducation et l'encadrement devraient aider à l'épanouissement de ceux qui sentent, perçoivent clairement ce que la masse ne voit pas, c'est la fonction de ceux qui résonnent dans l'évolution échostatique avec leurs congénères.

C'est dire que la liberté d'expression de ces génies et leur respect est d'une importance capitale pour l'évolution de l'espèce. On confond allègrement science et conscience, inconscience et conscience car ce que l'on ne sait pas, on le place dans l'inconscience et ce que l'on sait, on le place dans la conscience !

Voilà la façon habituelle de faire, c'est tellement facile de dire : je suis conscient, j'ai bonne conscience, j'ai ma conscience tranquille, j'ai le savoir et avec cela je suis bien ! On confond donc conscience et inconscience et par là, on va générer des termes qui n'ont plus rien à voir avec cette dualité.

Il serait préférable de dire qu'il existe dans le cerveau des parties mémorisables et des parties mémorisées. **Les parties mémorisées** représentent tout l'apprentissage résultant de l'observation. **Les parties mémorisables** sont tout l'apprentissage de l'expérience effectuée par le sujet lui-même. De toute cette connaissance, on va enfouir des éléments dans le tréfonds, et une partie de soi va servir d'oubli. En effet, la partie cognitive a le pouvoir de faire croire que les éléments sont oubliés car ils étaient trop brûlants, trop désagréables ou trop coûteux à garder en mémoire.

Il est vrai que le cerveau a cette faculté, cette cognition. Le but est de laisser libre la plus grande partie mémorisable sinon elle serait trop restreinte et l'évolution individuelle ne serait guère possible. Sans cette faculté d'oublier, de « mettre au placard », de refouler diront les psychanalystes, ce ne serait que répétitif et répétitoire en permanence !

« Tu n'as qu'à faire ce qu'on te dit, si on te demande de le faire ! Tu n'as qu'à obéir et faire comme tout le monde ! » C'est bien, certes, mais c'est là une notion insuffisante. L'homme doit être capable d'inventer une nouvelle manière d'être, donc une nouvelle manière mémorisable, car il est créatif et tout ce qui est mémorisable, c'est l'espace créatif. C'est là qu'il conserve son indépendance, sa liberté et qu'il

peut épanouir ses facultés d'observation de synthèse et d'analyse. Là, il a le choix d'être modestement mais superbement lui-même. C'est du reste, le travail sacré de tout bon analyste, de tout bon thérapeute, d'amener l'individu à se débarrasser de toutes les idées fausses qu'il a reçues. Ôter toutes ces chapes de plomb, ces interdits, ces gauchissements ubuesques du savoir et de la connaissance afin de faire naître et épanouir la réalité profonde de son patient.

Ce qui est mémorisé, c'est toute l'éducation et la formation, mais aussi le répétitoire des sens et de l'équilibre, marcher, se lever, manger, uriner, tout ce qui intervient par envie sans qu'une volonté expresse soit nécessaire. La fonction mémorisée est là pour faire réagir et conduire le mouvement, l'ensemble des réflexes acquis, une somme de réactions pratiquement de type pavlovien.

Je mets mon doigt dans le feu, j'ai mal, j'enlève ma main, je pense après m'être brûlé. Il en est de même si j'ai coincé mon index dans la porte, si je le remets, je vais agir de suite, car la volonté est de ne pas avoir douleur. C'est cela qui constitue le mémorisé, c'est devenu mémorisé ! Je prends un couteau pour découper ma viande, comme on me l'a appris, et j'use de cet engin pour tailler mon bifteck pour manger, voilà le mémorisé.

On disait, à la campagne, qu' « être conscient jusqu'à la mort, est une fort belle chose ». Il serait plus simple de dire que le sujet a gardé la lucidité et sa clairvoyance, c'est-à-dire la conscience de lui-même. Mais la conscience ne signifie rien, c'est un mot mal utilisé : « J'ai bonne conscience, j'ai mauvaise conscience » avec une connotation morale mise à toutes les sauces. Ce sont des règles, des repères mémorisés : « *Tu n'as pas le droit de tuer autrui, tu n'as pas le droit de voler ton prochain, ni de voler la femme de ton voisin, etc.* » La mémoire, c'est l'ensemble des observations effectuées, un vécu.

Le mémorisé peut être générateur d'une citadelle d'erreurs par le sectarisme répétitif. Il faut prendre un sirop contre la toux, des antibiotiques dès qu'il y a la moindre température ou des anti-inflammatoires à la moindre douleur ! Cette façon ridicule d'appliquer des techniques répétitives est la pire des choses ! Elle masque l'observation, l'analyse, la réflexion, asphyxie les idées neuves, les synthèses, et accouche d'énormités en permanence. En cancérologie, cela conduit au pire en croyant bien faire. Ainsi les abus du mémorisé ont conduit cette forme de technicité à édifier une citadelle ubuesque.

Le mémorisable, c'est tout ce qui va être créé ou se créer dans la psyché de l'individu par l'observation, l'expérience.

Le sommeil est une fonction qui permet de se reposer, et d'effectuer un triage, de réparer, d'associer.

L'utilisation actuelle aberrante, de ces mots, de ces termes, de ces notions est due à des appropriations théoriques professorales résultant de la paresse, de la déformation volontaire de la langue ou d'une confusion. C'est ainsi que les enseignants sèment un imbroglio permanent dans l'esprit de leurs élèves et de la population. Il se peut que ces mots non contrôlés ou très mal utilisés provoquent des maux importants.

C'est dans ces champs-là que va ressortir la notion du néant, mais également la notion du reniement sacré ou, inversement, de la spiritualité. Cela créera une négation mais aussi une non-négation, car la dualité est présente dans toutes les démarches humaines.

Ce qui est mémorisable construit l'espace inventif, ce que l'on dit par hasard mais qui est toujours la suite d'un vécu, d'un mémorisé. Par exemple, la roue a été la création d'une somme d'observations de ce qui avait été vécu. On a d'abord roulé des pierres. Ensuite, le créatif a recopié et perfectionné le phénomène de la pierre qui roule pour obtenir une roue parfaite.

NOTE SUR LE PROCÉDÉ PLOCHER

On pourrait résumer les recherches de Roland PLOCHER comme la réalisation d'un rêve écologiste : revenir à une nature saine, intacte, vierge des innombrables pollutions que l'ère indutrielle a créées.

Il s'est attaché à nettoyer les eaux polluées du parc Malladaire à Montreux (Suisse) par un épais manteau d'algues brunes. Ce fut sa première réalisation de jardinier thérapeute, bientôt suivie avec succès du traitement des eaux du lac de Joux, considéré comme le plus pollué des lacs suisses. Ses résultats ne peuvent se comprendre si on n'admet pas le fait que l'eau possède une mémoire et constitue un transporteur d'informations. Les dipoles constitutifs s'agglomèrent comme des grappes de raisin et constituent de petits aimants. Grâce à eux, l'eau garde l'information des diverses molécules dissoutes comme le ferait un ordinateur. Certaines vont densifier ces agrégats moléculaires, d'autres vont les dilater.

Les acides, bases, sels, ions vont densifier et les gaz (CO_2, O_2, N_2 ou le benzène) vont relâcher les structures. L'eau stocke entre les espaces vides des molécules de gaz. Elle enregistre ainsi des informations de structures. Dans les eaux polluées, croupissantes, l'information oxygène ne suffit plus pour permettre aux bactéries de fonctionner en métabolisme aérobie.

On assiste alors à un retour à un métabolisme anaérobie. Les putréfactions qui en résultent avec les nouvelles colonies bactériennes appropriées se caractérisent par la formation d'ammoniac et d'hydrogène sulfuré (H_2S) deux gaz toxiques et malodorants. L'écosystème est alors totalement perturbé par des informations polluantes, la vie animale disparaît : les poissons du lac se raréfient et crèvent. Roland PLOCHER a démontré le rôle capital de l'oxygène, en redonnant l'information oxygène par un procédé physique : des tuyaux allongés noirs immergés dans les eaux du lac. En raison de la réversibilité des écosystèmes biologiques, l'équilibre se rétablit, les plantes aquatiques réapparaisent puis les écrevisses, enfin les poissons. Il subsiste des aspects théoriques non élucidés à ce sujet mais les résultats sont probants.

L'idéal pour l'animal comme pour l'homme est un pH neutre voisin de 7. Or le pH des eaux résultant de la fonte des neiges ou des glaciers est d'un chiffre de 4 ou 5 incompatible avec la vie des poissons. En ajoutant de la poudre de quartz énergétisée dans les eaux acides des lacs de BAD LAER, JOUX, BRE, et même du LEMAN, PLOCHER a réussi à faire remonter le pH au delà de 7. Le même raisonnement a prouvé son efficacité dans la lutte contre les nuisances créées par les déjections animales en excès dans les étables modernes. Les liquides nauséabonds qui s'en écoulent sont actuellement à l'origine de problèmes majeurs de pollution, dans certaines régions.

La poudre de roche à haute teneur en silicium est riche en énergie potentielle de rayonnement. Les substances minérales sont indispensables aux cellules pour communiquer entre elles comme le Professeur Fritz Albert POPP* l'a bien démontré.

Les cellules vivantes communiquent entre elles par des biosignaux véhiculés par des biophotons. Sans oligo-élements, les communications intercellulaires sont impossibles et l'équilibre bascule en anaérobiose. Ces notions sont valables pour tous les êtres vivants victimes des diverses pollutions : herbicides, pesticides, dioxines...

Pour un équilibre biologique harmonieux, la position des atomes de l'être vivant en croissance ou adulte doit être conforme à un ordre naturel acquis au cours des millénaires d'évolution des diverses galaxies bactériennes qui composent les cellules de ces organismes. Cet ordre lentement acquis par adaptation, n'est pas modifiable sans mutations naturelles et non artificielles. C'est-à-dire que seule l'agriculture biologique n'utilisant pas de dérivés chimiques agressifs est compatible avec la santé des hommes comme avec celle du règne végétal et animal.

Des encéphalopathies bovines apparaissent dans des troupeaux qui n'ont pas consommé de farines animales. Toutes les maladies des plantes, la dégénerescence des herbages préludent à celles des animaux puis des hommes, contribuant au déclin de l'humanité. Les germicides, l'irradiation des aliments ont des effets secondaires cumulatifs, désastreux à long terme sur le système immunitaire.

On retrouve les travaux de P. DELBET[1] et ceux de J. BOUCHER[2] : La raréfaction du magnésium dans les sols en raison des apports massifs de potassium (antagoniste) entraîne une dégénérescence des systèmes immunitaires, et l'essor des cancers.

* Très connu en Allemagne, il dirige l'Institut International de Biophysique à Kaiserlautern. Ses travaux, essentiels, font suite à ceux de KAZNATCHEYEV et MICHAILOVA (1981), et de GURWITSCH (1928). On lira avec intérêt PIETTEUR, Marc, *Biologie de la lumière,* traduit de l'allemand, Éditions Liège, 1989, sur les bases scientifiques du rayonnement cellulaire extra-faible.

1 DELBET, P., *Politique préventive du cancer,* Éditions Denoël, Paris, 1944.

2 BOUCHER, J., *Une véritable agriculture biologique* J. Boucher, 3, rue de Mourzouck, 44300 NANTES, 1968.

La survie de l'espèce humaine dépend directement des équilibres microbiens constitutifs de l'humus des sols, une très mince couche particulièrement agressée et malmenée depuis l'ère de la culture intensive industrialisée…

Le lisier traité par le produit PENAC-G de PLOCHER apporte une solution qui a convaincu nombre d'agriculteurs allemands. Les bactéries lactiques constituent une autre approche efficace sur l'affaiblissement du pont bactérien à reconstituer obligatoirement.

Le vice président AL GORE dans son livre *Chemins vers l'équilibre* souligne la nécessité d'une prise de conscience des abus actuels et de la mutation à réaliser pour assurer la sécurité sanitaire de la population.

NOTE SUR LA STRUCTURE CHIMIQUE DU SACCHAROSE

Le saccharose résulte de l'union de deux sucres en C_6, le glucose et le fructose, par un pont oxygène. Ce disaccharide résulte de l'union du glucose connu aussi sous le nom de dextrose, de sucre sanguin ou sucre de raisin, qui appartient à la classe des aldohexoses. Le fructose est un cetohexose isomère, un édulcorant naturel puissant qu'on rencontre dans de nombreux fruits. On peut donner des formules linéaires mais aussi une forme cyclique ou projection de Ficher et de Haworth. La plupart des glucides sont chiraux et optiquement actifs (travaux de Pasteur).

Il y a deux types de saccharoses : soit un sucre ordinaire, naturel auquel on devrait donner un autre nom, et un sucre artificiel résultant d'une industrie très particulière : on mélange le jus de betteraves ou de canne à sucre à de la chaux vive puis à de l'anhydride sulfureux, on filtre ensuite sur des débris d'os calcinés d'animaux. Le produit obtenu ensuite est bouilli et l'on raffine enfin à l'aide de l'acide isopropylique ou d'acétate de sodium…

Il est indispensable de bien faire la différence entre le saccharose naturel et celui qui est obtenu par l'industrie, les structures étant radicalement différentes. L'analyse structurale par diffraction des rayons X montre l'existence d'un anomère alpha ou bêta. Il y a donc une structure ou les deux cycles sont rapprochés (naturel) et l'autre ou les deux oses cycliques sont les plus éloignés les uns des autres (industriel). La première structure est associée à des interactions stériques plus favorables, l'autre est un rotamère où les deux sous-unités osidiques sont extrêmement éloignées. Or nos enzymes ne peuvent rompre ce type de structure artificielle du saccharose, un alpha D glucopyrannosyl-bêta D fructofuranose.

TABLE DES MATIÈRES

Annexes

La présente édition de cet ouvrage
publié par les Éditions du CRAM
a été achevé d'imprimer
en février de l'an deux mil cinq
sur papier Windsor 120 M,
sur les presses
de l'imprimerie Transcontinental
à Louiseville (Québec).

POST-IT, PAMPERS, MELITTA & CO.

Post-it, Pampers, Melitta & Co.

50 Produkte, die die Welt eroberten

Allyn Freeman & Bob Golden

MIDAS MANAGEMENT VERLAG AG

ST. GALLEN • ZÜRICH

Post-it, Pampers, Melitta & Co

50 PRODUKTE, DIE DIE WELT EROBERTEN

Die Deutsche Bibliothek – CIP-Einheitsaufnahme
Freeman, Allyn und Golden, Bob: Post-it, Pampers, Melitta & Co.:
50 Produkte, die die Welt eroberten / Allyn Freeman und Bob Golden.
Übers. von Niklaus Hablützel und HG Hildebrandt. – St.Gallen / Zürich: Midas Verlag, 1997.
Einheitssacht.: Why didn't I think of that <dt.>
ISBN 3-907100-70-0

Deutsche Übersetzung: Niklaus Hablützel und HG Hildebrandt

Printed in Germany

ISBN 3-907100-70-0

Verlagsanschrift: Midas Management Verlag AG, Ankerstrasse 3, CH-8004 Zürich

Inhalt

Einleitung

Woher kommen neue Produkte und Erfindungen? Worin gründet ihr Erfolg? Wie können Leute, oft ganz normale Menschen mit durchschnittlicher Erfahrung im Geschäftsleben, mit einer genialen Idee Millionäre werden? Sicher haben Sie sich das auch schon einmal gefragt. Wir spürten dem spannenden Werdegang der Erfindungen nach und den Leuten, die diese Produkte erfanden, ohne die wir heute gar nicht mehr leben können oder wollen.

Die Suche nach Perfektion

Zuerst stellten wir eine Liste von 200 Produkten zusammen, die uns von ihrer Geschichte her interessant schienen. Röntgenstrahlen, Mobiltelefone etc. ließen wir außen vor, die schienen uns eher für ein wissenschaftliches Journal geeignet. Und über Microsoft, Apple Computer und McDonald's liest man ohnehin schon genug. Wir einigten uns schließlich auf folgende Kriterien:

- Hat eine einzelne Person, und zwar wenn möglich der Erfinder, mit dem Produkt eine Menge Geld verdient?
- Ist der Name des Produkts genügend bekannt?
- Gibt es neben historischen Fakten auch witzige Anekdoten?

Auf Recherche

Wir fragten unsere Familien und Freunde nach den Produkten, für deren Geschichten sie sich interessieren würden. Es kamen eine ganze Menge Vorschläge zusammen. Viele davon verwarfen wir aufgrund unserer drei Kriterien. Danach begaben wir uns auf die Suche nach den Fakten, und zwar nach folgendem Muster:

- Wir nahmen mit den PR-Abteilungen der Unternehmen Kontakt auf. Wer hätte uns auch besser mit Informationen, Marketingtechniken und alten Werbekampagnen versorgen können?
- Wir lasen bereits veröffentlichte Geschichten über unsere Themen nach und suchten nach weiteren Informationen über Erfinder und Erfindungen in der Literatur und in Enzyklopädien. Natürlich suchten wir auch im Internet nach Daten und fanden viele Websites über Firmen und Produkte.
- Als das so angehäufte Material langsam eine kritische Masse erreichte, machten wir uns daran, es in witzige und informative Geschichten zu verwandeln.

Die Ersten werden die Ersten sein

Beim Verfassen der Geschichten stießen wir auf ein Muster. Wir eruierten drei Methoden, nach denen Menschen Geld verdienen, und zwei davon verlangen keineswegs nach überragendem kreativem Talent.

Einige unserer Geschichten sind die über Menschen, die dank einer sozusagen genialen Eingebung die Idee zu ihrem Produkt hatten. Die Realisierung der Idee brauchte dann entweder harte Arbeit oder die Mithilfe des Zufalls. Ein Beispiel dafür ist VELCRO:

Das Klett-Prinzip wird jeden Tag von unzähligen Waldläufern verwünscht, wenn sie sich das anhängliche Grünzeug von ihren Schuhbändern pflücken. Da brauchte es schon einen Ingenieur, der das Prinzip unter dem Mikroskop erst mal prüfte und sich fragte, ob so etwas synthetisch hergestellt werden könnte.

Die zweite Linie ist die Art von Produkten wie Liquid Paper, das eigentlich wirklich jeder hätte erfinden können. Nagellackfläschen zu benutzen und Lack aufzutragen ist eigentlich etwas alltägliches. Doch erst Bette Nesmith verdünnte weiße Farbe, füllte sie in ein solches Fläschchen und nahm es mit an den Arbeitsplatz, um Tippfehler zu korrigieren.

...aber die Zweiten haben auch Methoden

Es gibt natürlich auch eine andere Möglichkeit, zu guten Ideen zu kommen. Zum Beispiel, sozusagen, das Licht über dem Kopf eines anderen aufgehen zu sehen. Das kann Menschen passieren, die auf der Suche nach einer neuen Geschäftsidee sind. Marcel Bich hatte genug von teuren Kugelschreibern, die nicht sauber abrollten. Mit seinen BIC-Kugelschreibern verdiente er dann genug Geld, um eine ruhige Kugel schieben zu können. Donald Duncan hingegen kam ganz zufällig an einem Jungen vorbei, der mit einem Kugel-und-Schnur-Dings herumspielte. Duncan kaufte später das Patent auf dieses «Yo-Yo» und wurde nicht nur reich, sondern auch noch weltberühmt.

Marketingleute und Kapitalgeber: ohne sie läuft nichts

Der dritte Weg zum Erfolg ist der Ankauf guter Ideen. Mit genügend Know-how im Marketing und etwas finanziellem Geschick kann man auch so viel erreichen. Die Erfinder von Rollerblade hatten mit ihrem Produkt einen anständigen Erfolg. Aber Robert Naegele kaufte sich für 250 000 Dollar in die Firma ein und konnte seine Aktien später für 150 Millionen verkaufen.

Tampax mußte sogar dreimal den Besitzer wechseln, bevor ein Werbefachmann aus New York den Dreh fand. Tambrands, wie die Firma später genannt wurde, entwickelte sich zu einem Riesengeschäft.

Zum Schluß... oder Anfang

Die Recherche der Geschichten all dieser verschiedenen Produkte entpuppte sich als eine Reise durch Zeit und Raum. Sie begann 1818 auf der Avery-Plantage in Louisiana, wo die Tabasco-Sauce erfunden wurde und endete 1985 mit dem ersten «Boston Chicken» Restaurant. Wir sind mit Thermos zum Nordpol gereist und mit Silly Putty auf den Mond. Die ganze Welt hat sich verändert dank der Erfindungen einzelner Personen.

Und wer weiß, vielleicht liefert dieses Buch mit seinen Heldinnen und Helden für Sie den ersten Denkanstoß für Ihre eigene geniale Erfindung...

Allyn Freeman und Bob Golden, New York City, 1997

1. Ganz schön auf-geweckt

DER MELITTA-FILTER

Mutter wußte es am besten

Wir schreiben das Jahr 1908. Frau Bentz ist eine deutsche Hausfrau mit einem liebenden Gatten und zwei braven Söhnen. Sie lädt ein paar Damen aus Dresden zu Kaffee und Kuchen in ihr Haus an der Marschallstraße ein. Es ist Kaiser Wilhelms Geburtstag und der nachmittägliche Kaffeeklatsch verspricht, ein großer Erfolg zu werden. Zumindest den Apfelkuchen loben die Damen in den Himmel. Aber die Frau von Moltke mäkelt dann doch, daß der Kaffee ein bißchen bitter schmecke, und das hübsche Fräulein Glassburg sieht ziemlich komisch aus mit diesen schwarzen Kaffeesatzflecken auf ihren schimmernd weißen Zähnen. Warum bloß gibt es keine Lösung für diese verflixten Sorgen einer sauberen deutschen Hausfrau?

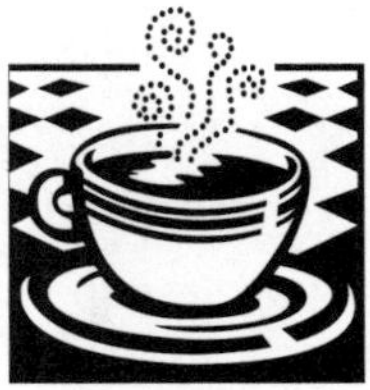

Die Antwort, die Frau Bentz fand, war einfach: Sie überlegte, daß es vielleicht besser wäre, das Kaffeepulver in einer Art Filter außerhalb des Gefäßes aufzufangen, statt im Innern. Das Ergebnis ihrer gründlichen Untersuchungen war die perfekte Tasse Kaffee und der Beginn eines Milliardengeschäfts. Die rotgrünen Packungen wurden zum Markenzeichen in aller Welt: Melitta.

Kaffee: Eine aromatische Geschichte

Der Kaffee ist seit dem Jahr 575 vor Christus bekannt. Er kam aus seinem Ursprungsland Äthiopien über die damaligen Handelswege in die arabische Welt, woran noch heute der Name einer bestimmen Sorte erinnert: Caffe arabica. Das Wort geht auf das arabische «quahwah» zurück, wurde im türkischen zu «kahvah», das sich in Europa in all den bekannten Formen von «café», «coffee» und «Kaffee» erhalten hat.

Im 17. Jahrhundert machen in England die Trinkhallen für Schokolade den Kaffeehäusern Platz, wo sich die Männer versammeln um Geschäfte zu machen und das populäre, als heilsam betrachtete Getränk einzunehmen. 1674 erschien in London ein Büchlein unter dem Titel: «A Woman's Petition Against Coffee». Die Autorin beklagte, daß die Männer alle ihre kostbare Zeit im Kaffeehaus zubringen, wo doch mehr als zwei Tassen des Getränks sie schon impotent machten.

MELITTA ERZIELT EINEN JAHRESUMSATZ VON 1,6 MILLIARDEN DOLLAR. HEUTE LEITEN DIE BENTZ-ENKEL DIE FIRMA VON MINDEN IN DEUTSCHLAND UND CLEARWATER IN FLORIDA AUS.

Um 1800 war die gebräuchliche Methode zum Kaffeemachen das einfache Übergießen mit heißem Wasser, bis der damalige Erzbischof von Paris den «Percolateur» erfand, einen Topf, in dem man das Wasser durch das Kaffeepulver tropfen ließ. Vierzig Jahre später entwarf der schottische Marine-Ingenieur Robert

Napier ein Gerät, in dem der Kaffee mit Wasser unter Dampfdruck gebraut wurde. Trotzdem verfuhr man bis zum Beginn des 19. Jahrhunderts zum Kaffeemachen nach zwei immer gleichen Methoden: Entweder wurde das Pulver in Gefäßen aus Metall oder Porzellan aufgekocht, oder in kleinen Säckchen mit heißem Wasser übergossen. In Deutschland scheint man diese Art weiter verfeinert zu haben als etwa in Frankreich, wo der Kaffee oft in alten Socken gefiltert wurde. Unbefriedigend waren beide Methoden: bei der einen kam der Kaffee trüb und bitter heraus, bei der anderen dauerte es so lange, daß das Gebräu kalt wurde. Frau Bentz hatte richtig erkannt: die Welt war reif für eine neue Art der Kaffeezubereitung.

75 PROZENT DES IN DEN USA GETRUNKENEN KAFFEES WERDEN MIT DER FILTERMETHODE AUFGEBRÜHT.

Meßbarer Erfolg

Mit der Idee eines Filters im Kopf ging Frau Bentz ins Zimmer ihres Sohnes und suchte nach porösem Papier. Nachdem sie einige verschiedene Papierarten geprüft und für zu dick oder zu dünn befunden hatte, nahm sie gewöhnliches Löschpapier. Sie bereitete ein Maß Kaffee vor, formte aus dem Papier eine Tüte und füllte das Pulver hinein. Die Tüte kam in einen Blechtopf, in dessen Boden Frau Bentz kleine Löcher gebohrt hatte. Danach goß sie Wasser übers Pulver und sah zu, wie sich im Gefäß unter dem Filtertopf der Kaffee sammelte: ohne losen Kaffee drin und – wundervoll im Geschmack! Papier und Filtertopf hatten perfekt funktioniert.

Die Erfindung zu patentieren, war der nächste und logische Schritt. Frau Bentz erhob im Jahr 1908 das Patent auf einen

«Kaffeefilter mit Filterpapier». Sie und ihr Ehemann Hugo ließen bei einem Blechschmied die hochwandigen Filtertöpfe produzieren und eine Papeterie in der Nachbarschaft versorgte das Paar mit dem nötigen Filterpapier. Nach einigem Erfolg in kleinem Kreis fand Frau Bentz Geschmack am Unternehmertum und sie entschied sich, ihr System in ganz Deutschland zu vertreiben. Melitta und Hugo Bentz kratzten ihre Ersparnisse zusammen und mieteten einen Stand an der Leipziger Messe. Das war im Jahr 1909. Auf der Messe begeisterte das Melitta Kaffeesystem das Publikum durch seine Eleganz der Form und seine praktische Nützlichkeit. Der Blechtopf war mit einem handlichen Griff ausgestattet, mit dem man ihn leicht und einfach auf die Kaffeekannen setzen konnte. Und: der Kaffee schmeckte köstlich. Die Bentzens hatten gehofft, mit ihrem Stand ein bißchen öffentliche Aufmerksamkeit zu erregen. Es kam weit besser. Sie verkauften 1200 Melitta Filtersysteme in einer Woche!

DIE JUNGE FIRMA ERHIELT 1910 AUF DER INTERNATIONALEN GESUNDHEITSAUSSTELLUNG IN DRESDEN GOLD- UND SILBERMEDAILLEN FÜR IHREN «FILTERAPPARAT».

Europa kommt auf den Geschmack

Die Verkaufszahlen stiegen in Deutschland weiter hoch, ab 1925 mußte sich Melitta gegen Imitationen zur Wehr setzen. Frau Bentz beschloß, daß ein einprägsames Farbenschema nötig sei, um die Marke von anderen zu unterscheiden und in Läden für die Käufer leicht erkennbar zu machen. Sie entschied sich für das berühmte Rot und Grün, das zusammen mit dem tiefen Braun des Kaffees die perfekte Farbkombination zur Vermarktung hochwertiger Kaffeeprodukte abgab. 1932 wurde das Markenzeichen mit dem heute noch vertrauten Schriftzug eingeführt.

Die Firma arbeitete weiter an einem besseren und wirtschaftlicheren Filtersystem. Das Ergebnis war das konische, innen gerippte Filtergefäß, das 1937 patentiert wurde. Das Blech wurde durch Porzellan und eine Schutzhülle aus Aluminium ersetzt. In den 50er Jahren eroberten massenhaft hergestellte und pastellfarben glasierte Filter die Küchen in aller Welt – heute kitschige Sammlerstücke. Die Erfindung von hitzebeständigem Kunststoff führte schließlich zu leichten, unzerbrechlichen Filtern und dem liebsten Morgenfreund aller Einsamen, dem handlichen «1x»-Ein-Tassenfilter.

Frau Bentz hat die Art, Kaffee zu kochen und zu genießen von Grund auf und für immer verändert. Ihre simple Erfindung brachte ihrer Familie ein Millionenvermögen ein – und noch heute führen die Enkel Jörg, Thomas und Stephan Bentz das weltweite Familienunternehmen weiter. Man sollte daran denken, daß der Kaffeefilter von Frau Bentz auch ihr Selbstbewußtsein in die ganze Welt hinausposaunt – eine Seltenheit für eine Frau im Jahr 1908. Sie bestand darauf, daß sie allein die kreative Erfinderin war und benannte deshalb ihre Firma – falls Sie es nicht wußten oder noch nicht erraten haben – nach sich selbst: Frau Melitta Bentz!

2. Die Welt an einem Faden

DUNCANS YO-YO

Der Schlaf der Scheibe

Irgendwann vor langer Zeit wanderte ein kleines Spielzeug, das die Europäer «Bandalore» nannten, nach China aus, und erreichte später auf den Handelswegen über die asiatische See die Philippinen. Es bestand aus zwei Scheiben auf einer Achse, auf die ein Faden aufgewickelt war. Wenn man das eine Fadenende in der Hand hielt, rollte das Bandalore hinunter, bis der Faden abgewickelt war, um ihn dann vom eigenen Schwung angetrieben wieder aufzuwickeln und daran hochzuschnurren. Die Philippinos verbesserten das Gerät dadurch, daß sie den Faden mit einer Schleife an der Achse befestigten. So war es möglich, die Scheibe ein paar Sekunden am Fadenende rotieren zu lassen, bevor sie wieder hochkletterte…

DER AUSDRUCK «YO-YO» BEDEUTET IN TAGALOG, DER SPRACHE DER PHILIPPINISCHEN UREINWOHNER, «KOMM ZURÜCK, KOMM ZURÜCK».

Machen wir einen Sprung nach Santa Monica in Kalifornien und in die späten 20er Jahre. Pedro Flores ist als Fahrer bei einem Hotel am Ort angestellt und Experte für das Yo-Yo-Spiel, wie er das Bandalore nennt. Er kann erstaunliche Dinge damit anstellen und unterhält seine Landsleute mit seinen Tricks. Unter seinem Namen «Flores Yo-Yo» meldet er das Spielzug beim amerikanischen Patentamt an und beginnt in Handarbeit seine eigenen Modelle aus Holz herzustellen.

Eines Tages bleibt Donald F. Duncan Senior an einer Strassenecke stehen und schaut fasziniert einem Mann zu, der Flores' Yo-Yo vorführt und dabei den «Schlaf» zeigt – den Stop der Scheibe am unteren Fadenende. Er kauft Flores die Patentrechte und die Handelsmarke ab, und beginnt 1932 herzustellen, was in ganz Amerika zum Begriff werden wird: Das Duncan Yo-Yo.

Das Yo-Yo von gestern

Historiker mit einer Vorliebe für Asien wollen der Welt weismachen, daß die Ursprünge des Yo-Yo zurückgehen auf steinzeitliche Völkerstämme auf den Philippinen, die sich Jagdsteine zurechtmachten und diese an langen Schüren aus Pflanzenfasern oder Tierdärmen befestigten. Damit konnten die Jäger auf ihre Beute zielen, ohne daß sie die Geschosse auf immer im Urwald verloren.

Das erste wirklich historische Zeugnis für das Yo-Yo-Spiel stammt jedoch aus dem Jahr 450 vor Christi Geburt. Auf einer griechischen Schale ist ein Junge abgebildet, der mit einer Scheibe spielt, die an einer Schnur baumelt. Viele Dokumente beweisen heute, daß an den englischen und französischen Königshöfen des 16. und 17. Jahrhunderts das Spiel sehr beliebt war und mit einer ganzen Reihe exotischer Namen bezeichnet wurde, zum Beispiel «quiz», «l'emigrette», «coblentz» oder «incroyable».

Napoleons Armeen vergnügten sich mit dem Spiel, wenn sie gerade nicht damit beschäftigt waren, genüßlich zu speisen oder Europa zu erobern. Gegen Ende des 18. Jahrhunderts wurde Paris vom Yo-Yo-Fieber befallen und viele reiche Adlige besaßen Yo-Yos aus geschnitztem Elfenbein oder dünnem Glas, mit Achsen aus poliertem Messing. Und nicht nur die Franzosen hatten in diesem Jahrhundert ihren Spaß daran; auch Lord Wellington, Herzog von England, steht im Ruf, ein begeisterter Anhänger des Yo-Yo gewesen zu sein.

DIE YO-YO-SPIELKLASSE VON AMERIKANISCHEN PRÄSIDENTEN: JOHN F. KENNEDY WIRD ALS «GUT» EINGESTUFT, LYNDON B. JOHNSON UND RICHARD NIXON ALS «SCHWACH».

Historisch betrachtet aber waren Männer und Jungen auf den Philippinen die Weltmeister. Für sie wurde das Spiel zum nationalen Zeitvertreib. Wochenlang schnitzten sie an ihren Meisterstücken aus dem Horn des Karibou oder dem Holz des Lebensbaumes. Nach dem spanisch-amerikanischen Krieg wanderten viele Philippinos nach Kalifornien aus und brachten mit der Kultur ihrer Insel auch das Yo-Yo mit.

Duncan expandiert

Donald Duncan stellte die Yo-Yos von Flores wie bisher aus einheimischen Harthölzern her, aus Ahorn, Esche und Buche. Er änderte weder Größe noch Form des Grundmodells, das klein genug war, um bequem in der Hand zu liegen. Was er änderte, war die Art, das Spielzeug den Amerikanern nahezubringen.

Duncan stellte fest, daß ein unbewegtes Bild eines Yo-Yo spielenden Jungen in den Magazinen vielleicht ein wohlwollendes Interesse auf seiten der Leser weckte, diese aber kaum zum Kauf anregte. Er wußte, daß man ein Yo-Yo sehen mußte, um es zu mögen, und beschloß, genau das einzusetzen, was seine eigene Begeisterung ausgelöst hatte: Amerikas Jugend sollte die Yo-Yo-Stars aus den Philippinen in Aktion erleben.

Duncan besuchte die Hochburgen der Philippinos im Süden Kaliforniens und heuerte Dutzende von Männern an, die für sein Yo-Yo werben sollten. Sie waren Lokalmatadore, für die das Yo-Yo zur zweiten Natur geworden war, und beherrschten jeden Trick. Duncans Plan war einfach: Sie sollten in jedem amerikanischen Jungen das tief empfundene Bedürfnis wecken, es diesen Profis gleichzutun.

DAS YO-YO IST DAS ZWEITÄLTESTE SPIELZEUG. NUR PUPPEN SIND ÄLTER. EIN DERMATOLOGE IN FLORIDA BESITZT MIT ETWA 4000 EXEMPLAREN EINE DER GRÖSSTEN YO-YO-SAMMLUNGEN DER WELT.

In den 30er Jahren tauchten Gruppen dieser philippinischen Yo-Yo-Künstler vor Bonbonläden und Kinos auf. Sie führten der staunenden Menge eine neue Art von Straßentheater vor. Die Kinder der ganzen Stadt waren hingerissen von diesem Spiel mit der Schwerkraft. Der Weg zum nächsten Bonbongeschäft oder Krämerladen war nicht weit – und dort gab es Duncans Yo-Yo zu kaufen.

Diese Demonstrationen trieben zwar die Verkaufszahlen beständig in die Höhe, aber Duncan suchte nach einem noch schnelleren Weg, seine Yo-Yos unter die Leute zu bringen. In William Randolph Hearst fand er den idealen Partner. Der Medienmagnat war einverstanden, für Duncans Yo-Yo-Wettbewerbe Anzeigen zu drucken, unter der Bedingung allerdings, daß jedes Kind, das daran teilnehmen wollte, zuvor mindestens drei Abonnenten für irgendein Blatt aus dem Hearst-Verlag anwerben mußte. Eine der ersten Werbekampagnen dieser Art fand 1931 in Philadelphia statt und erbrachte das erstaunliche Ergebnis von 3 Millionen verkauften Duncan Yo-Yos.

Auf und Ab...

Das Yo-Yo hatte Erfolg während der Zeit der Großen Depression, weil es billig war, und lustig und langlebig. Wenn der Faden gerissen war, konnte man ihn für weniger als einen Pfennig ersetzen, und das Hartholz überlebte jeden Härtetest auf dem Asphalt und dem Bürgersteig – ein kaum zu überschätzender Vorzug, wenn man bedenkt, für wie wenig Geld dieses jahrelang anhaltende Vergnügen zu haben war.

Das Yo-Yo-Fieber hielt bis zum Ende des Zweiten Weltkriegs an. Als aber nach 1945 neue Spielzeuge auf den Markt kamen, verlor das Yo-Yo an Reiz. 1962 begann Duncan im Fernsehen für sein Yo-Yo zu werben. Darauf stiegen die Verkaufszahlen wie eine Rakete in die Höhe und erreichten 1963 mit 33 Millionen verkauften Stück die Rekordmarke aller Zeiten. Als aber die Fernsehketten die Preise für Spots in den 70er und 80er Jahren ständig erhöhten, sah sich das billig produzierte Duncan Yo-Yo abschreckend hohen Werbekosten gegenüber. Der Gewinn sank, und ohne die Straßenaktionen der Yo-Yo-Artisten sackten die Verkäufe bald auf 500 000 Stück im Jahr ab.

DONALD DUNCAN HAT AUCH DIE PARKUHR UND DAS EIS AM STIEL, MARKE «GOOD HUMOR», ERFUNDEN.

Noch einmal war es nötig geworden, daß Kinder das Spielzeug wirklich sahen, damit sie wieder sagten: «Das kann ich auch!» In gewisser Weise hat der Medientycoon Ted Turner das Yo-Yo gerettet. Die Werbung in seinem Kabelfernsehen, ganz besonders in den Kindersendungen, erwies sich auch für Duncan als erschwinglich. Neue 30-Sekunden-Spots in fünf Kabelkanälen für Kinder trieben die Verkaufsstatistik bald wieder in die Höhe.

Wem gehört der Name?

Die Firma Duncan Toys hat niemals bestritten, daß sie nur ein begrenztes Recht auf den Namen «Yo-Yo» besitzt. Doch mit einem Marktanteil von 85 Prozent konnte sie behaupten, daß ihr die Handelsmarke gehöre. Nach langen Prozessen kam der Streitfall 1965 schließlich vor das Bundesrevisionsgericht in Chicago. Duncan Toys hatte gegen die Royal Tops Company geklagt, doch das Gericht entschied, daß «Yo-Yo» ein Gattungsname für ein Spielzeug sei, den jedermann verwenden dürfe.

Eine Zukunft aus Plastik

1957 stellte die Flambeau Plastic Company in Braboo, Wisconsin, das erste Duncan Yo-Yo aus Plastik her. Es hatte die Form und die Größe des berühmten Originalmodells aus Holz, des «Duncan 77». Seit 1968 beliefert Flambeau auch Duncan Toys und stellt heute ungefähr 70 000 Stück pro Tag her.

Wissenschaftler beschreiben das Yo-Yo als «kinetische Energie in einer rotierenden Masse» – das Spielzeug ist ein «fliegendes Rad». Für die Kinder aber ist es seit 1930 nur die Quelle unendlich vieler Stunden voller Spaß und Vergnügen.

3. Partyzeit

TUPPERWARE

Hinter jedem Mann steckt eine Frau – mit einer besseren Idee

Im Jahr 1939 war Earl Tupper nichts weiter als ein selbsternannter Erfinder, der den Chemiekonzern Du Pont dazu überredet hatte, ihm ein paar Abfälle zu verkaufen. Damit eröffnete Tupper seine eigene Fabrik. Er hatte ein Raffinerieverfahren entwickelt, das den stinkenden Polyethylenmüll reinigte und in einen durchsichtigen, biegsamen, unzerbrechlichen, ungiftigen, leichtgewichtigen und leicht zu reinigenden Kunststoff verwandelte. 1947 begann Tupper, Behälter für Lebensmittel aus seinem Plastik herzustellen. Sie blieben unverkauft in den Läden liegen. Doch eines Tages im Jahr 1949 rief ihn Brownie Wise an, die Frau, die seine Plastikdosen im Süden Floridas zu vertreiben versuchte. Sie beklagte sich, daß er viel zu langsam liefere, das behindere die Expansion ihres Geschäfts. Tupper schaute in seine Verkaufslisten und stellte zu seinem großen Erstaunen fest, daß

DIE ERSTEN KREATIONEN DES EARL TUPPER AUS DURCHSICHTIGEM UND PASTELLFARBENEM PLASTIK SIND IM MUSEUM OF MODERN ART UND DEM SMITHSONIAN ZU BESICHTIGEN.

Brownie Wise tatsächlich jede Woche auf gute 1500 Dollar kam. «Wie haben Sie es denn geschafft, das Zeug in die Läden zu bringen?», fragte er sie am Telefon, die Antwort kam prompt: «Ich verkaufe es auf Partys». Dieser einzige Satz hat eine Revolution in Amerikas Kühlschränken ausgelöst, Earl Tupper zum Multimillionär und seinen Namen zum festen Begriff in allen Haushalten gemacht: Tupperware.

Plastik

Zu Beginn war in Amerika die Vermarktung von Plastik – benannt nach dem griechischen Wort «plastikos», das «formbar» bedeutet – ein Kampf auf schier aussichtslosem Posten. Denn die Amerikaner waren an Produkte aus natürlichem Material wie Metall oder Holz gewöhnt. Die Hausfrauen schreckten davor zurück, diesen synthetischen Stoff mit seiner glänzenden, aber kühl anzufassenden Oberfläche zu kaufen. Und Logan Gourlays Zitat im «Webster's Dictionary» von 1976 bestätigt nur seinen schlechten Ruf als künstliches Massenprodukt minderer Qualität: «Dies ist die Plastikzeit, das Zeitalter des Schwindels und Betrugs.»

SNOBISTISCHE SEGLER BEZEICHNEN FIBERGLASBOOTE ABSCHÄTZIG ALS «TUPPERWARE-FLOTTE».

Die Geschichte der modernen Kunststoffe geht zurück auf die Entdeckung des Celluloids im 19. Jahrhundert, einem haltbaren Material aus Zellulosenitrat und Kampfer. Leider war es leicht entflammbar. Seine erste praktische Anwendung in der Küche war ein Handgriff für Servierplatten. Der Kunststoff «Bakelit» markiert die nächste Etappe. Er war hitzebeständig. In den 30er

Jahren dieses Jahrhunderts häuften sich die Erfindungen: in rascher Folge kamen Cellophan, Nylon, Plexiglas und Polystyren auf den Markt.

Hübsch anzusehen, aber wohin damit?

Während des Zweiten Weltkriegs experimentierte Tupper mit verschiedenen Plastikgegenständen, die mit seiner neuen Methode produziert werden konnten. Er bewies ein ausgezeichnetes Auge für praktische und ästhetische Formen. Für ihn galt der Grundsatz: «Form follows function», und so wurde jeder seiner Behälter ein durchdachtes und zugleich schönes Gefäß zu Lagerung von Lebensmitteln. Anfang der 50er Jahre lobte das Magazin «House Beautiful» die Tupperware-Produkte als «Kunst für 39 Cents».

In der Küche waren Tuppers Präzisions-Spritzguß-Behälter noch aus einem anderen Grunde nützlich: sie waren unzerbrechlich. Wenn man sie auf den Boden wirft, springen sie hoch, wenn man sie eindrückt, kehren sie auf wundersame Weise wieder zu ihrer alten Form zurück. Nur ein Problem machte dem klugen Tupper zu schaffen: Wie schaffte er es, den Deckel luftdicht zu machen? Auf der Suche nach einer Lösung studierte er andere Produkte und fand die Antwort schließlich bei den Farbdosen. Er kopierte ihr Funktionsprinzip: Beim Aufdrücken verdrängt der Deckel Luft und erzeugt damit einen Unterdruck im Innern des Gefäßes, der ihn nun so fest ansaugt, daß

TUPPERWARE-VERKÄUFER KÖNNEN IM JAHR 100 000 DOLLAR VERDIENEN. IN JAPAN ALLERDINGS BEDEUTEND WENIGER, WEIL DIE HÖFLICHEN JAPANER DIE PARTIES NUR MIT IHREN ANGEHÖRIGEN DURCHFÜHREN.

er praktisch luftdicht abschließt. Beim Öffnen strömt die Luft mit dem typischen kleinen Plopp wieder ein.

Nun schien Tupper die Zeit reif für seine attraktiven und funktionalen Plastikgefäße, doch er hatte eine weitere Hürde zu nehmen: Die Zielkundschaft hatte keine Ahnung, was sie damit anfangen sollte.

Punkte machen

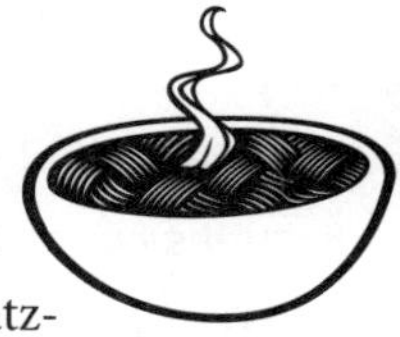

Zurück nach Detroit. Eine Mutter mit einem kranken Sohn, ohne Ehemann aber mit riesigen Schulden auf dem Buckel sucht verzweifelt nach einem Zusatzverdienst. Sie beginnt Verkaufspartys für Haushaltsprodukte zu organisieren. Ein Freund schenkt ihr Tupperware, und Brownie Wise braucht nur drei Tage, um herauszufinden, was man damit anstellen kann. Sie nimmt Tupperware in den Katalog für ihre Partys auf. Als sie der Gesundheit ihres Sohnes wegen nach Miami umziehen mußte, meinte sie: «Noch bevor ich eine Wohnung hatte, hatte ich ein Lagerhaus für Tupperware gefunden».

Earl Tupper ernannte sie zur Vizepräsidentin und Generalbevollmächtigten seiner Gesellschaft, als er einsah, daß die Tupperware niemand besser verkaufen konnte als sie – der seltene Fall eines Unternehmers, der anerkennt, daß seine rechte Hand mit ihren Visionen und tatsächlichen Geschäftserfolgen die Gesellschaft weiterbringen kann. Doch Tupper war ein scheuer Mann, der dem Rampenlicht aus dem Weg ging. Er überließ dieser extrovertierten Frau den öffentlichen Teil seines Unternehmens, und das um so lieber, als sie mit ihren Hausvorführungen für Frauen die Verkaufszahlen nach oben trieb.

Wise war eine Pionierin des Direktverkaufs. Sie entwickelte ein System der Vermarktung, der Anwerbung, des Verkaufs und sogar der Schulung, das zum Vorbild für viele Firmen wurde. In Orlando, Florida, beaufsichtigte sie zuerst die Gründung verschiedener Zentren und Schulungseinrichtungen, dann stellte sie ein System von Anerkennung, Prämien und Vergütungen auf, um die Hausfrauen zur Teilnahme zu ermuntern. Als sie sah, daß viele Frauen mehr tun wollten, als Gastgeberin zu spielen und Partys zu arrangieren, richtete sie schließlich Verwaltungs- und Vertriebsstellen für die Ehrgeizigeren ein.

TUPPERWARE SETZT JÄHRLICH WELTWEIT 1,5 MILLIARDEN DOLLAR UM. IN INDONESIEN LEGEN FRAUEN SOGAR GELD ZUSAMMEN, DAMIT EINE JEDE VON IHNEN ABWECHSELND SICH TUPPERWARE LEISTEN KANN.

Als sie 1951 die Stelle der Generalbevollmächtigten übernahm, hatte Tupperware 200 selbständige Verkäufer. Knappe drei Jahre später war das Verkaufsnetz unter Wises Führung auf 9000 Frauen angewachsen. Ihr Glaube an das Tupperware-System war einfach: «Wenn wir für die Leute sorgen, sorgen sie fürs Geschäft.»

Partyzeit

Der unglaubliche Erfolg der Tupperware in den 50er Jahren ist nur zu erklären, wenn man die sozialen Veränderungen versteht, die sich durch die Auswanderung der Massen in die Vorstädte ergaben. Verheiratete Frauen saßen nun plötzlich in den neuen Wohngebieten weitab von den Städten und waren gezwungen, überall hinzufahren, nur um einzukaufen oder ihre Kinder zur Schule zu bringen. Eine dieser sogenannten «grünen Witwen» schrieb: «Mir träumte, daß ich gestorben war und Gott zu mir sagte: ‹Judy, kannst du mir den Wagen leihen für den Himmel?›» Was viele Frauen in den Vorstädten vermißten, war das Gemeinschaftsgefühl.

In diese Entwicklung brach die Tupperware ein, das Wort «Party» war ein Marschbefehl. Wise und ihr Team aus Florida lieferten den Frauen den perfekten Vorwand, sich zu treffen, wenn die Kinder in der Schule waren. Der Nachmittag, halb Kaffeeklatsch, halb Verkaufsveranstaltung, war sorgfältig geplant. Spiele, Wettbewerbe, Preise und Überraschungen standen auf dem Programm. Spätestens nach zwei Stunden waren alle Kaufwiderstände gebrochen. In ihren Broschüren pries die Gesellschaft diese Anlässe als «wirklich günstige Gelegenheit» für eine Haufrau, «einen Nachbarschaftsbesuch mit einem Einkaufsbummel im Sofasessel» zu verbinden.

ALLE DREI SEKUNDEN BEGINNT IRGENDWO AUF DER WELT EINE TUPPERWARE-PARTY.

Nun, der wichtigste Grund für den Erfolg der Tupperware war, daß diese Gefäße eine Marktlücke ausfüllten, die von keinem anderen Produkt besetzt war. Die neuen Kühlschränke lieferten zwar niedrige Temperaturen, jedoch mit der lästigen Nebenwirkung, daß unverpackte Nahrungsmittel austrockneten. Das Gemüse welkte, der Käse verdarb. Die luftdichte Tupperware löste alle diese Probleme der Lagerung von Nahrungsmitteln.

Earl Tupper war zudem erfinderisch genug, jedem seiner Plastikprodukte einen Namen zu geben, der ihm eine Persönlichkeit verlieh. Die ersten beiden hießen «The Wonderlier Bowl» und «The Bell Tumbler». Später brachte die Gesellschaft den «Party

Bowl», den «Pie Taker» und den «Dip'N Serve» heraus. Die Hausfrauen wurden verpflichtet, sie genau so zu nennen, und wenn die nächste Party herannahte, konnten ihre Freunde sie leicht unter dem eingängigen Tupperware-Namen bestellen.

Das luftdicht abgeschlossene Vakuum im Innern der Behälter wurde zur Legende. Briefe an die Gesellschaft priesen die Schutzfunktion dieses Deckels, Berufstaucher entdeckten unter Wasser Tupperware mit Keksen, die so frisch wie am Backtag waren. Die Krone der Langlebigkeit aber geht an die Geschichte einer Frau, die im Kühlschrank geraspelte Kokosnuß 34 Jahre lang in Tupperware aufbewahrte.

Ausverkauf

Die Bevölkerung der amerikanischen Vorstädte verdreifachte sich bis 1980, aber die Verkaufszahlen der Tupperware hielten nicht mit. Viele Frauen hatten Teilzeitarbeit, manche auch Ganztagsstellen angenommen. Ähnliche Plastikgefäße konnten sie jetzt auch in den Einzelhandelsgeschäften kaufen, und das Lieschen-Müller-Image der Tupperware aus den 50er Jahren erschien der jüngeren Generation veraltet.

Tupperware versuchte dem Rückgang der Hausverkäufe zu begegnen, indem das Partykonzept auf den Arbeitsplatz übertragen und ein Direktversand per Katalog aufgebaut wurden. Doch die größte Einnahmequelle war der Export des Konzepts ins Ausland. Die Zukunft bleibt vielversprechend, und bereits sind erste Versuche in Indien und China unternommen worden.

Schon 1958 hatte Earl Tupper seine Firma an die Rexall Drug Company für 9 Millionen Dollar verkauft. Im selben Schlüsseljahr verließ auch Brownie Wise das Geschäft. Tupper zog sich nach Costa Rica zurück und starb 1983. Dieser Mann mit einfachem Schulabschluß hatte, wie es im Buch «American Plastics – A Cultural History» heißt, «eine Produktlinie geschaffen, die mehr für Einbürgerung des Plastik im Haushalt getan hat als alles andere seit der Erfindung des Nylon».

4. Die natürliche Erleichterung

EX-LAX – DIE ABFÜHRTABLETTE

Parlamentarischer Stillstand

Im Alter von 17 Jahren wanderte Max Kiss von Ungarn nach Amerika aus. Man schrieb das Jahr 1898. Er ergatterte eine Lehrstelle bei einem Apotheker in New York, besuchte das College für Pharmakologie an der Columbia Universität und machte 1904 seinen Abschluß. Er sah voraus, daß Pillen, die man im Laden kaufen konnte, in Zukunft die Verschreibungen der Ärzte ersetzen würden, die der Apotheker schließlich zeitraubend in kleinen Mengen zusammenmixte. Auf einer Reise in die europäische Heimat lernte Kiss das Phenolphthalein kennen, ein neues, geschmackloses Pulver, das von Bayer, dem deutschen Hersteller des Aspirin, hergestellt und gegen Verstopfungen verabreicht wurde. Ein Jahr lang probierte er verschiedene Zubereitungen mit allerlei Geschmackstoffen aus, und landete schließlich bei einer Schokoladentablette, die sogar Kindern gut schmeckte. Nun brauchte Kiss nur noch einen einprägsamen Namen, um sein neues Abführmittel

EX-LAX BRACHTE AUCH EIN GETRÄNK MIT FEIGENGESCHMACK AUF DEN MARKT, DAS BEI DEN KUNDEN JEDOCH KEINE AKZEPTANZ ERFUHR.

auf den Markt zu bringen. In einer ungarischen Zeitung stieß er auf die Abkürzung eines umgangssprachlichen Ausdrucks, der «parlamentarischer Stillstand» bedeutete. In den zwei ungarischen Wörtern entdeckte Kiss eine ideale, unverwechselbare und leicht zu merkende Beschreibung seines Produkts, dieses «exzellenten Laxativs»: Ex-Lax.

Regelmäßige Sitzungen

Seit Urzeiten gehört die regelmäßige Sitzung zu den festen Regeln des Menschen. Und wenn Magenverstimmungen oder falsches Essen dafür sorgen, daß die täglichen Entleerungen zu spärlich ausfallen, haben die Menschen immer schon nach natürlichen Heilmitteln Ausschau gehalten, um den Prozeß wieder in Gang zu setzen.

Die ersten Heilmittel der Alten Welt beruhten auf Lösungen aus Pflanzenextrakten. Bei zwei der ältesten handelt es sich um Tee aus Sennablättern beziehungsweise Weißfuß (lycopodium), einem Moos, das an allen immergrünen Bäumen wächst. Ein Medikament, das im 18. Jahrhundert entdeckt wurde, ist das Rizinusöl. Diese wohlbekannte Substanz, die aus den Rizinuskernen gewonnen wird, fand sowohl als Abführmittel wie auch als Schmieröl Verwendung.

VON EX-LAX WERDEN JEDES JAHR 6 MILLIONEN PACKUNGEN HERGESTELLT.

Man entdeckte auch, daß Mineralien hilfreich sein können. Am bekanntesten sind Steinöl, Magnesiumsäure oder Magnesiummilch, hergestellt aus Magnesiumhydroxid. Viele Amerikaner erinnern sich noch gut an die Löffel voll weißlicher, kalkiger

«Philipps Milk of Magnesia», die sie in ihrer Jugend einnehmen mußten.

Alle diese Mittel schmeckten grauenhaft. Nur das Phenolphthalein, das aus kristallinen Bestandteilen besteht, war geschmacklos. Europäische Winzer mischten den Stoff in ihre Weine, um den Säuregehalt zu regulieren. Als die Weintrinker darüber berichteten, daß sie danach eine leichte abführende Wirkung verspürten, begann Bayer, die Ärzte über diese neu entdeckte Anwendung ihrer Chemikalie zu informieren.

Auf den Geschmack gekommen

Kiss brauchte einen finanziellen Rückhalt, um sein Ex-Lax produzieren zu können, und erinnerte sich an Israel Matz, einen äußerst faszinierenden Einwanderer aus Litauen, den er während seiner Lehrzeit in der Apotheke kennengelernt hatte. Matz war erfolgreicher Drogist in Manhattan geworden. Auch wenn die beiden Männer aus Europa kamen, waren sie doch schon amerikanisiert genug, um zu begreifen, daß die Geschmäcker in der neuen Welt anders waren als in der alten. Und der Geschmack, auf den Matz und Kiss setzten, war Schokolade.

SEIT 1926 IST EX-LAX DAS MEISTVERKAUFTE ABFÜHRMITTEL AMERIKAS. DAS ERFOLGREICHSTE WERBEGESCHENK WAR EIN KOSTENLOSES FIEBERTHERMOMETER.

Die beiden gründeten 1906 eine Firma und eröffneten eine kleine Fabrik in Brooklyn, New York. Die erste schmale Packung Ex-Lax hatte einen tiefblauen Hintergrund mit einem cremefarbenen Logo. Das neue Abführmittel war sofort eine Sensation, weil es in Form von Tabletten verkauft wurde, die man leicht zur

Arbeit oder zur Schule mitnehmen konnte. Und der Schokoladegeschmack gefiel den Kindern, die jetzt nicht mehr mit ekelhaft riechenden Säften gequält wurden.

Der clevere Name prägte sich ins Gedächtnis ein; er war in jener Zeit des konservativen Sprachgebrauchs zwar leicht provokant, aber kein bißchen anstößig. Max Kiss, der Apotheker, lief höchstselbst von Apotheke zu Apotheke, um seine Kollegen von den Vorzügen seiner handlichen Tabletten zu überzeugen.

Die Werbung treibt

In den nächsten 20 Jahren wurden die Tabletten eine populäre rezeptfreie Medizin in vielen amerikanischen Haushalten. Bald standen die Abführmittel sogar im unverdienten Ruf, gegen weit mehr Unpäßlichkeiten des Alltags zu helfen als nur gegen Verstopfung.

Matz und Kiss stellten fest, daß «regelmäßige Sitzungen» eine amerikanische Zwangsvorstellung geworden waren und beschlossen, auch in den überregionalen Zeitungen Anzeigen für ihre Tabletten zu schalten. 1931 betitelten sie ihr Produkt mit einer Mahnung: «Davon hängt ihre wahre Gesundheit ab.» Später warnten sie die Leser davor, daß «das Gift der Verstopfung so gefährlich ist wie das Gift in der Flasche.» Der beste Weg, dieser Vergiftung zu entgehen und bei guter Gesundheit zu bleiben, war natürlich Ex-Lax: «Wenn die Natur im Stich dich läßt, denk an Ex-Lax».

Kiss, der gelernte Apotheker, ging noch weiter. In der gedruckten Werbung hob er nun den Wirkstoff Phenolphthalein hervor und betonte, daß sein Abführmittel «der Art am nächsten kommt, in der die Natur die Sache besorgt.» Um diese pseudomedizinischen Vorzüge noch zu bekräftigen, ging Ex-Lax dazu über, Röntgenaufnahmen der inneren Organe mit einer Beschreibung der Entleerungsfunktion der peristaltischen Muskulatur abzudrucken.

Der wichtigste Grund für den Erfolg der Anzeigen war aber, daß sie genau auf Hausmütter ausgerichtet waren, die meistens die Medikamente einkauften. Das Ergebnis waren Überschriften, die schlicht behaupteten: «Frag Mutter, sie weiß es.» Ein kluger Werbeeinfall war außerdem, daß jeder, der an die Firma schrieb, postwendend ein Gratismuster Ex-Lax zugesandt bekam.

Der Ton der Ex-Lax-Werbung änderte sich jedoch, als das Fernsehen immer mehr Bedeutung als Werbemedium gewann. Weniger drastisch wurden nun gepflegte Leute gezeigt, die sanft darauf hinwiesen, daß sie selbst auf Ex-Lax zurückgriffen, um Erleichterung zu finden. Der Slogan: «For regular people who sometimes aren't» (Für alle, die manchmal mehr Regelmäßigkeit brauchen).

Finis

1981 wurde die Firma an den Pharmakonzern Sandoz verkauft. Israel Matz, ein bekannter Hebräischlehrer und Vorkämpfer des Zionismus, stand der Firma 42 Jahre lang als Präsident vor, bis er 1950 im Alter von 81 Jahren starb. Max Kiss war sogar noch länger im Amt, als Vorstand und Schatzmeister. Er starb 1967 im Alter von 84 Jahren. Jahrzehnte später ist das Produkt der beiden noch immer überall in Drogerien und Apotheken zu finden.

5. Männlich verbunden

ELMER'S – DER ALLESKLEBER

Ein erstaunliches Leben

Gail Borden wurde 1801 im Staat New York geboren. Mit 52 Jahren hatte er bereits ein abenteuerliches und abwechslungsreiches Leben hinter sich gebracht. Er war Bezirksverwalter in Indiana, Schullehrer in Mississippi und Zeitungsredakteur in Texas. Seine heimliche Passion war es jedoch, einmal etwas wirklich Nützliches zu erfinden. Sein erster Versuch in dieser Richtung war eine Art Keks aus getrocknetem Fleisch – relativ beliebt bei den Goldsuchern zu Zeiten des Goldrausches in Kalifornien. Dieses Projekt trieb ihn zwar in den finanziellen Ruin, aber immerhin hatte ihm seine Erfindung die Ehrenmitgliedschaft der London Society of Arts eingebracht. Borden reiste nach England, wo ihn Königin Victoria empfing. Auf der Rückreise mußte er entsetzt mit ansehen, wie ein paar Kinder in den Armen ihrer Mütter starben, weil sie infizierte Kuhmilch getrunken hatten. Der tief religiöse Mann, der selbst den Verlust seiner Frau und seines Sohnes erlitten hatte – beide waren an Gelbfieber gestorben –, gelobte, einen reinen, gesunden Milchersatz zu finden, der unmöglich mit Krankheitskeimen infiziert werden konnte. 1853 gelang es ihm, den Wasseranteil der Milch in einem luftdichten Vakuum zu verdampfen. Er begann, sein neues Produkt unter Namen «Eagle Brand Sweetened Condensed Milk» (Adlermarke, gesüßte Kondensmilch) zu vermarkten.

Borden war auf dem Weg, die moderne Molkereiindustrie zu gründen. Doch schließlich sollte die Firma, die seinen Namen trug, einen Klebstoff aus Milchstoffen entwickeln und verkaufen, für den mit einer Cartoon-Figur geworben wurde: Elmer's.

Sicher und gut

Mit finanzieller Unterstützung von Jeremiah Milbank, einem bekannten Banker und Lebensmittelgroßhändler, zog Gail Borden an die Ostküste, um dort zu versuchen, einen größeren Markt zu erschließen. Er gründete 1859 die New York Condensed Milk Company. Fast zwanzig Jahre später begann die Gesellschaft auch frische Milch zu verkaufen, die sie meistens von Höfen aus dem Staat New York bezog, nicht weit entfernt vom Geburtsort des Gründers. 1888 war Bordens Firma die erste, die Milch in Glasflaschen auf den Markt brachte.

GAIL BORDEN GEHÖRTE AUCH ZU DEN ERSTEN, DIE AN EINEM VERFAHREN FÜR INSTANTKAFFEE TÜFTELTEN – UND DAS BEREITS 1838!

Borden setzte alles daran, aus der Milch ein vollkommen sicheres Lebensmittel zu machen und hielt strikte Hygieneregeln ein. Er wurde sozusagen der Vater der modernen Milchwirtschaft, und war fest davon überzeugt, daß eine sorgfältig betriebene Landwirtschaft eine ganze Reihe gesunder und nahrhafter Milchprodukte für die amerikanische Familie hervorbringen könne.

Daß er seinen Traum in Amerika verwirklichen könnte, hatte er teilweise der Arbeit von Louis Pasteur in Frankreich zu verdanken.

Zunächst verwandelte Borden die Tante-Emma-Läden, die nur kleine Mengen Milch verkauften, in Borden-Filialen. Der zweite Schritt bestand darin, die Produktlinie über die reine Milch hinaus zu erweitern. Borden vertrieb nun auch Eis, Käse und Milchpulver. Im Alleingang und aus eigener Kraft verschaffte er den amerikanischen Milchhändlern ein neues Vertrauen in der Öffentlichkeit.

Die Leimstory

1928 war aus Bordens Firma eine bekannte und angesehene Großmolkerei geworden, die ihre Produkte in ganz Amerika verkaufte. Sie begann, sich zu diversifizieren und versuchte auch im Non-Food-Bereich Fuß zu fassen. 1929 legte sie sich eine Chemieabteilung zu und kaufte die «Casein Company of America» den führenden Hersteller von Leim auf der Grundlage des Molkerei-Nebenprodukts Casein. Nach dem Zweiten Weltkrieg brachte Borden «Cascorez» auf den Markt, einen Leim, der in ein kleines Glasgefäß abgefüllt war und mit einem Holzstäbchen zum Auftragen verkauft wurde. Der Verkauf verlief enttäuschend. Borden beschloß, dem Glastopf eine neue Form und einen ansprechenderen Namen zu geben.

CASEIN, EIN PHOSPHOPROTEIN DER MILCH, VERLIEH DEM KLEBER URSPRÜNGLICH SEINE MILCHWEISSE FARBE. DAS ERKLÄRT AUCH, WARUM DAS PRODUKT ZU BEGINN «CASCOREZ» HIESS. GOTT SEI DANK FAND MAN DAFÜR SPÄTER EINEN ANDEREN NAMEN.

Zuerst schlug die Chemieabteilung vor, das Produkt «Elsies Kleber» nach Bordens berühmtem und beliebten Werbeträger, einer Kuh, zu nennen. Die Manager der Lebensmittelsparte waren schockiert. Schon der Gedanke war ihnen zuwider, daß die liebliche Kuhdame für etwas anderes als für ein Lebensmittel werben solle, gar für etwas derart ordinäres und männliches wie einen Leim. Die Abteilungen fanden einen Kompromiß. Der Stier Elmer, der 1951 Elsies Gatte geworden war, wurde als Maskottchen für den Leim ausgeliehen.

«Elmer's» hatte Erfolg. Er war ein Allzweckkleber, der wirklich alles zusamenhielt. Der Glastopf mit Holzstäbchen wurde durch eine Plastiktube mit einer Kanüle an der Spitze ersetzt. Der Leim verklebte Papier, Holz, Leder, Steingut und fast jedes Metall. Als noch entscheidender für den Verkaufserfolg aber erwies sich, daß Elmer's ungiftig und daher für Kinder ungefährlich war. Auch konnte man ihn leicht aus den Kleidern wieder heraus waschen, selbst wenn er schon eingetrocknet war.

Elmer's Alleskleber wurde die Nummer Eins in Amerika. Oft war er der einzige Klebstoff im amerikanischen Haushalt. Der erfolgreiche Stier war ein Symbol der Stärke, und die Chemieabteilung entwickelte unter Elmers Namen eine ganze Produktlinie, die heute 150 Artikel umfaßt.

Berühmte Rinder

Seit 1930 war eine freundliche junge Kuh namens «Elsie» das Maskottchen der Molkereiabteilung in der Firma Borden. Auf der Weltausstellung von 1939 in Flushing Meadow, New York, stellte auch Borden seine Produkte aus. Die Hauptattraktion war Elsie, die lebende Kuh, für viele Stadtkinder die erste, die sie je gesehen hatten. Ihr Stall glich einem Damenboudoir, überall lagen Frauenkleider, Accessoires und Nippes herum.

Elsies Ruhm drang bald nach Hollywood, wo man ihr eine Hauptrolle in dem Film «Little Men» mit Jack Oakie und Kay Francis anbot. Doch Elsie war guter Hoffnung und bei Borden fürchtete man um ihre Gesundheit. Die Filmgesellschaft wollte jedoch nicht auf das im ganzen Land bekannte Symbol verzichten und schickte einen privaten Eisenbahnwagon, dazu einen Hirten und einen Tierarzt, die der trächtigen Kuh auf ihrer Fahrt quer durch den Kontinent beistehen sollten.

GAIL BORDEN VERÖFFENTLICHTE SEINE PHILOSOPHIE DER SAUBEREN MOLKEREI IN DEN «ZEHN GEBOTEN DES MILCHMANNES». SIE WURDEN SPÄTER ZUR GRUNDLAGE DER VORSCHRIFTEN FÜR DIE MILCHPRODUKTION, DIE DAS AMERIKANISCHE GESUNDHEITSMINISTERIUM ERLIESS.

Nun aber mußte Elsie auf der Weltausstellung ersetzt werden, was Bordens Milchmänner in das Dilemma stürzte, über das Hollywoods Produzenten schon immer klagen: Wie kann man den berühmten, weiblichen Star in einer Ein-Frau-Show auswechseln? Brachten sie eine dumme Kuh auf die Bühne, die dem Publikum mißfiel, stand ein Aufmerksamkeitverlust für den ganzen Ausstellungsstand bevor. Sollte sich aber andererseits eine besonders einfallsreiche Kuh als noch populärer herausstellen, stand Elsies Ruhm auf dem Spiel. Bordens Lösung vermied jedes Hörnerhakeln weiblicher Kühe in der Publikumsgunst. Die Firma wechselte die Geschlechter aus und holte einen Stier.

Über Nacht verwandelte sich Elsies Boudoir in eine Junggesellenbude. Der ganze Frauenplunder flog raus, rein kamen Ausgaben des «Esquire» und der «Police Gazette». Lange rote Unterhosen waren über ein Familienporträt drapiert, ein feuchtes Handtuch baumelte an einem Bett mit vier Pfosten. Ein paar weitere verstreute Requisiten erweckten den Eindruck nächtlicher Pokerrunden. Der Kerl, der in dieser Männerklause lebte, hieß Elmer.

Bordens Abschied

Es gäbe Elmer's Kleber nicht, wäre Gail Borden nicht vom Jammer der Kinder gerührt gewesen, die verseuchte Milch getrunken hatten. Mit der Zeit erwarb seine Gesellschaft das Vertrauen des ganzes Landes. Ihr Werbespruch: «Wenn es von Borden ist, muß es gut sein», brachte das Anliegen des Gründers auf den Punkt: zuverlässige Qualität von Molkereiprodukten.

1870 übergab Borden die Geschäfte seinen Söhnen John und Henry Lee. Er war jetzt 69 Jahre alt, zog sich zurück und bereitete sich auf seinen Tod vor. Er besuchte den Friedhof von Woodlawn im Norden Manhattans. Auf eine schattige Hügelkuppe mit Ausblick über die Felder hatte er eine Milchkanne aus Granit setzen lassen. Es war ein Denkmal für Lebzeiten, denn Borden gab Anweisung, es bei seinem Begräbnis zu entfernen.

BORDENS MILCHGESCHÄFT LÄUFT HEUTZUTAGE NICHT BESONDERS GUT, ABER MIT LEIM, DICHTUNGS- UND KLEBEMITTELN KONNTE 1996 IN DER NON-FOOD-SPARTE EIN UMSATZ VON ÜBER 2 MILLIARDEN DOLLAR ERZIELT WERDEN.

Borden reiste ein letztes Mal nach Texas, um zu versuchen, das Geschäft mit den Fleischkeksen wieder auf die Beine zu bringen, das vor Jahren beinahe sein Untergang gewesen war. Aus der Fabrik wurde schließlich ein kleines Dorf, das «Borden» heißt. Als er 1874 starb, wurden seine sterblichen Überreste nach Woodlawn überführt und die Milchkanne entfernt. Ein schlichter Stein trägt heute eine Inschrift, die auch für viele andere Erfolgsgeschichten gilt: «Ich habe es versucht und bin gescheitert. Ich habe es noch einmal versucht und noch einmal und hatte Erfolg.»

6. Safe Sex

TROJAN KONDOME

Youngs Idee

Im Jahr 1924 beschloß Merrill Young, Präsident der Young Rubber Company in New York City, ein Gummikondom zu vermarkten, das eine Fabrik in Acron, Ohio, herstellte. Doch Young mußte eine hohe Hürde überwinden: Es war schier unmöglich, landesweit Kondome zu verkaufen, seit ein Bundesgesetz solche Verhütungsmittel verboten hatte. Sein schlauer Trick war deshalb, die Kondome als Mittel zur Vorbeugung gegen Krankheiten anzubieten – nur auf Verschreibung des Arztes und in Apotheken erhältlich. Damit waren die restriktiven Bundesgesetze erfolgreich umgangen, und Youngs Produkt wurde 1927 zum Gegenstand einer höchstrichterlichen Entscheidung des Obersten Gerichtshofes, die Amerikas Sexualmoral und Geburtenkontrolle von Grund auf verändert hat: Trojan Kondome.

Die Kondomgeschichte

Auch wenn die Herkunft des ersten Kondoms in geheimnisvollem Schatten liegt, wird Ägypten als Ursprungsland dieses Utensils betrachtet. Manche Theorien gehen davon aus, daß die frühen Präservative eher mit religiösen Riten zu tun hatten als mit der Vorbeugung gegen Krankheiten oder der Empfängnisverhütung. Diese ersten «Gummis» waren aus Tiergedärm hergestellt, vorzugsweise aus den sehr dünnen Därmen von Lämmern – feine und dünne Kondome waren auch in den vergangenen Zeiten am beliebtesten.

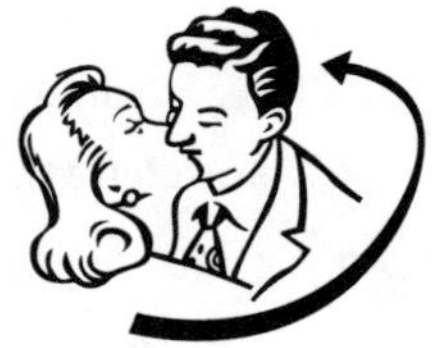

Die Einstellung zur Verhütung von Krankheiten hat sich nach 1492 deutlich verändert. Kolumbus und seine Seeleute kamen aus Amerika zurück und brachten eine Geißel der Neuen Welt mit: die Syphilis. Sie breitete sich durch die Prostitution zuerst in den Armeen Karls VIII. in Frankreich aus und dann mit der Eroberung von Neapel auch in Italien. Daraus erklärt sich, warum die Syphilis, je nach dem, wer beschimpft werden soll, mal «Neapolitanische Krankheit», mal «Spanische» oder «Französische Pocken» heißt. Wer lieber kein ganzes Volk beleidigen möchte, kann sich an den Euphemismus «Fluch der Venus» halten.

DIE AMERIKANISCHE GESUNDHEITSBEHÖRDE NIMMT STICHPROBEN VON KONDOMEN. WENN MEHR ALS 4 VON 1000 STÜCK UNDICHT SIND, WIRD DIE GANZE SERIE VERNICHTET.

Das Wüten der Syphilis unter der Bevölkerung Europas in den vergangenen Jahrhunderten ließ das Bedürfnis nach einem massenhaft produzierbaren Kondom entstehen. Gabriello Fallopius, einem berühmten italienischen Arzt des 16. Jahrhunderts, wird die Erfindung eines mit Medizinalwässerchen getränkten Leinenfutterals zur Vorbeugung gegen venerische Krankheiten zugeschrieben. Die Entdeckung der Vulkanisierung machte es im

19. Jahrhundert möglich, Kondome aus Gummi herzustellen. Sie kosteten viel weniger als die Präservative aus den nur mit Mühe zu beschaffenden Tierdärmen oder Fallopius' Leinenfutteral und wurden bald in ganz Europa gebräuchlich.

Mitte des 19. Jahrhunderts war die Technik so weit fortgeschritten, daß sie eine zuverlässige und billige Methode gegen die Verbreitung ansteckender Geschlechtskrankheiten bot. Doch jetzt zogen ganz andere, schwieriger zu überwindende Widerstände am Horizont auf. Jahrhundertelang hatten die Lehren verschiedener Religionen darauf bestanden, daß der Geschlechtsverkehr nur dazu da sei, in der Ehe Kindern zu zeugen, und keinesfalls dazu, in Lustgeschrei auszubrechen. Viele religiöse Gruppierungen sahen mit Grauen voraus, daß die leicht zu erwerbenden Verhütungsmittel zum reinen Vergnügen verleiten und von der Aufgabe der Fortpflanzung ablenken könnten.

Zeit für die Geburtenkontrolle

Die amerikanische Geschichte der Geburtenkontrolle begann 1832 mit der Veröffentlichung einer kleinen Schrift von einem gewissen Charles Knowland mit dem Titel: «Die Früchte der Philosophie». Die Abhandlung beschrieb in allen Einzelheiten, warum die Empfängnisverhütung eine wirksame Methode der Bevölkerungskontrolle sei. 1877 wurden zwei englische Vertreter dieser ketzerischen Ansichten unter Anklage gestellt, als sie das Buch verkauften, und kurzerhand zu Gefängnisstrafen verurteilt. In den USA wurde 1916 Margaret Sanger verhaftet, weil sie in Brook-

1996 WURDEN MEHR ALS 500 MILLIONEN KONDOME VERKAUFT.

lyn eine Klinik für Geburtenkontrolle eröffnete. Ihre Pioniertat führte später zur Gründung der «National Birth Control League» und kurz danach zur Gesellschaft «Geplante Elternschaft».

Die konservativen Kreise der amerikanischen Gesellschaft wollten am liebsten jede Information verbieten, die eine Geburtenkontrolle auch nur zur Diskussion stellte. Die Zensur erreichte 1873 ihren Höhepunkt mit der Annahme des «Comstock»-Gesetzes, das der amerikanischen Post erlaubte, selbst in Briefen angeblich obszönes Material zu konfiszieren. H.L. Mencken beklagte, daß es mit diesem Gesetz «durchaus gefährlich sei, gewisse altertümliche, aber eigentlich anständige englische Worte zu drucken». Eines dieser keineswegs obszönen, aber dennoch verpönten Worte war «Empfängnisverhütung».

KING CHARLES II. VON ENGLAND, WEGEN SEINER VIELEN LIEBSCHAFTEN DER «DER GLÜCKLICHE» GENANNT, GAB EINEM HOFBERATER DEN AUFTRAG, EINE METHODE ZUR VERHÜTUNG VON GESCHLECHTSKRANKHEITEN ZU FINDEN. DER BERATER HIESS EARL OF CONDOM UND BRACHTE SEINEM KÖNIG EINE TÜTE AUS SCHAFSDARM. DAS UTENSIL WIRD NOCH HEUTE NACH DEM ENGLISCHEN GRAFEN BENANNT.

Ein Riesengeschäft für Apotheken

Merrill Young streifte sich oft mit Gewalt Kondome über die Hand, um zu versuchen, sie zum Platzen zu bringen. Er war schwer beeindruckt von der Haltbarkeit des Gummis, für den er die Rechte am speziellen Verfahren von Goodyear gekauft hatte. 1926 meldete er dafür die Handelsmarke «Trojan» beim amerikanischen Patentamt an.

Doch Young war klug genug zu wissen, daß sein Plan, Verhütungsmittel im ganzen Land zu verkaufen, von den Anhängern der «Comstockery» (der Begriff wurde übrigens von George Bernard Shaw geprägt) sehr genau unter die Lupe genommen werden würde. Um seine ehrliche, staatsbürgerliche Gesinnung zu beweisen, setzte er sich für staatliche Gesetze ein, die den Verkauf von Latex-Kondomen auf die Apotheken in denjenigen Bundesstaaten begrenzen sollten, die den Verkauf von Verhütungsmitteln überhaupt gestatteten.

Die «Young Rubber Company» war bald Amerikas bekannteste Marke für Verhütungsmittel aus Gummi – das Wort «Kondom» wurde nie gebraucht. Aber 1927 begann die Firma «C.I. Lee» in Chicago ebenfalls Gummis unter dem Namen «Trojan» zu vertreiben. Young zog wegen Verletzung von Markenrechten vor Gericht. Nun trugen Lees Anwälte vor, daß Young gar kein Markenrecht haben könne, weil nämlich die Marke «Trojan» illegal sei. Es sei ja nicht erlaubt, Verhütungsmittel im ganzen Land zu verkaufen, denn das verstoße gegen das Comstock-Gesetz, weil die Packungen mit der Post versandt würden. Das Bezirksgericht gab ihnen Recht und wies Youngs Klage ab.

UM HALTBAR ZU BLEIBEN, BRAUCHEN KONDOME EINEN TROCKENEN, KÜHLEN PLATZ MIT EINER TEMPERATUR ZWISCHEN 15 UND 30 GRAD CELSIUS.

Young legte Berufung ein. Die Revision dieses Urteils markiert den Durchbruch der Verhütungsmittel in den USA. Thomas Swan, Richter am Apellationsgericht der Vereinigten Staaten entschied, Youngs Vorhaben, Kondome zur Vorbeugung gegen

Krankheiten zu vermarkten, stehe im Einklang mit den Bundesgesetzen und verletze auch nicht das Comstock-Gesetz. Weiter entschied das Gericht, daß auch Ärzte Kondome aus Gesundheitsgründen verschreiben und ihre Patienten über Empfängnisverhütung informieren dürfen. Young hatte einen doppelten Erfolg errungen: Der Markenname gehörte wieder ihm alleine und das Geschäft erlebte einen unvorhergesehenen Schub durch die Verfechter der Empfängnisverhütung und Geburtenkontrolle.

1933 machte Young eine Umfrage unter Apothekern, ob sie es für sinnvoll hielten, für die Marke Trojan landesweit zu werben. Ein Geniestreich, über den die Medien schon berichteten, bevor die erwartete Antwort eintraf. Sie war ein lautes «Nein», über das ebenso weitläufig berichtet wurde, wie über die Frage, die Young gestellt hatte. Der wichtigste Abschnitt in einer der Trojan-Anzeige lautete: «Eine solche Werbung wäre unklug aus wirtschaftlicher Sicht, anstößig aus ethischen Gründen und der öffentlichen Meinung widersprechend, so wie sie überall von denkenden Menschen zum Ausdruck gebracht wird.»

Trojanische Kriege

Der Zweite Weltkrieg machte den Markennamen Trojan jedem Soldaten vertraut, weil das Verteidigungsministerium kostenlos Kondome verteilte. Diverse Organisationen äußerten Bedenken dagegen, und warnten davor, daß damit die Soldaten zu außerehelichem Sex ermuntert würden.

Trotz vieler innovativer Verbesserungen des Produkts wie Gleitmittel, Rippen, und Noppen sanken die Verkaufszahlen zwischen 1976 und 1986 um die Hälfte. Schuld daran waren einerseits die modernen Verhütungsmethoden wie Pille, Diaphragma, Intrauterinpessar und spermaabtötende Chemikalien, andererseits die Antibiotika zur schnellen Bekämpfung von Infekten.

Mit der Entdeckung des AIDS-Virus zu Beginn der 80er Jahre erholte sich der Kondomverkauf wieder und übertraf bald die bisherigen Umsatzspitzen. Wenn man Dr. Joyce Wallace, Leiterin der Foundation for Sexually Transmitted Diseases (FROST'D) in New York, glauben darf, sind die HIV-Infektionen bei Prostituierten, die regelmäßig Kondome benutzen, von 37 Prozent im Jahre 1989 auf 23 Prozent im Jahr 1995 zurückgegangen.

Mit der anhaltenden weltweiten Verbreitung des HIV schließt sich der Kreis: Kondome werden wieder wie zu Beginn als Verhütungsmittel gegen Krankheiten eingesetzt. Heute sind Präservative in Lebensmittelläden und Automaten zu finden, und können einfach per Post bestellt werden. Aber das Kondom, das Generationen von amerikanischen Männern in Erinnerung blieb, ist das rote Ding in der Silberfolie, das sie in der Brieftasche stecken hatten – das Kondom, das Merrill Young aus dem Geheimfach der Apotheker heraus ins Schlafzimmer gebracht hat: Trojan Condoms.

7. Die gute Rote

HEINZ KETCHUP

Glasklar

Henry John Heinz war 1869 im ganzen westlichen Pennsylvania dafür berühmt, daß er seinen Meerrettich in durchsichtigen Gläsern verkaufte. Die Konkurrenz benutzte lieber trübes Glas, um die Sägespäne und Preßreste zu verbergen, die sie ihrem Produkt schon mal untermischte. H.J. wollte aber auch andere scharfe Saucen in Flaschen abfüllen, damit die Amerikaner ihre dröge Kost nachwürzen konnten, die im 19. Jahrhundert hauptsächlich aus Wurzelgemüse, langweiligen Kartoffeln und eingelegtem, gesalzenem oder getrocknetem Fleisch bestand. Heinz glaubte, daß Ketchup einen Massenmarkt finden werde und experimentierte mit dem besten Tomatenmark herum, dem er so lange Essig, Salz, Gewürze und Süßmittel zusetzte, bis er die richtige Mischung gefunden hatte. Dann füllte er seine dicke Sauce in achteckige, klare Glasflaschen mit engem Hals und stellte sie dem Publikum vor – viele Jahrzehnte bevor das beliebteste Essen der Amerikaner aus einem Hamburger und Pommes bestand, übergossen mit Heinz Ketchup.

Auf der Suche nach Ketchup

Viele Küchenexperten glauben, daß die Geschichte des Ketchup auf chinesische Seeleute zurückgeht, die um 1690 eine Sauce kreierten, die sie «Ke-Tsiap» nannten. Die europäischen Weltumsegler kamen mit Gewürzen, Kräutern und seltsamen, fremdländischen Gerichten aus dem Orient nach Hause zurück. Am beliebtesten war ein Püree aus gewürztem Fisch, das sie in Malaysia und Singapur entdeckt hatten. Für westliche Ohren klang sein Name ungefähr wie «kechab».

Während der Kontinentalsperre gegen Napoleon waren die Engländer zu Beginn des 19. Jahrhunderts von der Zufuhr frischer Gewürze aus Übersee abgeschnitten. Sie behielten die Grundmischung aus Fisch und Salzlake bei und fügten nun Muscheln, Sardellen, Gurken und Zitronensaft hinzu. Außerdem paßten sie die Schreibweise dem Englischen an, indem sie ein «t» in das Wort einfügten. Zwei Versionen, «catsup» und «ketchup», waren gebräuchlich, man gab aber doch immer öfter der zweiten den Vorzug. Die neue Mischung war bald das Lieblingsgewürz der Nation und Pflicht im Regal jeder britischen Hausfrau. Charles Dickens beschrieb den Geschmack in glühenden Farben. Der Titelheld seiner Erzählung «Barnaby Rudge» verspeist mit Hochgenuß «Lammkotelett umhüllt mit viel Ketchup». Und sogar Lord Byron schwärmte in seinem Gedicht «Beppo» von der schweren, scharfen Sauce.

DIE NUMMER 57 HATTE SICH H.J. HEINZ FÜR SEIN KETCHUP AUSGEDACHT, WEIL SIE, WIE ER SAGTE, EINE ZAHL SEI, DIE NICHTS BEDEUTE, ABER LEICHT ZU MERKEN SEI. SEINE FIRMA STELLTE VIEL MEHR PRODUKTE HER ALS NUR 57.

Schiffskapitäne in Maine leiteten die amerikanische Weiterentwicklung des Ketchup ein. Sie vermählten die soeben erst entdeckte, orientalische Fischsauce mit den Tomaten der Neuen Welt, den «Liebesäpfeln» aus Mexiko und Spanisch-Westindien. Die unternehmungslustigen Einwohner von Maine begannen, Tomatensamen in den Boden um Portland Harbour und Cape Elizabeth zu pflanzen. Die Tomatensauce füllten sie Flaschen ab und verfeinerten damit das ganze Jahr hindurch ihren Kabeljau, den Bohneneintopf und alle Arten von Fleisch.

Ganz Amerika lernte schließlich die neue Sauce kennen, als Richard Briggs, ein Drucker aus Philadelphia, 1792 in seinem Buch «Die Neue Kochkunst» ein Rezept für «catsup» veröffentlichte. Isabella Beeton, deren Wälzer «Das Buch der Haushaltsführung» die Hausfrauenbibel jener Zeit war, pries die Vorzüge eines guten, selbst zubereiteten Tomatenketchup.

Als H.J. Heinz 1876 sein «Catsup» auf den Markt brachte, waren die amerikanischen Frauen äußerst angetan davon, daß sie nun eine fixfertige Tomatensauce in der Flasche hatten, statt täglich über einen brodelnden Kessel gebeugt dafür schuften zu müssen. Ein Autor warb für das Flaschenketchup, es sei eine Ersparnis an Hausarbeit und eine «gesegnete Hilfe für die Mütter». Ketchup war keineswegs der erste Erfolg von Heinz. Die Firma war schon mit Meerrettich, gepökeltem Gemüse, Sauerkraut und Essig auf den Markt gekommen. Doch erst die Tomatensauce machte Heinz' Namen überall bekannt. Bald ließ die in Pittsburgh angesiedelte Fabrik weitere Artikel

DIE AMERIKANER VERBRAUCHEN JEDES JAHR ÜBER EINE MILLIARDE FLASCHEN VON HEINZ KETCHUP.

nachfolgen, die zum Standardgeschmack der Amerikaner gehören, zum Beispiel Senf, Tomatensuppe, Bohneneintopf und schließlich das erste süßsaure Konservengemüse, das in den Vereinigten Staaten verkauft wurde. Noch heute erhalten die Manager bei Heinz zum 25jährigen Dienstjubiläum eine goldene Stecknadel in Form eines eingelegten Gemüses.

Gepökelt und gewürzt

H.J. Heinz gilt gemeinhin als der wahre Erfinder der amerikanischen Lebensmittelkonserven. Im ausgehenden 19. Jahrhundert legte er den Grundstein zum heutigen Milliardengeschäft mit Fertiggerichten. Er nahm an, daß Hausfrauen gerne für solche Artikel bezahlen, wenn sie dafür weniger lange in der Küche stehen müssen. Außerdem stellte er Qualitätsprodukte unter einem Markennamen her, dem die Kundschaft die Treue hielt.

1886 reiste Heinz nach London. Er hatte sieben seiner Produkte im Gepäck. Fortnum & Mason, Englands feinster Lebensmittellieferant, nahm sie alle in sein Sortiment auf. Heinz exportierte seine Waren ins Vereinigte Königreich, bis er 1919 eine eigene Fabrik auf der Insel eröffnete. Sehr beliebt war die sahnige Salatsauce, die aber nur in Großbritannien verkauft wurde. Sie war in eine auffällige, achteckige Flasche abgefüllt, deren Form an die Flasche der Chili-Sauce erinnerte, die Heinz in den Staaten vertrieb. Seine Suppen, Eintöpfe und andere Konserven waren so

DIE SORTE 57 VON HEINZ WAR SO BERÜHMT, DASS DIE FIRMA 1941 DEM BOXER JOE DI MAGGIO 25 000 DOLLAR VERSPRACH, WENN ER ES SCHAFFTE, 57 TREFFER IN EINER SPIELFOLGE HINTEREINANDER ZU ERZIELEN.

erfolgreich und bei allen Gemüsehändlern im Regal, daß die Briten schließlich glaubten, Heinz sei immer schon eine britische Institution gewesen, die ihre Produkte nun auch in die Kolonien exportiere.

Im 20. Jahrhundert eroberte Heinz praktisch jeden amerikanischen Haushalt mit einer ganzen Palette von Konserven, die alle das durch und durch pennsylvanische Markenzeichen trugen. Einer der geschicktesten Schachzüge der Firma war der koschere Eintopf (ohne Schweinefleisch), mit dem die jüdischen Familien im Nordosten gewonnen wurden.

Mit chinesischer Langsamkeit

In den Jahren nach 1960 mußte Heinz mit den Konkurrenten Hunt und Del Monte um den Markt kämpfen. Beide hatten einen Anteil von je 25 Prozent erobert. In drei einschneidenden Schritten suchte das Management wieder in die Offensive zu kommen: Erstens wurde der Ladenpreis gesenkt, zweitens eine größere Ketchupflasche (0,75 Liter) eingeführt und drittens die Agentur DDB – Doyle Dane Bernbach – mit einer Werbekampagne beauftragt. DDB galt damals als Superstar der Branche.

Bei einem Besuch der Heinz-Werke entdeckte der Art Director der Werbeagentur ein kleines Labor, in dem ein Techniker die Konsistenz verschiedener Sorten von Ketchup überprüfte. Er maß die Tropfgeschwindigkeit. Das dickere, markigere von Heinz quoll so langsam wie ein Gletscher aus der Flasche, die andere Marke floß heraus wie eine dünne Tomatensuppe. Die Agentur filmte den Konsistenztest, und der Werbefilm über das «langsame Ketchup» bewies die höhere Qualität der Marke

Heinz. Über mehrere Kampagnen hinweg wurde das Grundprinzip der Langsamkeit beibehalten. Immer verlor Heinz irgendein Rennen, am berühmtesten ist der Film über das langsamste Gewehr – eine Parodie auf den Klassiker «High Noon» im Zeitlupentempo.

Diese drei strategischen Entscheidungen brachten Heinz einen Anteil von über 50 Prozent am Markt für Ketchup, dessen Volumen insgesamt auf etwa 1 Milliarde Dollar geschätzt wird – eine bemerkenswerte Verdoppelung des Geschäfts. Heinz hatte die Meßlatte für qualitativ hochwertiges Ketchup auf eine Höhe angehoben, die andere Marken nicht erreichen konnten.

Zwischen 1970 und 1980 kamen die Portionspackungen in Folie hinzu, die Heinz an die Hamburger-Ketten ausliefert und die täglich millionenfach serviert werden. In vier von fünf amerikanischen Restaurants steht heute Heinz Ketchup auf den Tischen. Sogar gehobene Restaurants fühlen sich sicher mit Heinz und stellen lieber eine seiner Flaschen auf den Tisch als irgendein Kristallgefäß, das mit wer weiß was für einer Sauce gefüllt ist.

Die Flasche Tomatensauce, die H.J. Heinz 1876 auf den Markt brachte, ist nach Coca Cola die bekannteste Flasche Amerikas geworden. Und seit amerikanische Fast-Food Ketten ihre Restaurants nun auch in China eröffnen, kehrt das «Ke-tsiap» nach dreihundert Jahren in seine Heimat zurück, verpackt als Heinz Ketchup.

8. Fehlerfrei

LIQUID PAPER

Mit Kugelköpfchen

Wir schreiben das Jahr 1951. Bette Nesmith tritt mit 27 eben ihren neuen Job als Sekretärin an, und die Aussicht darauf macht die geschiedene Mutter eines neunjährigen Sohnes ganz schön nervös. Zum allem hinzu kommt, daß sie vor der Kinderpause noch auf mechanischen Schreibmaschinen tippen gelernt hatte – jetzt waren die modernen elektrischen Maschinen angesagt. Mit Tasten, die einmal angetippt die Buchstaben blindwütig aufs Papier hämmerten. Tippfehler, die man mit dem Kohlenstoff-Farbband machte, konnte man auch nicht mehr ausradieren. Kein Wunder, daß Frau Nesmith nervös war. Die Angst machte Bette allerdings auch erfinderisch: sie füllte etwas Temperafarbe auf Wasserbasis in ein leeres Nagellackfläschchen und nahm es mit ins Büro. Damit konnte sie die gemachten Fehler einfach übermalen.

WAS WIR IN EUROPA ALS TIPP-EX KENNEN, HEISST IN DEN USA «LIQUID PAPER». GANZ AM ANFANG SEINER GESCHICHTE HIESS ES «MISTAKE OUT».

Pool der Arbeit

Jahrzehntelang waren Frauen in den Vereinigten Staaten und auch in Europa auf subalterne Sekretariatsposten angewiesen, wenn sie arbeiten wollten. Ihre wichtigste Funktion war es, Geschäftsbriefe zu tippen. Während der Jahrzehnte vor Beginn der Frauenbewegung in den 60er Jahren arbeiteten die Sekretärinnen in sogenannten Steno- oder Schreibpools, wo sie gemeinsam ihre mühsame Arbeit verrichteten.

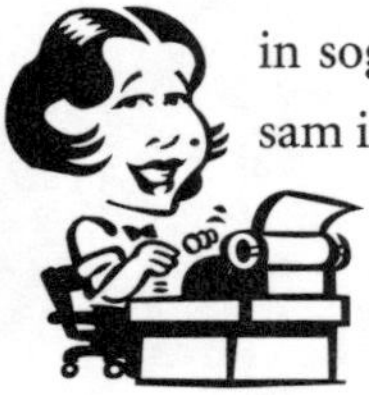

Sekretärinnen hatten die einzige Aufgabe, saubere und fehlerfreie Briefe auf schweres Briefpapier zu tippen. Kriterien waren Geschwindigkeit und Effizienz, und um einen solchen Job zu kriegen, mußten Frauen Schreibtests absolvieren: Wieviele Worte schaffte sie in einer bestimmten Zeit und mit wievielen Fehlern? Und wenn eine Frau auch die Universität mit Bestnote abgeschlossen hatte – die Frage beim Vorstellungsgespräch war immer: «Wie schnell können Sie tippen?» Über Generationen von Frauen baumelte das Damokles-Schwert zu vieler Tippfehler und beeinflußte ihre Karrierechancen genauso wie Lohnerhöhungen. Kein Wunder, daß es eine Frau war, die die Lösung für das Fehlerproblem erfand und ihre Leidensgenossinnen davor bewahrte, für immer im Schreibpool strampeln zu müssen.

Auf dem Prüfstand

Während der kommenden fünf Jahre gewöhnte sich Bette Nesmith an das praktische Fläschchen auf dem Schreibtisch. «Da ich meine eigenen Fehler korrigierte, schwieg ich besser über die Sache», äußerte sie sich später einmal.

Im nächsten Sekretärinnen-Job, den sie nach jenem auf der Bank annahm, wunderte sich ihr neuer Chef über ihre Überdeckungsmethode. Aber ihre neuen Kolleginnen waren begeistert und baten sie, ihr doch auch solche Fläschchen abzufüllen. Sie nahm die Bestellungen an und etikettierte die Flaschen mit «Mistake Out» (Fehler weg). Freunde und ein Bürowarenhändler ermutigten Nesmith, das Produkt auf den lokalen Markt zu bringen. Bevor sie das tat, änderte sie den Namen ihres Produkts und nannte es «Liquid Paper», wie es in den USA heute noch heißt. Und sie begann, an der Zusammensetzung ihrer Erfindung zu arbeiten. 1957 glaubte sie sich am Ziel und schlug der schon damals großen Firma IBM vor, das Produkt zu vermarkten. Sie schickte zwei Musterbriefe. Einen, für den sie fünfzehn Minuten und einen Radierer gebraucht hatte, einen anderen, der in zweieinhalb Minuten fertiggestellt war und mit der Hilfe ihrer Erfindung ebenso gut aussah. Aber IBM ließ sich nicht überzeugen und verlangte weitere Verbesserungen an der Formel.

In ihrer kleinen Küche und der Garage des Hauses füllte Nesmith weiter ihre Fläschchen ab, immer mit der Hilfe ihres Sohnes und seiner Freunde. Ende 1957 verkaufte sie pro Monat gerade mal 100 Einheiten.

Ein Traum wird wahr

Der erste Durchbruch kam im Jahr darauf, als das Handelsblatt «Office» die sogenannte «Korrekturflüssigkeit» auf einer Liste neuer Produkte führte. Es war zwar versteckt zwischen fünfzig anderen Neuheiten, aber trotzdem fanden sich 500 Interessenten, die mehr Information über das Produkt wollten. Eine Sekretärin, die im ersten Satz ihres Briefes gleich zwei Fehler machte, erklärte sich als sehr interessiert: «Wie Sie sehen können, hätte ich Liquid Paper für diesen Brief gebraucht.»

Nesmith arbeitete hart, um den Bestellungen nachzukommen, aber sie gab ihren Job als Sekretärin nicht auf. In der Nacht und am frühen Morgen mixte sie ihr Produkt zusammen, füllte es ab und verpackte die Fläschchen. Sie verlor jedoch ihre Stelle, als sie bei der Arbeit einen Brief mit dem Namen ihrer eigenen Firma unterzeichnete, weil sie so zerstreut war. Jetzt war sie zwar Chefin einer eigenen Firma, aber auch sehr allein mit einem Umsatz von knappen 1100 Dollar im Jahr.

1962 mußte Nesmith Teilzeitkräfte einstellen, weil die Bestellungen endlich anzogen. Ihre Nachbarin füllte die Flüssigkeit in kleine Spritzfläschchen ab, die jeweils 4 Cents kosteten. Nachdem sie anfangs 500 Flaschen pro Woche abfüllte, entschloß sie sich, ihren Mann (sie hatte inzwischen wieder geheiratet) mithelfen zu lassen und man kam auf 5000 Flaschen wöchentlich, eben genug um den eingetroffenen Bestellungen nachzukommen.

DAS MAGAZIN «SECRETARY» LOBTE LIQUID PAPER IN DEN HÖCHSTEN TÖNEN: «DIE GEBETE EINER JEDEN SEKRETÄRIN WURDEN ERHÖRT.»

Jetzt geht's los

1965 war Nesmiths Belegschaft in einem metallenen Wohncontainer untergebracht, irgendwo in einer tristen Vorstadt von Dallas, Texas. Dan Canap erinnert sich: «Die Lastwagenfahrer, die bei uns vorfuhren, glaubten, wir verkauften mobile Wohncontainer…». Im Jahr darauf aber war endlich der Umzug in eine moderne Produktionsstätte vollzogen, wo wöchentlich 9000 Fläschchen hergestellt wurden.

Nach und nach tauchte Liquid Paper überall dort auf, wo Papierwaren verkauft wurden. Zum Erfolg trug die zunehmende Mund-zu-Mund-Propaganda entscheidend bei. Aber die beste Werbung war die Omnipräsenz von Liquid Paper auf Tausenden von Sekretärinnen-Schreibtischen im ganzen Land. Als die Einkünfte 1968 erstmals höher als 1 Million Dollar lagen, stellte Nesmith erfahrene Marketing- und Verkaufsfachleute ein. Schon bald darauf konnte die Firma in ein neues Haus umziehen, wo eine vollautomatische Maschine sechzig Flaschen pro Minute abfüllte.

Die Hinterlassenschaft

Ein Garagen-Unternehmen mit Küchen-Labor hatte es endlich geschafft: Liquid Paper setzte 35 Millionen Dollar um und hatte seine Büros in einem glitzernden Glasturm. 1976 wurden international 25 Millionen Flaschen verkauft, und man begann sich für die Firma zu interessieren. Den Zuschlag erhielt schließlich der Gillette-Konzern, der Liquid Paper 1979 aufkaufte.

DER MULTI GILLETTE BEZAHLTE 1979 48 MILLIONEN DOLLAR FÜR LIQUID PAPER. DAMALS WURDEN JÄHRLICH 38 MILLIONEN DOLLAR UMGESETZT.

Bette Nesmith starb 1980 im Alter von 56 Jahren und hinterließ ein Vermögen von 50 Millionen Dollar. Die Hälfte davon erhielt ihr Sohn, die andere Hälfte ging an wohltätige Institutionen. Eine Frau, die sich nicht länger vom Fehlerteufel terrorisieren lassen wollte, hatte den Alptraum jeder Sekretärin mit einem einfachen Rezept für immer gebannt.

9. Die Katzentoilette

KITTY LITTER – DAS KATZENSTREU

Das Gipsmodell

Im Zweiten Weltkrieg hatte Edward Lowe in der Marine gedient. Als er nach Hause zurückkehrte, übernahm er das Geschäft seiner Familie im Süden von Michigan. Die Lowes handelten mit Sägemehl, das damals noch in grossen Mengen gebraucht wurde, um Öl und Fett zu binden. Leider war es leicht entflammbar. Gips, fand Lowe heraus, war sehr viel weniger gefährlich und konnte den Schmutz ebensogut von den Fabrikböden aufsaugen. Im Winter 1947 klagte eine Kundin darüber, daß die Sandkiste ihrer Katze hart wie Stein gefroren war. Sie wollte Sägemehl haben, aber Lowe schlug ihr vor, es doch einmal mit den gebrannten Gipskörnern zu versuchen. Ein paar Tage später kam sie zurück und wollte noch mehr von dieser Mischung haben, die ihr Kätzchen so entzückt hatte. Begeistert füllte Lowe ihr zehn Fünf-Pfund-Säcke Gipskörner ab und schrieb von Hand zwei Wörter darauf, die ein wahrer Glückstreffer waren: Kitty Litter.

IN DEN AMERIKANISCHEN HAUSHALTEN LEBEN HEUTE 63 MILLIONEN KATZEN UND 54 MILLIONEN HUNDE. VOR DER ERFINDUNG DES KATZENSTREUS HATTEN KATZEN KAUM EINE CHANCE, ZU EINEM BELIEBTEN HAUSTIER ZU WERDEN.

Alles über Katzen

Katzen, bei den alten Ägyptern als Göttinnen verehrt, sind seit 5000 Jahren ein Haustier, wenn auch kein besonders häusliches. Es lag nicht bloß an der freiheitsliebenden Natur dieses Tierchens, daß sie meist draußen in der Kälte blieben, sondern mehr noch an ihrem hochkonzentrierten, beißenden Urin.

Jahrhundertelang kamen die Katzen deshalb nicht gut aus mit den Menschen. Sie waren geschätzt, weil sie Mäuse, Ratten und anderes Ungeziefer im Haushalt fingen, aber sie wurden nur selten ins Herz geschlossen und in die Wohnung aufgenommen. Während der freundliche und gut dressierbare Hund sein Geschäft draußen verrichtete, widerstanden die Katzen jedem Versuch, ihr Verhalten zu ändern.

Lowes Hauptgeschäft

Von Anfang an spürte Lowe, daß er ein brandheißes Produkt gefunden hatte. Er fuhr zuerst zu den Haustierhandlungen in der Nachbarschaft und verkaufte es dort von der Pritsche seines Lastwagens aus. Er hatte Erfolg und reiste bald durch das ganze Land, besuchte Haustiergeschäfte und Katzenschauen. Katzenliebhaber dachten, sie seien plötzlich im Katzenhimmel gelandet, wenn Lowe ihnen vorführte, wie ordentlich und sauber diese Katzenstreu war. Wie eifrige Missionare überzeugten die Bekehrten die Ungläubigen davon, dieses Katzenstreu ebenfalls auszuprobieren. Schon bald mußte jeder amerikanische Katzenliebhaber Lowes Produkt einfach haben.

Von 1947 bis 1957 hatte Lowe seine Pakete mit seinem eigenen, lächelnden Gesicht geschmückt und sie unter dem Namen «Kitty

Litter» in erster Linie an Haustiergeschäfte geliefert. Der Text auf den ersten Packungen versprach: «Es saugt auf, es vertreibt den Geruch, es ersetzt den Sand.» 1958 kaufte Lowe ein Gipswerk in Olmstead, Illinois, das im ersten Jahr 91 Tonnen Granulat für ihn produzierte. 1700 Tonnen waren es im zweiten Jahr, und über 10 000 Tonnen im Jahr darauf.

Ein neuer Markt entsteht

Als die Katze endlich ein populäres Haustier wurde, gab dieser Trend auch der Nachfrage nach Katzenartikeln Auftrieb. Vor dem Katzenstreu war der Haustiermarkt beherrscht von Produkten für Hunde, Vögel und Fische; nur wenige Marken für Katzenfutter und Katzenspielzeug waren im Angebot. Doch mit den Millionen von Katzen, die nun in den Wohnungen herzlich willkommen geheißen wurden, explodierte des Geschäft mit dem Zubehör für die Haustierhaltung. Lowe wußte, daß die Katzenhalter so pingelig waren wie die Katzen selbst, wenn es darum ging, das richtige Katzenstreu zu kaufen. Er sorgte deshalb dafür, daß seine Gesellschaft der Konkurrenz immer einen Schritt voraus war, was die Verhinderung von Gerüchen und andere Verbesserungen des Katzenstreus betraf.

> URSPRÜNGLICH HATTE EDWARD LOWE GEDACHT, DASS SEIN GIPSGRANULAT EIN IDEALES MATERIAL FÜR HÜHNERGELEGE SEI.

Lowe, wie er leibt und lebt

Edward Lowe war ein Angeber, der mit vollen Händen ausgab, was er einnahm – am liebsten für sich selber. Er war als Kind armer Leute in der Zeit der Depression geboren worden, seine Familie mußte die Wohnung mit Maiskolben heizen, das Klo stand im Hof. Vielleicht war es diese armselige Kindheit, die ihn dazu trieb, alles und jedes zu kaufen, was er haben wollte.

Aber der Preis für seinen üppigen Lebenswandel war hoch, für ihn selbst und für seine Familie. 1984 feuerte er seine vier Kinder und drei Schwiegersöhne, weil er glaubte, daß sie sich gegen ihn verschworen hätten, um die Firma zu übernehmen. Die Kinder und ihre Angetrauten schrieben dieses maßlose Verhalten dem Alkoholmißbrauch zu. Wenn sich seine Töchter nur mal in der Stadt trafen, meinte er schon, dahinter stecke ein Komplott.

Was auch immer die Wahrheit war, 1984 beschloß Lowe, anderen Kleinunternehmern zu helfen. Er gründete die Edward Lowe Stiftung, angesiedelt auf einem 12 000 Quadratmeter großen Grundstück in Michigan. Ihre Zielsetzung war es, die Besitzer kleiner Firmen zu schulen, zu unterstützen und nach außen zu vertreten – die Schulungsmaterialien waren übrigens vorbildlich darin, die Gefahren plötzlichen Reichtums vor Augen zu führen.

LOWE WURDE MIT SEINEM KATZENSTREU SO REICH, DASS ER SICH 22 HÄUSER, EINE DREISSIG-METER-YACHT, EINEN REITSTALL, EINE PRIVATE EISENBAHN UND SOGAR EINE GANZE STADT KAUFEN KONNTE!

Lowe selbst zog sich 1990 aus dem Geschäft zurück. Er verkaufte seine Gesellschaft für 200 Millionen Dollar und Aktienvorkaufsrechte an ein Konsortium von Investoren. Neues Kapital und ein neues Management sorgten für bedeutende Verbesserungen in der Organisation des Betriebes und gingen einher mit der Einführung eines neuen Namens: «Golden Cat». Golden Cat bezifferte seinen Umsatz 1994 auf 200 Millionen Dollar und beherrschte den größten Teil des Marktes für Katzenstreu. 1995 erwarb Ralston Purina, der Gigant für Haustierfutter, die Anlagen von Golden Cat zu einem nicht bezifferten Preis.

Edward Lowes Tod

Im Oktober 1995 starb Edward Lowe. Die amerikanischen Medien würdigten den Erfinder des Katzenstreus mit über 115 gedruckten Nachrufen, 50 Fernsehsendungen und neun Rundfunkbeiträgen, die im ganzen Land ausgestrahlt wurden.

Nach der langen und bitteren Entfremdung von seinen Kindern nahm Lowe schließlich doch die Beziehungen zu seiner Familie wieder auf. Im Laufe der Jahre war auch er ein Autor geworden. Er schrieb «The Man Who Discovered the Golden Cat», den Gedichtband «Reflections in the Mill Pond» und einen Leitfaden für Kleinunternehmer, «Hail Entrepreneur!».

Ein Mann hat aus eigener Kraft vielen Menschen und ganzen Familien ein Leben lang Freude bereitet, weil sie jetzt glücklich und sauber ihr Heim mit einer Katze teilen konnten.

10. Ruhe in der Periode

TAMPAX

Ein Mann für Frauen

Doktor Earle Haas war Hausarzt auf dem Land in Colorado. Er pflegte seine Patienten wie zu alten Zeiten, besaß aber eine erfinderische Ader und war ständig damit beschäftigt, sich irgend etwas Neues auszudenken, das die Gesundheit und das Leben der Leute verbessern könnte. Es störte ihn, daß seine Patientinnen unter den dick auftragenden Binden litten, die sie während der Menstruation tragen mußten. Zufällig erzählte ihm eine Freundin von einem sehr saugfähigen Seeschwammm, den sie sich in der Zeit ihrer Blutungen einführte. Das war die zündende Idee, die Haas brauchte. Er band ein paar Baumwollkompressen zu einem länglichen Kolben zusammen, der ebenso saugfähig war wie der Schwamm. 1931 meldete er sein «katamenisches Utensil» zum Patent an – das Wort war dem altgriechischen Fachausdruck für die weibliche Regelblutung entliehen. Für den künftigen Markennamen allerdings schien ihm eine Kombination des Wortes «Tampon» und dem Namen einer damals bereits bekannten Monatsbinde besser geeignet: Tampax.

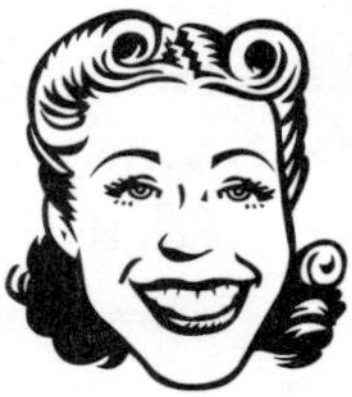

So alt wie die Zeit

Im 5. Jahrhundert vor Christi Geburt berichtete der berühmte griechische Arzt Hippokrates von einem Tampon aus leichtem Holz, der in Leinen eingewickelt wurde. Schon immer probierten die Frauen alles aus, was irgendwie saugfähig war – in Japan benutzten sie Papier, im alten Rom Wolle, in Indonesien Pflanzenfasern und in Afrika Grasbüschel.

Später zogen sie indessen kleine windelartige Binden vor, die sie selber zu Hause herstellen und nach Gebrauch auswaschen konnten. 1896 brachte die Firma Johnson & Johnson, die sterile Verbandsstoffe herstellte, eine industriell produzierte Baumwollbinde auf den Markt, die sich aber kaum verkaufte, weil die Firma es nicht wagte, für dieses Tabuprodukt zu werben.

TAMPAX PROFITIERTE VOM ZWEITEN WELTKRIEG. VIELE FRAUEN ARBEITETEN DAMALS IN DEN FABRIKEN ODER LEISTETEN HILFSDIENSTE IN DER ARMEE. IN DEN ANZEIGEN FÜR DIESE ZIELGRUPPE STAND JETZT: «KEINE ZEIT FÜR EINE AUSZEIT».

Im Ersten Weltkrieg wurde nach einem Ersatz für die Baumwolle gesucht, um die vielen Verwundeten besser behandeln zu können. Als besonders geeignet erwiesen sich Holzzellstoffe, die man «Alpha Zellulose» nannte. Krankenschwestern schnitten sich aus diesem sehr saugfähigen Material Menstruationsbinden zurecht, die ihren Zweck weit besser erfüllten als Baumwolltücher. Kimberly Clark, ein amerikanischer Hersteller von Zellstoffen, lernte nach dem Krieg diese neue Anwendung seines Produkts kennen und brachte 1920 unter dem Markennamen «Kotex» eine Monatsbinde für Frauen auf den Markt.

Gesteigerter Komfort

Dr. Haas stellte fest, daß die Frauen mit dem Tampon nur zurecht kamen, wenn auch das Problem des Einführens und Herausziehens gelöst war. Es dauerte Monate, bis ihm nach zahllosen anderen Experimenten auffiel, daß da ja immer ein Rest Faden übrigblieb, wenn er ein Gazebündel zusammengebunden hatte. Er ließ das Fadenstück etwas länger stehen, und hatte die eine Hälfte der Lösung gefunden. Die Frauen konnten den Tampon an dem Fadenende bequem herausziehen und einfach wegspülen.

IM ALTEN ÄGYPTEN TRUGEN FRAUEN TAMPONS, DIE SIE AUS WEICHEM PAPYRUS SELBST ANFERTIGTEN.

Aber die Frauen schreckten immer noch davor zurück, einen Tampon in die Hand zu nehmen, weil sie es schwierig fanden, dieses Ding in die Scheide einzuführen. Die einfallsreiche Lösung bestand darin, den Tampon in ein längeres Röhrchen zu plazieren, durch das er ohne Nachhilfe der Finger in die Vagina eingeschoben werden konnte.

Erster Akt – Das Patent

Dr. Haas sah ein, daß ihm das kaufmännische Know-how fehlte, um seinen Tampon zu vermarkten. Er schickte einen Vertreter an die Ostküste, der versuchen sollte, die Firma Johnson & Johnson dafür zu gewinnen. Die Wahl schien gut getroffen, denn Johnson & Johnson stellte Krankenhausbedarf aus Baumwollgaze her. Der junge Mann kam aber in New York an, als die Depression gerade ihrem Höhepunkt zustrebte. Ein denkbar schlechter Zeitpunkt, Johnson & Johnson winkte ab.

Nach Denver zurückgekehrt, empfing ihn Haas ziemlich entmutigt. Doch Hilfe nahte in Person einer resoluten Geschäftsfrau namens Gertrude Tenderich, die den Tampon bereits kannte. Hinter ihr stand eine Investorengruppe aus Denver, und Haas trat ihr das Patent samt Handelsmarke für 32 000 Dollar ab. Die Summe stellte 1933 ein kleines Vermögen dar. Doch zehn Jahre später – allerdings erst nach dem dritten Akt des Tampax-Dramas – bereute Haas, daß er sich in bar statt in Aktien hatte auszahlen lassen. Die Aktien wären ein weit größeres Vermögen gewesen…

EIN TAMPAX-AKTIENPAKET FÜR 200 DOLLAR AUS DEM JAHR 1936 WAR 1986 400 000 DOLLAR WERT!

Zweiter Akt – Gertrude

In fast jeder Hinsicht muß Gertrude Tenderich als «Mutter» des Tampax angesehen werden. Die gebürtige Deutsche besaß eine Mehrfachbegabung als Erfinderin, Ärztin und Geschäftsfrau. Sie begann die Tamponproduktion zu Hause an einer schlichten Nähmaschine. Dann zog sie in eine Fabriketage um, in der ihr jüngerer Bruder die Aufsicht führte. Einfallsreich wie auch er war, baute er ihr eine Preßmaschine, die 1000 Tampons pro Stunde ausspuckte.

Es schien, daß Tampax mit dieser billigen Herstellungsmethode auf dem besten Weg zum Erfolg war. Doch die Europäerin Tenderich hatte nicht mit dem puritanischen Widerstandsgeist von Apothekern aus den Rocky Mountains gerechnet, die sich schlichtweg weigerten, die blau-weißen Packungen auszulegen. Sie befürchteten, daß ihre Kunden Anstoß nehmen könnten. Andere Läden wiederum wollten den Tampon erst ins Sortiment aufnehmen, wenn die Firma mit ihrer Werbung eine hinreichend starke Nachfrage erzeugt hatte. Doch genau das erwies sich als unmöglich, weil die meisten Zeitungen es strikt ablehnten, Anzeigen für dieses Frauenprodukt anzunehmen.

Die energische Gertrude war geschlagen, aber nicht gebrochen. Sie überredete die amerikanische Ärztegesellschaft zu einer Werbung in ihrem Blatt, und schaltete einige Anzeigen, in der die Frauen ermuntert wurden, an die Firma zu schreiben und weitere Informationen einzuholen. Sie engagierte Krankenschwestern für Lehrvorträge über Menstruation und Tampons und mobilisierte ganze Trupps von Frauen, die von Tür zu Tür gingen, um mit den Hausfrauen über Tampax zu sprechen.

Trotz all dieser Bemühungen blieben die Verkaufszahlen hinter den Kosten zurück. Tenderich war gezwungen, der «Anglo-Canadian Pulp and Paper Company» in Toronto eine Lizenz für den Vertrieb ihres Produkts in Kanada und dem ganzen übrigen Ausland zu verkaufen. 1935 setzte sie in den USA immer noch bloße 60 000 Dollar um – auch mit der Geldspritze der Kanadier war die Kapitaldecke viel zu dünn geblieben.

Tenderichs nächster Schritt bestand darin, einen im nationalen Apothekenmarkt erfahrenen Partner für den landesweiten Vertrieb ihres Produkts zu suchen. Sie traf in New York einen gewitzten, 45 Jahre alten Unternehmer namens Ellery Wilson Mann, der bereits früher schon als Wunderkind der Werbung aufgefallen war. Mit seinem umwerfenden Charme und seinem sicheren Instinkt für die Vermarktung schaffte er es tatsächlich, aus der kleinen Firma das Riesenunternehmen Tambrands Inc. zu machen.

Dritter Akt – Der neue Tag der Frau

Es kam der denkwürdige 26. Juli 1936. Die Zeitung «American Weekly», eine Sonntagsbeilage, wurde in einer Auflage von 11 Millionen Exemplaren an die Haushalte ausgeliefert. An diesem Tag blickten die Leser auf eine ganze Seite im Vierfarbdruck unter der Überschrift: «Heißen Sie diesen neuen Tag der Frau willkommen.» Eine Zeile in Fettschrift verkündete: «Die Hygiene wird innen getragen». Bilder zeigten junge Frauen beim Tanzen, beim Tennisspiel, auf dem Rücken von Pferden und sogar am Strand. Die Botschaft war klar: Moderne Frauen müssen ihre Aktivitäten in der Zeit der Periode nicht mehr einschränken.

Die Anzeige schlug ein wie ein Blitz. Der Umsatz stieg bereits 1937 auf eine halbe Million Dollar an – es war das erste Jahr, in dem die Gesellschaft Gewinn machte. 35 Jahre später, 1972, erreichte der Umsatz zum ersten Mal die Grenze von 10 Milliarden Dollar. Tampax' Vorherrschaft auf dem Tamponmarkt – oft lag der Anteil bei 90 Prozent – erwies sich jedoch als zweifelhafter Segen. Die Firma ließ es aufgrund dieser sicheren Position lange Zeit an Marktforschung fehlen und ihre Beschränkung auf ein einziges Produkt machte sie verwundbar für die Angriffe anderer Tamponfabrikanten, die mehrere Produkte im Sortiment führten.

Dr. Earle Haas, der freundlich bemühte Hausarzt, hatte keinen Anteil an den Millionen, die seine Erfindung anderen einbrachte. Aber er bekam ein Geschenk von vielleicht noch größerem Wert: 1969 nahm ihn die «London Sunday Times» in die Liste der 1000 wichtigsten Personen des 20. Jahrhunderts auf.

11. Auf dem Sprung

SILLY PUTTY – DAS ELASTIK-EI

Gerührt und geschüttelt

Wie an fast jedem Tag im Jahr 1943 stand der schottische Ingenieur James Wright im Labor bei «General Electric» in New Haven, Connecticut, einer Vorstadt von New York. Seine Aufgabe war es, einen Ersatz für Kautschuk zu finden, der wegen des Krieges rar geworden war. In einem Glas mischte Wright Borsäure und Siliconöl. Heraus kam eine gummiartige, polymerisierte Substanz. Der Ingenieur starrte sie für ein paar Sekunden an und warf sie einer Eingebung folgend auf den Fußboden. Er staunte nicht schlecht, als das neue Material wie ein Gummiball wieder vom Boden hochsprang! Es würde allerdings noch sieben Jahre dauern, bis ein Marketingfachmann den perfekten Namen finden würde, um die seltsame Substanz zu vermarkten. Sie sollte «Silly Putty» heißen.

Muster ohne Wert

Die Firma General Electric als Besitzerin von Wrights Erfindung hatte zuerst keine Ahnung, was man mit dem elastischen Kitt anfangen sollte. Man verschickte Muster davon an Ingenieure auf der ganzen Welt mit der Bitte, doch herauszufinden, wozu das Polymer gut sein könnte. Aber die Wissenschaftlergemeinde gab ein ziemlich einheitliches Echo zurück: «Interessantes Material, aber leider ohne jedweden Nutzwert.» Na, danke. Vier Jahre lang tauchte die Masse immer wieder mal bei General Electric auf, und auch an der nahegelegenen Universität Yale spielte man mit dem Zeug. Auf einer Cocktailparty im Jahr 1949 wurde eine gewisse Ruth Fallgatter darauf aufmerksam, und sie entschloß sich, es in ihren Spielzeugladen und den zugehörigen Weihnachtskatalog aufzunehmen. Sie nahm mit General Electric Kontakt auf, wo man offensichtlich froh war, ihr eine schöne Ladung des nutzlosen Materials verkaufen zu können. Danach setzte sich Ruth Fallgatter mit dem Werbemann Peter Hodgson in Verbindung. Er sollte das Design des Weihnachtskatalogs übernehmen, in dem das komische Ding von Wright präsentiert werden sollte. Das Material wurde in durchsichtige Plastikbehälter verpackt und für 2 Dollar pro Unze (etwas mehr als 28 Gramm) verkauft. Aber Ruth Fallgatter hatte noch nicht das ganze Potential ihres neuen Produkts erkannt.

PSYCHOTHERAPEUTEN EMPFEHLEN SILLY PUTTY ALS ABHILFE BEI STRESSGEFÜHLEN.

Das Ei des Mr. Hodgson

Werbefachmann Hodgson war überzeugt, daß New York der einzig richtige Platz war, um dieses neuartige Material zu vermarkten. 1950 hatte Hodgson zwar schon 12 000 Dollar Schulden am Hals, aber er kratzte nochmals 1476 Dollar zusammen, um General Electric noch eine Partie von dem Zeug abzukaufen. Unter vierzehn Namensvorschlägen entschied sich Hodgson für den Namen «Silly Putty» (verrückter Kitt). Klugerweise verpackte er die Unzenportion Silly Putty in eine Eierschalenform aus Kunststoff und verkaufte die Packung für 1 Dollar. An der internationalen Spielzeugmesse in Manhattan gab es große Zweifel daran, daß Kinder einen Dollar ihres Taschengeldes für Kitt ausgeben würden, wenn sie für ein Zehntel des Preises mit Ton spielen konnten. Der fast schon bankrotte Hodgson schaffte gerade mal zwei Verkäufe an Großhändler; einer war Neimann-Marcus in Dallas, der andere Doubleday, eine Kette von Buchhandlungen in Manhattan.

Jetzt war die Zeit gekommen. Im August 1950 spazierte ein Redakteur des «New Yorker» durch einen Doubleday-Laden und beobachtet dort fasziniert einen Angestellten, der mit Silly Putty herumspielte. Kurz darauf erschien in der meistgelesenen Rubrik «The Talk of the Town» ein zweiseitiger Artikel über das einmalige Produkt. Tenor der Geschichte: «Dieses Produkt wird es für immer geben.» Hodgson wurde im Artikel mit den Worten zitiert: «Silly Putty bedeutet fünf Minuten Ruhe vor den eigenen Neurosen. Für intellektuelle Personen ist der Kitt attraktiv, gerade weil er so nutzlos und lächerlich ist, und gerade das macht ihn zu einem Werkzeug der Enspannung für gestreßte Erwachsene.»

SEIT 1951 WURDEN ÜBER 200 MILLIONEN PACKUNGEN SILLY PUTTY VERKAUFT.

In den darauf folgenden drei Wochen wurde der überraschte Hodgson mit Bestellungen für über eine Viertelmillion Silly Puttys förmlich überschwemmt. So gute Werbung hätte er sich niemals kaufen können: vor dem Artikel hatte er monatlich gerade mal 10 000 Kitt-Eier verkauft, danach kam er in Spitzenwochen auf 250 000 Stück! Und besonders interessant: die meisten Käufer waren erwachsene Männer, obwohl im Artikel des «New Yorker» das Wort «Spielzeug» ausdrücklich erwähnt worden war.

Die Umsätze heben ab

Es war ein Krieg gewesen, der indirekt zur Entstehung von Silly Putty geführt hatte; in den 50er Jahren war es wieder ein Krieg, der diesmal die Produktion des Kitts fast stillegte. Die U.S.-Regierung rationierte viele Rohstoffe, die für den Koreakrieg gebraucht wurden, und unglücklicherweise war Silikon auf dieser Liste. Hodgson hatte gerade noch 750 Kilo von dem Material, das er für die Herstellung von Silly Putty brauchte. Das reichte nur für 240 000 Silly Puttys, und jetzt war es an Hodgson, seinen Erfolgsartikel zu rationieren. Er konnte seine Bestellungen nur teilweise ausführen und mußte manche ganz hintanstellen. Die Silikon-Rationierung wurde zum Glück 1952 wieder aufgehoben und Peter Hodgsons Verkäufe konnten wieder abheben. Die Verkäufe nahmen kontinuierlich zu, und zwar für die nächsten drei Jahre. Bis 1955 setzte Hodgson Silly Putty nur noch auf dem Kindermarkt ab und sprach mit seinem Produkt Kunden zwischen sechs und zwölf Jahren an. 1957 erreichte Silly Putty das Spitzenresultat von 7 Millionen verkauften Einheiten.

PETER HODGSON, DER MANN, DER UNERSCHÜTTERLICH AN SILLY PUTTY GLAUBTE, LEBTE AUF EINEM RIESIGEN WALDGRUNDSTÜCK IN MADISON, CONNECTICUT, MIT AUSSICHT AUF DIE BUCHT VON LONG ISLAND. SEIN SCHÖNES HEIM NANNTE DER WERBER «SILLY PUTTY ESTATE».

Bei der U.S.-Kunststoff-Ausstellung in Moskau 1961 war der Stand von Silly Putty der beliebteste Aussteller und wenig später war der Kitt in ganz Europa ein Verkaufsschlager.

Bis zum Mond

Als die Mission Apollo 8 im Jahr 1968 zum Mond startete, war Silly Putty schon so bekannt, daß die Astronauten unbedingt einige Einheiten davon mitnehmen wollten. Sie wollten damit in der Schwerelosigkeit Werkzeuge an der Kapsel befestigen und außerdem gegen die Langeweile auf der Reise ankämpfen. Als Erinnerung an diese Reise brachte Hodgson aus Silber geschmiedete Eierverpackungen für seinen Kitt auf den Markt. Bei Sportlern ist Silly Putty ebenfalls beliebt: sie verbessern damit ihre Handmuskeln. Populär gemacht wurde dieses Training von Ray Barry, einem Football-Spieler, der bis heute in der «Hall of Fame» seinen Platz hat. Der Kitt wurde auch benutzt, um Schreibmaschinentasten und -typen zu reinigen, Lecks in Behältern zu stopfen oder Fusseln von Textilien zu entfernen. Selbsthilfe-Organisationen von Rauchern empfahlen Silly Putty als Beschäftigung, wenn der Wunsch nach einer Zigarette wieder mal übermächtig wurde.

Die Firma Binney & Smith erwarb 1976 die Rechte an der Marke Silly Putty und auch die Vertriebsrechte. Damals verkaufte man jährlich «nur» noch 5 Millionen Kitt-Eier – vor allem, weil jede Menge Konkurrenz auf den Markt gekommen war, die ebenfalls «Putty» in ihrem Namen führte. Ausnahme war ein Konkurrent, dessen Produkt sich «Goofy Goo» nannte. Gerade mal zwei Millionen Eier verkauften sich noch im Jahr 1980. 1990 feierte Silly Putty seinen vierzigsten Geburtstag und war damit älter als viele Spielzeugklassiker wie «Barbie» oder «Slinky». Binney & Smith gab eine Geburtstagsparty inklusive 250-Kilo-Kuchen und brachte ein Jahr später eine strahlende Neuigkeit auf den Markt: Silly Putty, der im Dunkeln leuchtet. Dank einem wiedererwachten Interesse an dem Material werden heute jährlich wieder rund 6 Millionen Einheiten abgesetzt. Silly Putty schaffte es sogar ins Lexikon als «Warenzeichen für eine gummiartige Substanz aus Silikon und Methylalkohol. Wird als Spielzeug verwendet, läßt sich dehnen, auseinanderreißen und wieder zusammensetzen, besitzt Sprungkraft und ist formbar.»

Peter Hodgson starb 1976. Mit einem auf den ersten Blick nutzlosen Material hat er ein Vermögen verdient, weil er den Witz daran erkannte und alles für seine Idee riskierte. Er hinterließ ein Vermögen von über 140 Millionen Dollar, das er ausschließlich mit Silly Putty verdient hatte.

12. Wie vom Doktor verbunden

BAND-AID – DAS HEFTPFLASTER

Schon wieder verbinden

Verliebt wie zwei Turteltäubchen hatten sich die jungvermählten Earl und Josephine Dickson 1920 in ihrem Liebesnest in New Brunswick, New Jersey, niedergelassen. Das Eheleben konnte beginnen, nur war die junge Gattin wirklich sehr unerfahren in Küchendingen, und so geschah es oft, daß sie sich die zierlichen Händchen verbrannte oder sich in die niedlichen Finger schnitt. Dickson, Sohn und Enkel von Ärzten in New England, eilte herbei und legte seiner Gattin zärtlich den Verbandsmull auf die Wunden, den er mit Klebeband befestigte. Als er schließlich zur Überzeugung gekommen war, daß seine ungeschickte Josephine niemals ein verletzungsfreies Leben führen werde, beschloß er, das Problem von der pragmatischen Seite her anzugehen. Er entwickelte einen Wundverband, den sich seine Frau auch in seiner Abwesenheit leicht selbst zurechtschneiden und auflegen konnte. Earl nahm einen Streifen Klebeband, wie er

IN DEN LETZTEN 75 JAHREN WURDEN ÜBER 205 MILLIONEN PACKUNGEN BAND-AID VERKAUFT. ES IST DAMIT DAS ERFOLGREICHSTE PRODUKT VON JOHNSON & JOHNSON.

in Krankenhäusern verwendet wird, rollte darauf eine Gazebinde aus und legte ein Stück Nessel darüber, damit die Packung sauber blieb. Dieser einfache, aber wirkungsvolle Verband – das Geschenk eines Ehemanns an seine linkische Gattin – sollte der berühmteste Wundverband der Welt werden: Band-Aid.

Da ist ja Dreck drauf...

Eines dramatischen Tages in der Geschichte der Evolution entdeckten die frühen Hominiden, daß es nicht gut war, wenn zuviel von diesem roten Saft aus ihrem Körper herausfloß. Unsere Urahnen lernten, daß die Selbsterhaltung der Art zum Teil davon abhing, die Blutung nach einer Verletzung zu stillen, und bedeckten ihre Wunden mit Schlamm oder einer Mischung aus Schlamm und Gras, um den Blutfluß zu stoppen. Ironischerweise stellen die verschwitzten, vor Keimen wimmelnden Kleiderfetzen, die später gebraucht wurden, einen Rückschritt in der Wundpflege dar. Wer erinnert sich nicht an Kinoszenen, in denen eine schöne französische Gräfin oder die brave Tochter eines Plantagenbesitzers aus den Südstaaten ihren Rock in Fetzen reißt, um einen verwundeten Soldaten zu verbinden? Nicht ein einziges Mal sind die entsetzlichen Infektionen zu sehen, die solche Verbände zur Folge haben mußten.

DER BERÜHMTESTE WERBEFILM VON BAND-AID ZEIGT EIN EI IM KOCHENDEN WASSER, ZUSAMMENGEHALTEN NUR VON EINEM HEFTPFLASTER. DER GUTE HALT DES PFLASTERS BLIEB DER WICHTIGSTE WETTBEWERBSVORTEIL VON BAND-AID.

Der Begriff einer keimfreien Umgebung zur Wundbehandlung war unbekannt vor der Pioniertat des Dr. Joseph Lister, der im 19. Jahrhundert begann, Karbolsäure zur Desinfektion anzuwenden. Mit einer dramatischen Demonstration führte Lister sein antiseptisches Prinzip vor: Er ließ sich aus der Chirurgie sämtliche gebrauchten Lappen und Bandagen kommen, kochte sie aus und verband damit seine Patienten.

1876 hörte Robert Woods Johnson, Geschäftsmann in New Jersey, von Listers Theorie. Er war sehr beeindruckt und wollte die amerikanischen Farmer über die Gefahr von Infektionen aufklären. Seine Vorstellungen waren für die damalige Zeit radikal. Bei kleineren Verletzungen sollte man nicht auf den Arzt warten. Auch Laien könnten Erste Hilfe leisten wenn sie nur einen sterilen Verband anlegten. Dieser Grundsatz hat vielen das Leben gerettet und sie vor Schmerzen und Leid bewahrt. Er war auch der Ursprung eines Unternehmens, das später zu den bekanntesten der Vereinigten Staaten gehören sollte: Johnson & Johnson.

Zurück zu Johnson & Johnson

Earl Dickson war Angestellter der Fabrik von Johnsen & Johnson in New Brunswick und beliebt bei seinen Arbeitskollegen. Als sie seine interessante Lösung des Verbandsproblems für Josephine kennenlernten, ermutigten sie ihn, seine Idee dem Management vorzutragen.

Der Präsident der Gesellschaft erkannte sofort, welche Möglichkeiten in diesem einmaligen Wundverband steckten. Er gab grünes Licht für die Produktion. Die ersten dieser Heftpflaster wurden von Hand gefertigt und in Streifen von 7,5 cm Breite und 45 cm Länge ausgeliefert; zum Schutz waren sie mit einem abziehbaren Stück Nessel bedeckt. Die Kunden brauchten mit der Schere jeweils nur so viel von der Rolle abschneiden, wie sie gerade brauchten. Der Fabrikleiter W. Johnson Kenyon schlug schließlich den Markennamen «Band-Aid» vor.

Nur interessierten sich die Kunden noch herzlich wenig dafür, als Band-Aid 1920 den ersten Vorstoß in den Markt unternahm. Um dem Publikum zu zeigen, wie nützlich das Pflaster sei, bekamen die örtlichen Pfadfinder Musterpackungen geschenkt und ein Verkäufer aus Ohio ließ in jedem Fleischergeschäft von Cleveland eine Rolle Band-Aid liegen.

Ein Angestellter von Johnson & Johnson jedoch glaubte zutiefst an den Segen dieser Erfindung: Dr. Frederick Kilmer, Kopf der Forschungsabteilung der Firma. Er rührte die Trommel mit dem Eifer eines Missionars. Als gelernter Arzt hatte er selbst gesehen, wie Infektionen mit sterilen Verbänden vermieden werden können. Seiner Meinung nach gehörte ein kleines Heftpflaster in den Arzneischrank jedes amerikanischen Haushalts und er begann als Redakteur der «Red Cross Notes», der Drogistenzeitschrift von Johnson & Johnson, flammende Leitartikel für Band-Aid zu schreiben.

STANLEY MASON JR. ERFAND DIE SOLLBRUCHSTELLE IM PAPIER, AN DER DIE PACKUNG AUFGERISSEN WERDEN MUSS – EINFACHER ZU ÖFFNEN UND BILLIGER IN DER HERSTELLUNG!

Der Absatz nahm im Laufe der Jahre zu, und Johnson & Johnson arbeitete an der Weiterentwicklung ihres Produkts. In den vergangenen Jahrzehnten kamen Verbesserungen hinzu wie Verbände mit kleinen Löchern zur Durchlüftung, in Folien eingeschweißte Einzelpackungen, dann Klebestreifen aus festerem oder auch besonders dünnem Plastik.

Kleben und Werben

Die Schlacht jedoch, die Johnson & Johnson mit seinen Mitbewerbern auf dem Markt ausfocht, wurde nicht um die Keimfreiheit, sondern um die Klebekraft des Heftpflasters geführt. In den 30er Jahren warb die Firma für ihr Produkt mit dem schier unübersetzbaren Spruch «A quicker, slicker sticker», in etwa «schneller, dünner und mit mehr Haftkraft». Als die Fernsehwerbung zunehmend an Bedeutung gewann, trat Johnson & Johnson als Sponsor für ganze Serien auf, darunter Klassiker wie «Cheyenne», die «Donna Reed Show» und die «Rauchenden Colts».

Bauer and Black, der wichtigste Konkurrent, sah ein, daß er etwas tun mußte, um sein eigenes Heftpflaster mit dem Namen «Curad» zu promoten. Die Firma nahm die Kinder ins Visier. Die erste Salve, die sie gegen Johnson & Johnson abfeuerte, war das «Curad Battle Ribbon», das farbig bedruckt war. Gleich danach folgte der «schmerzfreie Verband», «the ouchless bandage». Band-Aid feuerte mit den «Stars'n Stripes» zurück, ebenfalls in Farbe, nämlich in patriotischem Rot, Weiß und Blau. Der Krieg um das Heftpflaster für Kinder brachte der Reihe nach allerlei Tiere, Autos und Comicfiguren auf die Heftpflaster und deren Verpackungen.

Das Ende der Geschichte

Earl Dickson, der Erfinder, wurde 1929 in den Aufsichtsrat von Johnson & Johnson gewählt; ab 1932 war er Vizepräsident des Unternehmens, bis er 1957 zurücktrat. Band-Aid, das Geschenk dieses liebenden Ehemanns an seine Frau, hat unzählige Leben gerettet und noch mehr Infektionen verhütet.

13. Es steht in den Karten

HALLMARK INC.

Karten ziehen

1891 hatten ihn seine Eltern auf den Namen Joyce getauft. So hieß ein damals berühmter Methodist. Wahrscheinlich hat dieser Mädchenname den Jungen aus der Ebene von Nebraska stark gemacht. Mit 16 Jahren begann er mit seinen zwei älteren Brüdern Postkarten aus aller Welt zu sammeln, die den jungen Männern im mittleren Westen exotische Ansichten oder auch herzerweichende Sinnsprüche nahebrachten. Mit 18 Jahren eröffnete Joyce Clyde Hall einen kleinen Laden in Kansas City, in dem er Grußkarten verkaufte. Fünf Jahre später zerstörte ein Feuer sein ganzes Lager, doch Hall überredete eine Bank dazu, ihm noch einmal Geld für einen neuen Anfang zu leihen. Diesmal wollte er seine eigenen Karten herstellen, Karten mit jenen starken und guten Worten, die ihm sein Talent zur freien Rede stets reichlich eingab. Auf seine erstes Werk schrieb er: «Wenn Du am Ende des Seiles angelangt bist, mach einen Knoten in den Strick und halte Dich daran fest.» Die Gebrüder Hallmark hingen nicht nur fest am Seil, sie setzten Maßstäbe. Die Firma wurde zum Synonym für Grußkarten mit Niveau: Hallmark.

Kansas, wir kommen

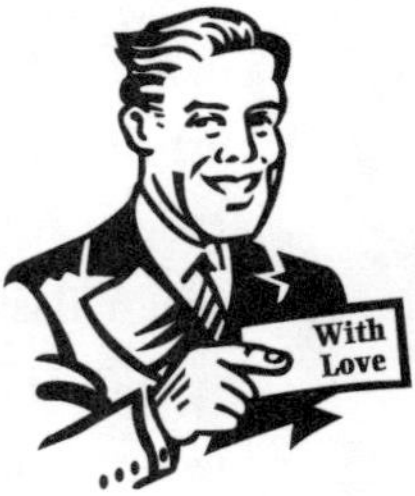

J.C. Hall sagte oft, seine Firma habe mit der Schuhschachtel begonnen, die er 1910 mitnahm, als er nach Kansas City zog. Sie war bis oben hin gefüllt mit Bildpostkarten. In der aufstrebenden Hauptstadt des Mittelwestens baute er einen Versandhandel auf. Er verschickte Postkarten sogar ungefragt an Händler, von denen natürlich viele niemals dafür bezahlten.

Doch Hall war unzufrieden mit seinen bunt illustrierten Karten, die für einen Penny versandt werden konnten. Er setzte auf die teureren Karten, die sich die Angehörigen der Oberschicht zu Weihnachten oder am Valentinstag schickten. Tatsächlich begann in der Zeit nach dem Ersten Weltkrieg auch die Mittelschicht, höhere Postgebühren für gedruckte Gefühlsanwandlungen in versiegelten Umschlägen in Kauf zu nehmen. So etwas galt als Zeichen des neuen Wohlstands und des sozialen Aufstiegs.

Die neuen Grußkarten von J.C. Hall enthielten ungeschminkte Sentimentalitäten, geschrieben in einer natürlichen, einfachen Sprache, die Halls eigener, tief religiöser Herkunft aus dem Mittleren Westen entsprach. Die Gedichte und Sprüche, die er und seine Angestellten am Anfang verfaßten, weckten Gefühle, die auch die Adressaten verstanden. J.C. Hall sagte: «Ich würde lieber 8 Millionen mal einen guten Eindruck hinterlassen als 28 Millionen mal einen schlechten. Ein guter Geschmack ist ein gutes Geschäft.»

1932 hatten die Gebrüder Hall 120 Angestellte. Sie bauten eine eigene Fabrik an einem Ort, über den sie zunächst ihre Mitarbeiter abstimmen ließen. Ihre Philosophie, nach der jeder, der für sie arbeitete, mit Respekt behandelt werden sollte, erzeugte jenes geradezu symbiotische Verhältnis zwischen Direktion und Belegschaft, das viel zum Erfolg des Unternehmens beitrug.

J.C. Hall dachte, es sei dem Ruf seiner Firma nur förderlich, wenn er auf die Rückseite seiner Karten nicht mehr nur «Hall Brothers Company» druckte, sondern schlicht: «A Hallmark Card». Er stellte auch fest, daß es dem Absatz schadete, wenn seine Karten wie damals üblich in der Schublade unter dem Tresen lagen. Seine innovative Lösung war die «Eye Vision», ein weit offenstehendes Regal, in dem die Karten gut sichtbar in senkrechten Einschüben steckten. Mit der Zeit wurde diese Art der Präsentation für Postkarten und auch andere Produkte allgemein gebräuchlich.

SEIT DEN 60ER JAHREN HÄLT HALLMARK DIE ALLEINIGEN VERMARKTUNGSRECHTE AN DEN BELIEBTEN «PEANUTS»-COMICFIGUREN.

1928 schockierte J.C. Hall die Branche mit einem weiteren radikalen Schritt. Skeptiker sprachen von «Halls Irrsinn», aber er ließ sich nicht davon abringen, für seine Karten landesweit Anzeigen in Magazinen zu schalten. In den 30er Jahren trat Hallmark sogar als Sponsor einer populären Radiosendung auf, in der geladene Gäste Gedichte und Sinnsprüche aus seinen Grußkarten vorlasen.

Nur das Beste ist gut genug

Am 22. Oktober 1944 hörte man in einer von Hallmark gesponserten Radiosendung zum ersten Mal den Satz, der zu einem der glaubwürdigsten Werbeslogans Amerikas werden sollte: «When you care enough to send the very best.» (Wenn Ihnen viel an jemandem liegt, schicken Sie nur das Beste.) Er stammte von C.E. Goodman, Vizedirektor bei Hallmark und für den Vertrieb zuständig, einem Mann, der mit Leidenschaft an Hallmarks Verpflichtung zum guten Geschmack glaubte.

1949 zeichnete ein Künstler des Hauses die berühmte Krone über dem Schriftzug «Hallmark», der 1950 als geschütztes Markenzeichen eingetragen wurde. Seit 1954 ist Hallmark auch der offizielle Name der Firma. «Hallmark» hiessen im 14. Jahrhundert aber auch die langgestreckten Säle, in denen die englischen Handwerksgilden ihre besten Arbeiten zur Schau stellten. Jetzt schien das Wort mit dem Firmennamen zu einer einzigen Bedeutung zu verschmelzen: Das Werk von Meistern.

DIE DREI WICHTIGSTEN FEIERTAGE SORGEN FÜR ABSATZSPITZEN: 2,6 MILLIARDEN KARTEN AN WEIHNACHTEN, 950 MILLIONEN AM VALENTINSTAG, 156 MILLIONEN ZU OSTERN.

Der letzte Schritt zur Vollendung des Images war das Fernsehprogramm «The Hallmark Hall of Fame», das den «Emmy»-Preis gewann. Zum ersten Mal wurde es am Heiligen Abend 1951 ausgestrahlt und brachte Gian Carlo Menottis Oper «Amhal und die Besucher der Nacht». 45 Jahre lang galt dieses Programm als Maßstab für anspruchsvolles Fernsehen.

Leute von heute in Kansas City

Um den Anschluß an die Witz- und Scherzkarten der Konkurrenz nicht zu verlieren, entwickelte Hallmark neue Produktlinien, die eine andere Botschaft vermitteln sollten – eine zweite «Schuhschachtel» (Shoebox) wurde angelegt, wie die neue Serie in Erinnerung an den Ursprung der Firma heißt. Sie umfaßt lustige Geburtstagsgrüße, Genesungswünsche, Glückwünsche zur Beförderung – kurz: Karten für alle Lebenslagen.

Der neueste Versuch, mit der Zeit schritt zu halten sind Computerläden, in denen die Kunden ihre eigenen Karten gestalten können: «Personalize It!» Und natürlich ist dieser Gigant der Kommunikation auch online im Internet zu finden unter: www.hallmark.com

1984 kaufte Hallmark die Firma Binney & Smith, Hersteller der Marken «Crayola», «Magic Markers» und «Silly Putty». 1994 kam Revell-Monogramm hinzu, der weltgrößte Hersteller von Modellbaukästen.

Das Familienunternehmen galt lange Zeit als Vorbild für gutes Arbeitsklima. Hallmark gehört zu den wenigen Firmen Amerikas, die noch nie Angestellte entlassen haben. Die 25jährigen Dienstjubiläen werden als große Feste gefeiert, und über 25 Prozent der Belegschaft halten der Gesellschaft tatsächlich ein Vierteljahrhundert lang die Treue.

HALLMARK SETZT UNGEFÄHR VIER MILLIARDEN DOLLAR JÄHRLICH UM. DER FAMILIE HALL GEHÖREN 75 PROZENT DES KAPITALS, DIE ANGESTELLTEN HALTEN 25 PROZENT.

Der Traum aus dem Jahr 1915 ist in Erfüllung gegangen. Niemals vergaßen die drei Brüder, daß im Grunde ihres Herzens alle Amerikaner sentimentale Romantiker sind, deren Augen feucht werden, wenn sie sich von ganzem Herzen alles Gute zum Geburtstag oder zum Muttertag wünschen. So wurde aus der kleinen Kartenwerkstatt in Kansas City der viele Milliarden Dollar schwere Riese Hallmark.

14. Langlauf im Wohnzimmer

NORDICTRACK

Nächtliche Vision

Ed Pauls starrte in den trüben Winterabend von Minnesota hinaus und grinste grimmig. «Eine wunderbare Nacht für einen Skilanglauf». Pauls war begeisterter Langläufer und hatte noch einige harte Trainingsstunden hinter sich zu bringen für das Rennen am kommenden Wochenende. Gefrierender Regen und Matsch durften ihn davon nicht abhalten. Er stapfte in dieser feuchten Nacht des Jahres 1975 voran und fragte sich, warum zum Teufel er sich in dieser Kälte und Finsternis abmühte. Da tauchte eine seltsame Idee in seinem Gehirn auf. Warum eigentlich sollte es nicht möglich sein, im Wohnzimmer Ski zu laufen? Er dachte an eine Maschine, die den Körper des Skiläufers nach allen Gesetzen der Schwerkraft und der Beschleunigung in Trab hielt, ohne ihn jedoch von der Stelle zu bewegen. Nach einigen gescheiterten Versuchen stellte Pauls schließlich der erstaunten Industrie für Trainingsgeräte einen Apparat vor, der alle Vorteile eines an-

NORDICTRACK TEILT SEINEN MARKT IN DREI KUNDENGRUPPEN AUF: DIE FANATIKER, DIE VORSICHTIGEN UND DIE COUCH-POTATOES.

strengenden Trainings im Freien auch im Wohnzimmer nachahmen konnte. Die merkwürdig aussehende Skimaschine mit laufenden Riemen funktionierte perfekt und Pauls nannte sie NordicTrack.

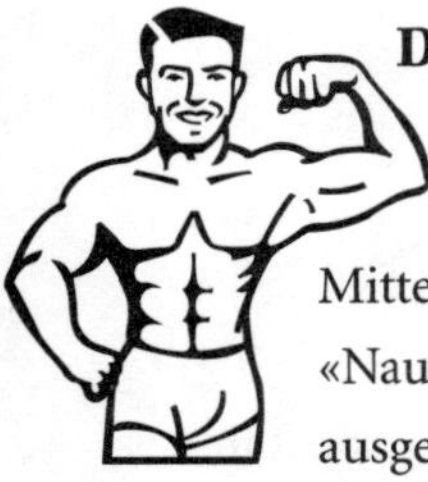

Das Maschinenzeitalter

Noch vor dreißig Jahren befand sich die Gesundheits- und Fitneßindustrie sozusagen im tiefsten Mittelalter. Anfang der 70er Jahre schließlich trat die Firma «Nautilus» mit Trainingsgeräten auf den Markt, die darauf ausgelegt waren, durch ein ausgeklügeltes Zugsystem sowohl Muskeln aufzubauen als auch den Kreislauf zu stärken. Diese Maschinen bildeten die Grundlage für eine regelrechte Fitneßgerätewelle.

Wer aber seinen Körper zu Hause trainieren wollte, hatte meist keinen Platz und auch kein Geld für die Nautilus-Geräte. Es gab zwar Heimtrainer – Treträder, die ganz ordentlich funktionierten, aber leider hauptsächlich auf die Beine gingen. Ein Ganzkörpertraining mit nur einem Apparat war nicht im Angebot. Niemand hätte gedacht, daß diese universale Übungsmaschine ausgerechnet aus dem Skilanglauf kommen würde, der Wintersportart, die am meisten dem bloßen Wandern gleicht.

Zu Hause geschmiedet

«Großes beginnt in der Garage», sagte Ed Pauls. Das Große an ihm war, daß er als gelernter Maschinenbauingenieur in seiner Garage basteln konnte. Der Prototyp des NordicTrack entstand aus Eisenteilen, die Pauls auf den Müllplätzen in der Nachbarschaft zusammengesucht hatte. Mit dem Antriebsriemen für den Kühler eines großen Motors simulierte er die hin und her wiegende Bewegung der Skier.

Die ersten Modelle aus der Garage besaßen noch keine Stange, an der man sich festhalten konnte. Wer ungeschickt auf das Laufband trat, fand sich kopfüber auf dem Boden wieder, denn die Maschine riß einem die Beine unter dem Körper weg. Keine besonders günstigen Aussichten für ein Gerät, das der Gesundheit dienen sollte. Ein weiterer Nachteil bestand darin, daß echte Langlaufskier dafür geopfert werden mußten und natürlich auch die entsprechenden Stiefel benötigt wurden.

Die Pauls schenkten die ersten Modelle dem U.S.-Ski-Team in der Hoffnung, daß sich der NordicTrack als Trainingssystem für den Langlauf außerhalb der Wintersaison durchsetzen werde. Mundpropaganda sorgte dafür, daß ein paar wenige handgefertigte Exemplare in der Nachbarschaft verkauft werden konnten.

Das Ehepaar sah ein, daß mehr Werbung nötig war und mietete einen Stand auf der «Exercise Equipment Show» in Washington D.C. Die meisten Besucher machten sich lustig über die häßliche und teure Maschine für 450 Dollar und hielten ihren Erfinder für einen Spinner, der wohl bald aus diesem Geschäft verschwinden werde. Vor allem ein Manager von Tunluri, des schwedischen Herstellers von Hometrainern, spottete über den NordicTrack

NORDICTRAC HAT IN MANHATTAN AN DER MADISON UND AN DER PARK AVENUE ZWEI LÄDEN ERÖFFNET, UM AUCH DEN BETUCHTEN STÄDTERN, DIE MÖGLICHKEIT ZU BIETEN, DAS GERÄT ZU TESTEN.

und sagte lachend: «Bei uns in Schweden haben wir Schnee, um Ski zu fahren». Ed Pauls gab zurück: «Bei uns haben wir Straßen, um Rad zu fahren.» Aber zunächst hatten die Schweden trotzdem gut lachen. Der Absatz von NordicTrack dümpelte im ersten Jahr bei nur 208 Exemplaren vor sich hin.

Auf der richtigen Spur

Flexibilität ist die Mutter aller Erfolge im Kampf um den Markt. Ed Pauls war so flexibel, daß er seinen NordicTrack als Gerät für alle anbot, die ihren Körper rundum trainieren wollten, nicht nur für professionelle Langläufer. Allmählich lernten Pauls und seine Frau das Ende der 70er Jahre wachsende Interesse an Gesundheit und Fitneß für sich zu nutzen. Zufriedene Kunden lobten die Vorzüge des Apparates sowohl für das Atemtraining als auch zur Stärkung der Muskulatur, und Ärzte begannen plötzlich die Vorteile eines maßvollen und schonenden Trainings anzupreisen.

Eine der ersten, die das System den Kunden empfahl, war Pauls Tochter Terri, zweimalige U.S.-Meisterin im Langlauf. Gold holte sich die Gesellschaft auch mit der Unterstützung von Bill Koch, dem Gewinner einer Olympischen Goldmedaille.

Mehr und mehr tauchten die handgemachten NordicTracks auch in den Fitneßstudios des ganzen Landes auf. Als Jahre später Ed Pauls gefragt wurde, wann er denn gemerkt habe, daß seine Erfindung ein Erfolg war, gab er zur Antwort: «Ich hatte keine Ahnung wie viele davon weggingen, bis ich eines Tages aus dem Fenster schaute und einen Sattelschlepper sah, der sie abholte. Das hat mich wirklich beeindruckt.»

Pauls versuchte niemals, einen möglichen Kunden zum Kauf eines NordicTrack zu überreden. Er verwies nur darauf, daß jemand, der das Gerät regelmäßig benutzt, rundum fit werden kann. Der Schlüssel zu seinem Kundenservice bestand darin, daß er versuchte, auf jede Frage eine Antwort zu geben. Das Verkaufspersonal war verpflichtet, Listen mit neuen Kundenfragen über Physiologie, Gewichtsabnahme, Reparaturen und dergleichen zu führen, die Antworten wurden an alle Vertreter verteilt.

Das Ehepaar stellte seine Maschine sogar bei Gelegenheiten vor, bei denen andere Anbieter dieser Branche sich nicht getraut hätten aufzutreten: bei Fachkongressen von Herzspezialisten, Orthopäden und Physiotherapeuten. Pauls und seine Frau versuchten, nicht nur das System zu verkaufen, sondern aufzuklären. Die einfache, unteilbare Botschaft lautete, daß der NordicTrack gut sei fürs Herz, und allen Leuten die Möglichkeit biete, ihren Körper zu Hause zu trainieren.

NORDICTRACK HAT BIS HEUTE ÜBER 3 MILLIONEN GERÄTE VERKAUFT.

1985, zehn Jahre nachdem der erste Prototyp in der Garage entstanden war, war die Gesellschaft auf 80 Angestellte angewachsen. Der NordicTrack wurde jetzt in zwei Ausführungen hergestellt: Ein Standard-Heimtrainer und ein Profi-Modell mit einer breiteren Grundfläche und einem extra Widerstand.

Im nächsten Jahr, 1986, bewies Ed Pauls, daß er noch einen weiteren Spürsinn besaß. Er verkaufte die ganze Firma für 24 Millionen Dollar an die CML-Group. Es war ihm klar geworden, daß er weder das Kapital noch die kaufmännische Erfahrung besaß, um gegen mächtigere Konkurrenten bestehen zu können.

Auf der Spur des Fortschritts bis heute

Mit neuem Kapital, neuem Management und neuen Geräten eroberte NordicTrack neue Märkte. 1990 waren aus den ursprünglichen zwei Typen 16 geworden, dazu gehört der 1200 Dollar teure Executive Power Chair in schwarzem Leder für die Körperertüchtigung der Besserverdienenden. Andere Modelle heißen «NordicFlex Gold» – eine Maschine für das Krafttraining – oder «FitWalk», eine Tretmühle ohne Motor. Im selben Jahr eröffnete die Firma den ersten von heute über hundert eigenen Läden. Die Möglichkeit, die Geräte im Laden selbst auszuprobieren, hat sich als das beste Verkaufsargument erwiesen. Ende 1992 war der Umsatz auf 86 Millionen Dollar geklettert.

Als das ursprüngliche Patent auslief, hatten die Ingenieure bei NordicTrack den Ehrgeiz, einen noch perfekteren Langlauftrainer zu konstruieren: Der MC^2 arbeitet mit elektromagnetischem Widerstand und kann vier Schneearten simulieren: Normalfest-Schnell, Normalfest-Langsam, Naß-Schnell und Naß-Langsam.

1996 übertraf der weltweite Umsatz 600 Millionen Dollar. Der Grundsatz von Ed und Flo Pauls, daß diese Maschine sich am besten verkauft, wenn die Kunden informiert und aufgeklärt werden, gilt auch noch für die heutige Gesellschaft. Und was macht Pauls, der Millionär? Er bereut es nicht, seine Firma vor elf Jahren verkauft zu haben. Er tüftelt immer noch gerne in seiner Garage und wenn er müde ist von der Kopfarbeit, trainiert er ein bißchen auf einem seiner fünf NordicTracks.

15. Du sollst nicht stehlen

THE CLUB – DIE LENKRADBLOCKADE

Gestohlene Augenblicke

Der Kauf eines neuen, viertürigen Cadillac war 1958 in Pennsylvania das Symbol wirtschaftlichen Erfolges. Als der glorreiche Tag für Jim Winner jr. gekommen war, strahlte er über das ganze Gesicht, voller Stolz über seinen neuen Wagen, der mit allen Extras ausgestattet war – Ledersitze, eine Stereoanlage vom Feinsten und die ausgeklügeltste Diebstahlsicherung, die es damals gab. Doch eines Abends stellte Winner zu seinem Entsetzen fest, daß sein schönes Auto gestohlen war. Weder der beste Diebstahlschutz von General Motors noch die Alarmsirene hatten sich als wirksam erwiesen.

NACH DEN STATISTIKEN DES FBI WERDEN IN DEN USA JEDES JAHR 200 000 AUTOS GESTOHLEN. DER CLUB TRUG DAZU BEI, DASS DIESE ZAHL IN MANCHEN GEGENDEN UM BIS ZU 44 PROZENT SANK.

Später erinnerte er sich daran, wie er in der Armee seine GIs davon abgehalten hatte, mit seinem Jeep auf und davon zu fahren. Er hatte eine schwere Eisenkette mit Schloß um Lenkrad und Handbremse gewickelt. Das inspirierte ihn zu einem leuchtend rot bemalten Balken aus hartem Stahl: The Club.

Der große Autodiebstahl

Autos sind so leicht zu stehlen wie früher das Vieh. Von Anfang an gelang es den Konstrukteuren nicht, einen wirksamen Diebstahlschutz zu entwickeln. Die erste bedeutende Erfindung war der Zündschlüssel im Jahre 1911, doch findige Diebe fanden schnell heraus, wie sie die Zündung kurzschließen und den Motor starten konnten. In der Folge wurden die Türen mit Schlössern ausgestattet, aber auch sie boten keinen sicheren Schutz.

Mitte der 70er Jahre setzten manche Autobesitzer einen sperrigen Balken ein, der das Lenkrad mit dem Bremspedal verband. Er erwies sich nur als mäßig wirksam und stieß nie auf großes Interesse bei den Käufern. Die wollten ein billiges, leicht zu handhabendes und zuverlässiges Mittel gegen Diebstahl haben.

Räuber und Gendarm

Wer nicht lenken kann, kann auch nicht stehlen. Dieser Gedanke hatte sich im Kopf von Winner festgesetzt. Er baute seine erste, noch namenlose Lenkradblockade und begann gleich damit, das Gerät weiter zu verbessern. Am Anfang arbeitete er mit einem Automechaniker zusammen, der ihm einen Prototypen herstellte. Schon dieses erste Modell bestand aus Edelstahl und war etwa so lang wie die späteren, die schließlich auf den Markt kamen.

DAS MAGAZIN «ADVERTISING AGE» WÄHLTE THE CLUB UNTER DIE HUNDERT HEISSESTEN PRODUKTE DES JAHRES 1993.

Winner erkannte bald, daß er Unterstützung von beiden Seiten brauchte: von den Autodieben und der Polizei. Er engagierte einen ehemaligen professionellen Autoknacker, der seine Kunst an jedem neuen Modell ausprobieren durfte. Zur selben Zeit bat er die Polizei von Pittsburgh und Los Angeles um Verbesserungsvorschläge.

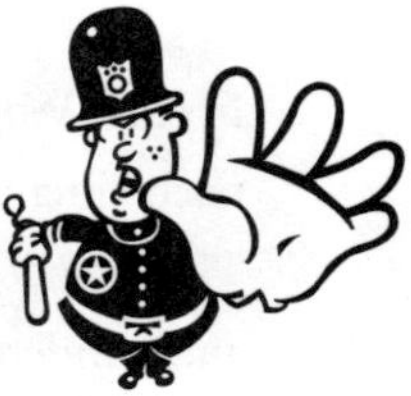

Ihr Urteil war einhellig: Der Lenkradriegel mußte groß, von leuchtender Farbe, leicht zu schließen und solide sein. Über 50 Prototypen wurden hergestellt und in Gebieten getestet, in denen Autodiebstähle besonders häufig waren.

Als die endgültige Version endlich fertig war, suchte Winner nach einem passenden Namen für den großen und sperrigen Stahlbalken. Er dachte, warum sollte man einen solchen Knüppel (Club) nicht einfach auch so nennen? Und so geschah es. Der Markenname «Club» war geboren.

Winner arbeitete mit Organisationen zur Vorbeugung gegen Verbrechen zusammen, zum Beispiel der «National Fraternal Order of Police». Das Ergebnis dieser Verbindung hieß «Community Carwatch» und war ein Programm zur Verhütung von Autodiebstählen, das Bürger, Gemeindebeamte und die örtliche Polizei an einen Tisch brachte. Das Ziel war, der Öffentlichkeit zu zeigen, wie man dem Autodiebstahl Einhalt bieten konnte. Flugblätter informierten die Teilnehmer darüber, wie sie die Autodiebe bei der Arbeit behindern konnten und empfahlen so ganz nebenbei auch den Club von Winner.

Der erste Testmarkt war die Gemeinde McAllen in Texas, wo sich der Autodiebstahl zu einem größeren Problem entwickelt hatte. Am Anfang wollte die Gemeinde 500 Lenkradsperren verteilen, doch die Mund-zu-Mund-Propaganda sorgte dafür, daß schließlich über 21 000 Clubs verschenkt oder verkauft wurden.

In einer Woche gingen die Autodiebstähle um 30 Prozent zurück, nach einem Jahr waren sie um 44 Prozent gefallen.

Nach dem überwältigenden Erfolg in McAllen schrieben sich auch andere Gemeinden in das Carwatch Programm ein. Fort Wayne in Indiana und Irondequoit in New York berichteten beide über einen Rückgang an Autodiebstählen von 40 Prozent. Heute haben über 3500 Polizeistationen in ganz Amerika den Club in ihren Schaukästen stehen und führen vor, wie er funktioniert.

Winner gewinnt

1987 zeigte Winner seinen Club einem Einkäufer der Firma Sears Roebuck. Der war davon nicht sonderlich beeindruckt. «Drei volle Minuten lang», erzählte Winner später, «wurde ich darüber belehrt, daß ich von Sinnen sei und daß ich mein Stück Metall niemals verkaufen könne.» Winner gab zurück: «Das Ding wird bei Sears im Laden liegen, aber Sie werden dort nicht mehr Einkäufer sein.» Nur fünf Monate später änderte der widerspenstige Einkäufer seine Meinung – alle Welt begann, von Winners Club zu reden.

MIT DEM CLUB WERDEN IM JAHR MEHR ALS 130 MILLIONEN DOLLAR UMGESETZT. WINNERS FIRMA IST NACH WIE VOR EIN FAMILIENUNTERNEHMEN.

Winner selbst bewies, daß er der beste und ehrgeizigste Verkäufer seiner Firma war. Er eröffnete Stände in Einzelhandelsgeschäften und in Ladenketten für Autozubehör. Der Einkaufspreis war für alle Händler derselbe. «Ich brauchte sie nur eine Saison lang», sagte er, «damit die Kunden den Club leicht finden konnten.» Danach war kaum noch Werbung nötig. In allen Parkbuchten am Rand der amerikanischen Straßen stellten Tausende von Wagen Winners Club zur Schau. Binnen fünf Jahren hatte er sich zu einer überall bekannten Marke etabliert.

Mitglied im Club

Die Lenkradsperre und einige andere Sicherheitseinrichtungen bringen der Firma Winner International jährlich 125 Millionen Dollar Gewinn ein. Ständig kommen neue Produkte hinzu, zum Beispiel der «Door Club» für das Eigenheim oder der «Bike Club», ein Schloß, das sich an alle Fahr- und Motorräder anpassen läßt und von selbst zuschnappt. Und seit dem Ankauf der Firma Guardian Personal Security Products verkauft Winners Gesellschaft auch den «Club»-Pfefferspray, ein weiteres, ziemlich einmaliges Mittel zum Schutz der persönlichen Sicherheit. Das allerneueste Gerät gegen Diebe ist ein Schutzschild, das den Diebstahl von Airbags verhindern soll.

Jim Winner kaufte ein leeres Lagerhaus in seiner Heimatstadt Sharon und richtete darin das Hauptquartier der Winner International Inc. ein. Er ist Millionär geworden, leitet eine Farm, auf der Mitglieder der amischen Religionsgemeinschaft arbeiten, und betreibt einen Vier-Sterne-Landgasthof, den er «Tara» nannte, nach dem berühmten Landsitz im Roman «Vom Winde verweht». Was sollte man schon anderes erwarten von einem Unternehmer, der so große Träume hat? Schon lange fährt Winner wieder einen neuen Wagen. Überflüssig zu bemerken, daß er mit The Club gegen Diebstahl gesichert ist.

16. Auf Messers Schneide

CUISINART – DIE KÜCHENMASCHINE

Mensch und Maschine

Carl Sontheimer besuchte 1971 in Paris die internationale Ausstellung für Haushaltsgeräte. Er war Elektroingenieur im Ruhestand und hatte in seinem Leben schon 52 verschiedene Patente für Radaranlagen ausgetüftelt. Eine Küchenmaschine für Restaurants fesselte seine ganze Aufmerksamkeit auf der Ausstellung. Sie hieß «Robot-Coupe» und konnte Früchte und Gemüse in wenigen Sekunden in kleine Stücke schneiden. Nur war sie ziemlich sperrig und sah nicht schön aus. Sontheimer überlegte sich, ob es wohl möglich sei, diesen Apparat so zu verkleinern, daß er in den amerikanischen Haushalten eingesetzt werden konnte. Schließlich baute er die französische Maschine zu einem einzigartig praktischen Gerät um: Cuisinart.

Das Ende des Mixers

Die einzigen elektrischen Geräte, die es in einer typischen amerikanischen Küche der 60er Jahre gab, waren der «Waring-Mixer» und der «Mixmaster». Beide konnten Sahne steif schlagen und Kartoffeln pürieren. Aber es gab keine Maschine, die Kuchenteig kneten, Gemüse raspeln oder Parmesankäse reiben konnte. Das Mittagessen bestand zu dieser Zeit auch hauptsächlich aus Hackbraten, Steak mit gebackenen Kartoffeln, oder gebratenen Hühnerbrüstchen mit Reis aus dem Kochbeutel. Erst Ende der 70er Jahre kamen auch solche Dinge wie Landpastete und Aufläufe überall auf den Tisch. Schuld daran waren die Kochkurse, die immer beliebter wurden – und die Cuisinart in der Küche.

Carls schlechte Karten

Nachdem er sich aus seinem eigentlichen Beruf zurückgezogen hatte, eröffnete Carl Sontheimer einen kleinen Feinschmeckerladen. Er nannte ihn «Cuisinart» und spezialisierte sich auf den Import grüner Pfefferkörner in Salzlake. Er wollte schon immer Artikel für den etwas teureren Geschmack anbieten, und so kaufte er dem französischen Hersteller des Robot-Coupe das Recht ab, seine eigene, verkleinerte Version auf den Markt zu bringen. Er versah das Gerät mit einem längeren Einfüllstutzen, verbesserte die Schneidemesser und Scheiben und baute Sicherheitsvorkehrungen ein, die den amerikanischen Vorschriften entsprachen. 1973 stellte er seine Küchenmaschine zum ersten Mal auf der Haushaltswarenmesse von Chicago vor. Er hatte zwei Verkäufer eingestellt, die das Gerät auf der Messe vorführen sollten. Als sie die fette, unhandliche Maschine sahen, die im Laden 140 Dollar kosten sollte – das Vierfache eines gewöhnlichen Mixers –, schickten sie Sontheimer und

DER ERFINDER DER CUISINART IST IN FRANKREICH AUFGEWACHSEN UND BESITZT EINEN AKADEMISCHEN GRAD IN PHYSIK VOM MASSACHUSETTS INSTITUTE OF TECHNOLOGY.

seine Cuisinart gleich wieder nach Hause. Auch die Einzelhändler auf der Messe bezweifelten sehr, ob selbst Feinschmeckerköche bereit wären, für eine so häßliche, ungewohnte und unerprobte Maschine eine derart exorbitante Summe auszugeben.

Ein Geschenk für die Köche

Unbeirrt von seiner Niederlage auf der Messe brachte Sontheimer ein wahres Meisterstück der Vermarktung zustande. Er verschickte Cuisinarts als Geschenk an die Kocharistokratie Amerikas. Als die Küchenchefs und Feinschmecker das Gerät ausprobiert hatten, waren sie des Lobes voll. «Ein Hit» schrieb Craig Calirborne in der «New York Times», «eine fabelhafte Maschine» schwärmten das «Gourmet Magazine», die «Vogue», «Town & Country», «House & Garden» und «House Beautiful». Doch die Lobeshymne, die das größte Aufsehen in den amerikanischen Medien erregte, kam vom Doyen der amerikanischen Meisterköche, von James Beard, der ausrief: «Dieses Gerät hat mein Leben verändert. Ich kann nicht mehr leben ohne eine Cuisinart.»

1973 VERKAUFTE SONTHEIMER NUR EIN PAAR HUNDERT STÜCK SEINER CUISINART, 1974 EIN PAAR TAUSEND. 1975 KLETTERTE DER ABSATZ AUF EIN PAAR ZEHNTAUSEND UND SCHOSS DANN AB 1978 WIE EINE RAKETE IN MILLIONENHÖHE EMPOR.

Schnelles Geld und Zeit gespart

Die Nachfrage explodierte, die amerikanische Industrie für Küchenzubehör hatte so etwas noch nicht erlebt. Alle mußten so ein Ding haben, vor allem aber die Feinschmecker, die sich selbst für Meisterköche hielten. Nach den glühenden Besprechungen in den Magazinen und Zeitungen überschlugen sich die Umsatzzahlen, und Sontheimer konnte mit der Nachfrage kaum noch Schritt halten. «1975 gingen die Cuisinarts weg wie warme Semmeln», erinnert sich Larry Hurd, Chefeinkäufer von Bloomingdale's in New York. «Damals hatten wir vor Weihnachten immense Schwierigkeiten, weil das Lager immer wieder ausverkauft war.»

1988 VERKAUFTE DER ERFINDER DER CUISINART IM ALTER VON 78 JAHREN SEINE FIRMA FÜR 60 MILLIONEN DOLLAR.

Ein zusätzlicher Nutzen der Cuisinart besteht darin, daß sie erheblich Zeit spart. Sie kann im Handumdrehen ein paar Pfund Gemüse schneiden und raspeln; und die Eier sind in 15 Sekunden statt in 15 Minuten unter den Kuchenteig gerührt.

Zurück in die Zukunft

Die Manager von Robot-Coupe wunderten sich nicht schlecht über den erstaunlichen Erfolg der Cuisinart, der in ihren Augen auf ihre eigene Maschine zurückzuführen war. 1980 kam die französische Firma mit ihrer eigenen, hochgezüchteten Küchenmaschine auf den amerikanischen Markt und verkündete, daß sie gewöhnlich wie «Cuisinart» ausgesprochen würden. Doch diese Spitze schreckte niemanden davon ab, der Cuisinart von Sontheimer die Treue zu halten. Er verdiente Millionen mit seiner Maschine und fand es noch als 80 Jahre alter Greis wunderbar, daß irgendwo in Amerika immer irgend jemand dabei war, Gemüse zu schneiden und zu raffeln und Teig zu kneten, um allerlei Leckereien herzustellen – mit der Cuisinart.

17. Die Wundersalbe

VASELINE

Fahrkarte nach Titusville

In der Nähe von Titusville in Pennsylvania hatte 1859 eine der ersten Bohranlagen Amerikas das Urgestein unter dem Boden durchstoßen. Aus dem Loch schoß eine schwarze Flüssigkeit empor, die die Geschichte verändern sollte. Dieser erste Ölfund in Amerika zog allerlei Abenteurer auf der Suche nach Reichtum an. In das Durcheinander der Ölstadt kam auch Robert Chesebrough, ein Chemiestudent aus Brooklyn, New York. Er beobachtete, wie ein Arbeiter die Pumpe eines Förderturms von den schwarzen Klumpen reinigte, die «Rutenwachs» genannt wurden. Sie galten als wertloses Nebenprodukt der Ölförderung. In den nächsten Monaten versuchte Chesebrough, etwas Nützliches daraus zu gewinnen, und schließlich gelang es ihm, aus der schwarzen Masse eine sehr weiche, feuchte Petroleumsalbe zu destillieren. Auf der Suche nach einem passenden Namen kam der Student, der sich auch mit Sprachen beschäftigt hatte, darauf, das deutsche Wort «Wasser» mit dem griechischen Wort «elaion» für Öl zu «Vaseline» zu verbinden.

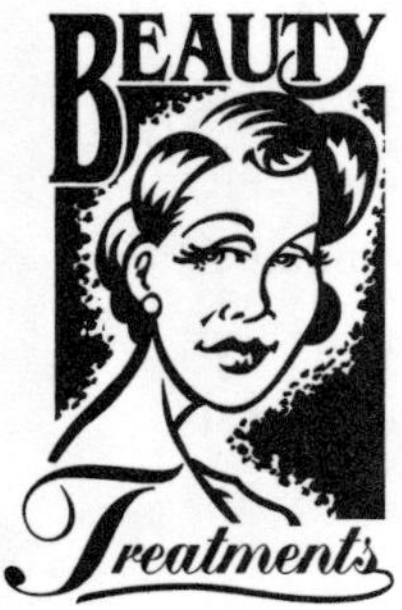

Umstrittener Balsam

Noch im 19. Jahrhundert beruhten nicht wenige Arzneien auf den Grundsätzen der Naturheilkunde, die sich die Heilwirkungen von Pflanzen und Kräutern zunutze macht. Die drei bekanntesten Mittel gegen Schnittwunden und Verbrennungen waren die Ringelblume, das Balsamicum (hergestellt aus der Pflanze Balsamicum peruvium) und die Arnica montana, die leuchtend gelbrote Alpenblume, deren heilsame Wirkung besonders gerühmt wird.

1874 HATTE CHESEBROUGH SEIN GESCHÄFT AUF GANZ AMERIKA AUSGEDEHNT UND VERKAUFTE ETWA EINEN TOPF VASELINE PRO MINUTE.

Doch alle diese Kräuter standen den Amerikanern weder in großer Menge noch jederzeit zur Verfügung. Sie brauchten zwar dringend eine billige Salbe für alle Arten von Wunden, Abschürfungen und Verbrennungen, doch niemand konnte ahnen, daß ausgerechnet die Vaseline beim Publikum schließlich als ein Allheilmittel gelten würde, das sowohl gegen kleinere Verletzungen wie auch gegen Rheumaleiden helfen sollte.

Bevor es soweit war, mußte Chesebrough die Öffentlichkeit davon überzeugen, daß Kohlenreste aus der Erdölproduktion, selbst wenn sie in jungfräulichem Weiß daherkamen, überhaupt einen heilbringenden Nutzen haben können. Und er mußte die Leute beruhigen, die sich davor fürchteten, daß ein Nebenprodukt aus der Ölraffinerie eventuell auch mal explodieren könnte.

Selbstversuch auf der Straße

In zwei großen Schritten überwand Chesebrough den Widerstand der Ärzte und Apotheker, die sein Produkt zunächst ablehnten. Zum einen heuerte er ganze Trupps sendungsbewußter Verkäufer an, die mit Pferd und Wagen durch die Straßen zogen und im ganzen Staat New York Musterpackungen verschenkten. Zum andern fügte er sich vor aller Augen selbst kleine Schnitte und Brandwunden zu, um dann zu demonstrieren, welche Heilwirkung seine Vaseline hatte.

Die Gratispackungen – eine der ersten Werbeaktionen dieser Art in den Vereinigten Staaten – weckten das Interesse an Cheseboroughs Salbe so sehr, daß die Apotheker gezwungen waren, Vaseline in ihr Sortiment aufzunehmen. Die angesehene britische Ärztezeitschrift «Lancet» veröffentlichte eine wohlwollende Besprechung, und auf der Pariser Weltausstellung von 1878 gehörte die Vaseline zu den viel beachteten Sensationen.

Bald erkannten auch die Ärzte die Vorzüge der Salbe und wiesen ihre Patienten an, sie auf kleine Wunden, Verbrennungen und Abschürfungen aufzutragen. Weitere Anwendungen wurden entdeckt: Vaseline diente als Ersatz für Senfumschläge auf der Brust bei Erkältungen, es linderte den Schnupfen und galt allgemein als guter Schutz gegen Hautrötungen und aufgesprungene Lippen. In dem Jahrzehnt zwischen 1880 und 1890 wurde Vaseline als «das nützlichste Ding im Haushalt» angesehen.

Die Enthüllung

Vaseline kam 1859 auf den Markt, also Jahre bevor Louis Pasteur nachwies, daß Mikroorganismen, genannt «Bakterien», Entzündungen auslösen. Es zeigte sich später, daß die Petroleumsalbe deshalb so wirksam war, weil sie die Wunde vor der mit Bakterien geschwängerten Luft abschloß. So blieb die Wunde sauber und konnte ungestört von Infektionen abheilen. Der Wunderglaube an die Vaseline hielt sich lange Zeit, obwohl die Ärzte bald herausfanden, daß die Salbe weder Brandblasen verhindern konnte, noch irgendeinen medizinisch wirksamen Stoff enthielt. Auf der Packung steht denn heute auch nur noch, daß dieses Produkt die Haut «vor dem Austrocknen schützt».

Zu Hilfe

Der gute Ruf der Vaseline als erste Hilfe bei Notfällen wurde noch verstärkt durch den tragischen Brand des Gebäudes der «Equitable Life Insurance Society» im Jahr 1912. Viele der Brandopfer wurden mit Vaseline behandelt, dasselbe wiederholte sich 1942 beim Brand des «Coconut Grove Night Club» in Boston. Im Zweiten Weltkrieg erteilte das Verteidigungsministerium der Vaseline-Gesellschaft den Auftrag, zusammen mit anderen führenden Arzneimittelherstellern einen Brandwundenverband für die Truppen zu entwickeln. Schon Jahre zuvor hatte der berühmte Arktisforscher Robert Peary Vaseline in seinem Gepäck bis um Nordpol getragen – sie war auch bei Temperaturen von unter minus 40 Grad frostbeständig. Andererseits war sie aber auch in tropischen Gegenden eine ideale Salbe gegen Insektenstiche – Vaseline wird auch bei heißem Wetter nicht ranzig.

EINE EHER UNGEWÖHNLICHE ANWENDUNG: FISCHER SCHMIERTEN VASELINE AUF IHRE ANGELHAKEN, UM DAMIT FORELLEN ANZULOCKEN.

In amerikanischen Haushalten steht immer ein Vaselinetopf über dem Herd, um bei Kochunglücken sofort zur Hand zu sein. Mütter benutzen die Salbe, wenn die Windeln den Popo des Babys wund gerieben haben – kein Wunder, daß die Vaseline auch «der Haut bester Freund» genannt wird.

Am Leben geblieben, Firma verkauft

Robert Augustus Chesebrough starb als reicher, generöser New Yorker, der bekannt war für seine wohltätigen Werke. 1955 verschmolz die «Chesebrough Manufacturing Company» mit der «Pond's Extract Company», die 1846 von Theron Pond gegründet worden war. An der Wall Street wurde die Fusion die «Hochzeit der Aristokraten» genannt, weil die beiden Familien seit über 100 Jahren eine prominente Stellung in der amerikanischen Gesellschaft innehatten.

FILMSTARS TUPFTEN SICH VASELINE UNTER DIE WIMPERN, UM TRÄNEN VORZUTÄUSCHEN. UND IN INDIEN WURDE DIE SALBE SOGAR STATT BUTTER AUFS BROT GESTRICHEN.

Als Robert Chesebrough in der Mitte seines Lebens an einer Lungenentzündung erkrankte, bestand er darauf, von oben bis unten mit Vaseline eingerieben zu werden. Er überlebte die schlimme Krankheit und wurde schließlich 96 Jahre alt. Kurz vor seinem Tod im Jahr 1933 offenbarte er das Geheimnis dieses langen Lebens, seiner Gesundheit und Kraft: Er aß jeden Tag einen Löffel jenes Wunderstoffes, den er selbst erfunden hatte.

18. Garantiert schallgedämpft

MIDAS – DIE AUSPUFFKETTE

Shermans Goldhand

Es war im Jahr 1931, als Nate Sherman auf seiner Reise ganz entspannt in Hartford, Wisconsin, anhielt. Er war Handelsvertreter für Autoersatzteile und wollte Joe Marx besuchen, seines Zeichens Arbeiter an einer Stanzpresse. Die beiden Männer sprachen darüber, daß sie sich selbständig machen wollten und Sherman schlug vor, sie könnten es doch mit Schalldämpfern versuchen, die damals noch aus gewöhnlichem Eisenblech hergestellt und daher schnell weggerostet waren. In den folgenden 25 Jahren entwickelten die beiden einen rostfreien Schalldämpfer aus Edelstahl, der sogar das Gütesiegel des «Underwriter Laboratory» gewann. Doch Sherman war noch mehr von der Idee besessen, ein ganz neues System für den Verkauf von Autoersatzteilen einzuführen. Er wollte auf der Grundlage des Franchising Exklusivverträge mit den Händlern abschließen. Sherman hatte diese Vertriebsmethode bei den Fast-Food-Ketten kennengelernt, und dachte, daß sie auch in der Autoindustrie erfolgreich sein würde. Aber er spürte, daß für einen landesweiten

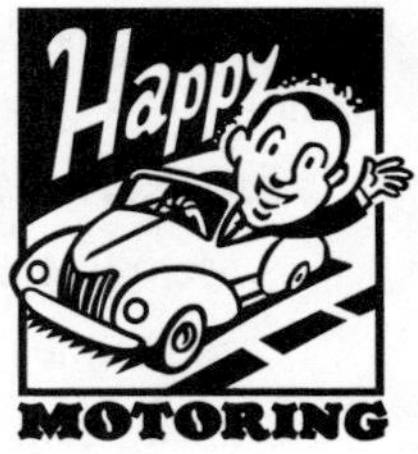

Vertrieb von Auspuff-Schalldämpfern ein Markenzeichen und ein Name nötig seien, die Autofahrer sich leicht merken und wiedererkennen konnten, wenn sie von Staat zu Staat tuckerten. Er wählte schließlich das Anagramm aus dem Namen der neu gegründeten Organisation: «Muffler Installation Dealers Associated Service – Midas». Es war Nate Shermans erster Griff nach dem Gold.

Wie früher Autos repariert wurden

In den Autowerkstätten, die zwischen 1920 und 1950 die amerikanische Landkarte übersäten, arbeiteten sogenannte Schmieraffen («grease monkeys») im Blaumann. Üblicherweise gehörten die Werkstätten zu einer Familientankstelle. Hinten in der Garage schraubte ein gelernter Mechaniker an den Autos herum, vorne stand der Junior an der Zapfsäule. Mehr war nicht nötig, solange die meisten Autos das immer gleiche Modell von Ford waren, und ohne komplizierte Bestandteile auskamen.

GANZ ZU BEGINN HIESS SHERMANS FIRMA «AUSPUFFKLINIK» (MUFFLER CLINIC).

Nach dem Zweiten Weltkrieg wuchsen die amerikanische Vorstädte und damit der innerstädtische Autoverkehr. Zur selben Zeit machte der Autobau einen Sprung nach vorne, und die örtlichen Tankstellen waren nicht mehr in der Lage, die neuen V-6 und V-8 Modelle zu reparieren. Viele Millionen Autos waren auf der Straße, Reparatur und Ersatzteillieferung entwickelten sich zu einer eigenen Branche, Werkstätten und Ersatzteilgeschäfte blühten auf. Shermann und Marx konnten ihre Achsen, Treibriemen, Wasserpumpen und besonders ihre hochwertigen Schalldämpfer überall loswerden.

Gold spinnen

Einmal auf den Namen «Midas» gekommen, schickte Sherman die Schalldämpfer zurück in die Fabrik, um ihnen kleine Stücke Messing auflöten zu lassen. Er besaß einen sicheren Sinn für starke Wirkungen. Die Hitze verlieh den Messingteilen einen goldenen Glanz, der den sagenhaften König Midas in Erinnerung rief.

In Macon, Georgia, betrieb Hugh Landrum einen erfolgreichen Handel mit Autoschrott. Er besaß auch vier Reparaturwerkstätten im tiefen Süden. Als er von Shermans Schnellservice für Schalldämpfer reden hörte, flog er nach Chicago, um den Lieferanten für Ersatzteile zu besuchen. Das Ergebnis des historischen Treffens war das erste Franchise-Abkommen mit Sherman. Landrum wandelte seine Werkstätten in «Midas-Shops» um und montierte fortan die Schalldämpfer für 7 Dollar das Stück. Seine Frau beschrieb die neue Partnerschaft als «Landrums Wahnsinn». Doch binnen kurzer Zeit waren aus den vier Midas-Shops neun Midas-Shops geworden.

Nate der Große

Sherman wuchs als Kind armer Eltern in Omaha, Nebraska, auf. Morgens um drei Uhr trug er Zeitungen aus, damit seine Familie die Rechnungen bezahlen konnte. Er glaubte, daß Männer mit «Feuer im Bauch» am härtesten für das arbeiten, was ihnen selbst gehört. So suchte er sich für seine ersten Franchise-Verträge Männer zusammen, die das Leben kennengelernt hatten, Lastwagenfahrer, Arbeiter an Ölbohranlagen, Handelsvertreter und Mechaniker, Männer im Blaumann, die den Ärmel hochkrempelten und denen schmutzige Hände nichts ausmachten. In einem Jahr entstanden 100 Midasgeschäfte in 40 Staaten – Shermans Traum war in Erfüllung gegangen.

Nate suchte sich eine eigene Schriftart aus, die zu seinem königlichen Gehabe paßte und setzte auch noch die Krone des Königs Midas als i-Tüpfelchen auf das «i» im Markennamen. Außerdem bestand er darauf, daß die Mechaniker in seinen Werkstätten goldgelbe Anzüge zu tragen hatten, und alle Broschüren und sonstigen gedruckten Materialien waren mit einem goldenen Firmensignet verziert.

Sherman erwarb sich nicht nur den wohlverdienten Ruf eines großen Geschäftsmannes, er durfte sich auch das höchste Lob zurechnen, das einem Verkäufer zuteil werden kann: Er war jemand, dem man vertrauen konnte. Genau dieser Sinn für das Vertrauen der Kunden fehlte sonst in dieser neu aufkommenden Branche des Ersatzteilhandels. Shermans Produkt dagegen war ein Versprechen, das er in einem schlichten, aber legendär gewordenen Slogan zum Ausdruck brachte. Er garantierte dafür, daß sein Schalldämpfer «so lang hält wie das Auto Ihnen gehört.»

SHERMAN WAR EIN VERTRAUTER DER ISRAELISCHEN PREMIERMINISTERIN GOLDA MEIR UND DIENTE IHR ALS FINANZBERATER.

Expansion und Verkauf

Um 1965 hatte Midas 500 Geschäfte in ganz Amerika eröffnet. 1970 war Sherman klug genug, um zu erkennen, daß er mehr

Kapital und Managementerfahrung brauchte, um weiteres Wachstum garantieren zu können. Die IC Industries kauften 1972 die Firma auf und Sherman zog sich aus der Verantwortung für das Tagesgeschäft zurück. Die neue Muttergesellschaft entschied, daß es Zeit für einen neuen Slogan war.

Ein neues Verb

Die neu angeworbene Werbeagentur fand eine vollendete Lösung für die Aufgabe, Midas wieder in die vorderste Front des nationalen Bewußtseins zu bringen. Sie bestand aus einem einzigen Wort: Die Autofahrer konnten nun ihren Wagen «Midasizen». Der melodische Klang des Wortes ließ an Qualität und Verläßlichkeit denken und diente dazu, dem Publikum die höhere Handwerkskunst der Midas-Händler nahe zu bringen.

MIDAS SETZTE 1993 WELTWEIT EINE MILLIARDE DOLLAR UM.

Das Gesetz zur Luftreinhaltung von 1975 traf den Markt für Auspuff-Ersatzteile überaus hart. Die nun zur Pflicht gewordenen Katalysatoren erforderten von vornherein langlebigere und solidere Schalldämpfer. Midas reagierte darauf, indem er sich als Dienstleister für den ganzen Unterboden eines Autos neu auf dem Markt positionierte. 1979 wurde der Reparaturdienst für Bremsen eingeführt, die Reparatur der Stoßdämpfer und die Einstellung des Fahrwerks folgten.

Akademische Würde

Nate Sherman starb 1980 im Alter von 82 Jahren. Er hinterließ den wohlverdienten Ruf eines Mannes, dem man sein Leben anvertrauen durfte. Er war ein guter Freund Israels und vermachte jüdischen Wohltätigkeitswerken große Summen von Geld.

Sein Franchise-System war erfolgreich, weil es eine Marktlücke besetzte, die von den örtlichen Autoreparaturwerkstätten nicht ausgefüllt werden konnte: Ein besserer Schalldämpfer, sofort eingebaut, mit lebenslanger Garantie. 1974 überwachte Sherman den Aufbau einer Abteilung für Forschung und Entwicklung seiner Firma in Palatine, Illinois. Als es darum ging, der neuen Einrichtung einen Namen zu geben, stimmte er aus vollem Herzen dem Vorschlag zu, die Abteilung «M.I.T.» zu nennen – Midas Institute of Technology!

19. Kleine Baumeister

LEGO

Das Spiel ist alles

1916 eröffnete Ole Kirk Christiansen in Billund, Dänemark, eine Schreinerei. Seine freien Stunden verbrachte er damit, Holzspielzeug für Kinder herzustellen. Das befriedigte ihn weit mehr als die großen Schreinerarbeiten, und 1934 gründete er eine kleine Spielzeugfabrik. Er nannte sein neues Unternehmen LEGO – eine Zusammensetzung aus den beiden dänischen Wörtern «leg godt», was soviel wie «spiele gut» bedeutet. Nach dem Zweiten Weltkrieg entdeckte Christiansen, daß aus Plastik zauberhaftes Spielzeug herzustellen war. Er entwarf zusammensteckbare Bauklötze, die er unter dem Namen «selbstverbindende Bausteine» verkaufte. Binnen zehn Jahren waren diese Baukästen Christiansens wichtigstes Produkt geworden und schickten sich an, die Kinderherzen der ganzen Welt zu erobern. Zufälligerweise bedeutet der Name, den Christiansen seiner Firma gegeben hatte, im Lateinischen «ich stelle zusammen», und genau das ist es, was die Kinder seither mit größter Freude tun.

KINDER AUF DER GANZENWELT SPIELEN JÄHRLICH 5 MILLIARDEN STUNDEN LANG LEGO.

Die zehn Gebote

1954 schickte Christiansen seinen Sohn Godtfred zu einer dänischen Spielwarenmesse, um dort die Firma LEGO zu vertreten, die mit etwa 200 verschiedenen Produkten aus Holz und Plastik auf dem Markt war. Er traf einen Einkäufer, der sich darüber beklagte, daß keine einzige Firma ein wirklich vollständig befriedigendes Spielsystem anbiete. Godtfred begriff die Wahrheit, die in diesem Satz steckte, und begann zu überlegen, was denn ein solches hochwertiges Spielzeug auszeichnen würde. Er stellte eine Liste von zehn Forderungen auf, die alle erfüllt sein müßten:

1. Es bietet unbegrenzte Spielmöglichkeiten.
2. Es ist für Mädchen und Jungen geeignet.
3. Es macht Spaß in jedem Alter.
4. Es ist das ganze Jahr hindurch spielbar.
5. Es ist anregend und eine gute Konzentrationsübung.
6. Es kann endlos viele Stunden lang gespielt werden.
7. Es fördert Vorstellungskraft und Kreativität.
8. Je mehr man davon hat, desto größer ist der Spielwert.
9. Es hat überall Platz.
10. Es ist ungefährlich und qualitativ hochwertig verarbeitet.

Godtfred sah mit seinem Vater zusammen diese Liste der zehn Gebote daraufhin durch, ob irgendeines ihrer etwas mehr als zweihundert Spielzeuge alle diese Bedingungen erfülle. Die «selbstverbindenden Bausteine» aus Plastik kamen dem Ideal eines vollständigen Spielsystems am nächsten. Christiansen überholte dieses Produkt und brachte es 1955 unter dem Namen «LEGO Spielsystem» mit 28 verschiedenen Bausteinen und acht

Fahrzeugen wieder auf den Markt. Drei Jahre später wurde das Stecksystem so weiterentwickelt, daß nun alle Bausteine unbegrenzt miteinander verbunden werden konnten.

LEGO-Steine werden aus hochwertigem Plastik gefertigt, das farbbeständig, strapazierfähig und ungiftig ist. Modellvorschläge auf der Verpackung zeigen, was sich mit dem Inhalt so alles bauen läßt.

Große Dänen

Der Erfolg des Familienunternehmens geht auf Vater Christiansens Beharrlichkeit zurück, mit der er Spielzeug herstellte, das den Kindern gefiel. Als die Firma in den 30er Jahren noch ganze sieben Angestellte beschäftigte, stand an der Fabrikmauer Ole Christiansens Glaubenssatz: «Nur das Beste ist gut genug.» Er hatte sofort den Vorteil der neuen Kunststoffe erkannt. Spielzeug aus Plastik konnte all die Strapazen viel besser ertragen, die Kinder ihren Spielsachen jeden Tag zumuten. Und er begriff auch, daß eine Maschine sehr viel mehr Plastikspielzeug herstellen konnte als ein Tischler, der mit Holz arbeitet. Die erste Plastik-Spritzguß-Maschine Dänemarks wurde 1947 bei LEGO installiert. Sie produzierte ausschließlich Spielzeug.

DIE FAMILIE CHRISTIANSEN IST DIE REICHSTE FAMILIE DÄNEMARKS, IHR VERMÖGEN WIRD AUF ÜBER 5 MILLIARDEN DOLLAR GESCHÄTZT.

Godtfred war von derselben Arbeitsmoral durchdrungen und teilte die Visionen seines Vaters. Er war Ohr und Auge der Firma und erkannte, daß er die bunten Steckklötzchen bald in jedes Land Europas verkaufen konnte. 1958 begann LEGO seine Sy-

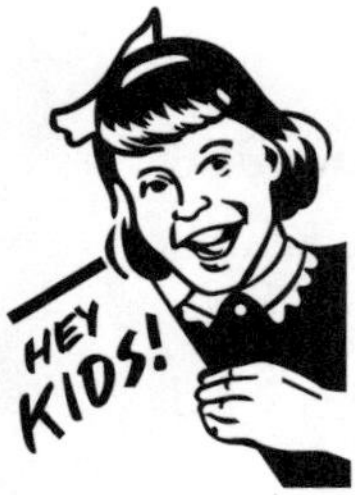

stembausteine auch in Deutschland herzustellen. Im selben Jahr starb Ole Christiansen und Godtfred wurde Geschäftsführer des Unternehmens.

Zu Beginn der 60er Jahre waren die LEGO-Systemsteine das beliebteste Spielzeug in Europa geworden. Als sie 1961 zu erstenmal auch in den USA verkauft wurden, waren Kinder, Eltern und sogar Kinderpsychologen begeistert. Später hielten sich viele amerikanische Kinderspielzeuge ebenfalls an die zehn Gebote von LEGO.

Land des Entzückens

Die erstaunliche Geschichte von LEGO hätte mit den weltweit erfolgreichen Steckklötzchen zu Ende sein können, doch Godtfred hatte eine noch viel größere Idee in seinem Kopf: Er wollte einen ganzen Vergnügungspark nur aus LEGO-Steinen bauen! Auch dieser Traum ging in Erfüllung. 1968 wurde in Billund der LEGO-Park eröffnet. Dort wurden berühmte Schauplätze und Wahrzeichen der Welt aus LEGO-Steinen nachgebildet, darunter das Capitol von Washington, der Parthenontempel und die amerikanische Freiheitsstatue. Auch berühmte Persönlichkeiten sind dargestellt – der Häuptling Sitting Bull besteht aus 1,2 Millionen Bausteinen. Auf kleinen Seen fahren elektronisch gesteuerte Boote herum, es gibt Eisenbahnen und Kräne, am meisten freuen sich die kleinen Besucher aber über die Millionen von LEGO-Steinen, die überall verstreut herumliegen und mit denen sie spielen können.

SEIT 1949 WURDEN ÜBER 125 MILLIARDEN LEGO-STEINE VERKAUFT.

Nach dem Erfolg in Billund war sich LEGO sicher, daß solche Themenparks ebenso gut exportiert werden können wie die bunten Plastiksteine. 1996 öffnete ein zweites LEGOLAND bei Windsor in Großbritannien seine Tore, und 1999 soll ein dritter Park in Carlsbad eröffnet werden, 30 Kilometer von San Diego entfernt. In allen Parks blicken die Kinder mit verzauberten Augen auf historische, phantastische und futuristische Landschaften, die wie durch Wunder aus den LEGO-Steinen entstanden sind. Die Zeit vergeht für sie im Flug und sie tun genau das, was Ole Christiansen vorschwebte, als er seine Firma LEGO nannte: sie «spielen gut».

DAS LEGOLAND IN BILLUND IST HEUTE EINE DER WICHTIGSTEN ATTRAKTIONEN DÄNEMARKS. IM DURCHSCHNITT REIST JEDES JAHR ETWA 1 MILLION TOURISTEN HIERHER.

20. Die Spiele sind eröffnet

TRIVIAL PURSUIT

Ich hab's gewußt

Eines Nachts im Jahr 1981 saßen Chris Haney und Scott Abbott in einer Bar in Montreal. Die beiden Journalisten stritten darüber, wer mehr triviale Fakten wußte. Sie kamen von der Wissenschaft über die Geographie zur Unterhaltungsbranche, doch das Ergebnis war immer dasselbe: Unentschieden. Das brachte die beiden Kanadier auf eine Idee. Jeder war offenbar vom Wunsch besessen, den anderen mit seinem Wissen über völlig zusammenhanglose Tatsachen auszustechen. Warum sollte das Spiel also nicht ewig so weitergehen? Das Endergebnis des freundschaftlichen Gezänks war die Erfindung eines Brettspiels, das die Erwachsenen dazu trieb, vor den Geschäften Schlange zu stehen, weil sie es unbedingt haben mußten. Viele Amerikaner konnten es in den 80er Jahren kaum erwarten, bis sie sich wieder zusammen mit Familie und Freunden durch den schier endlosen Wust von Fragen wühlen durften, die ihnen im neuen Spiel gestellt wurden: Trivial Pursuit.

ALLEIN IM JAHR 1984 WURDEN 15 MILLIONEN TRIVIAL PURSUIT-SPIELE VERKAUFT, BIS HEUTE SIND ES INSGESAMT 30 MILLIONEN.

Der Krieg der Bretter

Vor 1984 waren die beliebtesten Brettspiele – von Schach, Dame und Majong einmal abgesehen – die alten Klassiker Monopoly und Scrabble. Scrabble wurde 1931 vom Architekten Alfred Butts, Monopoly 1934 von Charles B. Darrow erfunden. In den 70er Jahre haben Bücher wie «Im Monopoly gewinnen» oder «Strategien für das Scrabble» die Popularität der beiden Spiele für immer ruiniert, weil darin viele Geheimnisse enthüllt wurden, die den Reiz der Spiele ausmachten. Eine Marktlücke war entstanden für ein Spiel, an dem zwei, vier, sechs oder noch mehr Personen in Gesellschaft teilnehmen konnten. Mit Trivial Pursuit hatte das Warten auf ein solches Spiel ein Ende, das Geschäft blühte wieder auf.

INTERNATIONALE VARIANTEN DES ORIGINALS VON TRIVIAL PURSUIT WERDEN IN 19 SPRACHEN UND 33 LÄNDERN VERKAUFT.

Kanadier lernen die harte Tour

Haney und Abbott umrissen zunächst einmal die Elemente, die sie für ihr Spiel brauchten: Ein Brett, Karten mit Fragen, Gruppen von Sachgebieten und einen Würfel. Sie entschieden sich für die heute bekannten sechs Themengebiete, das Glanzstück ihrer Erfindung war jedoch am Ende der Name «Trivial Pursuit» .

Doch die beiden Kanadier stellten schnell fest, daß sie keine Ahnung von Marketing, Werbung und Vertrieb hatten. Um ihre Spielidee auf den Markt zu bringen, holten sie Haneys älteren Bruder John und den Staatsanwalt Ed Werner mit an Bord. Zusammen gründeten sie die Firma «Horn Abbott Ltd.» (Horn war Haneys Spitzname).

Wie immer in solchen Fällen, mußten sie den ersten Schritt aus der eigenen Tasche finanzieren. Sie ließen zunächst 1000 Prototypen herstellen und verkauften sie in Ontario. Das Echo war ermutigend. Die ersten Käufer mochten das Spiel und fanden, es sei eine überaus interessante Art, sich die Zeit an den langen kanadischen Winterabenden zu vertreiben.

Angespornt durch diesen Anfangserfolg mietete die Truppe einen Stand auf der internationalen Spielwarenmesse von New York City. Von ihrem Spiel waren sie alle so überzeugt, daß sie gleich 20000 Stück in Auftrag gaben. Sie erwarteten auf der Messe Tausende von Bestellungen und dachten, damit in den lukrativen amerikanischen Spielemarkt einzubrechen.

Daraus wurde zunächst nichts. Die Messe endete mit der typischen Enttäuschung blutiger Amateure, die ohne jede Erfahrung ein vollkommen neues Produkt auf den Markt bringen wollen. Die Kanadier mußten erst auf die harte Tour lernen, daß ein Erfolg in der Provinz Ontario sich nicht ohne weiteres in einen Erfolg in den USA übersetzen läßt. Die Einkäufer bestellten auf der Messe gerade mal 100 Stück und ließen die Firma mit einem Lager von über 19000 Spielen und dem panischen Gefühl sitzen, sie habe den Reiz ihres Produkts völlig falsch beurteilt.

JEDER ZWEITE AMERIKANISCHE HAUSHALT BESITZT HEUTE EIN TRIVIAL-PURSUIT-SPIEL.

Jedenfalls stand nach diesem Fiasko fest, daß die Firma einen professionellen Vertrieb für den amerikanischen Markt brauchte. Horn Abbott konnte den bekannten Spiele-Hersteller Selchow and Righter (Hersteller von Scrabble und Jeopardy) dazu gewinnen, den Vertrieb von Trivial Pursuit in den USA zu übernehmen.

Angebot und Nachfrage

Was danach im Jahr 1983 geschah, hatte der amerikanische Einzelhandel noch nicht erlebt. Die Erwachsenen waren regelrecht vom Kauffieber befallen, kaum eine Werbung war nötig. Die Kunden hatten von dem Spiel nur reden gehört, kamen ins Geschäft und rissen es vor den Verkäufern aus dem Regal. Ganz Amerika schien plötzlich davon besessen, Trivial Pursuit zu spielen.

Es gibt zwei Gründe für diesen Überraschungserfolg: Zum einen macht es sehr viel Spaß, den anderen zu zeigen, was man alles weiß. Zum anderen brachte das Spiel die Erwachsenen dazu, sich in Gesellschaft zu begeben. Eine ganze Nation seßhafter Couch-Potatoes erinnerte sich an die Nächte, in denen man mit den Eltern zusammen am Küchentisch saß, Rätsel löste oder Charaden aufführte. Diese glückliche Zeit schien plötzlich zurückzukehren, Einladungen zum Abendessen mit anschließender Trivial Pursuit-Party wurden Mode.

Das Spiel selbst ist außerordentlich fair. Es stellt sechs Themengebiete mit 4800 Fragen zur Verfügung, so daß jeder Vorrat an Trivialwissen eine Chance hat. Mutter mit ihren Fernsehserien und Papa mit seinem Sport können mit einem Yale-Professor für Immunologie mithalten.

Der unglaubliche Erfolg des Spiels hat selbst seine Erfinder überrascht, die eher gedacht hatten, ihr Brettspiel werde vor allem Collegestudenten gefallen, die es als eine Art erleichterte Variante eines Fernsehquiz betrachten könnten. Nun war es viel mehr geworden. Haney sagte: «Wir fühlten uns wie Popstars, die Leute kippten aus den Schuhen, wenn sie uns nur sahen.»

Kanada im Spielefieber

In Kanada entfachte Trivial Pursuit ein regelrechtes Spielefieber. Balderdash, Scruples und auch Pictionary wurden von Kanadiern erfunden, die alle hofften, an der Wiederkehr der Brettspiele für Erwachsene viel Geld zu verdienen. Ein Barbesitzer aus Toronto füllte seine Kasse mit der Erfindung von MindTrap, das er 100 000 mal verkaufte. Das Spiel Orthocon, das sich zwei Freunde an der Universität von Western Ontario ausgedacht hatten, erwies sich dagegen als Fehlschlag. Die beiden konnten nur mickrige 500 Stück absetzen.

HEUTE BESITZEN HANEY UND ABBOTT ZWEI GOLFPLÄTZE IN DER NÄHE VON TORONTO.

1988, kaum vier Jahre nach dem großen Boom, verkaufte Horn Abbott die Rechte für 12 Millionen Dollar an die Firma Parker Brothers, eine Tochter des Spielzeuggiganten Hasbro. Der neue Besitzer ergänzte die Originalfassung durch Sonderausgaben wie Junior, 1960s, TV und Family, auch eine Taschenausführung für die Reise ist erhältlich.

Das ursprüngliche Team von Horn Abbott und seine 32 Investoren wurden mit Gewinn ausbezahlt. Man darf vermuten, daß Haney und Abbott Multimillionäre sind, auch wenn niemand genau sagen kann, wie groß ihr Vermögen wirklich ist, da sie ihre Steuererklärung nicht publik machen. Fest steht nur, daß es auf der ganzen Welt keine Grenze für den Wunsch gibt, Trivial Pursuit zu spielen.

21. Eine Hose zur rechten Zeit

LEVI STRAUSS & CO.

Der andere Goldrausch

Levi Strauss wurde 1829 in Buttenheim, Deutschland, geboren. Mit 18 Jahren wanderte er nach Amerika aus, und begann dort Textilwaren zu verkaufen. 1852 fragte ihn sein Schwager David Stern, ob er nicht mit ihm zusammen ein neues Geschäft in San Francisco eröffnen wolle, der Stadt, deren Bevölkerung seit dem Goldrausch von 1849 sehr schnell angewachsen war.

Hartnäckig hält sich das Gerücht, daß Strauss seine ersten Hosen 1853 aus brauner Zeltleinwand schneiderte. In Wirklichkeit trieb er zunächst 20 Jahre lang einen regen Handel mit Kurzwaren von seinem Geschäft in San Francisco aus. Erst 1873 trat Jacob Davis, ein verarmter Schneider, mit dem Vorschlag an ihn heran, die Nietenhosen, die Strauss als Arbeitskleidung verkaufte, doch patentieren zu lassen. Wäre Strauss' Partner nicht so einfach und bescheiden gewesen, würde die Welt heute wohl «Jacob's» und nicht «Levi's» tragen…

LEVI'S JEANS BEFINDEN SICH ALS EXPONATE IN DER PERMANENTEN AUSSTELLUNG DES SMITHSONIAN.

Die erfolgreiche Niete

Strauss' Laden blühte in den nächsten 19 Jahren auf und zog dreimal um, bis er sich schließlich in neuen, größeren Räumen an der Battery Street niederließ. 1868 zerstörte ein Erdbeben das neue Gebäude – die erste von einigen Katastrophen, die die Firma heimsuchen sollte.

1872 erhielt Strauss einen Brief des Schneiders Jacob Davis aus Nevada. Seine Kunden waren Grubenarbeiter, und sie klagten darüber, daß ihnen die Goldkörner und die Steine, die sie jeden Tag einsteckten, die Hosentaschen zerrissen. Davis verstärkte ihnen die Nähte der aufgesetzten Taschen mit Nieten, und fragte nun an, ob der bereits berühmte Hosenfabrikant bereit sei, die Kosten zu tragen, welche die Anmeldung dieser Verbesserung beim Patentamt verursachen würde. Strauss war einverstanden und gegen eine Gebühr von 69 Dollar sicherten sich Levi Strauss & Company und Jacob Davis zusammen das Patent für die Nieten und 1873 auch noch gleich für die Doppelnaht aus orangefarbenem Garn.

DAS WORT «JEANS» LEITET SICH VOM ENGLISCH AUSGESPROCHENEN NAMEN DER STADT GENUA HER, WO DIE SEELEUTE SCHWERE BLAUE BAUMWOLLKLEIDUNG TRUGEN. «DENIM» GEHT AUF DIE FRANZÖSISCHE STADT NÎMES ZURÜCK, WO DIESES GEWEBE ZUERST HERGESTELLT UND «SERGE DE NÎMES» GENANNT WURDE.

Im nächsten Jahr stellte Strauss das erste Paar seiner genieteten «Patented Riveted Waist High Overalls» her. Wieder ein Jahr später mußte er den ersten Prozeß gegen zwei Wettbewerber führen, die mit ähnlichen Kleidungsstücken auf den Markt gekommen waren. Die Nachfrage nach den strapazierfähigen

Hosen war so groß, daß man schließlich eine eigene Fabrik eröffnete, zu deren Leiter Jacob Davis bestellt wurde.

Die besseren Hosen

Man muß sich in Erinnerung rufen, daß Levi Strauss seine Arbeitskleider in den letzten beiden Jahrzehnten des 19. Jahrhunderts primär an die Grubenarbeiter und Cowboys im Westen der Vereinigten Staaten verkaufte. Trotz dieses beschränkten Marktes erzielte er 1880 mit dem Stoffhandel und den Denimhosen insgesamt einen Umsatz von 2,4 Millionen Dollar, seine Firma war eine der reichsten von San Francisco.

Die Hosen von Levi Strauss waren zur Kleidung des Arbeiters schlechthin geworden. Um ihren soliden Ruf noch zu weiter befestigen, ließ Strauss eines Tages ein großes Stück Leder hinten auf seine Jeans nähen und schaltete Anzeigen für das neue Modell, «das zwei Pferde aushält». In das Lederstück war die Zeichnung zweier Hengste eingeprägt, die, in ein Wagengeschirr eingespannt, versuchten, eine Hose entzwei zu reißen. Levi Strauss versprach jedem ein Gratispaar, dem das gelang. Ob er die Garantie jemals einlösen mußte, ist nicht bekannt.

AB 1890 ORDNETE LEVI'S DEN EINZELNEN PRODUKTIONSCHARGEN NUMMERN ZU. EINE GENIETETE HOSE MIT GEKNÖPFTEM SCHLITZ ERHIELT DIE NUMMER 501. FAST 100 JAHRE SPÄTER SOLLTE SIE DANK EINER DENKWÜRDIGEN WERBEKAMPAGNE DEN UMSATZ DER FIRMA VERDOPPELN.

1890 brachte Strauss seine Gesellschaft an die Börse und verteilte die ersten 18 000 Aktien an die Mitglieder seiner Familie und an die Arbeiter. Sie waren dankbar und gerührt – diese paternalistische Geste sollte nicht die letzte bleiben in der Geschichte der Firma, die lange Zeit ein Familienunternehmen war, und es heute auch wieder ist. Strauss' vier Neffen zum Beispiel arbeiteten damals alle im Geschäft mit.

Levi Strauss starb 1902 im Alter von 73 Jahren. Er war reicher geworden als er sich das seinen wildesten Träumen ausgemalt hatte. In seinen letzten Lebensjahren stiftete er großzügige Stipendien für Taube, die an der Universität von Kalifornien studieren wollten und stellte damit die Weichen für die vielen Wohltätigkeitswerke des Unternehmens, die später hinzukamen.

Das große Erdbeben und der Brand von 1906 zerstörten auch die Fabrik und das Verwaltungsgebäude von Levi Strauss & Company in San Francisco. Nach dem Wiederaufbau wurde aus dem Fabrikanten von Arbeitskleidung ein Ausstatter für die ganze Welt.

Aus dem Westen für den Osten

Das Image als Arbeitshose wurde in den 20er und 30er Jahren noch verstärkt. Filme und Wochenschauen jener Zeit zeigen immer nur Fabrik- und Grubenarbeiter, Eisenbahner und Cowboys, die Hosen von Levi Strauss tragen. Ironischerweise trug in den 30er Jahren der Niedergang der Familienfarmen im Westen zur Popularisierung der Jeans von Levi Strauss bei. Verzweifelte Bauern, die ihre Felder nicht mehr unterhalten konnten, wandelten ihre verlassenen Höfe in Freizeitfarmen um. Die Besucher von der Ostküste gierten danach, einmal den echten Wilden Westen zu erleben. Wer sich aber wie ein Cowboy fühlen wollte, mußte sich wie ein Cowboy anziehen und das hieß nun, sich von Kopf bis Fuß mit Artikeln von Levi Strauss auszustaffieren.

Auch Hollywood half mit, die Denimhose in Amerika gesellschaftsfähig zu machen. Schon in den 30er und 40er Jahren ritten die großen Cowboyhelden alle in Levi's Hose über die Leinwand, und später in den 50er Jahren gehörten sie unabdingbar zum coolen Image der jungen Filmrebellen wie Marlon Brando und James Dean. Plötzlich gingen in Kalifornien die Studenten in Jeans zu ihren Vorlesungen und in den 60er Jahren war die Zeit endgültig vorbei, in der solche Hosen nur von Grubenarbeitern, Eisenbahnern und Kuhtreibern getragen wurden: In Amerika besaß beinahe jeder ein Paar Levi's Jeans.

DIE UMSATZSTATISTIK VON LEVI STRAUSS & COMPANY ERZÄHLT EINE AUSSERGEWÖHNLICHE ERFOLGSGESCHICHTE: 2,4 MILLIONEN DOLLAR IM JAHRE 1884, 200 MILLIONEN 1968, 1 MILLIARDE 1975 UND 6 MILLIARDEN 1996.

Familienvermögen

Da Strauss keine eigenen Kinder hatte, übertrug er die Leitung der Firma der Familie seiner Schwester, den Sterns. Heute ist Bob Haas, ein Groß-Groß-Großneffe von Levi Strauss Präsident der Firma. 1985 mußte die Familie befürchten, daß ihre Firma von raffgierigen Finanzhaien an der Wall Street übernommen werden könnte, und lieh sich 1,65 Milliarden Dollar, um damit 95 Prozent der Aktien zurückzukaufen. Die Rückkehr von Levi Strauss in den Familienbesitz dürfte eine Garantie dafür sein, daß auch die sozialen Stiftungen im Sinne ihres Gründers weitergeführt werden – die Firma verstand es immer sehr gut, Profit mit Wohltätigkeit zu verbinden.

22. Mit einem Handgriff

VELCRO – DER KLETTVERSCHLUSS

Der Samthaken

George de Mestral ging mit seinem Irischen Setter gerne auf Jagd nach Enten, Fasanen und anderen Wildvögeln. Eines Tages im Jahr 1941 war er wieder im Schweizer Jura unterwegs, hatte aber kein Jagdglück. Den ganzen Tag über war er mehr damit beschäftigt, seinen Hund und seine Hosenbeine von den Kletten zu befreien, die sich in Massen darin verfangen hatten. De Mestral war Ingenieur und fragte sich, warum es eigentlich so unglaublich schwer fiel, diese Samenkapseln aus einem Tierfell oder einem Wollstoff herauszuziehen. Er nahm ein paar mit nach Hause, legte sie unter das Mikroskop, und staunte nicht schlecht. Sie waren über und über mit winzigen Häkchen bedeckt, mit denen sie sich wie mit Hunderten von Krallen an der Unterlage festhalten konnten. Die Natur hatte ein perfektes Haftsystem geschaffen und De Mestral begann zu überlegen, ob es wohl möglich sei, einen Verschluß zu bauen, der nach diesem Prinzip funktionierte. Es gelang ihm tatsächlich, und er gab seiner Erfindung einen eingängigen Namen, der aus den ersten Silben der französischen Wörter für «Samt» (velours) und «Haken» (croche) bestand: VELCRO.

Probleme mit der Haftung

De Mestral sagte einmal, ein Erfinder sei einfach ein Verrückter, der einen kleinen Funken Licht gesehen hat. Das Lichtlein, das sich ihm unter dem Mikroskop gezeigt hatte, kostete ihn acht Jahre harter Arbeit. Die Aufgabe, hunderte kleiner Häkchen so dicht nebeneinander auf einem Band zu befestigen, wie es nötig war, um den multiplizierten Kralleneffekt zu erzielen, stellte ihn vor schier unüberwindliche Schwierigkeiten.

Wild entschlossen kündigte De Mestral 1952 seine Arbeitsstelle als Ingenieur und nahm bei einer Schweizer Bank einen Kredit von 150 000 Dollar auf, um seine Idee verwirklichen zu können, die er im Jahr davor zum Patent angemeldet hatte. Er reiste nach Lyon, in die Textilhauptstadt Frankreichs, und begann mit einem Universitätsprofessor zusammenzuarbeiten. Die beiden entschieden sich für einen Versuch mit Nylon, der neuen Kunstfaser, die 1938 erfunden wurde und erst seit kurzem verfügbar war. Das synthetische Wunderwerk erwies sich tatsächlich als fest genug, um die vielen Tausend Stiche auszuhalten, mit denen die Häkchen aufgenäht wurden, leider war es aber danach so hart geworden, daß es mit normalen, industriell produzierten Klingen nicht mehr zu zerschneiden war. Solange dies nicht zu machen war, durfte De Mestral gar nicht an eine Massenproduktion denken.

EIN 5 X 5 CM GROSSER VELCRO-KLETTVERSCHLUSS KANN EINEN 80 KILOGRAMM SCHWEREN MENSCHEN AN DER WAND FESTHALTEN.

Zudem war damit erst die eine Hälfte des Problems – zumindest theoretisch – gelöst. Was fehlte, war das Gegenstück zu den Häkchen, eine passende Matte mit ebenso dicht nebeneinandersitzenden kleinen Schleifen. Weil nicht geklärt war, wie die Häkchenseite zu verarbeiten war, kam De Mestral auch an dieser Stelle nicht voran. Er erinnerte sich an die Warnung eines guten Freundes, der ihm gesagt hatte, es gebe für einen Mann nur zwei Wege ins Verderben: Frauen und Erfindungen. Die Erfindungen allerdings seien der sicherere Weg.

Der Zauber der Berge

De Mestral war verzweifelt. Er war inzwischen 44 Jahre alt, steckte in einer Sackgasse und stand vor dem finanziellen Ruin. Auch seine Bekannten glaubten nicht mehr daran, daß er das Nylonproblem lösen könnte. Er zog sich in die Berge zurück und schwor, erst wieder zurückzukehren, wenn er eine Maschine zum Schneiden des Nylons konzipiert hatte.

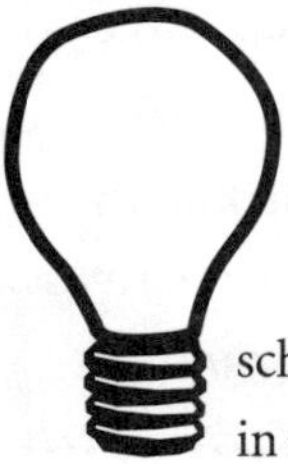

Jeden Morgen bei Sonnenaufgang stand er in seiner Berghütte auf und dachte über das Problem nach. Er brütete Tag und Nacht, fand aber keine Lösung. Schließlich verließ er seine Alpenklause, und marschierte, immer noch auf der Suche nach einer Inspiration, in die nächste Stadt hinunter. Beim Friseur fand er endlich, was ihm gefehlt hatte: Das Prinzip der Haarschneider mit ihren scharfen, sich ineinander verschiebenden Zähnen war sehr wohl in der Lage, mit Nylon fertig zu werden. VELCRO war gerettet.

Mitte der 50er Jahre begann De Mestral seinen Klettverschluß aus Kunststoff in der Schweiz herzustellen. Er vergab Lizenzrechte an Firmen in Kanada und den Vereinigten Staaten und war sich sicher, daß die großen Konfektionshersteller in den USA wie in Europa schon den Weg zu ihm finden würden, um den neuen, leicht applizierbaren Verschluß zu bestellen. Er selbst sah Hunderte von Anwendungen voraus. VELCRO konnte Reißverschlüsse, Bänder und Knöpfe ersetzen; alte Menschen mit arthritischen Gliedern, aber auch kleine Kinder könnten ihre Kleider viel leichter ohne fremde Hilfe anziehen.

Er irrte sich. VELCRO fehlte es an Ästhetik. Die beiden Haftstreifen sahen aus, als seien sie aus der Trödelkiste des billigsten Ramschladens gefallen. Als der Verschluß in den frühen 60er Jahren zum erstenmal auf den Markt kam, hatte er nicht die geringste Chance, in guter Kleidung eingesetzt zu werden. Es ersetzte kein Schuhband, keinen Knopf an einem Chanel-Kleid und keinen Reißverschluß an Hosen und Röcken aus der Modeboutique oder auch nur aus dem Kaufhausregal.

DIE BEKLEIDUNGSHERSTELLER KONNTEN MIT DEM KLETTVERSCHLUSS NICHTS ANFANGEN. SIE FANDEN IHN HÄSSLICH UND UNPRAKTISCH. DE MESTRAL MUSSTE ERST LERNEN, DASS ES IN DER TEXTILINDUSTRIE NUN MAL AUF DEN STIL ANKOMMT.

Männer auf dem Mond

Unter den amerikanischen Wissenschaftlern jedoch erregte De Mestrals glückliche Entdeckung des Klettmechanismus einiges Aufsehen. Mitarbeiter der Raumfahrtindustrie erkannten, daß der Klettverschluß ideal war für Astronauten, die ihre dicken Raumanzüge nur mit Mühe an- und ausziehen konnten. Doch der Anblick von Raumfahrern in ihren silbrigen Overalls mit VELCRO-Verschluß unterstrich nur noch die Exotik dieses Materials und beschränkte es weiter auf reine Funktionalität.

Zwei ganz unterschiedliche Arten von Textilfabrikanten entdeckten in den Fernsehbildern von den Mondfahrern dennoch ein paar recht interessante Dinge: die Hersteller von Kinder- und von Sportkleidung. Sie beobachteten mit Erstaunen, wie die Astronauten Lebensmittelpackungen einfach von der Wand rissen oder aufrecht stehen blieben, sobald ihre Schuhe den Boden berührt hatten.

Kinder, Taucher und Skifahrer

In ihre dicken Jacken verpackt, sehen Skifahrer nicht viel anders aus als die Astronauten auf dem Mond. Hersteller von Sportartikeln haben deshalb zuerst erkannt, daß Klettverschlüsse für Skianzüge sehr nützlich sind, vor allem dann, wenn der Skifahrer seine dicken Handschuhe anbehalten möchte. Taucher- und Seglerausrüstungen erschienen als nächstes auf dem Markt, und wer immer sich die Taschen für Kinder ausgedacht haben mag, war ein Genie: Kinder, die auch die schönsten Lederranzen verschmähten, schnürten sich jetzt plötzlich die schreiend bunten VELCRO-Taschen auf den Rücken. Bald begann auch die Textilbranche, den Klettverschluß bei den Sachen für Kleinkinder einzusetzen. Eltern und Kinder mochten sie gleichermaßen. Es war so viel leichter geworden, Windeln zu wechseln oder Schuhe anzuziehen.

DEN ANGESTELLTEN DER FIRMA VELCRO IST ES VERBOTEN, DAS WORT «VELCRO» ZU BENUTZEN, DAS IM AMERIKANISCHEN EIN GATTUNGSBEGRIFF WIE KLEENEX ODER BAND-AID GEWORDEN IST. SIE SIND ANGEWIESEN, «HOOK-AND-LOOP FASTENER», «HOOK TAPE» ODER «LOOP TAPE» ZU SAGEN.

Der Damm war gebrochen. Immer mehr Anwendungen kamen auf den Markt. Klettverschlüsse gibt es für Uhrenarmbänder, an medizinischen Binden, an Windjacken, und sogar ein kindersicheres Dartspiel wird verkauft, bei dem die Wurfpfeile nach dem Klettprinzip auf der Zielscheibe haften bleiben.

1978 lief das Patent aus und billige Imitationen aus Taiwan und Südkorea überfluteten den Markt. Die Firma, die die amerikanischen Lizenzrechte besaß, mußte sich eine eigene Abteilung zulegen, nur um den Markennamen gegen Urheberrechtsverletzungen zu verteidigen. De Mestral rief eine Kampagne für den lebenslänglichen Schutz der Urheberrechte von Erfindern ins Leben.

Adel verpflichtet

Die Lizenzgebühren machten George de Mestral zum Millionär. Er wohnt heute in einem Schloß aus dem 18. Jahrhundert bei San Saphorin, etwa 30 Kilometer von Lausanne entfernt.

Als De Mestral einmal den amerikanischen VELCRO-Hersteller in Manchester, New Hampshire, besuchte, gab er den Direktoren einen wohlgemeinten Ratschlag: «Wenn einer Ihrer Angestellten Sie um zwei Wochen Urlaub bittet, weil er auf die Jagd gehen will, dann sagen sie ‹Ja›». Seine eigenen Jagdausflüge waren es ja, die De Mestral seine Erfindung VELCRO beschert hatten.

23. Glücksräder

ROLLERBLADES

Es waren einmal zwei Brüder...

die hießen Scott und Brennan Olson. Sie waren 19 und 20 Jahre alt, als sie im Jahre 1980 im staubigen Keller eines Sportgeschäfts von Minneapolis ein paar vergessene Rollschuhe fanden. Es waren In-Line-Skates, mit jeweils vier Rädern in einer Reihe, und kamen aus der Fabrik der Chicago Roller Skate Company. Die beiden Helden der Rollschuhbahn, die Scott und Brennan einmal werden sollten, wischten den Schmutz und Staub von dem rissigen Leder der Schuhe. Sie dachten wohl kaum daran, daß die Sportwarenindustrie Amerikas daraus pures Gold, und sie beide für den Rest ihres Lebens reich und berühmt machen würde. Aber so geschah es. Das Schicksal brachte sie mit einem Marketinggenie zusammen, das in diesen Rollschuhen mehr sah als nur ein Gerät für das Sommertraining von Eishockeyspielern. Und eine gute Fee war es wohl auch, die den beiden Brü-

IN-LINE-SKATING IST IN AMERIKA DAS FREIZEITVERGNÜGEN MIT DER GRÖSSTEN ZUWACHSRATE. DIE ZAHL DER SKATER STIEG VON 3 MILLIONEN IM JAHR 1989 AUF 22,5 MILLIONEN IM JAHR 1995.

dern einen Namen für ihre hübsche Entdeckung eingab: Rollerblade.

Das Rad der Zeit

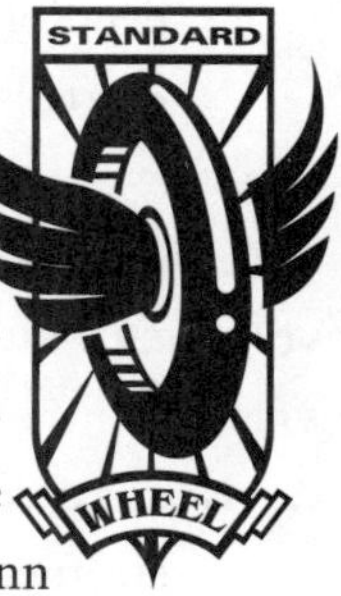

Auf dem Eis sind die Menschen schon im Mittelalter dahingeglitten. Sie schnallten sich dafür hölzerne oder eiserne Kufen unter die Füße. Aber bevor ein unternehmungslustiger Holländer leere Garnspulen unter seine Schuhsohlen montierte, hatte sich noch niemand auf Rädern in der Art fortbewegt, wie man sie schon vom Eis her kannte. In den Niederlanden war es denn auch, wo nach der Restauration Prinz James, Graf von York und späterer König James II. von England, das Rollschuhfahren lernte. Den Schotten gefiel dieser Sport besonders gut, sie gründeten 1742 den Edinburgh Skating Club, den ersten Rollschuhverein der Welt.

Die nächste überlieferte Episode stammt aus dem Jahr 1790. Der Belgier Joseph Merlin, ein Erfinder mechanischer Apparate, führte sich in überaus denkwürdiger Weise in die Londoner Gesellschaft ein. Er kam auf Schuhen mit zwei kleinen Eisenrädern zum Maskenball, rollte auf die Tanzfläche und spielte dazu auf der Violine eine Ouvertüre von Mozart. Leider war dieser Merlin nicht unbedingt ein Zauberer – als er anhalten wollte, stürzte er kopfüber in den Wandspiegel am Ende des Saales; das Parkett war mit Tausenden von Glasscherben übersät.

Rollschuhe waren trotzdem beliebt, und in Europa wurden sie zu Beginn des 19. Jahrhunderts mit jeweils einem Paar Räder an jedem Fuß hergestellt. Man gab ihnen so ausgefallene Namen wie «Le Petibled», «Volito», oder «Le Prophète» und es gab Ausführungen in Holz, Metall, aber auch in Elfenbein.

Es war ein Yankee aus New England, James L. Plimpton, der den Rollschuh mit jeweils vier Rädern erfand. Sein erstes Modell «Circular Running Roller Skate» aus dem Jahr 1863 besaß Gummiräder, die paarweise nebeneinander unter einer Metallplatte montiert waren, und war der Vorläufer aller späteren Rollschuhe dieser Bauart. Derselbe Plimpton eröffnete 1866 in Newport, Rhode Island, die erste Rollschuhbahn. Sie war den «gebildeten und gehobenen Klassen» vorbehalten. Von hier aus wanderte das Rollschuhlaufen nach England zurück, wo es in den 80er Jahren des letzten Jahrhunderts so bliebt wurde, daß man von einem Rollerwahn sprechen konnte.

ROLLER-HOCKEY WIRD IN AMERIKA VON ÜBER 4 MILLIONEN LEUTEN GESPIELT.

In den USA erlebte der Rollschuh zwischen 1920 und 1950 eine Blütezeit. Rollschuhbahnen entstanden überall in den Städten und auf dem Land. Jeden Samstag trafen sich die Teenager zum selben Ritual. Sie zogen diese schrecklich zerknitterten Lederschuhe an, die man mieten konnte und den strengen Geruch von den tausend Schweißfüßen verströmten, die vorher darin gesteckt hatten. Dazu spielte eine gräßliche Jahrmarktsorgel mit verstimmten Pfeifen.

Und gingen so weit sie konnten

Die Olson-Brüder, die beide Hockeyspieler waren, beschlossen, der Chicago Roller Skate Company das Patent für ihre Rollschuhe mit nur einer Räderreihe abzukaufen. Sie waren jung, begeistert, und Brennan wußte auch mit Werkzeug umzugehen. Im Keller des Elternhauses schraubten sie aus modernen Materialien ein solideres Modell zusammen: Ein leichter Skistiefel aus Plastik sorgte für festen Halt, die Achsen waren kugelgelagert und die Räder bestanden aus Polyurethan. Nach ein paar Fehlschlägen hatten sie binnen wenigen Wochen auch den richtigen Abstand für die vier Räder herausgefunden.

Die Geschichte der Firma «Rollerblade Inc.» begann recht bescheiden damit, daß die Gebrüder Olson ihre neuen Rollschuhe in den Parks von Minnapolis vorführten. Sie flitzten über Wege und Straßen in ihrem Stadtteil, und zumindest die Hockeyspieler ihrer Mannschaft waren beeindruckt. Es sah aus wie Eislauf, und so bestellten sie einige einzelne Paar Rollschuhe bei den Brüdern, die sie von Hand zusammenbauten. Die Mundpropaganda erreichte bald auch Skifahrer der nordischen und alpinen Disziplinen, die nun ebenfalls Rollerblades haben wollten, um im Sommer fit zu bleiben.

40 FIRMEN STELLEN IN DEN USA IN-LINE-SKATES HER, DIE PREISE LIEGEN ZWISCHEN 30 UND 600 DOLLAR DAS PAAR.

Doch ohne jedwede kaufmännische Erfahrung war die Wohnzimmerfirma der jungen Brüder zum Untergang verurteilt. 1984 zeigten sich die Kinderkrankheiten jeder Neugründung: Es fehlte an Kapital und die Besitzer gerieten sich wegen jeder Kleinigkeit in die Haare. 1985 erreichte der Umsatz zwar immerhin 300 000 Dollar, doch das Unternehmen verlor ständig an Geld, und die Brüder beschlossen, ihr Geschäft zu verkaufen.

Kalifornien, wir kommen

Robert Naegele jr., Finanzmakler in Minneapolis, und bereit, Risiken einzugehen, kaufte die Firma 1985 für 250 000 Dollar. Er hatte weit größere Ambitionen als die Brüder Olson. Er sah die Skater schon über die Große Mauer von China flitzen, die Kanäle von Amsterdam entlang und natürlich auf allen Straßen Amerikas. Er war sicher, daß er sich mit seinen Rollerblades eines Tages durchsetzen würde.

Was Naegele brauchte, war ein großes, öffentliches Spektakel, das die In-Line-Skates wieder oben auf die Tagesordnung des amerikanischen Zeitgeistes setzte. Er dachte an die Flaniermeile von Venice, Kalifornien. Jedes Wochenende drängelten sich dort die Massen und begafften die sonnenbadenden Bikinschönheiten oder die Muskelmänner am Strand und kauften verrückte T-Shirts und Sonnenbrillen. Dann fielen ihm zwei weitere Dinge ein, die die Strandpromenade von Venice zu bieten hatte: Mit großem Erfolg wurden hier immer noch Rollschuhe vermietet, und jede Fernsehgesellschaft schickte immer mal wieder Kamerateams vorbei, die das süße Leben von Kalifornien porträtieren sollten.

IM EINZELHANDEL WURDEN BISHER IN-LINE-SKATES FÜR MEHR ALS EINE MILLIARDE DOLLAR VERKAUFT. ROLLERBLADE BEHERRSCHT 50 PROZENT DES MARKTES.

1986 packte Naegele einen Karton Rollerblades zusammen und flog nach Los Angeles. Er zog von Sportgeschäft zu Sportgeschäft und verschenkte etwa 100 Paar In-Line-Skates. Die Ladenbesitzer waren zuerst mißtrauisch, weil sie glaubten, er wolle sie damit doch nur zum Kauf verlocken. Als sie seinen Vorschlag endlich begriffen, waren sie einverstanden, denn offenbar hatten sie dabei nichts zu verlieren: Naegele wollte, daß sie die In-Line-Skates vermieteten, dafür schenkte er ihnen die Schuhe und die Leihgebühren dazu, die sie selbst einstecken durften.

Es dauerte ein oder zwei Monate, dann hatten die Rollerblades das Publikum restlos erobert. Niemand wollte mehr die alten Rollschuhe mieten, die glänzenden Plastikschuhe glitten so viel leichter und müheloser über das Pflaster.

Aus der Marktnische in den Supermarkt

Ende der 80er Jahre wurden die In-Line-Skates ein Massenartikel der Sportwarenindustrie, den einfach jeder haben mußte. In immer größerer Zahl tauchten Skater beiderlei Geschlechts mit Helm und Knieschonern in den Parks und Straßen auf. Der Central Park von Manhattan wurde zum Zentrum der Wochenendrennen. Auf der Straße schlängelten sich Teufelsfahrer durch die Autoreihen, und modebewußte Freizeitskater zeigten ihre neuesten Klamotten vor den nationalen und regionalen Fernsehsendern.

1992 BRACHTE MATTEL «BABY ROLLERBLADE» AUF DEN MARKT, EINE ETWA 35 ZENTIMETER GROSSE PUPPE, DIE AUF EINER NACHBILDUNG ECHTER ROLLERBLADES FÄHRT.

Schon bald kam Rollerblade Inc. der Nachfrage nicht mehr nach. Um sich neues Kapital für die Forschung und eine Erweiterung der Produktion zu beschaffen, verkaufte Naegele 1991 die Hälfte seiner Anteile an Nordica, einen Hersteller von Skistiefeln, der zu Benetton gehört. Mit Sorge sah er, daß neue Wettbewerber bereits mit billigen Imitationen in den Markt eindrangen.

Große Scheine

Scott Olson hatte mit Naegele ausgehandelt, daß ihm 1 Prozent Lizenzgebühr an jedem verkauften Paar Rollerblade zustand. Dieser Vertrag hat ihm bis 1997 über 10 Millionen Dollar eingebracht. Er blieb im Sportgeschäft und gründete die «Innovative Sports Systems Inc.», die noch weiter fortgeschrittene Rollschuhe, die «Kinetic Skates», herstellt und versucht, mit einem raffinierten neuen Fahrzeug auf den Markt zu kommen: «Row-Bike», ein Fahrrad, das mit Armen und Beinen angetrieben wird.

Brennan Olson ist noch immer Chef der Forschungsabteilung von Rollerblade. Ihm gehören über 100 Rollschuh-Patente, und natürlich ist auch er Millionär geworden. Besonders glücklich macht ihn aber, daß die Leute nicht mehr vom Rollschuhfahren reden. Sie nennen diesen Sport einfach «Rollerblading».

24. Putzteufel

DIRT DEVIL – DER HANDSTAUBSAUGER

Ein Brummer

Als John Balch 1981 die Leitung der Royal Appliance Company übernahm, wollte er dieses Unternehmen in die Oberklasse der Staubsaugerfabrikanten führen, in der Namen wie «Hoover» oder «Eureka» den Ton angeben. Den ersten Schritt dazu hatte Royal Appliance schon mit dem Kauf der P.A. Geier Company getan, des ältesten Herstellers von Staubsaugern in den USA. Nun gab Balch dem Werbemanager Marc Wyse aus Cleveland den Auftrag, die Produktpalette von Royal nach irgendeinem potentiellen Marktrenner zu durchforsten. Royal stellte Staubsauger aller Art, Mixer, Haartrockner und anderes her. Das einzige aber, woran Wyse Gefallen fand, war ein kleiner Handstaubsauger aus Plastik. Er hatte einen Netzstecker und hieß «Royal Prince». Wyse nahm ihn mit ins Büro, in der Hoffnung, daß seine Agentur einen besseren Namen finden werde. Er selbst schlug vor, das seltsam geformte Ding «Hummel» zu nennen, denn tatsächlich erinnerte

«DIRT DEVIL» HEISSEN DIE KLEINEN WIRBELSTÜRME, DIE IM FRÜHLING UND SOMMER OFT FELDER UND ÄCKER VERWÜSTEN.

der Staubbeutel an einen Insektenkörper. Doch seine Texterin Lisa Hughes verwarf den Namen. Man hätte den Staubsauger konsequenterweise schwarz und gelb einfärben müssen, was in den Haushaltsabteilungen der Kaufhäuser keinen guten Eindruck gemacht hätte. Sie schlug vor, das Metallgehäuse knallrot zu lackieren, das sei ebenso auffällig, und wartete auch noch gleich mit einem Namen auf, der an die Saugkraft kleiner Wirbelstürme erinnerte: Dirt Devil.

Ein neuer Besen

Die Menschen haben immer schon gegen Schmutz und Staub gekämpft. Mit einfachen Besen aus Gras beginnt die Morgendämmerung einer schönen neuen Welt der Sauberkeit. Jahrhundertelang blieb der Besen das effektivste Werkzeug zum Saubermachen.

Das änderte sich erst, als Thomas Edison gezeigt hatte, was mit elektrischem Strom möglich ist. Bald kamen eine ganze Reihe elektrischer Haushaltsgeräte auf den Markt, und 1905 erfand P.A. Geier in Cleveland den ersten elektrischen Staubsauger. Die ersten Typen standen senkrecht auf Rollen. Spiralförmige Bürsten und Klopfrollen wirbelten unter einer Abdeckhaube den Staub auf, der danach von einem Ventilator in einen Beutel geblasen wurde. Der Beutel war wiederverwendbar, Wegwerffilter kamen erst viele Jahre später auf. Bald wurden zylindrische Modelle entwickelt, in denen die einzelnen Komponenten in einer Reihe angeordnet waren. Sie waren beweglicher und hatten den Vorteil,

ÜBER 90 PROZENT DER AMERIKANER KENNEN DEN «DIRT DEVIL».

daß der Schmutz auf geradem Wege in den Filterbeutel gesaugt wurde.

Worum sich weder Geier noch sonst ein Staubsaugerfabrikant seither je gekümmert hat, ist die Standardisierung eben dieser Filtertüten. Vielmehr haben die Ingenieure einer schier endlosen Reihe grundsätzlich unvereinbarer Modelle den Stempel ihrer unverwechselbaren Persönlichkeit aufgedrückt. Weswegen ein unumstößliches Gesetz lautet: «Der Laden in deiner Nähe hat jeden Staubsaugerfilter, nur nicht den, den du brauchst.»

Vom Teufel geritten

Balch erbleichte, als ihm Wyse diesen Namen vorschlug. Ein Dreckteufel! Doch die Royal Appliance Company hatte nicht mehr anzubieten, als das Argument, daß ihr die älteste Staubsaugerfabrik Amerikas gehörte. Das wog nicht eben viel, und Balch sah ein, daß er das Spiel nur mit einem ziemlich gewagten Einsatz gewinnen konnte. Andere amerikanische Wettbewerber, allen voran Hoover, beherrschten schon seit Jahrzehnten den Staubsaugermarkt. In England war die Vorherrschaft von Hoover so überwältigend, daß das Verb «to hoover» für «staubsaugen» verwendet wird.

Balch und seine Mannschaft übernahmen den Vorschlag der Agentur und polierten den Staubsauger im Namen des Teufels zu einem niedlichen kleinen Haushaltsartikel auf. Fragte sich nur, ob die amerikanischen Kunden, vor allem wenn sie im Bibelgürtel des Mittleren Westens wohnten, ebenfalls meinten, Satans Name mache sich überaus gut in ihren Küchen und Garagen.

Großputz

Fest stand, daß der Dirt Devil nur mit einer gewaltigen Werbekampagne durchzusetzen war. Als Markenzeichen konnte sich der Name nur einprägen, wenn die Kunden Gelegenheit hatten, in jedem Laden und in jeder Haushaltsabteilung der Kaufhäuser dieses Produkt zu sehen.

Derart aggressive Kampagnen war die altmodische Royal Appliance Company nicht gewohnt, doch Balch war ein energischer Einpeitscher und zutiefst vom Glauben an die Werbung durchdrungen. Er war bereit, für den Dirt Devil jedes Risiko einzugehen, und wußte, daß nur eine kräftige Erhöhung des Werbeetats schließlich zum Erfolg führen könne. Zwar verkaufte die Gesellschaft noch immer in einigen Läden den Rest des alten Models, aber Balch ließ schon jetzt neue Stände und Auslagen für den roten Teufel anfertigen, die der kommenden Nachfrage gerecht werden konnten. Der Handstaubsauger konnte überdies mit Funktionen aufwarten, die normale Staubsauger nicht zu bieten hatten. Er saugte Tierhaare aus den Polstermöbeln, und war mit seiner langen Schnur auch im Auto und im Boot einsetzbar, wo er für perfekte Sauberkeit sorgte.

Die Händler wurden ermuntert, den Dirt Devil im Laden möglichst bis an die Decke hoch zu stapeln, damit wirklich niemand das feuerrote Ding übersehen konnte. Und tatsächlich begann der Umsatz ab 1984 exponentiell zu wachsen.

Expansion und Schwierigkeiten in Europa

1991 waren die Einnahmen auf 273 Millionen Dollar angestiegen, der Reingewinn, der zuvor bei mageren 1,8 Millionen Dollar gelegen hatte, schnellte gar auf 32,8 Millionen Dollar hoch. Klugerweise hatte das Management gleich nach dem ersten Erfolg weitere Geräte unter dem Dach des Dirt Devil herausgebracht: einen Besen, einen Wischer, und einen kleinen, fahrbaren Staubsauger.

John Balch erwies sich nicht nur als Werbegenie für seine Firma, sondern auch für sich selbst. Er spielte lange Zeit zusammen mit einem Golden Retriever die Hauptrolle in den Werbefilmen für den Dirt Devil Handstaubsauger. Das Werbebudget seiner Firma stockte er auf 35 Prozent der Gesamtbilanz auf und vergaß nie, die Geschichte von Wrigley, dem Kaugummigiganten zu erzählen: Ein Freund saß mit Wrigley zusammen im Zug und fragte ihn, warum er eigentlich immer noch Werbung für seine Kaugummis machte? Wo sie doch ohnehin überall bekannt sind. Wrigley stellte eine Gegenfrage: «Was glaubst du, wie schnell dieser Zug fährt?» Der Freund sah zum Fenster hinaus. «Neunzig Meilen vielleicht», schätzte er, und Wrigley gab trocken zurück: «Na, dann können wir ja den Motor abstellen.»

1991 TRUG MICHAEL ANDRETTIS WAGEN IM RENNEN VON INDIANAPOLIS DIE ROTE FARBE UND DEN SCHRIFTZUG VON DIRT DEVIL. ANDRETTI FÜHRTE DIE ERSTEN 85 RUNDEN – EINE GROSSARTIGE WERBUNG!

Ohne den Vorschlag von Wyse und seiner Agentur hätte die Royal Appliance Company wenig zu verkaufen. Doch heute, zehn Jahre danach, ist der Name des kleinen Handstaubsaugers so gut wie jedem Amerikaner bekannt: Dirt Devil.

25. Die Milliardenpuppe

BARBIE

Glauben ist alles

Ruth Handler sah ihrer Tochter oft beim Spielen zu. Barbara schnitt mit der Schere Figuren aus einem Stück Papier, und behauptete, daß diese jungen Frauen eine großartige Karriere machten und nur die neuesten Modekleider tragen. Ruth Handler war Vizepräsidentin bei der Spielzeugfabrik Mattel. Offenbar hatte die Branche keine Ahnung von Kindern. Die amerikanischen Firmen brachten Puppen auf den Markt, die vielleicht einem Teekränzchen von Gouvernanten gefallen mochten. Dabei wollten Mädchen wie ihre Tochter doch viel lieber spielen, daß sie schon erwachsen seien, und sie fragte sich, warum es keine richtigen Puppen gab, die Barbaras Scherenschnitte ersetzen

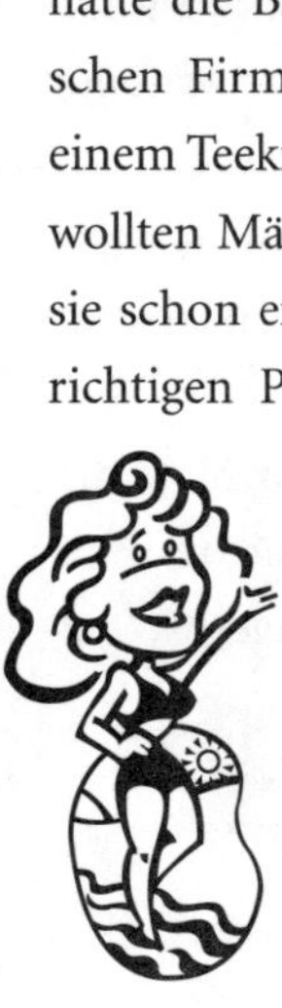

konnten. Sie erinnerte sich daran, daß Mattel die Lizenz für eine deutsche Puppe namens Lili gekauft hatte, deren kleines Gesicht nach dem Vorbild von Brigitte Bardot modelliert war. Handler machte sich an die Arbeit, stattete die Importware mit der neuesten Mode aus, gab ihr einen Beruf mit glänzenden Karrierechancen und benannte das so rundum erneuerte Modell mit einer Kurzform des Namens ihrer Tochter. Daß damit das berühmteste Spielzeug der Welt entstanden war, konnte sie sich allerdings nicht vorstellen: Barbie.

Kleider machen Leute

Seit Jahrzehnten führte kein Weg mehr an der jährlichen Spielzeugmesse von New York City vorbei. Wer beim Weihnachtsgeschäft dabei sei will, muß sein neues Spielzeug hier ausstellen, und wer hier keinen Erfolg hat, kann die Sache gleich und für immer vergessen. Das wußte Ruth Handler sehr genau, als sie 1959 ihr radikal neuartiges Geschöpf auf der New Yorker Messe vorstellte: Barbie, das Teenager-Model.

Die männlichen Einkäufer waren skeptisch. Das dünne Püppchen kam in Haute Couture daher, die eher nach Yves St. Laurent aussah als nach dem Alltag von St. Louis. Zu Barbies Garderobe gehörten echte Seidenstoffe, winzige Knöpfe aus Horn und sogar Reißverschlüsse, die man öffnen konnte. Würden amerikanische Mädchen wirklich all diese Hüte, Schuhe und Handschuhe kaufen, um damit ihre Puppe auszustaffieren? Und mehr noch: Würden sich die Eltern für eine Puppe erwärmen, die mit dieser blonden Mähne und diesem schlanken Körper nicht gerade nach einem Spielzeug für Kinder aussah?

WELTWEIT WERDEN IN JEDER SEKUNDE ZWEI BARBIE-PUPPEN VERKAUFT.

Die ersten Verkaufszahlen waren enttäuschend, doch Ruth Handler war sicher, daß Barbie genau dem Ideal in der Phantasie junger Mädchen entsprach. Sie brauchte nicht lange auf die Bestätigung zu warten. Eine Fernsehkampagne, die zum ersten Mal zeigte, welche Werbewirkung dieses neue Medium entfalten konnte, ließ den Absatz auf 350 000 Puppen ansteigen, und – noch wichtiger – an Barbies erstem Geburtstag hatte Mattel schon über eine Million Artikel für ihre Garderobe verkauft.

Beruf und Familie

Mattel war überglücklich, denn Barbie hatte ein neues, höchst profitables Marktsegment erschlossen. Innerhalb von zwei Jahren mußte die Produktionskapazität zweimal verdoppelt werden. Auch wenn junge Mädchen gerne mit einer Modepuppe spielten, die glänzende Karriere, die ihr bisher angedichtet worden war, lag außer Reichweite für normale junge Leute. Ruth Handler beschloß deshalb, daß Barbie nun doch eher ein Mädchen von nebenan werden sollte, mit alltäglichen Hobbies und Berufswünschen, die erfüllbar waren.

1961, zwei Jahre nach dem ersten Auftritt, kamen drei neue Barbies auf den Markt: Eine Ballettänzerin, eine Krankenschwester und eine Stewardeß der American Airline – die Fluggesellschaft war sehr erfreut darüber, mit diesem Wachstumsartikel in Verbindung gebracht zu werden. In den nächsten Jahren folgte eine ganze Reihe weiterer Berufe, und jede neue Barbie brauchte natürlich auch eine neue Garderobe und neue Accessoires: Einen Bikini zum Beispiel, oder eine Schneejacke, und natürlich viele Sport- und Ausgehkleider.

BARBIES STAMMBAUM IST KOMPLIZIERTER ALS DER DERJENIGE DER KÖNIGLICHEN FAMILIE IN ENGLAND. UND BARBIES FAMILIE HAT SICHER AUCH VIEL MEHR KLEIDER IM SCHRANK HÄNGEN.

Der Absatz ließ nicht die geringsten Zeichen von Schwäche erkennen, und so wagte Ruth Handler den nächsten großen Sprung nach vorn: Barbie sollte eine Familie bekommen, Freunde, Freundinnen und Haustiere. Und sie durfte sich jetzt auch verlieben: 1961 kam Ken auf den Markt, das perfekte, ebenfalls blonde, männliche Ebenbild von Barbie. Die kleinen Mädchen liebten Ken und bestellten noch mehr Puppen bei Mattel.

1963 betrat Midge die Bühne, Barbies beste Freundin, ein Jahr später folgte Skipper, die kleine Schwester, und Allan, der Mann von Midge. 1965 lernte Skipper ihre Freunde Ricky und Skooter kennen, und 1966 entdeckte Barbie plötzlich eine Cousine bei den Mods: Francie, die erste Puppe, die den Lebensstil einer jugendlichen Subkultur imitierte. Christine, die 1968 eingeführt wurde, war eine der ersten afro-amerikanischen Puppen. 1970 kam Dancer, das Pferd dazu, das erste einer ganzen Reihe von Haustieren in Barbies Welt.

ALS KEN AUF DEN MARKT KAM, WAR ER UNTERHALB DER HÜFTE SO GLATT WIE BARBIE. ERST SPÄTER BEKAM ER EINE KLEINE BEULE...

Die Möglichkeiten waren unerschöpflich, und alles lohnte sich für Mattel. Barbie machte jede Mode mit, jeden Lebensstil und jeden Traumberuf von Frauen in den 70er, 80er und auch noch in den 90er Jahren. Zur Zeit hat sie über 400 Karrieren hinter sich gebracht und 500 Berufe ausgeübt.

Eine Puppe, eine Welt

Seit ihrem denkwürdigen Geburtsjahr 1959 hat Barbie der Firma Mattel beständig nichts als Gewinn eingebracht, allein 1995 waren es über 1 Milliarde Dollar. Sie selbst und ihre Familienmitglieder wurden in 140 Ländern über eine Milliarde mal verkauft, und mehrere Millionen Kleidungsstücke sind seit 1959 für sie entworfen worden. In Durchschnitt werden jede Woche 1,5 Millionen Barbies verkauft.

Inzwischen pumpt Barbie auch noch mit zahlreichen Lizenzen Gewinne in die Kassen von Mattel. Lizenzen für Accessoires, Kosmetika, Elektrogeräte, Spiele und Bücher. Zwei besonders bekannte Beispiele: Barbie als «My Fair Lady» in den Kostümen der Broadway-Inszenierung des Musicals oder die «Ocean Magic Barbie» mit Keiko, dem kleinen Killerwal aus dem Film «Free Willy».

Die Vergangenheit? Alte Barbie-Puppen sind ein Traum für Sammler geworden. Gut erhaltene Exemplare werden für 5000 Dollar angeboten, und jedes Jahr finden mehr Sammlertreffen statt, die diesem wachsenden Interesse an der Rückschau auf die Vergangenheit dienen. 1994 führte Mattel selber eine Reihe mit nostalgischen Neuauflagen ein, die unter anderem die berühmte «Enchanted Evening Barbie» enthält.

Die Zukunft? Nun, es sollte niemanden überraschen, daß Star Trek Barbie vorhat, leibhaftig dahin aufzubrechen, wo noch nie eine Barbie war, den Tricorder und den Phaser im Gepäck für das Raumschiff Enterprise. Doch das wäre keineswegs die erste Raumfahrt der unverwüstlichen Blondine. Auf diesem Trip war «Astronaut Barbie» schon 1965. Stundenlang Spiel und Spaß – Mädchen und Sammler sind glücklich mit diesem Geschenk einer klugen Mutter für ihre einfallsreiche Tochter.

26. Glibbrig-gut

JELL-O – AMERIKAS FERTIGDESSERT

Der Name der Frau

1899 entschloß sich Pearl Wait endlich, sein Geschäft mit Gelatinepulver an einen New Yorker namens Orator Francis Woodward zu veräußern. Vorausgegangen waren endlose Jahre, in denen er vergeblich versuchte, in der aufkommenden Fertiggerichte-Industrie Fuß zu fassen. Erfunden hatte Wait das Gelatinerezept ohnehin nicht. Das war Peter Cooper zuzuschreiben. Cooper war nicht nur der Erbauer von «Tom Thumb», der berühmtesten Dampflokomotive Amerikas im 19. Jahrhundert. Er war auch der Inhaber des ersten Patentes auf eine Fertigdessertmischung auf Gelatine-Basis. Wait hatte nur, wie etliche andere kleine Firmen auch, einen speziellen Fruchtgeschmack hinzugefügt. Woodward kaufte ihm die Mischung ab, und als der Vertrag unterschrieben war, bat ihn Wait nur noch, doch bitte den Namen beizubehalten, den seine Frau May dafür gefunden hatte. Ein seltsamer Name war das, der vor allem durch seinen Bindestrich im Gedächtnis haften blieb: Jell-O.

ES GIBT UNGEFÄHR 1800 VERSCHIEDENE REZEPTE FÜR JELL-O.

LeRoy, die Hauptstadt der Gelatine

Niemand weiß mehr genau, wie und warum Peter Cooper dazu kam, ein Patent für etwas so Merkwürdiges wie eine Fertiggelatine anzumelden. Cooper baute Lokomotiven und andere schwere mechanische Maschinen. 1845 wurde ihm das Patent tatsächlich erteilt, doch Cooper scheint danach nichts mehr unternommen zu haben, um sein Fertigdessert weiter zu verbreiten. Überliefert sind von ihm nur die Worte, mit denen er sein Produkt im Patentantrag beschrieb: «Es bedarf lediglich der Hinzufügung von kochendem Wasser, um es aufzulösen; so in Schalen gegossen, ist es nach dem Erkalten bereit zum Verzehr.»

JELL-O HAT DAS DESSERT DEMOKRATISIERT: ALLE KLASSEN DER AMERIKANISCHEN GESELLSCHAFT KONNTEN SICH DIESEN LUXUS LEISTEN.

Eben dieses Patent war es, das Pearl Wait 50 Jahre später wiederentdeckt hatte. Wait wohnte mit seiner Frau zusammen in LeRoy, einer prosperierenden Stadt südwestlich von Rochester im Staat New York. Die beiden Eheleute probierten Coopers Rezept immer wieder einmal aus, fanden aber stets, es schmecke nach gar nichts. Das Ergebnis verbesserte sich erst, als sie Fruchtgeschmack darunter mischten. May Wait hoffte, daß das Produkt sich besser verkaufen ließe, wenn sein Name an eine deftige hausgemachte Marmelade mit viel Frucht erinnerte. So etwas hieß «jelly» und leitete sich zudem von «Gelatine» her. Auf das mit Bindestrich angehängte «O» muß sie gekommen sein, als sie an zwei Konkurrenzprodukte dachte: das eine hieß «Knox», das andere «Bro-Mon Gel-On». Ein Bindestrich mußte es offenbar auf jeden Fall sein, und 1897 ließ das Ehepaar Wait sein «Jell-O» patentieren.

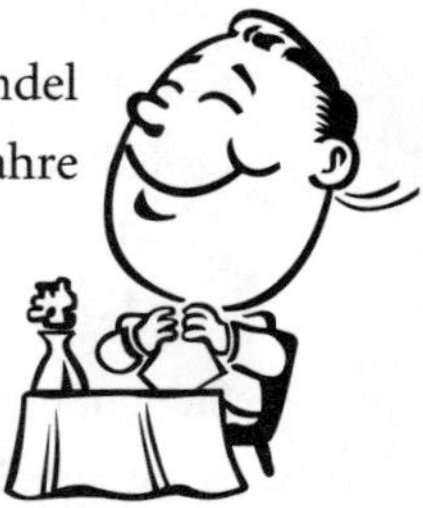

Wait hatte keinerlei Erfahrung mit dem Einzelhandel und dem Vertrieb von Lebensmitteln. Er ging zwei Jahre lang von Tür zu Tür, weil er dachte, das sei die beste Art, so etwas zu verkaufen. Leider lag er damit völlig falsch. Schließlich nahm er entmutigt Kontakt zu Orator Francis Woodward auf, dem größten Lebensmittelfabrikanten der Stadt, und verkaufte ihm seine erfolglose Firma für 450 Dollar. Mit dieser Summe konnte er seiner Familie endlich ein großes Haus in LeRoy bauen.

Der Zauberer von Oz

Orator Francis Woodward hatte sein erstes Vermögen mit Gips verdient. Er stellte Tontauben für Sportschützen her, außerdem Gipseier, die man damals den Hühnern unters Nest legte, um Flöhe fernzuhalten. Mit dem Gewinn gründete er 1897 die «Genesee Pure Food Company», die mit zwei Produkten auf den Markt kam. Das eine hieß «It» und war eine Mischung aus Getreideflocken, die sofort wieder aus den Ladenregalen verschwand. Das andere war ein Kaffee-Ersatz namens «Grain-O», der etwas mehr Erfolg bei den Kunden hatte.

Im ersten Jahr verkaufte sich das Jell-O so schlecht, daß Woodward die ganze Marke seinem Fabrikaufseher für 35 Dollar zum Kauf anbot. Aber auch der Angestellte wollte den Ladenhüter nicht haben. Ein vorschnelles Urteil, denn schon im nächsten Jahr begann das Dessert bei der Kundschaft ganz allmählich doch Anklang zu finden.

1902 schaltete Woodward seine erste Anzeige im «Ladies Home Journal». Sie zeigte eine Frau in gestärkter Bluse und Dauerwellen im Haar, die kühn behauptete: «Jell-O ist das berühmteste Dessert Amerikas». Die Dame war die erste in einer Frauengalerie dieser Anzeigenkampagne, die bis ins Jahr 1949 fortgesetzt wurde. Die Anzeigen schlossen immer mit einem prägnanten Slogan, der anpries, wie schnell und leicht so ein Dessert zubereitet war. Eine der berühmtesten lautete: «Du kannst kein Kind sein ohne.»

In dieser Gründerzeit der Marke bezahlte Woodward stattliche Summen für die besten Illustratoren Amerikas. Ob Maxfield Parrish, Cole Phillips, Norman Rockwell oder Rose O'Neill – sie alle haben Anzeigenmotive für Jell-O gezeichnet. Später schrieb sogar Frank Baum, Autor des Märchens «Der Zauberer von Oz», Kindergeschichten für die Gelatinemarke. 1904 begann Woodward, Rezeptsammlungen herauszugeben. Er staunte nicht schlecht darüber, daß über 250 000 Bestellungen für das erste Rezeptbuch eingingen. Das zweite erschien nicht mehr nur in Englisch, sondern auch in fünf weiteren Sprachen, damit auch die Millionen von Einwanderern erreicht wurden. Die rot-weißen Pakete standen nun in jedem Regal, und dank der Anzeigen und Rezeptbücher überschritt der Umsatz 1906 die Grenze von 1 Million Dollar. Das Kaffeegetränk wurde aus dem Angebot genommen, die Genesee Pure Food Company konzentrierte sich ganz auf das Dessert. Im selben Erfolgsjahr starben leider auch Pearl Wait und Orator Francis Woodward.

1923 wurde die Genesee Pure Food Company in «Jell-O» umbenannt, um zu verhindern, daß ihr einziges erfolgreiches Produkt ein allgemein verwendbares Synonym für Fertigdessert werden konnte. So war die Handelsmarke geschützt, Jell-O blieb die Krönung aller Desserts und setzte im Jahr 65 Millionen Dollar um.

Unter dem großen Dach

Eine Gesellschaft, die nur ein einziges Produkt herstellt, ist ein attraktiver Kandidat für eine Übernahme. Jell-O wurde schließlich von der «Postum Company» erworben – mit seinem populären Kaffee-Ersatz «Postum» einst ein erbitterter Konkurrent von Grain-O. Die Vereinigung von Postum mit Jell-O bildete den Kern eines Unternehmens, das heute einer der größten Lebensmittelkonzerne der Welt ist: General Foods.

Unter dem Dach von General Foods wuchs Jell-O weiter. 1932 wurde in einigen Regionen ein Jell-O Pudding auf den Markt gebracht, der seit 1937 auch im ganzen Land vertrieben wird. Zehn Jahre lang, von 1934 bis 1944 trat General Foods mit beiden Produkten als Sponsor für Jack Bennys populäres Sonntagnacht-Programm im Radio auf. Niemand konnte den Namen J-E-L-L-O so melodiös buchstabieren, wie Benny das am Ende jeder Sendung tat. Zwischen 1941 und 1950 verdoppelten sich die Umsätze.

ALLE VIER SEKUNDEN WIRD EINE PACKUNG JELL-O VERKAUFT – 500 MILLIONEN IM JAHR.

1957 war die Jahresproduktion von Jell-O Produkten auf 250 Millionen Packungen angestiegen. 1964 schloß General Foods die letzten Fabrikanlagen in LeRoy. Und im selben Jahr wurde zum ersten Mal die Verpackung modifiziert – vielleicht ein Zeichen dafür, daß die Gründerjahre von LeRoy nun endgültig vorbei waren.

Aber ab 1970 begannen die Umsätze jedes Jahr zu sinken. Berufstätige Frauen unter 35 Jahren beklagten immer öfter, daß es viel zu lange dauerte, ein Jell-O Dessert zuzubereiten. In der Zeit des Baby Booms war niemand mehr gewillt, Wasser zu kochen, Gelatine einzurühren und dann kalt zu stellen, nur um eine Schale Dessert auf den Tisch zu stellen. Man war von Fertiggerichten verwöhnt, die überhaupt keine Zubereitungszeit mehr erforderten – ganz im Gegensatz zu den Frauen, die in den vorhergehenden 80 Jahren das Dessert mit Stolz und Aufwand zubereitet hatten: diese hatten kleine Schälchen damit gefüllt, die auf dem Festtisch leuchteten und schimmerten, sie hatten es in Schwenkern angerichtet, ins Eisfach gelegt und in Würfel geschnitten. Sie hatten sogar Apfelstücke, kandierte Früchte, Orangen- und Bananenscheiben in die wabblige Masse gesteckt.

Die Marke, die noch vor kurzem als «Americas Red Letter Dessert» für sich werben konnte, verlor weiter Marktanteile und begann, rote Zahlen zu schreiben. Um den Verfall aufzuhalten, engagierte General Food 1987 den Schauspieler Bill Cosby für seine Werbesendungen, der bereits ab 1974 als Sprecher für den Jell-O-Pudding tätig war.

100 Jahre Jell-O

General Foods versucht derzeit mit einer Doppelstrategie den Niedergang der Marke aufzuhalten. Einerseits sollen ältere Frauen mit althergebrachten Rezepten bei der Stange gehalten werden, anderseits die unter 35-Jährigen Jell-O in Verbindung mit einer Reihe anderer Produkte wieder als zeitgemäßes Dessert kennenlernen. 1990 kamen die «Jell-O Jigglers» auf den Markt. Sie erlauben den Eltern, kleine Wackelfigürchen zu servieren, die Kinder mit der Hand essen können. Überraschenderweise haben die jungen Mütter, denen die Jigglers gefielen, auch angefangen, Meisterwerke in der Schale anzurichten – vielleicht eine nostalgische Sehnsucht nach den einfacheren Zeiten ihrer Mütter.

1997 ist die Handelsmarke 100 Jahre alt geworden und die Stadt LeRoy hat im Juli drei Tage lang das Jubiläum von Jell-O gefeiert. Die Historische Gesellschaft der Stadt zeigte alte Rezepte, Packungen und andere Erinnerungsstücke an die frühesten Jahre. Auch Fotos der Familie Woodward gehörten dazu, deren Anteile am Konzern von General Foods 60 Millionen Dollar wert sind. In der Stadt selbst kann man die acht Häuser besichtigten, die Pearl Wait im Laufe seines Lebens hier gebaut hatte – jedes für sich ist ein Denkmal des Mannes, der mit dem Rezept eines anderen und dem Einfallsreichtum seiner Frau das erfolgreichste Dessert Amerikas geschaffen hat: Jell-O.

DIE ERSTEN GESCHMACKSRICHTUNGEN VON JELL-O WAREN ERDBEER, HIMBEER, ORANGE UND ZITRONE. INZWISCHEN KAMEN 18 WEITERE HINZU, DARUNTER MANGO, ANANAS UND WASSERMELONE.

27. Die Kugel rollt

BIC – DER WEGWERFKUGELSCHREIBER

Sturm auf die Bastille

Baron Marcel Bich war aus Italien nach Frankreich eingewandert. Als er 1948 bei den amerikanischen Soldaten zum ersten Mal einen Kugelschreiber sah, fühlte er sich wie ein Sansculotte beim Sturm auf die Bastille. Seine Idee war revolutionär. Nieder mit der Füllfeder aus Chrom und Gold! Nieder mit dem Tintenfaß! Marcel Bich, den Adelstitel hatte er in Frankreich abgelegt, war entschlossen, dem Volk ein gutes und billiges Schreibgerät zu schenken, aus Plastik und ohne jeden Schnörkel. Nun, ganz umsonst mußte das Geschenk ja nicht sein. Bich war zwar kein Erfinder, aber gewitzt genug, um zu erkennen, daß ein massenhaft auf den Markt geworfener Kugelschreiber durchaus sein Geld wert war. Was den Herren Schaffer und Waterman recht war, war ihm nur billig. Die ganze Welt hatten sie mit Füllfedern überschwemmt, die so hießen wie sie selbst, also würde er seine Gesellschaft ebenfalls auf seinen eigenen, werten Familiennamen taufen. Zehn Jahre später hatte er königliches Vermögen verdient und durfte – Bastille hin oder her – stolz von sich sagen: «Le stylo c'est moi:» BIC.

Der Durchbruch des Kugelschreibers

Ab und an kann man noch irgendwo ein abgewetztes Schulpult mit eingelassenem Tintenfaß finden, ein Relikt aus der Zeit vor den 50er Jahren, als es entweder nur teure Füllhalter oder billige Stahlfedern gab, die man in einen Holzstiel stecken mußte. Letztere kratzten schrecklich und jedes Kind hoffte, daß ihm eine liebe Tante eine jener Füllfedern schenkte, die zwar auch dauernd tropften und leckten, aber doch um vieles brauchbarer waren.

Lange Zeit haben Erfinder versucht, die Schreibfeder vom Tintenfaß zu befreien. Die Herausforderung bestand darin, einen kleinen Behälter mit Tinte in das Schreibgerät zu integrieren. Erste Prototypen einer Alternative zur Feder bestanden aus einer schmalen Tintenpatrone im Innern des Griffs und einem System aus Feder und Druckknopf, das eine Kugel mit der Tinte in Kontakt brachte.

1888 HAT JOHN LOUD EIN PATENT FÜR EINE ROLLENDE SCHREIBKUGEL ANGEMELDET. GELD VERDIENT HAT LOUD MIT SEINER ERFINDUNG JEDOCH NICHT.

1945 waren die neuen Schreiber mit einer rollenden Kugel an der Spitze eine solche Sensation, daß die Leute Schlange standen, nur um die damals noch astronomisch teuren Modelle anzuschauen. Noch zu Beginn der 50er Jahre war es ziemlich schwierig, einen Kugelschreiber zu bedienen. Man mußte ihn senkrecht aufs Papier drücken, damit die Tinte nachfloß. Oft half auch das nicht, weil sie eingetrocknet war und die Kugel gar nicht mehr erreichte. Und wenn die sensationelle Erfindung schließlich doch einmal funktionierte, tat sie wieder zuviel des Guten. Überschüssige Tinte bekleckerte Papier, Hände und Kleider.

Mit einem Wort: Plastik

Marcel Bich hatte 1945 begonnen, in dem Gemäuer einer leeren Fabrik Bestandteile für Füllfederhalter und Druckbleistifte herzustellen. Den Gewinn aus seiner Zulieferfirma steckte er in eine Schweizer Präzisionsmaschine, die Metall auf einen tausendstel Millimeter genau bearbeiten konnte. 1949 konnte er sein eigenes Kugelschreibermodell präsentieren. Der Griff war aus einfachem Plastik, doch die Kugel schrieb gleichmäßig und zuverlässig für eine ziemlich lange Zeit – danach konnte man den Schreiber einfach wegwerfen.

Was nun folgte, war eine preisgekrönte Werbekampagne in Frankreich. Sie zeigte von Anfang an, mit welcher Strategie Bich später in der ganzen Welt, vor allem aber in Amerika erfolgreich sein wollte. Er scheute keine Kosten und hämmerte den Leuten seinen BIC mit kurzen, prägnanten Parolen («It runs. It runs. The BIC ballpoint.») förmlich ins Gehirn. Die Argumente überzeugten. Der Preis war niedrig, die Qualität hoch und die Benutzer mußten sich nicht die Haare raufen, wenn sie mal einen BIC verloren. Der Ersatz kostete sie nur ein paar Sous.

BIC VERKAUFT JEDEN TAG 15 MILLIONEN KUGELSCHREIBER, DAS SIND 5,475 MILLIARDEN IM JAHR.

Hallo Amerika

Man könnte meinen, Marcel Bich sei mit den 42 Millionen Kugelschreibern, die er in Europa verkaufte, ganz zufrieden gewesen. Aber das genügte ihm nicht. Er glaubte, ein wirklich erfolgreicher Verkäufer müsse auch den amerikanischen Markt erobern können. 1959 kaufte er die «Waterman Pen Company» in Connecticut, um den BIC an Ort und Stelle selbst zu produzieren.

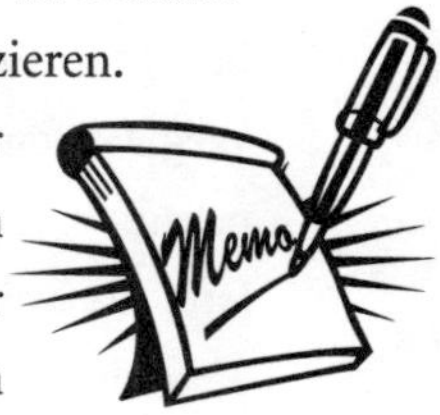

Bich wußte, daß er gleich zwei Vorbehalte der Amerikaner überwinden mußte: Zum einen waren sie schon mit einer ganzen Reihe einheimischer Kugelschreiber versehen, zum andern bezweifelten sie grundsätzlich, daß irgend etwas funktionieren könne, das nur 29 Cents kostete. Zu eben diesem Preis aber führte Bich seinen Kugelschreiber in Amerika ein.

Eine wiederum preisgekrönte, denkwürdige Werbekampagne überwand alle diese Widerstände. Sie war exakt auf das neue Medium Fernsehen zugeschnitten. Unter dem Slogan «Writes first time, every time» (Schreibt einmal, schreibt immer) zeigten die Werbefilme allerlei Härteprüfungen. Mal wurde der Kugelschreiber aus einem Gewehr abgefeuert, mal mit Schlittschuhen überfahren und sogar mit dem Preßlufthammer bearbeitet. Er schrieb auch nach diesen Torturen immer weiter, und die Amerikaner waren bekehrt.

Der Baron greift den König an

Hatte sich Marcel Bich einmal mit einer Rasierklinge von Gillette geschnitten? Das würde zumindest ansatzweise erklären, warum er später auf dem Markt versuchte, sich Produkt für Produkt an die Fersen von Gillette zu heften, sei es mit Rasierklingen, mit Feuerzeugen oder auch Korrekturlack.

Die in Boston ansäßige Firma, die King C. Gillette zu Amerikas erstem Hersteller von Rasierklingen gemacht hatte, sah sich von allen Seiten her angegriffen. Gillette hatte in den frühen 70er

Jahren mit der Marke «Cricket» das erste Wegwerffeuerzeug auf den Markt gebracht. Wenig später kam BIC mit einem eigenen Wegwerffeuerzeug, und vor allem der denkwürdigen Werbekampagne «Flick My BIC» heraus – Ende des Jahrzehntes hißte Gillette die weiße Fahne und zog sein Cricket vom Markt zurück.

Bald gab es schon wieder einen Krieg um Marktanteile zwischen diesen beiden Konkurrenten: «Good News» von Gillette und «BIC Shavers» kämpften um die Vorherrschaft über den wachsenden Markt von Wegwerf-Naßrasierern. Jede Gesellschaft kontrollierte etwa die Hälfte des Marktes und Millionen Dollars wurden für die Werbung verpulvert. Schließlich kaufte BIC 1992 die «White Out Products» mit ihrem Korrekturlack, nur um Gillettes «Liquid Paper» in einem weiteren Segment den Kampf anzusagen.

BIC BEHERRSCHT HEUTE 60 PROZENT DES WELTWEITEN MARKTES FÜR KUGELSCHREIBER.

Der reiche Bich

Marcel Bich wurde mehrfacher Millionär. Er begann wieder, seinen Titel des Barons zu führen und erhielt einige der renommiertesten Wirtschaftspreise Frankreichs. Sein Verlangen, auch in Amerika Erfolg zu haben, brachte ihn sogar dazu, mit einem eigenen Boot am kostspieligen America's Cup der Zwölf-Meter-Yachten teilzunehmen. Er gewann zwar das Rennen nicht, aber alle, die gegen ihn segelten, achteten den genialen Baron als fairen Sportsmann. Er starb 1994 und hinterließ einen Riesenkonzern, der seinen Namen auf Milliarden von Artikeln in die ganze Welt trägt.

28. Die Farbe des Geldes

CLAIROL

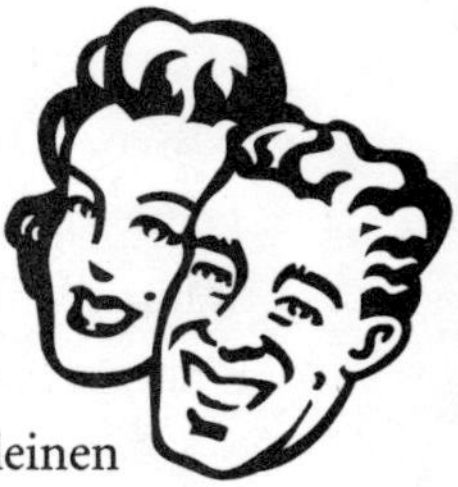

Farbrausch in Paris

Als der New Yorker Lawrence Gelb 1931 nach Paris fuhr, nahm er zwar auch seine Frau und seine zwei kleinen Söhne mit. Trotzdem war es keine reine Urlaubsreise. Gelb war auf der Suche nach einem Produkt, das er für die amerikanische Kundschaft in die USA importieren wollte. Er war nicht nur Geschäftsmann, sondern auch Chemiker, und ihm war eine kleine Firma namens «Mury» aufgefallen, die ein Haarfärbemittel herstellte. Es war viel besser als die anderen, die Gelb kannte. Diese verklebten die Haare nur mit einer Farbschicht. Murys Mittel hingegen drang in das Haar selbst ein. So sah die Farbe viel natürlicher aus und hielt sich auch länger. In Paris besuchte Gelb mit seiner Frau alle möglichen Friseure, um zu beobachten, wie Murys Haarfarbe in der Praxis angewandt wurde. Er stellte fest, daß die meisten Frauen, die sich damit die Haare färben ließen, Ende 30 oder Anfang 40 waren. Gelb beschloß, die 200 Dollar für die Formel zu investieren. 1938 sicherte er sich für 25 000 Dollar die Patentrechte vom deutschen Erfinder. Den Namen, der aus dem französischen Wort für helle Farbtöne abgeleitet war, behielt er bei: Clairol.

Farben machen Leute

Pflanzenöle, Henna und sogar Tierfett waren die ersten Mittel, die zum Färben der Haare benutzt wurden. Die antiken Griechen hellten ihr Haar auf, indem sie es mit gelben Pollen, gelbem Mehl oder mit Goldstaub färbten. Menander allerdings, der attische Dramatiker aus dem vierten vorchristlichen Jahrhundert, sagte: «Die Strahlen der Sonne bleichen das Haar am besten, wie wir wissen.» Die alten Angelsachsen wiederum färbten ihre Haare gerne mit blauem, rotem, grünem und orangefarbenem Puder, während die Gallier rötliche Töne bevorzugten, wie das auch Königin Elisabeth tat, deren Locken leuchtend rot waren.

Ganz anders in Amerika zu Beginn des 20. Jahrhunderts. Anständige Amerikanerinnen färbten ihre Haare nicht. Auch in den Goldenen 20ern und 30ern war das Platinblond den Film- und Showstars vorbehalten. Aber der Puritanismus der Öffentlichkeit in dieser Frage konnte nicht verhindern, daß Friseure heimlich ihre Dienste anboten. Im hinteren Teil des Ladens waren mit Vorhängen kleine Nischen abgeteilt, in die Frauen sich unbeobachtet zurückziehen konnten. Dieses Untergrundgeschäft brachte es aber mit sich, daß die Qualität des Haarfarbe schlecht war.

1950 FÄRBTEN SICH NUR 7 PROZENT DER FRAUEN IHR HAAR, HEUTE SIND ES 75 PROZENT.

Irgendwelche verbindlichen Maßstäbe gab es nicht. Die Farbe war mal stumpf, mal metallisch glänzend und keine Frau wußte, wie sie hinterher aussehen würde. Noch schlimmer: Manchen gingen sogar die Haare aus, die unter den diversen Chemikalien gelitten hatten.

Der Salon des Erfolges

Gelb kam zur rechten Zeit. Die Friseure suchten nach einem besseren Mittel, mit dem sie ihrer Kundschaft die Haare färben konnten. Jetzt hatten sie Clairol und waren begeistert. Nach einem Jahr hatte Gelb 80 000 Dollar verdient. Im zweiten Jahr verdoppelte sich der Umsatz und erreichte schon im dritten Jahr 400 000 Dollar. Unter dem Pseudonym «Joan Clair» beantwortet Gelbs Frau Joan alle Fragen der Friseure. Sie war die ideale Botschafterin für Clairol, da sie das Mittel selbst benutzte.

Gelb begann damit, ein eigenes Labor zur Entwicklung von Haarpflegemitteln aufzubauen. Er engagierte den berühmten österreichischen Biochemiker Dr. Bernard Lustig, der die physiologischen Grundlagen der Haare und des Färbens untersuchen sollte. In diesem Labor entstand schließlich die Millionenidee für ein Haarfärbemittel, das ohne Fachkenntnisse zu Hause angewendet werden konnte.

Es kam 1950 auf den Markt, hieß «Miss Clairol»-Haarfärbebad, und konnte in einer einzigen, zwanzig Minuten dauernden Prozedur die Haare aufhellen, tönen und reinigen. Jede Frau konnte damit zu Hause und ganz privat ihre Haare färben. Doch es war nicht die Marke Clairol, die am Anfang dieser Revolution stand. Schon vorher hatte «Tonis Heimdauerwelle» das neue Zeitalter der häuslichen Haarpflege eingeläutet.

Nimm Toni nach Hause

Die Toni Heimdauerwelle kam Ende der 40er Jahre mit einem klassisch gewordenen Werbespruch auf den Markt: «Welcher Zwilling hat den Toni?». In den Anzeigen waren zwei wunderschöne Frauen abgebildet, die sich buchstäblich aufs Haar glichen. Der Leser sollte herausbekommen, welche von beiden aus dem Schönheitssalon kam und welche Tonis Dauerwelle zu Hause angewandt hatte.

«Tintair», ein anderer Wettbewerber von Clairol, folgte Tonis Beispiel und versuchte ebenfalls, ein Haarfärbemittel für den Hausgebrauch zu verkaufen. Die Firma gab Unsummen für die Werbung aus («Die Natur macht manchmal Fehler, Tintair nicht»), um Kundinnen zu gewinnen. Aber das Produkt hielt nicht, was es versprach, und Tintair mußte nach zwei Jahren aufgeben. Immerhin hatte dieser Versuch dem Management von Clairol gezeigt, was es zu tun gab.

Hat sie oder hat sie nicht?

Shirley Polykoff, einer Texterin der Agentur Foot, Cone and Belding fiel die Aufgabe zu, eine Kampagne für die Printmedien zu entwerfen, die vor allem Leserinnen anziehen und dazu ermutigen sollte, Clairols neues Produkt zu kaufen. Polykoffs Slogan wurde weltberühmt: «Hat sie, oder hat sie nicht?». Er war eine Anlehnung an Tonis provokative Frage, ging aber insofern einen Schritt weiter, als Polykoff auch die Antwort formulierte: «Nur ihr Friseur weiß es.»

Im Laufe der Jahre haben Werbetexter weitere denkwürdige Parolen für Clairol gedichtet, zum Beispiel «Wenn ich nur ein Leben habe, dann laß mich eine Blondine sein» oder «Je näher er kommt, desto besser siehst du aus». Ein Klassiker wurde: «Du wirst nicht älter. Du wirst besser.»

Paris lohnt sich

Der Konzern Bristol-Myers kaufte 1959 die Firma Clairol für 22,5 Millionen Dollar, überließ jedoch Gelb und seiner Familie die Leitung des Unternehmens und sorgte selbst nur für einen besseren und breiteren Vertrieb der Produkte. 1995 erreichte der Umsatz von Clairol erstmals die Grenze von 1 Milliarde Dollar. Seit 1966 versucht Clairol, die Angebotspalette zu erweitern. Den größten Gewinn bringt aber immer noch das Haarfärbemittel ein – kein schlechtes Ergebnis einer kleinen Reise nach Paris.

29. Manche mögen's heiß

TABASCO

Das Salz der Erde

Daniel Dudley Avery kaufte 1818 ein Stück Land auf der Spitze eines Salzberges in der Nähe des Flusses Vermillion im Süden von Louisiana. Das Anwesen hieß bald «Averys Island». 1859 heiratete Averys Tochter Eliza den Genießer und Feinschmecker Edmund McIlhenny, der aus Maryland herübergekommen war. Das junge Paar übernahm die Leitung der Salzproduktion, bis es 1863 vor den Unionisten nach Texas floh. Als die beiden nach dem Ende des Bürgerkriegs zurückkehrten, fanden sie nur noch die Ruinen ihrer Salzgewinnungsanlagen vor. Nur ein Kraut hatte überlebt, das sich munter ausbreitete: eine bestimmte Sorte roter Pfeffer aus Mexiko. McIlhenny versuchte, daraus eine Sauce zu fabrizieren. Schließlich hatte er die richtige Mischung von roten Pfefferschoten, Salz aus Averys Lagern und französischem Weinessig gefunden. Die Brühe mußte 30 Tage reifen, dann wurde sie gefiltert und in kleine rote Flaschen mit engem Hals abgefüllt. Diese wurden zugekorkt und mit grünem Wachs versiegelt. So kam die Ge-

TABASCO MUSS DREI JAHRE LANG IN EICHENFÄSSERN LAGERN.

würzsauce aus «Averys Island» zum ersten Mal auf den Markt. Der Vergangenheit zu Ehren gab ihr McIlhenny den Namen jener mexikanischen Stadt, in der er die rote Pfeffersorte kennengelernt hatte: Tabasco.

Nachkriegsboom

Nach dem Bürgerkrieg waren im Süden der Vereinigten Staaten die Lebensmittel knapp geworden. Mit der scharfen Tabasco Sauce konnte man die schalen Gerichte wenigstens ein bißchen nachwürzen. Nach 1886 war die kleine Flasche in Louisiana so beliebt geworden, daß man nur noch von der «berühmten Sauce» sprach, «die Mister McIlhenny macht». Der ehemalige Bankier beschloß, sein Geschäft auszubauen. 1869 verschickte er 350 Flaschen an die bekanntesten Lebensmittelgroßhändler im Osten der Staaten. Zu seiner Überraschung gingen Bestellungen ein, die ihm den erstaunlichen Einkaufspreis von einem Dollar pro Flasche anboten!

Die einzigartige Formel wurde 1870 patentiert. Schon bald tauchte die Gewürzsauce auf den Tischen feiner Restaurants und sogar in Gourmettempeln auf. Die leuchtendrote Flasche wurde überall zum vertrauten Anblick, zumal sie auch auf Tausenden von Scheunentoren als Werbeplakat zu sehen war.

Edmund McIlhenny starb 1890. Sein Sohn John führte das lukrative Familienunternehmen weiter. Er engagierte eine Theatertruppe, die im ganzen Land die «Komische Oper von Tabasco» aufführte. Ein paar Jahre später erzählte sein jüngerer Bruder Paul dem «Harvard Hasty Pudding Club» von diesem Opernabenteuer. Die Theaterleute waren begeistert und baten um die

Erlaubnis, den Namen «Tabasco» für eine ihrer eigenen Musikshows verwenden zu dürfen. Auch den Gebrüdern McIlhenny gefiel der «Harvard Hasty Pudding Club» sehr gut, so daß sie die ganze Produktion auf eine Bühne in New York City brachten – und am Eingang wurde allen Besuchern ein Fläschchen Tabasco in die Hand gedrückt.

Als 1898 der spanisch-amerikanische Krieg ausbrach, schloß sich John McIlhenny der First Volunteer Cavalry an, besser bekannt unter dem Namen «Teddy Roosevelts Wilde Reiter». Er nahm auch an dem berühmten Überfall auf den Hügel von San Juan teil.

Bloody Mary

Ned Avery McIlhenny, Johns Sohn, übernahm um 1900 die Firma. In den nächsten 30 Jahren stieg die Tabasco Sauce zu internationalem Ansehen auf. In Belgien wurde sie über das Beefsteak Tartare gegossen, das jetzt «filet américain» hieß, die Italiener mischten sie mit Olivenöl für ihre Pasta, im nahen Osten wurde sie zu Falaffel und anderen typischen Gerichten dieser Gegend gereicht. In Frankreich jedoch sorgte ein glücklicher Zufall dafür, daß die Umsätze in den USA neue Rekordmarken erreichten.

JEDES JAHR BESUCHEN 100 000 TOURISTEN AVERY ISLAND UM ZU SEHEN, WIE DIE TABASCO SAUCE ENTSTEHT.

In den 20er Jahren arbeitete Fernand Periot in Paris als Barmann in Harry's New York Bar. Er bediente alle amerikanischen Expatriierten, die sich dort regelmäßig trafen, darunter auch Ernest Hemingway. Periot war der erste, der einen Drink aus

Wodka, Tomatensaft, Salz, Pfeffer, Zitrone, Worcestershiresauce und Cayenne zusammenmischte. Angeblich soll er es auch gewesen sein, der sein neues Getränk «Bloody Mary» nannte, nach der englischen Königin Mary Tudor, die sich diesen blutrünstigen Namen mit der Hinrichtung von religiösen Ketzern erworben hatte.

Der bekannte Hotelier Vincent Astor holte Periot 1934 nach New York für seine neue King Cole Bar im St. Regis Hotel. Astor benannte den Drink seines Starkellners in «Red Snapper» um, weil er dachte, das Original klinge in den Ohren der feinen New Yorker viel zu grausam.

In den 50er Jahren entdeckten die Barkeeper endlich, daß die Bloody Mary mit ein paar Tropfen Tabasco noch viel besser schmeckte. Ende des Jahrzehnts machte der Schauspieler George Jessel schließlich in einer Werbekampagne der Wodkamarke Smirnoff die Bloody Mary in ganz Amerika populär.

Was kein Cayennepfeffer kann

Tabasco ist beliebter als alle anderen Pfeffersaucen. Man kann ihren Erfolg darauf zurückführen, daß schon ein paar Tropfen genügen, um die richtige Schärfe zu erzeugen. Auf der Scoville Skala für Würzschärfe erreicht der rote Pfeffer von Tabasco über 50 000 Grad. Cayenne kommt nur auf 30 000. Als Sauce insgesamt gemessen bewegt sich Tabasco zwischen 9000 und 12 000 Grad – bedeutend mehr als die 1000 bis 3000 Grad von Würzsaucen aus Cayennepfeffer.

IN JAPAN WIRD DIE TABASCO-SAUCE AUF PIZZA GETRÄUFELT.

Köche und Barkeeper berichten, daß ein viertel Teelöffel Tabasco so viel bewirkt wie ein dreiviertel Teelöffel anderer Marken. Dieselbe Menge entspricht einem halben Teelöffel weißen oder schwarzen Pfeffers oder einer guten Prise Cayenne. Und mit 2 Prozent Salzanteil enthält Tabasco viermal weniger Natrium als andere Pfeffersaucen. Ein weiterer Vorzug: Tabasco ist absolut koscher.

Der Mann der Familie

Heute wird die Firma von Edward McIlhenny Simmons geleitet, ein Urenkel des Gründers und von Beruf Biologe. Noch immer wird die Pefferernte mit dem «petit baton rouge» geprüft, einer Sonde, deren rote Farbe anzeigt, ob die Schoten reif sind. Wegen der enormen Nachfrage nach Tabasco müssen heute 90 Prozent der Pfefferschoten aus Zentral- und Südamerika eingeführt werden.

Avery Island kann jedes Jahr über 100 000 Besucher begrüßen. Sie kommen, um die Blüte der einheimischen Pflanzen im Dschungelgarten zu betrachten, oder die verschiedenen Reiher-Arten zu bewundern, die in der «Vogelstadt» an einem 140 Quadratmeter großen Teich nisten. Viele besuchen auch den «Tabasco Country Store», wo Geschenke, Saucen und Gewürze aus dem Hause Tabasco in reicher Auswahl ausliegen. Aber kein Artikel verkauft sich so gut wie die eine kleine Flasche mit der «berühmten Sauce, die Mister McIlhenny macht» .

30. Das Federfieber

SLINKY – DIE WUNDERFEDER

Eine Spielzeuggeschichte

Nachdem Richard James an der Pennsylvania State University seinen Abschluß als Maschinenbauingenieur gemacht hatte, nahm er eine Stelle bei der Schiffswerft Cramp in Philadelphia an. Es war mitten im Zweiten Weltkrieg, und James' Aufgabe war es, die Pferdestärke von Kriegsschiffen mit Hilfe eines sogenannten Torsionsmessers zu überprüfen. Eines Tages ließ ein unerwarteter, heftiger Ruck eines Schiffes eine der Torsionsfedern aus dem Gehäuse des Meßgerätes springen. Sie fiel zuerst auf einen Tisch, hüpfte dann auf die Erde und taumelte schließlich quer über den Fußboden. James hob sie auf und dachte, daß sich daraus ein schönes Spielzeug machen ließe. Die nächsten zwei Jahre probierte er alle möglichen Drahtstärken und Federspannungen aus, bis er schließlich seine Spielfeder soweit gebracht hatte, daß auch sie laufen konnte. Dann fragte er seine Frau Betty, wie er denn dieses rutschende und schlingernde Ding nennen könnte. Sie suchte im Lexikon nach einem Wort, das einigermaßen die eigenartige Bewegung dieses Stücks Draht beschrieb. Ein Begriff paßte tatsächlich hervorragend. Seine Definition lautet: «mit weichem und wellenförmigem Gang». In einem Wort: Ein Slinky.

Ein Weihnachtsmärchen

Nachdem er seine Erfindung 1945 hatte patentieren lassen, lieh sich James 500 Dollar, um bei einem örtlichen Fabrikanten 400 Prototypen herstellen zu lassen. Aber das Stück Draht war schwer zu verkaufen. «Ein Slinky auf dem Regal ist nicht gerade inspirierend», erinnerte sich Betty James noch Jahre später, «er sieht aus wie ein Eisenklotz.»

Die beiden begriffen, daß eine Vorführung im Laden nötig war, um den Witz dieses Dings zu erkennen. Aber sie waren Neulinge im Spielwarengeschäft und die Händler zeigten ihnen die kalte Schulter. Schon war es Ende November und das Weihnachtsgeschäft war im Gange. Ohne Umsätze stand die neu gegründete Firma «James Industries» vor dem Untergang. Es mußte etwas geschehen, und auf dringendes Bitten hin erbarmte sich schließlich ein netter Einkäufer des Kaufhauses Gimbel. Er bot dem Ehepaar eine Ecke im hintersten Teil der Spielzeugabteilung an.

DIE HERSTELLUNG VON SLINKYS HAT BIS JETZT 50 000 TONNEN ODER 4,9 MILLIONEN KILOMETER DRAHT VERBRAUCHT.

In der Nacht vor der ersten Vorführung beschlossen die beiden, daß James alleine bei Gimbel auftreten sollte. Betty wollte nach einiger Zeit mit einer Freundin zusammen vorbeikommen, als begeisterte Kundin auftreten und Slinkys kaufen. So geschah es, als sie aber mit ihrer Freundin das Kaufhaus betrat, sah sie schon von weitem, wie sich eine riesige Menschenmenge in der

Spielwarenabteilung drängelte. Sie war fest davon überzeugt, daß irgend ein anderer Spielzeugfabrikant James den Platz weggenommen hatte. Erst als sie näherkam, sah sie ihren Mann, der verzweifelt versuchte, die Käufer zu beruhigen, die alle Slinkys haben wollten. Betty und ihre Freundin hatten nicht die geringste Chance, ihr Geld auszugeben – alle 400 Slinkys waren an diesem einen Abend ausverkauft.

Eine religiöse Erfahrung

Gimbel bestellte die Sensation in rauhen Mengen nach. Richard und Betty James nahmen ihren Star mit auf die große Spielwarenmesse von New York, wo er 1946 prompt zum «Spielzeug des Jahres» ausgerufen wurde. In Germantown, am Rand von Philadelphia, eröffnete das Paar schließlich eine kleine Fabrik. In den 50er Jahren setzte das Spielzeug zum Höhenflug an, nicht zuletzt auch dank einiger erfolgreicher Werbekampagnen. Ende des Jahrzehnts hatte das Paar sechs Kinder in die Welt gesetzt. Die Geschäfte mit Slinky liefen glänzend, die Umsätze waren solide und der Gewinn wuchs. Doch Richard war in die Fänge einer religiösen Sekte geraten, der er immer größere Summen aus dem Anlagevermögen seines Unternehmens spendete. Schließlich ließ er alles im Stich und ging nach Bolivien, um sich dort einem Zweig der Sekte anzuschließen.

Zu Hause ist es doch am schönsten

1960 saß Betty allein da mit einem unsicher gewordenen Geschäft und sechs Kindern am Hals. Sie verlegte die Fabrik nach Hollidaysburg, ihre Heimatstadt in Pennsylvania. Die Stadt bot ihr 24

Hektar Land für eine neue Fabrik an, und hier hatte sie Freunde und Familienmitglieder, die ihr helfen konnten, die Firma wieder aufzubauen.

Als nächstes engagierte sie die kleine, kaum bekannte Agentur Barton-Curteon in Columbia, South Carolina. Auf sie geht der bekannte Werbesong «Everybody loves the Slinky» zurück, der noch heute, 35 Jahre nach seiner Erstsendung verwendet wird.

Der Preis stimmt

Psychologen mögen ergründen, warum der Slinky bei Kindern so beliebt ist; kein Zweifel besteht aber daran, daß der niedrige Preis einen bedeutenden Anteil an seinem Erfolg hat. 1945 kostete ein Slinky im Laden 1 Dollar, 1996 waren daraus nur 2 Dollar geworden. Dieser niedrige Preis beweist, wie sehr es Betty James darauf ankam, den Slinky erschwinglich zu halten. Sie hielt die Produktionskosten niedrig und sparte auch an den Investitionen. Tatsächlich unterhält James Industries keine Forschungs- und Entwicklungsabteilung. Bettys knappe Kalkulation dürfte denn auch alle Wettbewerber davon abgehalten haben, ein ähnliches Spielzeug auf den Markt zu bringen. Unter solchen Voraussetzungen war die Gewinnspanne einfach zu klein.

AUCH DER SLINKY IST IM SMITHSONIAN INSTITUTE UND IM METROPOLITAN MUSEUM OF ART AUSGESTELLT.

Federzeit

Der Slinky hat Zeiten und Moden überdauert. Generationen von Eltern haben ihn immer wieder für ihre Kinder gekauft. Er wird sogar im «Rolling-Stones» Katalog der Popkultur angepriesen. Wissenschaftliche Magazine haben Artikel über die Eigenschaften der wandernden Feder veröffentlicht. Die Astronauten des Space Shuttles Discovery nahmen ihn mit ins Weltall, weil sie herausfinden wollten, ob er auch im schwerelosen Raum funktioniert. Er tut es übrigens nicht.

In all den Jahren hat Betty James sich stets geweigert, ihre Firma an einen der Spielzeugkonzerne zu verkaufen, die alle nur zu gerne diesen populären Artikel in ihrem Sortiment gehabt hätten. Sie hatte völlig recht: Die James Industries machen heute jährlich über 15 Millionen Dollar Gewinn.

Betty selbst wurde Millionärin, ebenso übrigens auch ihr Ex-Mann Richard, dem die Patentrechte gehörten. Er heiratete wieder und starb später in Bolivien; von seiner religiösen Sekte war er nicht mehr losgekommen. Tom, der älteste Sohn von Richard und Betty arbeitet heute als Verkaufsmanager mit, er ist das einzige der sechs Kinder, das in das Familienunternehmen eingetreten ist. 1995 feierte der Slinky seinen 50. Geburtstag mit 400 Geschenkpaketen für die Presse, die an alle Fernsehstationen der Vereinigten Staaten verteilt wurden. Sie enthielten je ein T-Shirt, und einen mit 14 Karat Gold legierten Slinky in einem Kästchen aus Mahagoni. Betty war überrascht über die Flut von Interviewwünschen, die über sie hereinbrach. Es scheint, als ob ihn wirklich alle lieben, den Slinky.

DIE EINZIGEN ÄNDERUNGEN, DIE DER SLINKY IN 50 JAHREN ERLEBT HAT, SIND EIN ÜBERZUG ÜBER DEN DRAHT, DER IHN HALTBARER MACHT UND ABGESCHLIFFENE ENDEN, UM VERLETZUNGEN VORZUBEUGEN.

31. Heiß und Kalt

DAS THERMOS-PRINZIP

Evakuiert

Schottland hat bekanntlich vor langer Zeit seine Unabhängigkeit an England verloren. Aber in all den Jahren seither haben die Schotten nicht nur auf ihrer eigenen Währung beharrt, sondern auch auf einem eigenen Bildungssystem. Und genau daraus ist eine ganze Reihe von erfolgreichen Ingenieuren, Chemikern und Mathematikern hervorgegangen. Einer von ihnen hieß James Dewar (1842–1923). Er experimentierte mit der Verflüssigung von Gasen und Tieftemperaturen. 1893 kam er dabei auf die Idee, zwei Flaschen ineinander zu plazieren und zwischen den beiden Flaschen ein Vakuum zu erzeugen. Er bemerkte, daß dank diesem Vakuum keine Temperaturunterschiede von außen nach innen oder umgekehrt weitergeleitet wurden. Dewar, ganz Wissenschaftler ohne Interesse am kommerziellen Gewinn, patentierte seine Idee nie. Bei der deutschen Firma Burger und Aschenbrenner, wo Dewar seine Flaschen herstellen ließ, realisierte man das Potential der Idee hingegen sehr wohl. 1904 schrieb die Firma einen Wettbewerb aus, um einen passenden Namen für das Prinzip zu finden. Ein griechischkundiger Münchener gewann mit seinem Vorschlag, die

Flasche «Thermos» zu nennen, nach dem Griechischen Wort für Wärme: «thérmê».

Flasche mit Weltformat

Bis zur Erfindung des Thermos-Prinzips waren Flüssigkeiten in allen denkbaren Behältern befördert worden, vom tönernen Krug über die Glasflasche bis hin zu ledernen Schläuchen. Keines dieser Gefäße war aber in der Lage, Hitze oder Kälte von der enthaltenen Flüssigkeit fernzuhalten. Erst das Dewarsche Prinzip des Vakuums zwischen zwei Behältern löste das Problem.

Um 1907 war das Prinzip auf der ganzen Welt bekannt. Und wurde auch auf der ganzen Welt gekauft. Photographien, die auf Expeditionen geschossen worden waren – am berühmtesten ist wohl der Afrika-Trek von U.S.-Präsident Teddy Roosevelt – belegten die Wirksamkeit und Zuverlässigkeit der Thermosflasche.

Die deutsche Firma vergab Lizenzen für die Produktion von Thermosflaschen nach England, den Vereinigten Staaten, Kanada und Japan und stellte sicher, daß die Qualität der Behälter überall gleich hoch war. Registriert worden war der Name «Thermos» übrigens schon im Jahr 1906. In diesem Jahr bekam auch William Walker aus Portland in Maine die U.S.-Lizenz für die Produktion der Wunderflaschen. Im gleichen Jahr wurde «Thermos Limited» in England gegründet, darauf die «Canadian Thermos Bottle Company» in Kanada und 1910 lizenzierte man schließlich «Nippon

THERMOS REISTE ZUM SÜDPOL MIT SIR ERNEST SHAKELTON UND ZUM NORDPOL MIT ROBERT PEARY. AUCH GRAF ZEPPELIN HATTE IMMER EINEN DER GENIALEN BEHÄLTER AUF SEINEN FLÜGEN DABEI.

Sanso» in Tokio. Speziell in Japan übrigens war man auch an den Erweiterungen der Produktlinie interessiert, die in den Staaten verkauft wurden: die Vakuum-Technologie wurde hier für Picknick-Behälter, Kaffeekannen und Kühlkrüge benutzt. Die «American Thermos» zog 1913 von Maine nach Norwich in Connecticut, wo weitere Neuheiten produziert wurden wie Kühlboxen und Produkte für das Leben im Freien. Stolz war man darauf, daß Thermos-Produkte auch von den Arbeitern am Panama-Kanal verwendet wurden.

DIE ERSTE THERMOSFLASCHE DER WELT IST IM «LONDON'S ROYAL INSTITUTE» AUSGESTELLT.

Das Ende einer wunderbaren Freundschaft

Der britische Lizenznehmer «Thermos Limited», beheimatet in einer Fabrik in der Londoner Vorstadt Tottenham, zahlte jahrelang anstandslos seine Tantiemen für die Nutzungsrechte an der Idee des Physikers Dewar.

Die Beziehungen zwischen der Mutterfirma in Deutschland und der englischen Partnerfirma waren bestens; man verwies in Deutschland auf den schottischen Erfinder und in England lobte man die Voraussicht der Deutschen betreffend den kommerziellen Erfolg. Das ging allerdings nur bis 1914.

Nach dem Beginn des Ersten Weltkriegs übernahm das englische Kriegsministerium die Firma Thermos Limited und ließ neben harmlosen Flaschen Munitionskisten und anderes Kriegsmaterial produzieren. Das Management der Fabrik in Tottenham kaufte schließlich die ganze Fabrik auf und brach die Beziehungen zur Mutterfirma ab. Das hatte 1917 zur Folge, daß das Gebäude von einem Zeppelin aus bombardiert und zerstört wurde. Unter Historikern geht die Rede, daß Kaiser Wilhelms Kabinett vom deutschen Thermos-Produzenten auf die Kriegswichtigkeit der englischen Ex-Partner aufmerksam gemacht wurde. Schließlich wußte man dort, daß in Tottenham mehr als nur Vakuumflaschen produziert wurden.

Im Zweifel gegen die Marke?

Ein Prozeß in den Vereinigten Staaten setzte einen Meilenstein in der Geschichte der berühmten Marken: die Firma Thermos verlor in einem aufsehenerregenden Verfahren das Recht am Namen des Produkts an ihren größten Konkurrenten «Aladdin Industries». Zum 1962 gefällten Urteil meinte ein Jurist: «...diese Geschichte ist ein echtes Fallbeispiel dafür, was mit einer erfolgreichen Marke alles schieflaufen kann.»

Der Richter war zum Schluß gekommen, daß das Wort «thermos» eine generische Bezeichnung für alle Produkte geworden war, die sich des Vakuum-Prinzips bedienen. Deshalb dürften auch andere Firmen das Wort gebrauchen, um ihre Produkte als isolierend zu kennzeichnen. Sie wurden allerdings verpflichtet, das «t» in «thermos» jeweils klein zu schreiben. Der Richter kam zu seinem Schluß nach einer Prüfung der Werbestrategien der Firma und einer Untersuchung betreffend den unrechtmäßigen Gebrauch von Warenzeichen. Er fand, daß der Name vom Marken- zum Gattungsnamen geworden sei, ge-

ALS ERSTER EXPERIMENTIERTE DER ITALIENISCHE PHYSIKER EVANGELISTA TORRICELLI MIT DEM PRINZIP DES VAKUUMS. ER ERFAND 1643 DAS QUECKSILBER-BAROMETER.

rade weil der Eigentümer der Marke das mit seiner Werbung gefördert hätte.

Das war übrigens nicht das einzige Mal, daß der Eigentümer einer Marke auf sein Recht am Namen verzichten mußte: bei Aspirin, Cellophan, dem «Escalator» (der Rolltreppe) und sogar beim Frühstücksgetreide «Shredded Wheat» kamen die Juristen zum gleichen Schluß. Immerhin durfte die Thermos Company auch in Zukunft ihren Markennamen mit großem «T» schreiben.

Heiße Sache

Dafür darf sich die Firma Thermos der Tatsache rühmen, das Vakuum-Prinzip überall populär gemacht zu haben. Vom Schulkind bis zum Arbeiter besitzt fast jeder ein Produkt, das die Idee des Schotten Dewar in sich trägt und es allen ermöglicht, nach Lust und Laune eine heiße Suppe oder einen frischen Kaffee zu genießen.

Zur Zeit versucht man bei Thermos, auf dem Markt der Haushaltsprodukte mit Grills, Kühlboxen und immer neuen Vakuum-Flaschen die Stellung zu behaupten. Dazu gehören unter anderem Flaschen mit den beliebten Figuren der Disney-Welt. Das Thermos-Prinzip hat eine ebenso interessante wie internationale Geschichte: die Schotten erfanden es, die Deutschen patentierten es, die Amerikaner machten es weltberühmt und benannt ist es mit einem griechischen Wort. Thermos ist immer dabei.

32. Feines für die Kleinen

DIE GERBER-STORY

Zum Schlabbern

Wir schreiben das Jahr 1927, Ort der Handlung ist Fremont im U.S.-Staat Michigan. Dorothy Gerber ist eine Mutter wie jede andere, wild entschlossen, nur das Beste für ihr Kind zu wollen. Ihr Kinderarzt hatte für jene Zeit recht fortschrittliche Ansichten und empfahl Frau Gerber, ihrem Baby schon ab dem fünften Lebensmonat püriertes Gemüse und Fleisch zu essen zu geben. Die pflichtbewußte und vertrauensvolle Mutter mühte sich ab mit Schälen, Kochen und Pürieren, und es war eine Freude, wie ihr Kind an dem neuen Eß-Erlebnis schmatzenden Gefallen fand. Aber gab es nicht einen weniger mühevollen Weg zu dieser Anerkennung? Dorothy Gerber war bestimmt nicht die erste Mutter, die sich so etwas überlegte. Aber sie war die erste, die etwas unternahm. Und zwar sprach sie mit ihrem Gatten, dem Sohn des Präsidenten der Fremont Canning Company, einer Dosenfabrik. Ihr Mann Dan und sein Vater Frank überleg-

DIE MARKE GERBER WIRD IN 70 LÄNDERN VERKAUFT, ETIKETTEN GIBT ES IN 12 SPRACHEN. DIE JÄHRLICHEN VERKÄUFE BELAUFEN SICH AUF RUND 1 MILLIARDE DOLLAR.

ten hin und her und kamen auf eine einfache Antwort: es sprach nichts dagegen, pürierte Babynahrung in Dosen abzufüllen und in großem Maßstab zu produzieren. Sie bereiteten Testpackungen vor, die sie Dorothy und den Angestellten der Dosenfabrik zum Ausprobieren gaben. Die Reaktionen waren enthusiastisch: die Babies der Fremonter Mütter liebten das Zeug. So entschloß man sich bei der Fremont Canning Company, Babynahrung industriell zu produzieren und unter dem Namen jener Familie zu verkaufen, von der die Idee gekommen war: Gerber.

Viele kleine Kunden

Mütter haben ihren Kindern schon immer fein gehackte oder vorgekaute Nahrung zu essen gegeben. Die Entdeckung des Kochprozesses, der Lebensmittel für den menschlichen Körper leichter verwertbar macht, war eine von vielen Stationen auf dem Weg zur industriell produzierten Babynahrung. Durch Kochen wird zum Beispiel Gemüse weich genug, damit man daraus ein Püree oder eine Brühe machen kann.

DIE FIRMA GERBER HAT ÜBERNAHMEVERSUCHEN VIELE JAHRE WIDERSTANDEN. ERST 1994 VERSTÄNDIGTE MAN SICH MIT DEM SCHWEIZER KONZERN SANDOZ (HEUTE NOVARTIS) ÜBER EINE FUSION – ZUM PREIS VON 3,7 MILLIARDEN DOLLAR.

Eine weitere Erfindung auf dem Weg zum Erfolg der Marke Gerber war die Konserve: die war zu Anfang vor allem für militärische Zwecke eingesetzt worden. Schon unter Napoleon hatte die damalige französische Regierung einen Preis ausgesetzt für denjenigen, der eine sichere Methode zur Konservierung von Lebensmitteln erfinden würde.

Teil der Familie

Im Jahr 1928 war es ziemlich gewagt, Konserven mit Babynahrung produzieren und verkaufen zu wollen. Die Fremont Canning Company – ab 1941 nur noch Gerber genannt – scheute nicht davor zurück, eine Linie von Lebensmittelprodukten einzuführen, die von den meisten Eltern Amerikas als überflüssig und teuer angesehen wurden. Dan Gerber war überzeugt, daß nicht nur seine Frau sich über die neue, bequeme Art der Kinderernährung freuen würde. Und in einer gründlichen Marktforschung fand Gerber heraus, daß Bequemlichkeit nicht das Hauptargument war, mit dem seine Idee die Mütter in den USA gewinnen würde. Diese wünschten sich vor allem ein größeres Angebot an Babynahrung, Früchten und Gemüsen, als sie das Jahr hindurch in den Läden fanden.

GERBER HAT SICH IN 60 JAHREN GEGEN 73 KONKURRENTEN BEHAUPTET. DER U.S.-ANTEIL VON GERBER IM MARKT FÜR BABYNAHRUNG BELÄUFT SICH HEUTE AUF 70 PROZENT.

Die Werbekampagne, die Gerber 1928 im Magazin «Good Housekeeping» lancierte, wurde von Konkurrenten als riskant und kostspielig bewertet: für nur 1 Dollar konnten Mütter beim Händler ihrer Wahl eine Auswahl von sechs Gerber-Produkten beziehen. Adressen und Dollarnoten mußten von den Müttern eingeschickt werden – und sie kamen gleich haufenweise. Die Werbeaktion war ein riesiger Erfolg und in kurzer Zeit war Gerber in den Regalen der ganzen Vereinigten Staaten präsent. Zum Jahresende durfte man sich über 600 000 verkaufte Dosen Babynahrung freuen.

Desweiteren hatte Dan Gerber die brillante Idee, das Porträt eines glücklichen Babys für seine Produkte werben zu lassen. Um das richtige Gesicht zu finden, organisierte er ein weiteres Preisausschreiben. Es gewann die Zeichnerin Dorothy Hope Smith mit einer Kohlestift-Zeichnung, die als «Das Gerber-Baby» bekannt wurde und ab 1931 auf dem offiziellen Warenzeichen verwendet wurde. Jahrelang kursierte ein hartnäckiges Gerücht: das Baby sei eine Zeichnung von Filmstar Humphrey Bogart im zartesten Alter. Der Star der Gerber-Werbung war aber das Kind einer Nachbarin von Dorothy Smith, es hieß Ann Turner.

Mami ist die beste

Bei dem überwältigenden Erfolg schon kurze Zeit nach der Einführung ließen Nachahmer nicht auf sich warten. Innerhalb zweier Jahre drängten um die 50 Konkurrenten auf den Markt. Bei Gerber wurde man sich klar, daß es einiges brauchen würde, um den Markt weiterhin zu beherrschen. Die Firma mußte ganz einfach mehr über Mütter und ihre Kinder wissen als irgendein Mitbewerber.

Um DIE Marke für Babynahrung zu werden, der eine Mutter trauen kann, mußte man mehr tun als bloß verkaufen. Der erste Schritt in diese Richtung war, mit Ernährungsspezialisten und Kinderärzten Kontakte aufzubauen und zu pflegen. Diese Partnerschaft zwischen Gerber und den Fachleuten für Kinderpflege besteht bis heute. Sie halfen der Firma, immer neue Publikationen über das Thema zu erarbeiten. Vor über fünfzig Jahren entstand aus dieser Zusammenarbeit das Gerber Forschungszentrum, bis heute das größte private Zentrum im Bereich der

Kinder-Ernährungswissenschaft. Dorothy Gerber hat außerdem einige Jahren lang eine Zeitungskolumne mit dem Titel «Bringing Up Baby» verfaßt.

Der Baby-Boom

Eine weitere erfolgreiche Marketing-Maßnahme bei Gerber ist der unmittelbare Kontakt mit Frauen, die eben Mütter geworden sind. Angeboten werden Informationsbroschüren zur Ernährung und Rabatt-Coupons. Dank der erwähnten Zusammenarbeit mit Kinderärzten, Hebammen und Spitälern erreicht Gerber so über 80 Prozent der Zielgruppe.

In den 40er Jahren kam man von Konservendosen ab und begann, die Babynahrung in Gläser abzufüllen. Bis heute wirbt die Marke mit dem Slogan: «Babies sind unser Busineß. Unser einziges Busineß.». Seit den Anfängen in den 30er Jahren wuchs das Gerber-Sortiment von fünf auf über 250 Produkten an. Hinzugekommen sind unter anderem Produkte für etwas größere Kinder, 1992 zum Beispiel die neue Linie «Gerber Graduates». Sie umfaßt 23 verzehrbereite Produkte für anspruchsvollere Geschmäcker, Gebäck und Kalzium-angereicherte Säfte. Der Erfolg ließ nicht auf sich warten; seit damals stieg die Zahl der jährlich abgesetzten Gläser um 15 Prozent.

Wachstum – aber sicher!

Klar, daß einer der vertrauenswürdigsten Namen auf dem US-Markt früher oder später auch noch andere Kinderprodukte anbieten würde. Die erfolgreiche Firma führt heute unter anderem Spielzeug, Kinderkleidung, ein Sicherheits-Sortiment und –

Lebensversicherungen. Die Kinder erhalten im Rahmen des «Grow Up»-Plans üblicherweise 10 000 Dollar in bar zu ihrem 21. Geburtstag.

Um die Zielsetzung von einer Umsatzmilliarde pro Jahr bis zur Jahrtausendwende zu erreichen, sucht Gerber heute auch in Europa nach Absatzmärkten.

33. Ein dehnbarer Begriff

«L'EGGS»-STRUMPFHOSEN

Kein Eierkopf

Roger Ferriter war Partner in einer Design-Agentur, die ihr Schwergewicht auf die Kreation von Verpackungen gelegt hatte. 1968 kam die Textilfirma Hanes aus Winston-Salem auf die Agentur zu mit dem Auftrag, die Verpackung für eine neue Strumpfhosen-Linie zu entwerfen.

Die neue Produktelinie war für den Massenmarkt bestimmt und brauchte ein auffälliges Design. Während seiner Denkarbeit spielte Ferriter mit einem Paar der neuen Strumpfhosen herum und drückte sie in seiner Hand auf die Größe eines Eis zusammen. Als er auf seine geschlossene Faust sah, hatte er die Eingebung: Wie wär's, wenn die Strumpfhose von Hanes in einem festen Behälter verkauft würde, statt wie üblich in transparenten Beuteln? Und wie wär's, wenn man das Produkt in der «schönsten Verpackung der Natur» verstecken würde und dazu noch einen guten Namen fände, vielleicht mit einem französisch-eleganten Klang? Voilà: «L'eggs» war geboren.

KÖNIG HEINRICH II. VON FRANKREICH TRUG DIE ERSTE MASSGESCHNEIDERTE HAUTENGE HOSE IM JAHR 1559.

Hoch das Bein

Die als «Ötzi» weltberühmt gewordene Gletschermumie aus den österreichischen Alpen war der Beweis: schon in der Steinzeit trug man enge Leggings aus Baumrinde und Streifen von Tierhaut. Während des Mittelalters trug man eine Art Gamaschen an den Waden. Im 14. Jahrhundert waren enge Stoffschläuche angesagt, durch die sich die Konturen der Beine, auch die Hinterbacken und der Schambereich abzeichneten – klar, daß die Kirche dies unmoralisch fand. Erst im 15. Jahrhundert schneiderte man diese Schläuche bis auf Hüfthöhe. Dies waren frühe Vorläufer der heutigen Strumpfhose.

«L'EGGS» IST IN DEN USA BEI ÜBER 100 000 EINZELHÄNDLERN MIT EIGENEN DISPLAYS VERTRETEN.

Strümpfe findet man schon seit dem 6. Jahrhundert, schriftlich erwähnt werden sie erstmals in einem britischen Manuskript aus dem Jahr 1306. Während der Regierungszeit von Königin Elizabeth I. waren seidene Strümpfe ein absolutes Muß. Oben gehalten wurden sie mit Strapsen oder Haltern aus Stoff oder Leder. Im Jahr 1589 wurde der Strumpfwirk-Rahmen von Reverend William Lee erfunden. Seit jenem Jahr konnten feingewirkte Strümpfe fast maschinell hergestellt werden. Im 17. Jahrhundert trug man Strümpfe aus weißer Seide, später aus Leinen oder Spitze. Erst im 18. Jahrhundert wurde Baumwolle verwendet und ermöglichte, auch dank der industriellen Fertigung, eine Popularisierung des teuren Vergnügens. Damenstrümpfe, so wie wir sie heute kennen, gibt es aber erst, seit die E.I. DuPont Company 1938 das «Nylon» erfand.

Marktforschung

Robert Elderson war der Name des Mannes, der 1968 Präsident der Strumpfwaren-Abteilung von Hanes wurde. Hanes war schon damals bekannt als Hersteller von Stoff und Kleidung, hatte aber eben ein neues Material entwickelt, das dehnbar war und selbst an beanspruchten Stellen nicht unelastisch wurde. Die ersten Muster von Strumpfhosen aus dem neuen Material paßten 9 von 10 Frauen, und die «One Size Fits All»-Idee war geboren. Blieb nur eine schwierige Entscheidung zu treffen: Sollte man die neuen Produkte in teuren Boutiquen verkaufen oder lieber in Supermärkten und Drogerien den Massenmarkt bedienen?

Elderson ließ den Markt analysieren und fand heraus, daß sich keine der vielen Strumpfhosen-Marken eindeutig von den anderen abhob und bewußt registriert wurde. Hier kam Robert Ferriter ins Spiel, der den Auftrag erhielt, eine Produktlinie mit hohem Wiedererkennungseffekt zu schaffen, die den Namen «Hanes» als vertrauenerweckende Dachmarke tragen würde. Dies bedeutete, und da waren sich alle einig, daß große Werbeausgaben anstanden.

Ausgeschlüpft

Ferriter vermochte das Hanes-Management von der Richtigkeit seines Konzepts mit dem extravaganten Behälter zu überzeugen. Alles, was Hanes zu tun hatte, war Millionen von Dollar aufs Spiel zu setzen für die Einführung eines revolutionären Produktes in einer kitschigen Verpackung und einem Wortspiel im Namen. Das grüne Licht kam, nachdem die Designagentur das Display für die neuen Produkte präsentiert hatte.

Auf dem Gestell standen 24 Eier gefüllt mit Strumpfhosen in unterschiedlichen Größen, Farben und Ausführungen, außerdem gab es Platz für Infobroschüren und Werbeblätter. Die Displays und die Produkte wurden den Händlern in Kommission geliefert, so daß für sie kein Risiko entstand. Hanes würde den Platz für die Verkaufsgestelle von den Einzelhändlern mieten und sich mit dieser Idee von den anderen Anbietern deutlich unterscheiden.

Schritt für Schritt

«L'eggs» wurde im März 1970 in vier Testmärkten eingeführt. Der Erfolg war gigantisch: nach nur sechs Wochen lagen die Verkäufe 1500 Prozent über den Vorausberechnungen. Sechs Monate später hatte man bei Hanes genügend Vertrauen in das Produkt, um es in den ganzen USA zu lancieren, und zwar ohne weitere Märkte zu testen. In einer Untersuchung nach weiteren sechs Monaten gaben 25 Prozent der Frauen in den US-Großstädten an, «L'eggs» regelmäßig zu kaufen. Nach Verkäufen für 9 Millionen Dollar im ersten Jahr kletterten die Zahlen im folgenden Jahr auf 54 Millionen, und im dritten Jahr brachte die neue Marke einen Umsatz von 112 Millionen.

Die Werbekampagne für das neue Produkt von Hanes war simpel und einprägsam: «Our L'eggs fit your legs» hieß der Slogan. Hatte Hanes vor der Lancierung von «L'eggs» 250 000 Dollar jährlich für Werbung ausgegeben, stiegen die Werbeausgaben nun auf 10 Millionen Dollar, im Geschäftsjahr 1980 bereits auf 30 Millionen.

Zusätzlich zum erfolgreichen Marketingkonzept mit der speziellen Verpackung kam eine wichtige Dienstleistung für die

Kundinnen hinzu: eine Tabelle, aus der einfach abgelesen werden konnte, welche Größe richtig war, erleichterte ihnen den Kauf. Das Display beim Händler war für diese Tabelle der ideale Träger. Anfang der 90er Jahre erreichte «L'eggs» einen Marktanteil von 42 Prozent und einen Umsatz von 900 Millionen Dollar. Nachdem Hanes das Vertrauen der Kundinnen gewonnen hatte und zur wichtigsten Strumpfhosenmarke geworden war, führte man Untermarken ein. Diese erfüllten besondere Wünsche bezüglich Farben, Größen, Mode und Jahreszeit. Die Untermarken heißen «Sheer», «Just My Size» und «Underalls», hinzu kam außerdem eine Produktlinie für Mädchen: «Little L'eggs».

AM 15. MAI 1940 WURDEN DIE ERSTEN NYLONSTRÜMPFE VERKAUFT.

Die aufwendige Verpackung von «L'eggs» wurde schließlich beinahe zu einer Fußangel: Umweltschützer beklagten sich über die Millionen von nutzlos gewordenen Plastikeiern, die nicht biologisch abbaubar waren und für immer auf Deponien herumliegen würden. 1994 reagierte Hanes und wechselte von Plastik zu Karton – dabei wurden auch gleich die Kosten für die Verpackung um 33 Prozent verringert.

Hanes wurde 1974 von der Sara Lee Corporation aufgekauft und hat seither nicht aufgehört, den Wünschen und Bedürfnissen von Millionen von Kundinnen entgegenzukommen. Im Gegenteil. Die Marke konnte 1996 ihren 25. Geburtstag feiern und sich über den andauernden Erfolg einer gewagten Idee freuen.

34. Rein in die Kartoffeln

FRITO-LAY – CHIPS

Das gibt es nur in Texas

Elmer Doolin lebte 1932 noch davon, Speiseeis zu machen und zu verkaufen. Sein Geschäft befand sich in San Antonio, Texas. Als er eines Tages in einem Café anhielt und den 5-Cent-Sandwich-Special bestellte, kaufte er sich dazu eine Packung Mais-Chips. Das sollte sein Leben verändern: die Chips waren frischer und schmeckten besser als alles, was er bis dahin bekommen hatte, und die Einportionen-Tüte war die perfekte Beilage zu seinem Sandwich. Er suchte den Mann, der diese Chips hergestellt hatte, auf und kaufte ihm das Geschäft kurzerhand für 100 Dollar ab. Es war eine gute Investition: Er erhielt dafür eine kleine Kundenliste, einen handbetriebenen Kartoffelschneider und das Rezept für die Mais-Chips. Doolin begann in der Küche seiner Mutter mit der Herstellung der Mais-Chips und verkaufte sie an die Cafés, Cantinas und Läden in seiner Umgebung. Es war ihm klar, daß er einen Markennamen für sein Produkt brauchte. Um auf die Herkunft aus dem U.S.-Grenzgebiet zu Mexiko zu verweisen, entschied er sich für die spanische Übersetzung von «fritiert». Er nannte sein Produkt «Fritos».

Schauplatz Tenesse

Zur gleichen Zeit anderswo im Süden der USA, nämlich in Nashville, Tennessee, betrieb H. W. Lay einen Einmann-Handelsbetrieb. Mit seinem 1929er Ford Modell A vertrieb er Kartoffelchips für eine Firma, die ihren Hauptsitz in Atlanta hatte. 1934 hatte Lay eine Menge Kunden gewonnen und bereiste sechs größere Verkaufsrouten. Er war drauf und dran, einer der wichtigsten Distributoren von Tennessee zu werden. Bloß: vier Jahre später kam die Firma, für die er arbeitete in finanzielle Schwierigkeiten. Sein Einkommen stand auf dem Spiel. Nicht faul, borgte sich Lay 100 Dollar und fand zusätzliche Investoren, die ihm halfen, die Firma aufzukaufen. Von diesem Tag an hießen die Chips «Lay's».

KEIN UNTERNEHMEN BESCHÄFTIGT MEHR VERKÄUFER ALS FRITO-LAY: 12 000 ANGESTELLTE MACHEN JEDE WOCHE 750 000 ANRUFE.

Ein paar Schnipsel Geschichte

Die U.S.-Snack-Industrie hat ihre Ursprünge in Saratoga Springs, einem elitären Ferienort im Staat New York. 1853 machte der Eisenbahn-Tycoon Commodore Cornelius Vanderbilt dort seinen wohlverdienten Urlaub. Als ihm eines Abends die Kartoffeln nicht schmeckten, schickte er sie zurück in die Küche mit der Bemerkung, sie seien «zu dick». Der Koch George Crum schnitt neue Kartoffeln in hauchdünne Scheiben und fritierte sie. Der Commodore liebte diese «knusprigen Kartoffelscheibchen» und seine Freunde natürlich auch.

Die Scheibchen wurden über Nacht zu einem Muß auf jedem Teller, und alle reichen Leute wollten die berühmten «Saratoga

Chips». Es dauerte nicht lange, und das Knusperzeugs war an der ganzen Ostküste beliebt, wo alle chicen Restaurants die Chips auf ihre Karte nahmen.

1895 kannte man den Saratoga-Chip schon in ganz USA – außer in Cleveland. William Tappenden, ein ehemaliger Journalist, der dort lebte, sah das Potential der Idee und wußte, daß man daraus ein erfolgreiches Haushaltsprodukt machen könnte. Er fritierte die Chips zuhause und verkaufte sie von seinem Pferdekarren herab. Schon bald durfte er sich über ein gutgehendes Geschäft freuen und schließlich verwandelte er seine Scheune in die erste Kartoffelchips-Fabrik. Die Nachahmer ließen nicht auf sich warten: gleichartige Fabriken gab es schon bald überall in den USA.

FRITO-LAY VERKAUFT JÄHRLICH SNACKS FÜR 4,5 MILLIARDEN DOLLAR. DAS BEDEUTET FÜR DIE USA 27 TÜTEN PRO PERSON UND JAHR.

Die Idee für die Tüte Chips kam von Laura Scudder aus Monterey Park in Kalifornien, die 1926 ihre erste Kartoffel fritierte. Bis dahin hatte man das Produkt nämlich entweder mengenweise aus großen Vorratsbehältern oder in Gläser gefüllt abgegeben. Erst Scudder kam darauf, die Chips von ihren Arbeitern in Wachspapier verpacken zu lassen und sie so zu verkaufen. Die Tüten waren natürlich mit ihrem Namen beschriftet.

Zusammen stark

W. H. Lay & Company wurde zu einem der größten Anbieter von Snacks und anderen Fertigprodukten. Das wichtigste Produkt waren nach wie vor Lay's Kartoffelchips, die für ihren leichten Geschmack und ihre Knusprigkeit bekannt waren. Schon 1944 erkannte Lay das Potential des Fernsehens und begann, dort Werbung zu machen.

Die Fritos Corn Chip Company war mittlerweile nach Dallas umgezogen, wo sich das ganze Geschäftsleben von Texas abspielt. Es gab ein schnelles Wachstum von Verkauf und Distribution. Ab 1949 stand auf den Beuteln der Firma «Fritos Brand Golden Chips of Corn», um den Anspruch auf die regionale Marktführerschaft zu betonen.

1945 erhielt Lays Firma von Fritos das exklusive Recht, ihre Produkte im Südosten anzubieten. Das Ergebnis: mehr Umsatz sowohl bei den Kartoffel- wie bei den Maischips.

In den kommenden 16 Jahren profitierten die beiden Firmen friedlich, aber separat vom größer werdenden Markt für Snacks. Erst in den 50er Jahren begann man, auf einen gemeinsamen Vertrieb hinzuarbeiten, denn das Verkaufspersonal sprach schließlich bei allen Kunden mit denselben Leuten. Man teilte auch die Firmenphilosophie und außerdem konkurrierten die Produkte nicht. Aber zur eigentlichen Fusion der beiden Firmen kam es erst 1961. Dafür wurde es gleich richtig spannend, als die neugegründete Frito-Lay Company auch noch die Firma Rold Gold Pretzels, spezialisiert auf Laugengebäck, aufkaufte.

FRITO-LAY PRODUZIERT JEDE MINUTE 30 000 EINHEITEN SNACK-GEBÄCK.

Unmöglich, aufzuhören

Schon 1944 hatte man bei Lay die Wichtigkeit von Werbung erkannt. In Tennesse warb man mit der Cartoonfigur «Oscar, die glückliche Kartoffel», ab 1960 sponserte Lay die Kinder-Fernsehsendung «Deputy Dawg». In den frühen 60ern explodierte der Snack-Markt förmlich. Lay wußte, daß nur eine starke Markenidentität die Firma von den Konkurrenten unterscheiden würde. In einer der ersten großen Fernseh-Werbekampagnen produzierte die Werbeagentur von Lay den in den USA legendär gewordenen Spot mit Bert Lahr, der die tragende Botschaft unter die Leute brachte: «Betcha can't eat just one» (Wetten, daß du mehr als einen essen willst?).

RICHARD NIXON BRACHTE 1961 EINE TÜTE MAISCHIPS ZUM GIPFELGESPRÄCH MIT NIKITA CHRUSCHTSCHOW MIT.

Der Komiker Buddy Hackett führte diese Kampagne 1968 weiter mit dem abgeänderten Slogan «You can eat a million of 'em, but nobody can eat just one» (Du kannst eine Million davon essen, aber nicht bloß eins). Fritos hatte in der gleichen Zeit einen ganzen Zoo von Comic-Maskottchen aufgefahren. 1953 wurde «The Frito Kid» eingeführt, das bis 1957 als Werbefigur diente. Sein Nachfolger wurde «Frito Bandito», der sich aber leider zu einem PR-Problem auswuchs, weil sich die eingewanderten Lateinamerikaner in den USA beleidigt fühlten. Die Figur mit dem einprägsamen Namen mußte fallen gelassen werden. W.C. Fritos wurde 1971 zum neuen Firmenmaskottchen ernannt.

Die Pepsi-Generation

Schon 1965 machte die Pepsi-Cola-Company einen brillanten Schritt und verleibte sich Frito-Lay ein. Die seit damals existierende Snack-Division steht für jährlich 4,5 Milliarden Dollar Umsatz und bringt der Pepsico unglaubliche 40 Prozent ihres Gewinns dank Gewinnspannen, die in der Lebensmittelindustrie zu den höchsten überhaupt zählen.

Über die Jahre hinweg wurden immer neue und verschiedene Produkte eingeführt. Neben Lays, Rold Gold und Fritos stehen auch Ruffles, Doritos, Tostitos, Cheetos und Sunchips in unzähligen Packungsgrößen und Geschmacksrichtungen in den Regalen der ganzen USA. Als Antwort auf den sensibler gewordenen Markt wurden in den letzten Jahren auch Produkte mit niedrigem Fettgehalt eingeführt.

Elmer Doolin starb 1959, H. W. Lay 1982. Ihre Partnerschaft war geprägt von einer verständlichen und erfolgreichen Philosophie: «Mach das bestmögliche Produkt; verkauf' es mit einer fairen Gewinnspanne und mache Service zu einem wichtigen Teil deines Geschäfts». Ihre Firmen haben deswegen alle Erwartungen übertroffen und sind von kleinen Regionalmarken zu den Leadern eines der weltgrößten Märkte geworden.

35. Weich gebettet

PAMPERS

Wechsel zum Besseren

Vic Mills verbrachte einen Abend mit seinem ersten Enkelkind: Babysitting war angesagt. Irgendwann war es Zeit, die Windel zu wechseln, und Vic bemerkte, daß er die Wahl hatte zwischen zwei Windeln: die traditionelle Stoffwindel und eine Wegwerfwindel, mit der er nicht vertraut war. Als das Baby später am Abend noch einen Wechsel nötig hatte, führte Mills einen kleinen Test durch und prüfte die beiden Alternativen auf Vor- und Nachteile. Dabei zeigte es sich, daß das Wegwerf-Modell eindeutige Pluspunkte hatte. Auf alle Fälle entfielen die Probleme «mühsames Waschen» und «mangelnde Hygiene». Andererseits fand er, daß die papierene Wegwerfwindel nicht genügend saugfähig und auch nicht kräftig genug war.

IN DEN USA WERDEN JÄHRLICH 15 MILLIARDEN WINDELN GEWECHSELT.

Mills war Ingenieur beim Haushaltsbedarfs-Multi Procter & Gamble. Er erzählte im Geschäft vom durchgeführten Test und schlug vor, daß man den Markt auf den Bedarf nach einer besseren Wegwerfwindel testen sollte. Procter & Gamble begann mit der Marktforschung, die schließlich in einer neuen Methode resultierte, mit der die Welt heute ihre Babies wickelt: Pampers.

Nicht ganz dicht

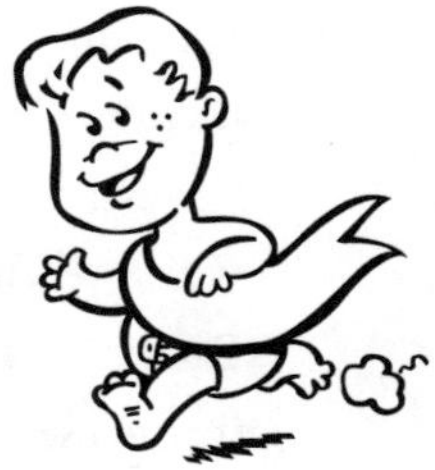

Die Entwicklung der Windel ist auch eine Geschichte der Industrialisierung. Es wurden pflanzliche Fasern, Graswickel, später Wolle und Papier verwendet. Nebenbei bemerkt wurden diese Materialien immer auch von Frauen verwendet, um ihre Menstruationsflüssigkeit zu absorbieren. Das erste Tuch, das für eine Windel Verwendung fand, war aus Holz- und Pflanzenfasern gewoben. Entdeckt hat man es im Zweistromland Mesopotamien zwischen den Flüssen Euphrat und Tigris. Eine raffinierte Art von «Windel» wurde von den Indianern erdacht: sie stopften weiches Moos unten in ihre Kindertragen, «Papooses» genannt. Die gepreßten pflanzlichen Fasern absorbierten viel Flüssigkeit und konnten nach Bedarf ersetzt werden.

Über viele Jahrhunderte hinweg wurden gewobene Stoffe verbessert und in Form der allseits bekannten dreieckigen Windel verwendet. Während der industriellen Revolution kam die sogenannte Sicherheitsnadel hinzu, mit der der Stoff gefahrloser befestigt werden konnte. Außer diesen beiden Verbesserungen gab es nur wenige Neuerungen und die Windeln mußten stets gewaschen werden, was nicht nur unangenehm, sondern auch sehr zeitaufwendig war.

In den 50er Jahren dieses Jahrhunderts wurden in den USA die ersten Wegwerfwindeln unter Marken wie «Chux», «Dryper» und «Kleinarts» eingeführt, aber sie kamen nie auf einen größeren Marktanteil als 1 Prozent. Die Kunden fanden die Produkte qualitativ nicht befriedigend und klagten über austretende Nässe. Wegwerfwindeln waren für Mütter bestenfalls auf Reisen gut genug. Gefragt war eine dichte und viel Flüssigkeit aufnehmende Wegwerfwindel.

Kein «Gambling» bei Procter

Die Firma Procter & Gamble ist auf der ganzen Welt bekannt für ihr großes Know-how im Bereich der Markterschließung. Vic Mills' Idee für eine Wegwerfwindel wurde Ende der 50er Jahre auf Herz und Nieren getestet. Folgende Fragen stellten sich die Produktmanager: Bestand auf Verbraucherseite wirklich ein Bedürfnis nach einer neuen Art von Windel? Hatte Procter & Gamble das Wissen und die Technologie, ein solches Produkt zu entwickeln? Steckte im Markt das Potential für einen Profit?

Nach der bewährten Methode von Procter & Gamble wurden Tausende junger Mütter über ihre Gewohnheiten befragt. Aus diesen Befragungen ging hervor, daß die Hauptsorge vieler Mütter die Hautreizungen bei Babies waren, die durch das Tragen wasserdichter Plastikhöschen über den Stoffwindeln entstanden. Bei Procter & Gamble wurde man sich klar, daß die Lösung für dieses Problem die gesuchte Marktlücke war. Es gab allerdings ein großes Hindernis bis zur Realisierung des neuen Produkts. Man brauchte eine Maschine, die eine mehrlagige Struktur fabrizieren könnte aus einer Lage Plastik (außen), einem absorbierenden Gewebe und einer wasserabstossenden Schicht für den Hautkontakt. Das Teil würde dann in Zickzack gefaltet und verklebt – aber die Leimdüsen tropften und verkleisterten die ganze Maschine, außerdem entstand beim Auftragen des absorbierenden Vlieses gleich bergeweise Staub. Es dauerte zwölf Monate, bis die Maschine rund lief.

Testen ist am besten

Die erste «Pampers»-Wegwerfwindel kam 1961 auf den Markt. Der Name bedeutet soviel wie «verwöhnen» und «gut aufheben». Als erster Testmarkt wurde Peoria in Illinois bestimmt. Pampers kamen zu 10 Cents pro Stück ins Angebot, was bei einem Absatz von 400 Millionen der errechnete Preis war, bei dem noch ein Gewinn herausschaute. Der Test war eine Katastrophe: es wurden nur halb so viele Windeln verkauft, wie nötig gewesen wäre. Marktforschungen ergaben, daß der Preis als zu hoch empfunden wurde. In Syracuse, New York, wurden Pampers für 8 Cents pro Stück verkauft, was schon einen größeren Erfolg ergab. Mit Zunahme des Produktionsvolumens konnte Procter & Gamble die einzelne Wegwerfwindel für 6 Cents anbieten und immer noch einen Gewinn erzielen.

Mit viel Gefühl

Der Gewinn wurde dank der Preissenkung immer größer, und sogar bei Procter & Gamble war man darüber erstaunt. Ende der 60er Jahre hatten die Wegwerfwindeln einen Marktanteil von 25 Prozent inne und Pampers hatten den Markt so ziemlich für sich allein. Fünf Jahre später trug die Hälfte aller U.S.-Babies Pampers, und in den späten Siebzigern kontrollierte die Marke 75 Prozent des Marktes für Wegwerfwindeln.

Weil man bei Procter & Gamble spürte, daß sich der Wettbewerb früher oder später verschärfen würde, führte man eine Premium-Marke ein, mit der man den Marktanteil erweitern und nach oben absichern wollte. Die neue Marke wurde «Luvs» genannt und war zusätzlich gepolstert sowie mit elastischen Bündchen versehen. Die Marktstellung von «Luvs» wurde schon Ende der 70er Jahre von «Huggies» angegriffen, einer Marke des Konkurrenten Kimberly-Clark. Die beiden hoch positionierten Windelmarken kämpfen seither um jeden einzelnen Baby-Popo in den USA und halten 29 Prozent des Marktes, der dem Marktanteil von Pampers abgegraben wird.

Grüne Babies

Seit einiger Zeit gibt es wieder Konsumentinnen und Konsumenten, die zur waschbaren Windel zurückkehren. Die immer einflußreicher werdenden Umweltschutz-Organisationen hatten erkannt, daß die Wegwerfwindel nicht nur als Müll herumliegt, sondern für Papier und Vlies auch Wälder abgeholzt werden. Die Windel-Multis halten dagegen, daß Stoffwindeln keineswegs Musterbeispiele für Umweltfreundlichkeit seien: im Baumwollanbau würden Pestizide gespritzt, beim Waschen kämen zuviel Tenside ins Wasser und das Trocknen sei überdies Energieverschwendung. Wie auch immer, die Zukunft könnte durchaus die Entwicklung einer wiederverwertbaren Windel bringen. Es ist leicht denkbar, daß Procter & Gamble sich auch hier an die Spitze der Entwicklung setzen wird: wer die Welt verändert hat, läßt sich seinen Vorsprung ungern nehmen.

36. Easy Listening

BELTONE – HÖRGERÄTE

Stille Nacht...

Sam Posen hatte in seinem Leben nie allzuviel über die Probleme hörbehinderter Menschen nachgedacht. Mit seiner Frau Faye führte der ausgebildete Radiotechniker ein bequemes Leben in der U.S.-Stadt Chicago. In den späten 30er Jahren lernte das Ehepaar Posen einen hörbehinderten Menschen kennen und mögen. Ihr neuer Freund beklagte sich über seine unpraktische und übel aussehende Hörhilfe, und auch Sam Posen wunderte sich: weshalb wurde so wenig Fortschritt auf diesem wichtigen Gebiet gemacht? Als Experte auf seinem Gebiet war ihm klar, daß mit den seinerzeit modernen Transistoren wesentlich kleinere Hörgeräte gebaut werden könnten – wenn es nur jemand täte. Und weil Posen seinem Freund wünschte, daß er die Geräusche der Welt wieder so klar hören könnte wie den Ton einer Glocke (engl. «Bell»), nannte er sein Projekt «Beltone».

BELTONE-HÖRGERÄTE WURDEN URSPRÜNGLICH AUF STREICHHOLZBRIEFCHEN BEWORBEN. JEDEN MONAT WURDEN RUND 250 000 STÜCK DAVON GEDRUCKT.

Unerhörte Geschichte

Wer sich um ein klareres Hörbild bemüht, hält unwillkürlich die Hände als Schalltrichter hinter das Ohr. Kein Wunder, daß schon die Griechen und Römer künstliche Schalltrichter aus Meeresmuscheln, Hörnern und Geweihen zurechtschnitzten. Es ging aber eine ganze Weile bis zum trompetenförmigen Hörrohr, wie wir es noch aus alten Filmen kennen. Es gab davon zwei Standard-Typen, das eine wurde Osteophon genannt, das andere Dentaphon. Im Dentaphon nahm ein kleines Schallblatt aus Holz die Schallwellen auf und übertrug sie auf die Zähne seines Benutzers. Der Schall wurde über einen seidenumwickelten Draht transmittiert. Den wiederum verband man mit einer Membran, die sich in einem Trichter befand, den der Hörbehinderte in der Hand halten mußte und der Tonquelle entgegenhielt. Es war tatsächlich so kompliziert, wie sich das hier anhört. Anfangs des 20. Jahrhunderts wurden dann Eitelkeit und Komfort auch für hörbehinderte Leute allmählich wichtiger. Größe und Form der Hörhilfen wurden überarbeitet. Die verkleinerten Geräte wurden in große Schmuckperlen, Hauben, Operngläser, Ventilatoren und sogar Stühle eingebaut und versteckt.

ENDE DES 19. JAHRHUNDERTS FAND MAN AUF DEM MARKT HÖRHILFEN WIE DIE «OPERETTA», EINGEBAUT IN EINE SCHMUCKBROSCHE!

Wie bitte?

Die erste elektrische Hörhilfe wurde von Miller Hutchinson in Mobile, Alabama, entworfen. Man schrieb das Jahr 1902, und das Gerät war ein großes Tischmodell mit Kohlenstoffmikrophon und drei Paar Kopfhörern. Das Modell wurde «Akoulallion» genannt, nach den griechischen Verben für «hören» und «reden». Das Gerät auf Kohlenstoffbasis war nach der Erfindung der Vakuum-Röhre leicht zu verbessern. Das übernahm Earl Hanson von der «Globe Ear-Phone Company». Die sperrigen Mikrophone fielen weg, und die Verstärkung wurde vereinfacht. Im Ersten Weltkrieg wurde ein Prototyp dieses Geräts verwendet, um die Gespräche der deutschen Truppen abzuhören. Mit der Entwicklung von tragbaren Vakuumröhren begann im Bereich der Hörhilfen eine neue Zeitrechnung. Die neuen Geräte wurden «Multipacks» oder «Body Boxes» genannt und bestanden zum einen aus einer Batterie, die in der Tasche getragen wurde. Die Batterie war mittels Drähten mit Mikrophon und Verstärker verbunden. Nachteil der neuen Maschinen: sie waren weder sehr wirksam noch diskret zu verbergen.

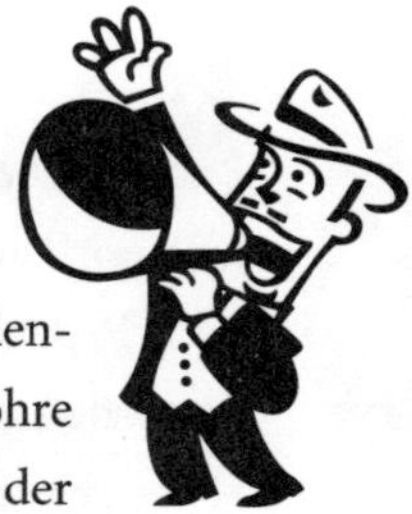

Isolation überwunden

Es war 1940, als das Ehepaar Posen sein erstes Beltone-Geschäft in Chicago eröfffnete. Die beiden waren sich nicht bewußt, daß sie im Begriff waren, den Markt für Hörhilfen zu revolutionieren. Und sie konnten natürlich auch nicht voraussehen, daß ihre Erfindung zur Gründung einer Hilfsorganisation für Hörbehinderte führen würde – der Hearing Industries Association. In dem kleinen Geschäft teilte man sich die Arbeit: Faye Posen untersuchte die Kunden und paßte Hörgeräte an, Sam Posen baute die empfindlichen Teile im Hinterraum zusammen. Die kleinere Hörhilfe nannten sie «Mono-Pac», ein Gerät, das eine zusätzliche

Batterie ebensowenig benötigte wie lästige Kabel – und zudem nur noch halb so viel wog wie herkömmliche Hörgeräte. Die neue Produktlinie der Posens wurde ab 1944 in den ganzen USA beworben. Auch deswegen dauerte es nur kurze Zeit, bis viele Hörgeräte-Händler aus dem gesamten mittleren Westen die Geräte im Sortiment führen wollten.

Fayes Bruder Dave Barrows wurde Verkaufsdirektor der Erfolgsfirma, und er hatte die Idee, das Land mit einem Verteilernetz nach dem Vorbild der Versicherungen zu überziehen, um eine möglichst große Marktpräsenz sicherzustellen. Fünfzig Grossisten verkauften Beltone-Produkte schon im Jahr 1945. Das bequeme Mono-Pac-Gerät wurde schon bald von einer verbesserten Hörhilfe abgelöst. Weil Sam und Faye Posen sich gerne bei großen Namen aus der Auto-Industrie bedienten, nannten sie das neue Gerät «Harmony». In den Medien wurde es gerühmt als die «endgültige Verkleinerung» und in der Werbung brüstete man sich: «Finden Sie heraus, warum Taube dieses Gerät ein Wunder nennen!» In einer anderen Anzeige sah man einen Mann mit den Fingern in seinen Ohren, dazu die Überschrift: «Nicht schreien! Mein Beltone-Empfänger bringt zwei bis sechs mal klareren Klang!» 1947 erlaubte die U.S.-Regierung die Verwendung integrierter Schaltkreise (heute «Chips» genannt) für zivile Zwecke. Bei Beltone zögerte man nicht, die neue Möglichkeit zu nutzen. Schon im folgenden Jahr wurde auf dem

JOHANN MALZEL ERFAND 1808 DAS ERSTE HÖRROHR IN TROMPETENFORM. DER KOMPONIST BEETHOVEN ZÄHLTE ZU SEINEN BERÜHMTESTEN KUNDEN. MALZEL DURFTE FÜR IHN ZWISCHEN 1812 UND 1814 DIE VERSCHIEDENSTEN MODELLE ANFERTIGEN.

Markt das Gerät «Symphonette» eingeführt. Auch in der Werbung – «mit dem magischen Silberdraht» – wurde darauf hingewiesen, daß diese Hörhilfe das erste zivile Gerät mit integrierten Schaltungen war. In der Werbung von 1949 legte man das Schwergewicht auf das verbesserte Hören und weniger auf die Geräte selbst. Zum Teil wurde regelrecht «mit dem Sargdeckel geklappert»: «Meine Schwerhörigkeit hätte mich fast um meine Arbeit gebracht! Zum Glück habe ich dieses unsichtbare elektronische Ohr entdeckt...»

Nie mehr zu überhören

Schon 1950 hatte Beltone ein überaus dichtes Netz von Groß- und Einzelhändlern zur Verfügung und bewarb seine Produkte – im Radio. Eine eigenartige Entscheidung, wenn man bedenkt, an wen sich die Werbung richtete. Erfolgreich waren die Kampagnen aber trotzdem, vielleicht wegen der berühmten Sprecherin Gabriel Heatter. «A Melody is Like a Pretty Girl» war das Leitmotiv der Einführungskampagne für das Modell «Melody». Gesungen wurde der Slogan von zwei Mädchen, die das Gerät an ihren BHs trugen und sonst nur in Cellophan gehüllt waren.

1951 schließlich wurde in den USA die erste Konferenz der Nationalen Gesellschaft für Hörhilfen durchgeführt. Dave Barrows, Verkaufsdirektor von Beltone, wurde zum Präsidenten gewählt. Mit seiner Hilfe gab sich die Gesellschaft anläßlich dieser Konferenz die ersten ethischen Richtlinien und erreichte eine Gleichstellung mit Optikern und Ophthalmologen.

Logischerweise kam auch schon bald die erste Hörbrille in Sicht. Beltone lancierte das neue Produkt, eine Kombination aus

Hörgerät und Sehhilfe, im Jahr 1956. Als noch größere Neuigkeit wurde allerdings das Modell «Minuet» aufgenommen: es handelte sich um die erste Hörhilfe, die direkt hinter dem Ohr plaziert wurde und den Hörbehinderten eine Menge Ärger ersparte.

Larry Posen, Sohn des Gründerpaars von Beltone und Ingenieur mit Ausbildung in der Nobelschule Purdue, erfand schließlich den Beltone-Micro-Modul-Schalter und wurde 1974 Präsident der Firma. 1988 wurde Schauspieler Eddie Albert Werbeträger von Beltone, um die verbesserte und nochmals miniaturisierte Produktlinie «Alto-Max» zu promoten.

Sam Posen starb 1981. Er hat während seines Lebens eine ganze Industrie wachsen sehen und unter vielem anderen erreicht, daß die U.S.-Behörden die Fachleute für Hörhilfen als Spezialisten anerkannten. Außerdem stand überall dank seines Einsatzes nun ein Netz von professionellen Beratern für Hörgeschädigte zur Verfügung. Und das nur, weil er einem Freund die Geräusche der Welt hatte näherbringen wollen.

37. Der Glanz des Stahls

S.O.S – DER TOPFREINIGER

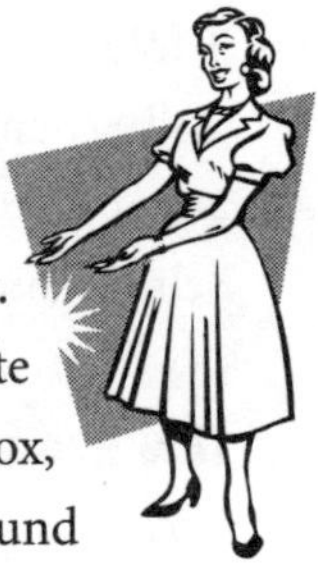

Es sitzt fest

Edwin Cox ging von Tür zu Tür und verkaufte Kochgeschirr aus Aluminium. Er versuchte es zumindest. Das war in San Francisco im Jahr 1917. Als die Geschäfte wieder einmal besonders schlecht liefen, fragte sich Cox, ob er wirklich weiter die Hügel dieser Stadt hinauf und wieder hinunter laufen sollte. Es war anstrengend und brachte nichts ein. Er war fest davon überzeugt, daß Aluminium billiger und das bessere Material war im Vergleich zu Eisen oder Kupfer. Nur glaubte ihm das niemand, er wußte auch nicht warum. Schließlich sagte es ihm eine seiner früheren Kundinnen. Sie schwor, nie wieder Aluminium zu kaufen, weil sie das Zeug nie mehr sauber gekriegt hatte.

Cox zählte zwei und zwei zusammen. Wenn er das Reinigungsproblem löste, stieg auch der Umsatz mit seinem Kochgeschirr. Er probierte zu Hause herum und kam schließlich auf eine Kombination von Stahlwolle und Seife. Er formte im Keller kleine Bälle aus Stahlwolle, tauchte sie in handwarme flüssige Seife und hängte sie zum Trocknen an eine Wäscheleine. Seine

Frau schlug ihm einen Namen vor für diese neuartigen Küchenhelfer. Sie nannte sie «Rettet unsere Saucenpfanne». Im englischen ergibt sich daraus die Abkürzung: S.O.S.

Saubermachen

Die Industrielle Revolution des 19. Jahrhunderts brachte Eisenwaren hervor, die schließlich in alle Küchen Europas und Amerikas Eingang fanden. Zum Reinigen der schweren Stahlbestecke, Töpfe und Pfannen wurde am Anfang eine Mischung aus Sand und Seifenlauge benutzt. Zum Scheuern benutzte man Bürsten aus Stahl- oder Eisendraht. Eine andere Mischung aus Asche und Seife diente der Entfernung fettiger und öliger Rückstände.

Das ganze Land geschrubbt

Cox nahm seine Topfreiniger mit auf seine Kundenbesuche. Zu seiner großen Überraschung interessierten sich die Kunden bald mehr dafür als für seine Töpfe und Pfannen. Die Hausfrauen schätzten die Bequemlichkeit der verseiften Stahlwollebällchen, die so gut reinigten, wie Cox es ihnen versprochen hatte. 1918 ließ er seine Erfindung unter dem Namen «S.O.S» patentieren.

Hinter dem letzten «S» des Markennamens steht deshalb kein Punkt, weil es nicht möglich war, das internationale Morsesignal für Schiffe in Seenot als Handelsmarke für irgendein Produkt einzutragen. Entgegen einer weit verbreiteten Auffassung stehen die drei Buchstaben des Notrufs übrigens nicht für «Save Our Ship» oder «Save Our Souls». Sie sind 1908 nur deswegen ausgewählt worden, weil man sie sich im Morsealphabet besonders leicht merken kann: Drei Punkte, drei Striche, drei Punkte.

Das Kapital für seine Firma erwarb Cox 1919 mit dem Verkauf von regional begrenzten Rechten in elf Bundesstaaten. In der Folge entstanden kleine Fabriken, zuerst in San Francisco, später in Chicago, und in den nächsten 16 Jahren erschloß sich der Topfreiniger seinen eigenen Markt. Die Hausfrauen fanden schnell heraus, daß sich die handlichen Stahlwollebälle auch außerhalb der Küche gut gebrauchen ließen. Sie reinigten Aluminiumverkleidungen, Badezimmerkacheln, Werkzeuge und anderes mehr. Die Stahlwolle war so fein, daß sie die Oberflächen nicht zerkratzte, aber schartig gewordenes Werkzeug wieder in seinen ursprünglichen Zustand zurückversetzte.

IN AMERIKA WERDEN TÄGLICH 2 MILLIONEN TOPFREINIGER VERBRAUCHT.

Neue Form und neue Farbe

1935 lief Cox' Patent nach 17 Jahren aus, und andere Gesellschaften standen schon in den Startlöchern, um sich auf den Markt für Topfreiniger zu werfen. S.O.S war zum ersten Mal der Konkurrenz ausgesetzt. Die Firma brachte den oval zugeschnittenen Topfreiniger heraus, der noch heute im Angebot ist, und investierte mehr und mehr in die Werbung, um der neuen Herausforderung gewachsen zu sein.

Als die Vereinigten Staaten in den Zweiten Weltkrieg eintraten, standen nur noch kleine Mengen Stahlwolle für Haushaltszwecke zur Verfügung. S.O.S mußte seine Stahlwolle zu militärischen Tarnausrüstungen verarbeiten. Doch nach dem Krieg kehrte das Geschäft zurück. Zwischen 1947 und 1957 vervierfachte sich der Umsatz mit Topfreinigern und zur selben Zeit ging endlich auch Cox' erster Wunsch in Erfüllung: Aluminiumgeschirr wurde zum Standard in den Küchen der neuen Vorstädte.

1958 wurde die Firma an den Konzern General Foods verkauft, der die ursprünglich rosa eingefärbte Seife durch eine blaue ersetzte. Dieser scheinbar bedeutungslose Umstand war später das wichtigste Element einer historischen Werbekampagne, die S.O.S zur Nummer eins unter den Topfreinigern in der amerikanischen Küche machen sollte.

Der Krieg der Topfreiniger

1968 kauften die Miles Laboratories S.O.S für 55 Millionen Dollar dem Konzern General Foods ab. Die Firma war bekannt als Hersteller von Alka Seltzer, für das die Agentur Doyle Dane Bernbach in den späten 60er Jahren berühmte Fernsehspots gedreht hatte. Mit Sprüchen wie: «Ich kann gar nicht glauben, daß ich das alles gegessen habe» oder «Das war aber gut gewürzt», ging sie mit Witz das delikate Thema «Verdauung» an. DDB erhielt den Auftrag, nun auch für den Topfreiniger zu werben.

Das war keine leichte Aufgabe. Auf dem Markt von New York hatte inzwischen die Marke «Brillo» den ersten Platz erobert. Das Team von DDB versuchte, die Stellung mit einem Wettkampf Marke gegen Marke zurückzuerobern. Die Werbung sollte zeigen, daß S.O.S mehr Seife enthielt und langlebiger war als Brillo. Die neue blaue Seifenfarbe kam sehr gelegen, «Big Blue» kämpfte gegen den «Pink Pad» – der Name «Brillo» wurde niemals erwähnt. Schon in der ersten Folge lieferten sich die Gegner Duelle mit der Wasserpistole, aus denen S.O.S natürlich immer als Sieger hervorging.

38. Die gelben Seiten

POST-IT – DIE KLEBENOTIZEN

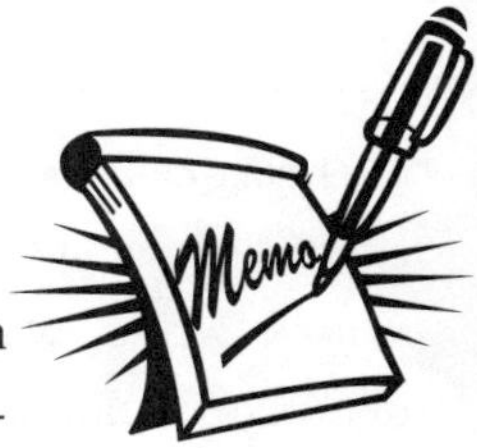

Aus Silber mach Gold

Arthur Fry sang sehr gerne im Kirchenchor. Was ihn dabei ärgerte, war nur das ewige Blättern im Gesangbuch. Nie fand er die richtige Stelle, auch wenn er kleine Zettel zwischen die Seiten gelegt hatte. Sie flatterten bei jeder Gelegenheit heraus. Fry war Wissenschaftler bei 3M, den Minnesota Mining Manufactures in St. Paul. Er erinnerte sich an den «nichtklebenden Klebestreifen», den vor Jahren ein Mitarbeiter namens Spencer Silver entwickelt hatte. Doktor Silvers Klebeband besaß eine sehr ungewöhnliche Eigenschaft: es haftete zwar fest, konnte aber dennoch leicht von der Unterlage gelöst werden. Fry beschloß, diesen «Nichtkleber» einem praktischen Nutzen zuzuführen: Post-it.

Schnell geheftet

Seit das gesprochene Wort aufgeschrieben wird, haben die Schreiber darüber nachgedacht, wie sie ihre fliegenden Blätter festhalten konnten. Die Römer lösten das Problem, indem sie ihre Papyrusstreifen um Holzstäbe wickelten. Im Mittelalter band man die Pergamentblätter mit Bändern oder Schnüren zusammen, die durch kleine Messerschlitze an der oberen linken Ecke des Blattes gezogen wurden.

Die ersten Papierhefter aus Metall erinnerten an die Schnappfedern von Klemmbrettern. Doch die schartigen Kanten rissen Löcher in das Papier, das sie zusammenhalten sollten. Ein besserer Schnellhefter aus Metall wurde gebraucht, und der Norweger Johan Vaaler soll 1899 die erste Büroklammer erfunden haben. Ein Yankee namens Cornelius Brosnan entwarf kurz darauf eine ähnliche Papierklammer mit abgerundeten Kanten und einer Drahtschleife. Er nannte sie «Konaclip»; die augenförmigen Schleifen aus Draht verminderten die Kratzspuren, die andere damals bekannte Hefter auf dem Papier hinterließen.

DIE HELLGELBE FARBE DER POST-IT-ZETTEL WURDE ALS KONTRAST ZUM REINEN WEISS DER BÜROKORRESPONDENZ AUSGEWÄHLT.

Finanzieller Erfolg war jedoch erst der Firma «Gem» beschieden, die sich 1899 ebenfalls ein Patent sicherte – allerdings nicht für eine Heftklammer, sondern für eine Maschine zur massenhaften Herstellung derselben. Gem verkaufte bald auch das Produkt und konnte 1908 in Anzeigen stolz verkünden, «Amerikas beliebteste Büroklammer» zu sein.

Fry legt los

Fry machte sich an die Arbeit, um herauszufinden, ob Silvers Nicht-Klebestreifen zum Lesezeichen taugten. 3M hatte vor kurzem einen Versuch genannt «Bootlegging» eingeführt: Man gestattete den Mitarbeitern, bis zu 15 Prozent ihrer Arbeitszeit für eigene Lieblingsprojekte einzusetzen. Fry nutzte diese Regel weidlich aus, doch am Anfang erwies sich der Klebstoff doch als zu stark. Fry meinte dazu: «Ich glaube, daß die Seiten des Gesangbuchs, an denen ich meine ersten Klebezettel ausprobiert habe, noch heute zusammenkleben.»

Es dauerte noch weitere 18 Monate, bis die ersten Haftzettel fertig waren. Die Marketingabteilung des Konzerns war nicht sonderlich beeindruckt von dieser Idee. Sie fragte sich, warum die Kunden einen doch recht hohen Preis für Notizzettel zahlen sollten, wo sie doch genügend Schmierpapier umsonst bekamen.

Widerstand kam auch von den Maschinenbauern, die bezweifelten, daß sich der Klebstoff nur auf einen Teil des Papiers auftragen lässt. Unbeirrt baute Fry in seinem Keller eigenhändig eine Maschine zusammen, die mit diesem Problem fertig wurde.

Das Papier kommt auf den Weg

Schließlich war 3M doch damit einverstanden, wenigstens Prototypen herzustellen und sie in den Büros der eigenen Mitarbeiter auszuprobieren. Die Angestellten reagierten einhellig mit Begeisterung, doch das reichte der Marketingabteilung noch lange nicht. Sie wählte vier Städte als Testmärkte aus. Die Umsätze waren annehmbar, wenn auch nicht überragend. Doch als die Marktforscher genauer hinsahen, entdeckten sie, daß einige Händler absolute Spitzenverkäufe nachweisen konnten. Der Konzern fragte nach und stellte eine gemeinsame Konstante fest: Gratisproben. 3M griff die Idee auf und führte einen ab-

URSPRÜNGLICH HIESSEN DIE POST-IT KLEBEZETTEL «PRESS AND PEEL».

schließenden Verkaufstest durch, diesmal eingeleitet durch einen massiven Einsatz von Gratismustern. Bei Manpower wurden Zeitarbeiter angeheuert, die den Klebezettel vorführen mußten. Eine durch solche Aktionen bei den Kunden erreichte «Kaufabsicht» von 50 Prozent gilt als hervorragendes Ergebnis – Post-it erreichte sagenhafte 90 Prozent.

Ab 1980 war das Produkt in ganz Amerika verbreitet, 1981 erreichte es den europäischen Markt. 1983 kletterten die Umsätze auf eine Summe von 45 Millionen Dollar und wuchsen die nächsten paar Jahre stetig mit einer Rate von 85 Prozent an. 1984 war Post-it das erfolgreichste neue Produkt in der Geschichte des Konzerns geworden.

Eine Schlußnotiz

3M wollte dieses Geschäft weiter ausdehnen und entwickelte neue Konzepte und Formate für seine Notizzettel. 1981 brachte die Firma einen Dispenser heraus, damit schlampige Nutzer ihre Post-it-Zettel alle an einem Ort aufbewahren konnten. 1985 kamen mit bunten Neonfarben eingefärbte Zettel auf den Markt und die Zwischenhändler begannen, Post-it mit vorgedruckten Nachrichten, Firmennamen und Markenzeichen zu verkaufen.

Heute zählt Post-it zu den vier wichtigsten Büromaterialien. Es teilt seinen Spitzenplatz nur noch mit dem Kopierpapier, dem Aktenordner und dem Tesafilm. Der Erfolg gehört Arthur Fry, der dafür von seiner Firma den Preis der Carlton Gesellschaft erhielt, eine sehr angesehene wissenschaftliche Auszeichnung. Ein einfallsreicher Chorsänger griff die Erfindung eines Kollegen auf und machte daraus ein Millionengeschäft: Post-it.

39. Nur ein kleiner Schluck

DIXIE CUPS – DIE GESUNDHEITSBECHER

Papier hilft

An einem heißen Tag im August 1909 fuhr der alte Zeke in seine staubige Heimatstadt Kansas, um dort eine Ladung Korn zu kaufen. Er wollte sich ein wenig erfrischen und hielt am Brunnen an, der mitten auf der Hauptstraße stand. Seit 1804 hatte der Brunnen Menschen und Pferde mit Wasser versorgt. Zeke trank einen tüchtigen Schluck aus diesem öffentlichen Zapfhahn. Einen Monat später starb er qualvoll an Typhus.

Zeke ist nur eine Erfindung der Phantasie. Sie steht für die vielen Menschen, die einst auf ähnliche Weise ums Leben kamen. Der Arzt Samuel Crumbine, Gesundheitsaufseher des Staates Kansas war überzeugt davon, daß viele Opfer sich mit Keimen infiziert hatten, die aus der öffentlichen Wasserversorgung stammten. Schon bald erließ der Bundesstaat ein Gesetz gegen öffentliche Trinkgefäße, die kaum je gewaschen oder gar sterilisiert wurden. Meistens waren es Schöpfkellen, die am Brunnen hingen. Hugh Moore, ein gescheiterter Harvard-Student aus Kansas, kam schließlich auf die Idee, diese öffentlichen Trinkbecher durch einen neuartigen Wegwerfartikel zu ersetzen: Dixie Cups.

Trübe Wässerchen

Wasser. Es gibt kein Leben ohne Wasser, aber wenn es verschmutzt ist, kann es töten. Verunreinigtes Wasser hat immer wieder Cholera- und Ruhrepidemien ausgelöst. Als der deutsche Mediziner Robert Koch im 19. Jahrhundert nachgewiesen hatte, daß unsichtbare, winzige Organismen an den Infektionskrankheiten schuld sind, war nicht mehr zu übersehen, daß viele dieser Erreger auch im Wasser lebten. Damit stand auch fest, daß öffentliche Trinkbrunnen besonders gefährlich waren.

«DIXIE CUPS» WAR ERST DER VIERTE NAME DIESES PRODUKTS. DAVOR HIESS ES «HEALTH KUPS» (GESUNDHEITSBECHER).

Im ersten Jahrzehnt des 20. Jahrhunderts erforschten auch in den USA einige Wissenschaftler die Übertragungswege von Bakterien. Professor Alvin Davison untersuchte am Lafayette College in Pennsylvania die öffentlichen Trinkbecher unter dem Mikroskop. Er fand übertragbare Keime, und dank dieser Forschungen und des Gesetzes von Crumbine in Kansas erließen nach und nach auch andere Bundesstaaten Verbote gegen Trinkgefäße auf öffentlichen Plätzen oder in Fabriken.

Und sein Becher wurde nicht voll...

Hugh Moore wollte ursprünglich nur eisgekühltes Trinkwasser verkaufen. Er erfand 1908 einen handlichen Wasserspender, aus dem man einen kühlen Schluck Wasser für einen Penny abzapfen konnte. Er war aus weißem Porzellan gefertigt, bestand aus einer Flasche, in die 15 Liter Quellwasser paßten, einem Eisbarren und einer Abflußrinne. Für einen Penny konnten die

Kunden etwa einen Deziliter Eiswasser in einen kleinen, flachen Becher mit rauhem Rand abfüllen. Moore verteilte außerdem Zettel, auf denen zu lesen stand, daß man diesen Becher wegwerfen oder auch behalten konnte, niemals aber wiederbenutzen sollte.

Für eine Weile kam Moore auch mit seinen Eiswassermaschinen über die Runden. Aber sein eigentliches Ziel war es nun geworden, keinen Wasserspender, sondern einen Becherautomaten zu bauen. Er suchte nach Kapital und überzeugte schließlich den Präsidenten der «American Can Company» davon, daß es sich lohne, in dieses Vorhaben 200 000 Dollar zu investieren. Die neue Firma nannte sich «The Public Cup Vendor Company» und wurde 1909 als Gesellschaft ins Handelsregister eingetragen.

DER PRÄSIDENT DER «LIGA GEGEN DIE SALOONS» LOBTE DIE DIXIE CUPS, WEIL NUN KEIN DURSTIGER MANN MEHR FÜR EIN GLAS WASSER IN DEN SALON GEHEN MUSSTE, WO ER ZU BIER UND SCHNAPS VERFÜHRT WÜRDE.

Schon im nächsten Jahr wurde sie in «Individual Drinking Cup Company» umbenannt. Moore hoffte, daß der schlechte Ruf der öffentlichen Trinkgefäße von selbst für einen starken Absatz seiner Gesundheitsbecher sorgen werde.

Aber die Leute waren davon weniger überzeugt. Auch die großen Eisenbahngesellschaften wollten Moores Becher nicht anschaffen, obwohl ihnen das Crumbine-Gesetz verbot, ihren Fahrgästen mehrfach benutzbare Trinkgefäße anzubieten, solange der Zug durch den Staat Kansas fuhr. Schließlich ließen sich einige doch zu Bestellungen bewegen, darunter die «Lackawanna»-Eisenbahngesellschaft, die besonders oft Frauen beförderte. Eigens für sie nagelte Moore ein selbst verfaßtes Gedicht in die Abteile:

Phoebe, Liebste, dir soll nicht bangen,
vor den weißen Bechern, die da hangen.
Trink nur, damit dich auch kein Untier beißt,
wenn du mit der rußigen Bahn hier reist.

1912 änderte Moore den Namen seiner Firma ein drittes Mal. Sie hieß jetzt «Health Kups», weil Moore dachte, seine Becher würden in den neuen Soda-Heilbädern besonderen Anklang finden. Er ging von Tür zu Tür, aber selbst wenn sich ein Bademeister mal dafür interessierte, stellte sich bald heraus, daß sich Nutzen und Verlust ungefähr die Waage hielten. Ein Tellerwäscher verdiente in der Woche weniger Geld als der Ankauf von 1000 Wegwerfbechern kostete – und Wassergläser durften auch weiterhin mehrfach gebraucht werden.

DER DENKWÜRDIGSTE WERBESPRUCH FÜR DEN DIXIE CUP LAUTETE: «GIESS DIR DEN NEKTAR DER NATUR IN DIESEN KELCH.»

Im Dixieland

Zehn Jahre hatte Moore nun schon mit dem Bechergeschäft auf dem Buckel. Es ging nicht recht voran, er war unzufrieden. Vielleicht lag es am Namen «Gesundheitsbecher», mit dem sich hauptsächlich die Vorstellung von aseptischen Krankenzimmern verband. Moore suchte deshalb nach einem Namen mit mehr Pfiff.

Eines Tages besuchte Moore eine Firma, die sich «Dixie Doll Company» nannte. Doch der Besitzer wußte selbst nicht, woher dieser Name kam. Also erzählte ihm Moore die Geschichte, die er schon als kleiner Junge von seinem Großvater gehört hatte. Dieser Legende zufolge durften die Banken der einzelnen Bundesstaaten in den 20er Jahren des letzten Jahrhunderts ihr Geld noch selbst drucken. Besonders berühmt wurde eine Bank in New Orleans, die sich unter den Schiffern auf dem Mississippi hohes Ansehen für die Zuverlässigkeit ihrer Währung erworben hatte. Die Note, die am häufigsten ausgegeben wurde, war eine Anweisung über 10 Dollar. Quer über das Papier war das Wort «dix» gedruckt, der französische Ausdruck für «zehn». Die Schiffer nannten diesen Schein «Dixie», weil sie nicht wußten, wie das französische «x» richtig ausgesprochen wird. Bald hieß die ganze Gegend um New Orleans nur noch «das Dixieland».

DIE WERBUNG UNTERSTRICH STETS DIE HYGIENISCHEN ASPEKTE DES BECHERS, ETWA MIT KAMPAGNEN, DIE DAZU AUFRIEFEN: «STOPPT DIE KEIME MIT DEM DIXIE BADEZIMMER-BECHER».

Als er diese Geschichte wieder erzählte, ließ das Wort «Dixie» in Moore eine Saite anklingen. Es war kurz. Es war leicht zu merken. Seine Geschichte war interessant, und mit dem Wort «Cup» zusammen ergab sich ein hübscher Rhythmus: «Dixie Cup».

Zeit für den Eisbecher

Der große Durchbruch kam für Moore mit der Speiseeisindustrie. Bisher war das Eis in Kübeln von einem halben bis zu vier Litern Inhalt verkauft worden, oder es wurde in Glasschalen angerichtet serviert. Jetzt versuchten die neuen Fabriken für Eiscreme Schritt zu halten mit den einzeln verpackten Bonbons und den Limonaden, die in Einwegflaschen abgefüllt waren. Auch sie brauchten einen Behälter, in dem sie einzelne Eisportionen zum Verkauf anbieten konnten. Die Lösung war der Dixie Cup.

DIE FORSCHUNGSABTEILUNG VON DIXIE CUP ENTWICKELTE DEN EISBECHER MIT DER EINMALIGEN KONSTRUKTION EINES ABZIEHBAREN PAPIERDECKELS MIT LASCHE.

Heute halten wir Wasserkühler und Becherautomaten für selbstverständlich. Wir trinken und werfen den Pappbecher weg, und dank Hugh Moores kleiner Erfindung muß sich um Keime und Krankheiten niemand mehr Sorgen machen.

40. Das Wachshaus

CRAYOLA – FARBSTIFTE

Der Farbstoff der Phantasie

1864 hatte Joseph W. Binney im Staat New York die Peekskill Chemical Company gegründet, um Farben und Lacke unters Volk zu bringen. Zum Beispiel Kohlestifte oder auch Farben aus rotem Eisenoxyd, mit denen man gerne die Scheunen anstrich. 1885 erweiterte Binney sein Angebot um Schuhwichse, Griffel aus Schiefer und eine Kreide, die er «An-Du-Septic-Dustless» nannte. Die Schulmeister mochten sie sehr, weil sie tatsächlich weniger Staub auf ihren Kleidern hinterließ als andere Tafelkreiden. Und die Schulmeister waren es auch, die Binney baten, er möge doch billige Farbstifte herstellen.

DIE BELIEBTESTEN CRAYOLA-FARBEN SIND BLAU, ROT, VIOLETT UND GRÜN. 99 VON 100 AMERIKANERN KENNEN DIE MARKE.

Nach einigen Jahren der Forschung kam Binney 1903 mit der ersten Schachtel seiner neuen Wachsmalstifte auf den Markt. Binneys Schwiegertochter sollte der grün und gelb angemalten Schachtel einen passenden Namen geben. Sie verlängerte das französische Wort «craie» für Kreide oder Farbstift um die Endsilbe «ola», die sie als Abkürzung des Wortes «oleaginous» verstand, das «ölig» bedeutet. Bald kannten die Amerikaner die Ölkreiden aus dem Hause Binney & Smith nur noch unter dem vielgeliebten Namen Crayola.

Bunte Stifte

Farbstifte wurden zuerst im Europa des 18. Jahrhunderts benutzt. Sie bestanden zu Beginn aus Kohlenruß und Öl, eine Mischung, die zum Aushärten in stiftähnliche Hohlformen gefüllt wurde. Gegen Ende dieses Jahrhunderts kamen weitere Pigmente hinzu und Wachs ersetzte allmählich das Öl.

Noch im 19. Jahrhundert mußten amerikanische Schulen die Farbstifte aus Europa einführen, wenn sie solche ihren Schülern in die Hand geben wollten. Für die vielen Kleinschulen auf dem weiten Land, die oft nur aus einem einzigen Klassenzimmer bestanden, war das viel zu teuer.

Zuerst hatten die Forscher bei Binney & Smith einen Wachsstift entwickelt, der nur in einer Farbe zu haben war, nämlich in schwarz. Das Pigment war Kohlenstaub. Der Stift wurde hauptsächlich dazu benutzt, um Fässer und Versandkisten zu kennzeichnen. Für den Schulbedarf kam es darauf an, weitere ungiftige Pigmente zu finden, denn Kinder kauen nun mal auf ihren Stiften herum.

1996 ROLLTE DER 100MILLIARDSTE CRAYOLA-STIFT VOM FLIESSBAND.

Auf der ersten Schachtel mit Farbstiften von Binney & Smith stand, daß sie «Schulkreiden für die Erziehung zur Arbeit mit Farben» enthalte. Genau acht waren es: schwarz, blau, braun, grün, orange, rot, violett und gelb.

Damit konnte nun auch ein Kind aus der Prärie einen Preis beim örtlichen Zeichenwettbewerb gewinnen. Der junge Künstler hieß Grant Wood, der später das berühmte Gemälde «American Gothic» anfertigen sollte. Er erinnerte sich stets dankbar daran, daß Crayola ihm bei seinen ersten Schritten geholfen hatte.

In Form gebracht

Seit 1885 nutzte Binney & Smith eines seiner Lagerhäuser zur chemischen Forschung, um die Farbstifte weiter zu verbessern. Noch heute wendet die Firma eine Jahrhunderte alte Methode an. Geschmolzenes Paraffin wird in eine Form gegossen, die heute 2400 Einzelschächte enthält. Dann wird das Wachs mit Wasser abgekühlt. Jede Farbe verlangt eine andere Abkühlzeit, die zwischen vier und sieben Minuten liegen kann. Nach der Abkühlung werden die Stifte hydraulisch aus den Vertiefungen gepreßt. Wenn sie abgebrochene Spitzen, abgesplitterte Enden oder ungleichmäßige Farbtöne haben, gehen sie in die Mischerei zurück, wo sie wieder eingeschmolzen werden. Die fertigen Stifte werden schließlich in eine Maschine eingeführt, die sie mit Papier umwickelt. Auch wenn die Stifte heute in 112 verschiedenen Farben hergestellt werden, sind die Deckblätter nur in 18 verschiedenen Tönen bedruckt. Um den Stift zu verstärken, wird das Deckblatt gleich zweimal darum gewickelt. Damit die Farbsicherheit ga-

AUS GRÜNDEN DER POLITISCHEN KORREKTHEIT MUSSTEN MIT DER ZEIT MANCHE FARBNAMEN GEÄNDERT WERDEN. «PREUSSISCH BLAU» WURDE IN «MITTERNACHTSBLAU» UMGETAUFT, AUS «FLEISCH» WURDE «PFIRSICH», UM DER VERSCHIEDENHEIT DER MENSCHLICHEN HAUTFARBEN BESSER GERECHT ZU WERDEN.

rantiert ist, hält sich Crayola streng an die Richtlinien des «Art & Craft Material Institute».

Kunststückchen

Crayolas Farbstifte sind ungefährlich für Kinder, lange haltbar und sorgen für viele Stunden Beschäftigung an Regentagen. Jedes amerikanische Kind verbringt heute durchschnittlich 30 Minuten am Tag mit Malen – das sind zusammen 6,3 Milliarden Stunden im Jahr.

In den 20er Jahren brachte Binney & Smith mit der «Rubens»-Linie Farbstifte für Kunststudenten auf den Markt. 1936 gehörte die Gesellschaft zu den Gründungsmitgliedern des «Crayon, Watercolor, and Craft Institute», das sich für die Sicherheit von Kunstmaterialien einsetzt. 1948 richtete die Firma außerdem einen Lehrgang ein, der Richtlinien für die Kunsterziehung von Schulkindern vermittelt.

Ein Füllhorn an Farben

Als Binney & Smith 1949 beschloß, seine klassischen acht Grundfarben zu ergänzen, wartete ganz Amerika mit Spannung auf die neuen Farbtöne. Bis 1957 kamen 48 neue Farben auf den Markt, bald darauf noch einmal 24 weitere. Viele ahmten die Bezeichnungen für Ölfarben nach, sie hießen zum Beispiel «Siena» oder «Pflaume». Um mit dem modernen Design Schritt zu halten, fügte Binney & Smith seiner Palette auch heiße Modetöne hinzu: etwa ein «atomic» genanntes Mandarinengelb, ein schreiendes Grün und ein Schockrosa.

Anfang der 90er Jahre wollte die Firma acht als veraltet empfundene Farbtöne aus dem Markt nehmen und in die Ehrenhalle von Crayola stellen, nämlich umbrabraun, mais, zitronengelb, blaugrau, blauviolett, orangegelb, blaugrün und orangerot. Diese Farben waren aber doch so populär, daß sich mehrere Protestgruppen bildeten, die ihre Rückkehr in den Laden forderten. Manche der Gruppen bildeten ihren Namen aus den Anfangsbuchstaben der verbannten Farbtöne. Eine hieß zum Beispiel RUMPS für «Raw Umber and Maize Preservation Society», eine andere nannte sich schlicht CRAYON für «Committee to Reestablish All Your Old Norms».

Als Ersatz führte Binney & Smith im selben Jahr acht neue Farben ein. Sie waren grell und leuchtend und entsprachen den Wünschen der jungen Kundschaft. Die neuen hießen unter anderem «Frische Mandarine», «Fuchsie» oder «Wilde Erdbeere».

1992 führte Binney & Smith sogar ein multikulturelles «Global Pack» ein, das mit acht Farbtönen das ganze Spektrum der menschlichen Hautfarben wiedergibt. 1996 kamen weitere 16 Stifte hinzu. Als Schachzug der Werbestrategie bat Binney & Smith die Kunden darum, die neuen Farben selbst zu benennen. Beklagen Sie sich also nicht, wenn Ihnen Namen wie «Holzwolf», «Macaroni und Käse» oder «Tropischer Regenwald» nicht gefallen. Und wenn Sie sich doch beschweren wollen, dann wenden Sie sich bitte an die Firma Hallmark, die Binney & Smith 1984 aufgekauft hat.

41. Der Schokoladenmann

TOOTSIE ROLL – DAS SCHOKOKONFEKT

Auf einer Rolle

Leo Hirshfield war ein weitsichtiger und ehrgeiziger Einwanderer aus Österreich. Er kam 1896 in Amerika an, um sich hier ein besseres Leben aufzubauen. Seine Familie ließ sich in einem New Yorker Mietshaus nieder, er selbst zog durch die Straßen um zu

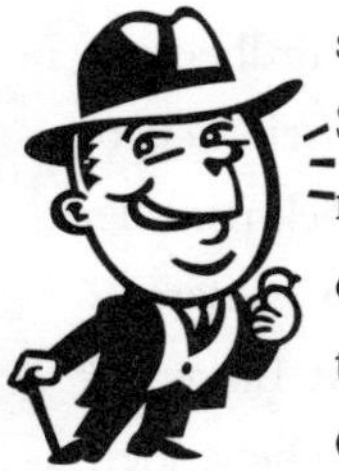

schauen, was es hier an Süßigkeiten gab. Er probierte Sahnebonbons und gezuckerte Nüsse aus, Pfefferminzpastillen und Karamellen aller Art. Besonders entzückt aber war er darüber, daß er eines nicht auftreiben konnte: eine Art Kaubonbon aus Schokolade. Genau dafür hatte er nämlich ein Rezept in der Tasche. Hirshfield sah seine Stunde gekommen. Seine Frau schlug ihm vor, das Konfekt nach ihrer Tochter Clara zu benennen. Hirshfield war einverstanden, aber es sollte der Kosename der fünfjährigen Clara sein: Tootsie.

Süße Empfindungen

Doch Hirshfield stand nicht allein auf dem Markt. Schon 1893 hatte Milton Hershey angefangen, seine Riegel aus Mandeln und

Milchschokolade herzustellen, die noch heute die ganze Welt kennt und genießt. Zu dieser Zeit produzierte Hershey bereits die «McGintis»-Karamellen, die für zehn Penny verkauft wurden und die Form einer Bohne hatten, außerdem Süßigkeiten, die «Jim Cracks», «Uniques», «Empires» und «Coconut Irises» hießen. Hirshfield, dem Neuling auf diesem Gebiet, mußte Hershey wie eine schier unbezwingbare Konkurrenz vorkommen. Doch der Österreicher setzte auf zwei Vorzüge seines Produkts. Seine Form war einzigartig – der Tootsie kam als Rolle auf den Markt, womit er sich von vornherein von allen bisher bekannten rechteckigen Riegeln unterschied. Und er hielt länger vor, so daß die Käufer sich ein nachhaltigeres Kauvergnügen versprechen konnten.

URSPRÜNGLICH HIESS DIE HERSTELLERFIRMA VON TOOTSIE ROLL «THE SWEETS COMPANY OF AMERICA». 1922 SETZTE SIE 1,3 MILLIONEN DOLLAR UM, 1996 HATTE SIE EINEN UMSATZ VON 313 MILLIONEN DOLLAR ERREICHT.

Die ersten Tootsie-Rollen wurden in Brooklyn, New York hergestellt. Die Anfangsjahre waren eine große Belastung, doch Hirshfield sicherte sich ein festes Standbein in der City von New York und auf den benachbarten Märkten des Ostens. Der seltsame Name blieb den Kunden im Gedächtnis haften, das um so mehr, als diese Süßigkeit die erste war, die in Amerika als ein in Papier eingewickeltes Einzelstück verkauft wurde.

Nach 1904 nahm die Nachfrage zu und Hirshfield konnte für sein wachsendes Geschäft eine eigene Gesellschaft gründen. Ein Jahr später verlegte er die Produktion der Tootsie-Rollen in eine Süßwarenfabrik in Manhattan.

Allmählich verliebte sich ganz Amerika in die süßen Tootsies, und 1917 begann die Rolle zu rollen. Als das amerikanische Expeditionskorps nach Frankreich aufbrach, gehörte der Riegel zur Grundausrüstung jedes Soldaten. Das dünne Bonbonröllchen hielt sich frisch in seiner Verpackung, schmeckte köstlich und sorgte mit seinem Zucker für einen tüchtigen Energieschub. Nach dem Ersten Weltkrieg änderte Hirshfield den Namen seiner Firma stolz in «The Sweets Company of America» um. Fünf Jahre später wurde sie an der New Yorker Börse notiert.

EIN PLAKAT BEGRÜSSTE NACH DEM ENDE DES KRIEGES DIE HEIMKEHRENDEN YANKEES MIT DEN WORTEN: «DIE GRÖSSTEN VERDIENEN DAS BESTE. TOOTSIE ROLL.»

Der Lebensretter

1931 wurde der «Tootsie Pop» eingeführt. Dieses Bonbon hatte eine harte Zuckerschale mit Fruchtgeschmack, die den altbekannten, weichen Schokoladekern der Tootsie Roll überzog, und war bei den amerikanischen Kindern sofort ein Renner. Der Stammsitz in New York wurde zu eng für die aufblühende Firma und 1938 zog Hirshfield über den Hudson nach Hoboken, New Jersey hinaus. In der neuen Fabrik auf einem Grundstück von 11 000 Quadratmetern lief zum ersten Mal ein Fließband, auf dem die beiden Produkte nun massenhaft produziert werden konnten.

Die Tootsie Rolle begleitete die GIs auch in den Zweiten Weltkrieg. Das Konfekt wurde hoch geschätzt, weil es jedem Wetter gewachsen war, sei es der klirrenden Kälte auf den Aleuten vor Alaska oder der tropischen Hitze des Nordafrikafeldzuges. Auf ihrem Siegesmarsch von der Normandie nach Berlin gewann das kleine amerikanische Bonbon viele Freunde, als die Soldaten ganze Hände voll Tootsies in die Menge der Befreiten warfen.

In seiner Autobiographie «Doorknob Five Two» beschreibt der Pilot Frederick Arnold, wie ihm zwei Tootsie Röllchen das Leben gerettet haben. Er wurde über der Wüste Sahara abgeschossen, konnte sich mit dem Fallschirm retten, hatte aber außer Tootsie Rolls überhaupt nichts Eßbares bei sich. Drei volle Tage hielt er in der Wüste damit durch. Immer wenn er ein paar Stunden marschiert war, belohnte er sich mit einem kleinen Stückchen von den Bonbons. Schließlich erreichte er einen Stamm von Eingeborenen, die ihn bei sich aufnahmen – aber erst, nachdem er ihnen seine letzten Tootsies ausgehändigt hatte.

IN DER BROADWAY-SHOW «CANDY MAN» WARF SAMMY DAVIES DEM PUBLIKUM TOOTSIES ZU.

David und Goliath

Unter der Führung von William Rubin, dem neuen Präsidenten der Gesellschaft, trat Tootsie Roll als Sponsor von Fernsehshows für Kinder auf, darunter so berühmter Serien wie «Howdy Doody», «Rin Tin Tin» und «Rocky and Bullwinkle». Die lächelnde junge Frau mit einer Tootsie Rolle, die 1950 auf einer Anzeige im Magazin «Life» zu sehen war, war Rubins eigene Tochter Ellen. Heute ist Ellen Gordon die Präsidentin der Gesellschaft. Und die Familie Rubin beweist auch weiterhin, daß es möglich ist, mit einer einzigen Sorte Konfekt den Süßwarengiganten Hershey oder Nestlé die Stirn zu bieten. Auch wenn die

Firma nur einen winzigen Anteil von 2 Prozent an dem 10-Milliarden-Dollar-Markt für Bonbons besetzt, so bleibt die Tootsie-Rolle doch klar die Nummer eins unter den amerikanischen Süßwaren.

Oft wird darauf hingewiesen, daß Tootsie Roll zu den am besten geführten Firmen Amerikas gehört. Das Magazin «Forbes» setzte die Gesellschaft auf seine Ehrenliste der Kleinunternehmen. Ein Grund für diesen anhaltenden Erfolg ist in dem Umstand zu sehen, daß bei Tootsie Roll alles in den Händen einer Familie liegt: Rohmaterialien, Rezepte, Verpackung und sogar die Werbung, die im Haus hergestellt wird. Die Pläne für die Zukunft sehen vor, Tootsie auch in Europa und im Nahen Osten auf den Markt zu bringen, wo pro Kopf etwa 40 Prozent mehr für Süßigkeiten ausgegeben wird als in den Vereinigten Staaten.

DIE WELTWEITE EXPANSION DES UNTERNEHMEN BEGANN IN MEXIKO, WO DAS NASCHWERK «TUTSI» HEISST.

In seinem Roman «Der Dritte Zwilling» schreibt Ken Follet: «Für ein Tootsie tut ein Mädchen alles». Und eine Figur aus der Erzählung «The Eight Dwarf» von Ross Thomas fragt ironisch: «Kannst du dir vorstellen, mit einem Bonbon, das Tootsie heißt, ein ganzes Land zu erobern?» Nun, das hatte sich selbst ein Leo Hirshfield noch nicht ganz vorstellen können.

42. Ein Stich zur rechten Zeit

SINGER NÄHMASCHINEN

Ein Straßensänger

Isaac Merritt Singer wurde 1811 in Pittsburgh, New York, geboren. Im Alter von 12 Jahren riß er von zu Hause aus und schloß sich einer Truppe von Straßenmusikanten an. Er interessierte sich außerdem für Maschinen und erfand später in seinem Leben auch noch einen speziellen Holzblock zur Herstellung von Druckbuchstaben. 1850 besuchte er in Boston den Mechaniker Orson Phelps, der soeben eine neue Nähmaschine gebaut hatte. Singer untersuchte Phelps' Modell und machte drei Verbesserungsvorschläge, die er gleich selber in die Tat umsetzte. Das Ergebnis war die «Nähmaschine mit senkrechter Fadenführung» (Perpendicular Action Belay Stitch Machine), wie er sie nannte und 1851 patentieren ließ. Er führte seine Erfindung auf Messen und in Kirchgemeindehäusern vor, um zu zeigen, wie viel leichter und schneller man damit nähen konnte als von Hand.

Die ersten Bestellungen von Kleiderfabrikanten gingen ein. Doch schon bald hörte auch Elias Howe davon, der sich schon 1846 das erste Patent für eine Nähmaschine gesichert hatte. 1854 klopfte er an Singers Tür und verlangte 25 000 Dollar wegen der

Verletzung seiner Patentrechte. Ein schlauer Anwalt schaffte es schließlich, beide reich zu machen und ihre Erfindungen in Millionen von Haushalten in der ganzen Welt einzuführen unter dem Namen Singer Nähmaschine.

Der Andere

Elias Howe, in Massachusetts geboren, hatte die «Kettenstich-Nähmaschine» erfunden, die 250 Nadelstiche pro Minute ausführen konnte. Seine erstes Modell war ein Fehlschlag, weil es nicht gelungen war, die Bewegung des menschlichen Armes genau nachzubilden. Bei seiner zweiten Maschine war dieses Problem besser gelöst, sie besaß nun einen Fadengeber mit Unterbrechung. Doch es waren erst Singers Erfindungen des Fußantriebs und des beweglichen Nähfußes, die daraus ein praktisch anwendbares Gerät machten.

GUTE ARBEITSKRÄFTE SCHAFFTEN ZUVOR IN HANDARBEIT 30 STICHE IN DER MINUTE.

Singer wußte, daß Howe ihn finanziell ruinieren konnte und suchte sich einen Anwalt aus der New Yorker City. Der junge Edward Clark war bereit, den Fall zu übernehmen, wenn ihm Singer dafür einen Drittel seines inzwischen blühenden Geschäfts überließ – ihm war klar geworden, daß alle nur von Howes Patent und Singers Erfindungsreichtum profitieren könnten, wenn die beiden Parteien zusammenarbeiten würden.

Clarks Rechnung ging auf. Nicht nur Howe und Singer einigten sich gütlich. 1854 gelang es Clark sogar, insgesamt 24 amerikanische Fabrikanten unter einem gemeinsamen Patent zusammenzuführen. Es war die erste Rechtskonstruktion dieser Art, die gemeinsame Dachgesellschaft hieß «Sewing Machine Combination». Die Übereinkunft sah vor, daß Nähmaschinen allgemein zum Preis von 15 Dollar verkauft werden sollten, wobei Howe und Singer jeweils 5 Dollar für jede direkt verkaufte Maschine erhalten sollten. Das Kartell hielt bis zum Jahr 1877, als Howes Patent auslief. Klugerweise war auch Howe in das Konsortium eingestiegen, denn zu dieser Zeit hatte Singers Firma schon den Löwenanteil des Marktes erobert. Er selbst besaß noch nicht einmal eine Fabrik für seine Maschinen. Schließlich eröffnete Howe sein erste eigene Fabrik in Bridgeport, Connecticut. Er war mit den Millionen aus den Abgaben des Konsortiums reich geworden, und finanzierte ein ganzes Infanterieregiment, in dem er während des Bürgerkriegs selbst als Freiwilliger diente.

ALS MAHATMA GANDHI IN DEN 30ER JAHREN IN EINEM BRITISCHEN GEFÄNGNIS SASS, LERNTE ER AUF EINER SINGER-MASCHINE NÄHEN.

Alle zusammengenäht

Auch wenn Singer als Erfinder und Ingenieur hinter dem ganzen Unternehmen stand, so war es doch Clarks geschäftliche Weitsicht, die Singers Nähmaschinen (und Singers Namen) an die vorderste Front des Weltmarktes brachten. Er war der erste, der erkannte, daß Nähmaschinen weit über die Bekleidungsindustrie hinaus verkauft werden konnten. Die Hausfrauen und die Heimarbeiterinnen, die zu Hause auf Auftrag nähten, stellten einen noch völlig unerschlossenen Markt dar.

Clark versprach jedem 50 Dollar, der eine gebrauchte Nähmaschine in den Laden brachte und eine neue von Singers Kartell kaufte. Diese erste Werbeaktion dieser Art verdreifachte im Jahr 1856 den Umsatz.

Clarks zweiter Geniestreich war das Konzept, das er «Einrichtungskauf» nannte – eine Kreditfinanzierung, die es auch einer durchschnittlich verdienenden Hausfrau erlaubte, die 125 Dollar aufzubringen, die eine Singer inzwischen kostete. Ein anderes Modell, «Miet-Kauf-Plan» genannt, sah 5 Dollar Anzahlung und Abzahlungsraten von 3 Dollar im Monat vor. Zu den Verkaufsstrategien des um Einfälle nie verlegenen Clark gehörte es auch, bekannten und angesehenen Frauen Rabatte bis zu 50 Prozent zu gewähren.

Clark engagierte außerdem erfahrene Näherinnen, die im Schaufenster von Ladengeschäften vorführten, wie leicht und einfach mit diesen Maschinen zu arbeiten war. Passanten blieben stehen und bewunderten, wie ganze Modekreationen mit dem simplen Treten eines Pedals zusammengenäht wurden.

1863 kündigte Clark die Zusammenarbeit mit Singer auf, angeblich, weil dessen ausschweifender Lebenswandel publik wurde. Singer soll mit vier Frauen 24 Kinder gezeugt haben, und als die öffentliche Empörung zu eskalieren drohte, verzog er sich nach England, wo er seinen extravaganten Lebensstil bis zu seinem Tod 1875 weiterpflegte. Clark blieb Präsident der Gesellschaft, bis auch er im Jahr 1882 starb.

Mit Riesenstichen

Acht Jahre nachdem Singer seine ersten Nähmaschinen verkauft hatte, begann die Gesellschaft, sie nach Europa zu exportieren und ließ ab 1867 auch in England fertigen. Nach und nach kamen

Fabriken in anderen Ländern des alten Kontinents dazu. 1910 war die Niederlassung im schottischen Clydebank sogar die größte Singer-Fabrik der Welt geworden. Sie beschäftigte 3500 Arbeiter auf einem Gelände von 400 000 Quadratmetern. Sie besaß einen eigenen Bahnhof, den einzigen, der in Großbritannien nach einer Firma benannt war.

Weil Singers Maschinen aus einheimischem Eisen und Holz gebaut werden konnten, war es leicht, die Fabriken den örtlichen Bedingungen anzupassen. In Rußland versuchte der damalige Zar, mit dem Bau einer Singer-Fabrik vor den Toren Moskaus die Industrielle Revolution auch in seinem Reich einzuführen. Mit seinem riesigen Markt wurde Rußland bald zu dem Land, in dem Singer seinen weltweit größten Umsatz erzielte.

Ende einer Legende

Zwischen 1970 und 1985 ging in den USA der Absatz von Nähmaschinen um etwa 50 Prozent zurück. Es war billiger geworden, Kleider im Laden zu kaufen als selber zu nähen. Noch dazu geriet Singer unter den Druck der billigeren Konkurrenz aus Japan, Taiwan und Südkorea. Die Legende alleine konnte nicht mehr überleben, und 1992 wurde die «Singer Sewing Machine» an die multinationale, in Hongkong ansässige Gesellschaft «International SemiTech Microelectronics» verkauft. Der Konzern brachte das Traditionsunternehmen in ein Joint Venture mit der Nähmaschinenfabrik

EIN FRANZÖSISCHER SCHNEIDER BAUTE DIE ERSTE MASCHINE, DIE 200 STICHE PRO MINUTE AUSFÜHRTE. SEINE FABRIK WURDE VON WÜTENDEN ARBEITERN GESTÜRMT UND ALLE SEINE MASCHINEN ZERSTÖRT.

«Shanghai Sewing Machine Company» ein, um preiswerte Nähmaschinen für den riesigen chinesischen Markt herzustellen.

Der Name «Singer» hat immer noch einen guten Klang. Er steht für Qualität und Stil. Die Singer Nähmaschine zählt zu den 25 Produkten, die es geschafft haben, immer den Spitzenplatz in ihrem Marktsegment zu besetzen, seit solche Statistiken überhaupt geführt werden – in den USA stammt die erste Marktanalyse aus dem Jahr 1923. Mahatma Gandhi brachte das Erfolgsrezept am besten zum Ausdruck, als er sagte: «Die Nähmaschine ist eines der wenigen wirklich nützlichen Dinge, die jemals erfunden worden sind.»

43. Essen wie zu Hause

BOSTON MARKET – DIE IMBISSKETTE

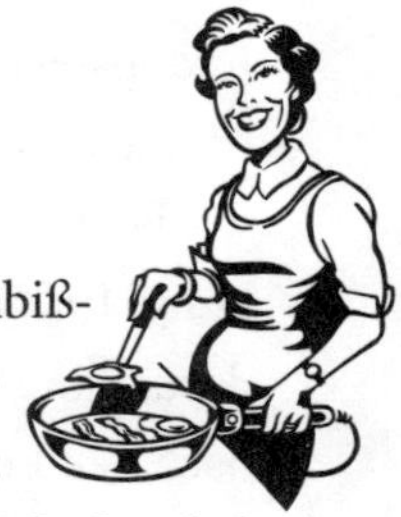

Die Wunderknaben

Sie stehen an jeder Straßenecke Amerikas: die Imbißläden für Hamburger, Pizza, Sandwiches, für Hähnchen, Rostbeef und Tapas. Dazu werden Kuchen, Plätzchen, Joghurt und Eis verkauft – unwahrscheinlich also, daß in diesem überfüllten Markt noch irgendwo ein Platz für einen Neuling frei wäre. Ein Irrtum. 1985 überlegten sich Arthur Cores und sein Freund Steven Kolow, daß Leute, die einfach keine Zeit mehr zum Kochen haben, sich sehr darüber freuen würden, wenn sie auswärts essen könnten wie bei Muttern zu Hause. Cores war 33 Jahre alt und führte einen Feinschmeckerladen, Kolow war 29 und arbeitete als Grundstückmakler. Die beiden besorgten sich bei ihren Großmüttern Rezepte für Hühnersuppen, Hafermehlplätzchen und ähnliche Standards der amerikanischen Küche. Ihre Menüs waren schlicht: Marinierte Hähnchen auf dem Holzgrill gebraten, echtes Kartoffelpüree, eingelegten Kürbis und Maisbrot. Mit einer Investition von 40 000 Dollar eröffneten sie im Dezember 1985 einen Laden in Newton, Massachusetts. Auch der Name war schlicht: Boston Chicken.

Franchisefieber

Im Nachkriegsboom der 50er Jahre bot der Rückgriff auf ein altes Geschäftsprinzip, «Franchise» genannt, Tausenden von Amerikanern die Möglichkeit, sich selbständig zu machen. Das Prinzip war einfach: Eine gut bekannte, im ganzen Land werbende Firma verkaufte das Recht, in ihrem Namen aufzutreten, an andere Unternehmer, die dafür am Anfang eine Einstiegsgebühr bezahlen und später einen gewissen Prozentsatz ihrer Umsätze an das Mutterunternehmen abführen mußten. Hinzu kam ein (meist wöchentlich fälliger) Abschlag vom Bruttoumsatz für die Werbung. Im Gegenzug verpflichtete sich das Mutterunternehmen dazu, seine Franchisepartner zu schulen, damit sie ihr Geschäft nach den Regeln der ganzen Kette ordentlich führen konnten.

Ganz Amerika auf einer Linie

Eines schönen Tages im Jahr 1989 wurde George Naddaff von seiner Frau zu Boston Chicken geschickt, um etwas zum Abendbrot nach Hause zu holen. Er schaute sich die Speisekarte an, die nur Hausmannskost enthielt: Gebratenes Huhn mit Kartoffelbrei, Salat und ein paar andere Beilagen. Das Restaurant war erfüllt von den köstlichen Düften einer Küche am Tag des Erntedankfestes. Naddaff besaß selbst 19 Läden der Kette «Kentucky Fried Chicken» und sah sofort, daß diese Art der Hausmannskost eine großartige Möglichkeit für eine Franchise-Vermarktung bot. Es traf sich gut, daß er auch noch eine Agen-

IN WENIGER ALS ZWEI JAHREN WURDE BOSTON CHICKEN ZUM MARKTFÜHRER: DER BISLANG SCHNELLSTE AUFSTIEG ZUR SPITZE DER FAST-FOOD-GESCHÄFTE.

tur betrieb, die neuen Unternehmen Startkapital vermittelte, und so kam er ein paarmal in das Restaurant zurück, schwatzte ein bißchen mit den Gästen und verlangte schließlich die beiden Eigentümer zu sprechen.

Nun hatten Cores und Kolow bisher jeden Kaufinteressenten abgewiesen, weil sie um ihre Selbständigkeit fürchteten. Doch Naddaff stellte sich ihnen als ein Mann vor, der die Branche sehr genau kannte, und ihr Grundkonzept nicht im geringsten ändern wollte. Cores und Kolow ließen sich überzeugen. Sie verkauften die Rechte an Boston Chicken und behielten nur ihren ursprünglichen Laden in Newton. Das Geld wurde ihnen zum Teil in bar überwiesen, zum Teil in Form von Aktien der neu gegründeten Firma «New Boston Chicken Inc.». Kolow blieb Geschäftsführer seines Restaurants, Cores dagegen trat als Leiter für Produktentwicklung selbst in die neue Gesellschaft ein.

Naddaff eröffnete selbst zwei neue Läden, die sich als ebenso erfolgreich erwiesen wie das Original. Ihre warmen Take-out-Gerichte, die Naddaff für etwa 6 Dollar verkaufte, fanden großen Anklang. 1990 gab es in New England insgesamt 13 Boston-Chicken-Geschäfte, die zusammen 8 Millionen Dollar umsetzten, 1992 waren es mehr als 29 und der Umsatz erreichte 21 Millionen Dollar.

Ein Huhn für jeden Topf

Saad Nadhir, ein Franchisepartner von Blockbuster Entertainement sah eine lange Menschenschlange vor einem Boston Chicken-Geschäft in Newton. Er ging hinein, sah sich den Laden an und kehrte mit Scott Beck zurück, einem Geschäftskollegen.

Beck war ein Wunderkind. Vor ein paar Jahren hatte er seinen Vater dazu überredet, eine der ersten Franchisen für Blockbuster zu kaufen, und später hatte er Wayne Huzienga dazu gebracht, die ganze Gesellschaft zu kaufen und an die Börse zu bringen. Im Alter von 33 Jahren verkaufte Beck seine Anteile an Blockbuster Video für 120 Millionen Dollar, und war nun auf der Suche nach einem neuen millionenschweren Franchisegeschäft. Boston Chicken schien ihm genau das richtige zu sein.

AUS PR-GRÜNDEN WURDE DER 1000. BOSTON-CHICKEN-LADEN 1996 IN BOSTON ERÖFFNET.

Im Mai 1992 kaufte eine neue Gesellschaft, bestehend aus Nadhir, Beck und einem dritten Geldgeber den Hauptanteil an Boston Chicken Inc. Durch diesen Einkauf waren Naddaff, Cores und Kolow über Nacht reich geworden.

Das Leitungsteam der neuen Besitzer verlegte im Dezember 1993 das Hauptquartier nach Chicago – im selben Jahr wurden 182 neue Restaurants eröffnet. Nadhir und Beck boten Aktien an der New Yorker Börse an, die mit 54 Millionen Dollar gezeichnet wurden. Im August 1994, neun Monate nach dem ersten Börsengang, war der Kapitalwert verdoppelt, die Investoren spekulierten vor allem auf das Versprechen der Gesellschaft, sie werde noch vor Jahresende ihren 500. Laden eröffnen. So geschah es tatsächlich, und zwar in La Brea, Kalifornien, über 4000 Kilometer von Boston entfernt.

Auf der Überholspur

Die neuen Besitzer und ihr Management aus Leuten mit großer Erfahrung in diesem Geschäft entschieden, daß der Name «Boston Chicken» der weiteren Expansion im Wege stehe. Das Huhn war zu klein geworden. Der Name wurde in «Boston Market» geändert und die Speisekarte erweitert. Für den kleinen Hunger stehen leichtere Menüs unter dem Namen «Boston Carver Sandwiches» im Angebot, außerdem werden auch Hackbraten, gebackener Schinken und am Spieß gerösteter Truthahn serviert.

In den nächsten fünf bis sieben Jahren sollen nach den Plänen der Firma 3500 weitere Restaurants eröffnet werden. Diese Zahl wird sich noch bedeutend erhöhen, wenn die Gesellschaft, wie ebenfalls geplant, international tätig wird. Dann wird es überall auf der Welt möglich sein, die Hausmannskost von Boston Market zu genießen.

44. Sprudelnder Gewinn

JACUZZI – DER WHIRLPOOL

Alles in einer Familie

Es waren ihrer sieben Brüder, und alle wanderten sie am Anfang des Jahrhunderts aus ihrer italienischen Heimat nach Amerika aus. Alles sieben Jacuzzis – Candido, Gelindo, Giuseppe, Franco, Valeriano, Giacondo und Rachele – siedelten sich in San Francisco an. Sie hatten Ideen. Zum Beispiel bauten sie einen Eindecker mit geschlossener Kabine, der ihnen einen festen Platz in der Flugzeugindustrie Amerikas sicherte. Später verlegten sie sich auf Pumpen für die Bewässerungsanlagen, die in Kalifornien ständig und in immer größerer Zahl gebraucht wurden. Damit wurden sie reich. Aber nicht jünger. 1956 brauchte eines der Familienmitglieder täglich seine Wasserkur, um gesund zu bleiben. Die Ingenieure der Pumpenfabrik bauten ihm eine Pumpe mit Düse, die man in die häusliche Badewanne eintauchen konnte. Sie nannten sie «J-300». Roy, ein Enkel eines der Brüder, baute die J-300 im Jahr 1968 zu dem Gerät um, das aus beinahe jeder Wanne im Badezimmer einen Whirlpool macht. Der Unterwasserstrahl hat die Bedeutung des Wortes «Bad» verändert. Wir nehmen kein Bad mehr, wir gehen in den Jacuzzi.

Badezeiten

Rituelle Badezeremonien sind bereits aus der Zeit der alten Ägypter bekannt. Die minoische Kultur brachte öffentliche Bäder in den Raum der Ägäis, und die alten Griechen aalten sich in ihren beheizten Bädern im warmen Wasser. Sie bauten auch schon Duschen. Die alten Römer waren berühmt für ihre glanzvollen öffentlichen Bäder mit ihren reichen Mosaiken, Marmorintarsien und vergoldeten Metallteilen. Ein Überrest eines dieser großen Badehäuser sind die Caracalla-Thermen in Rom.

Nach dem Untergang des Römischen Reiches war das öffentliche Baden jedoch kein Teil der europäischen Kultur mehr. Gemeindebäder wurden als Gesundheitsrisiko betrachtet, und es ist kein Zufall, daß mit dem Niedergang der Badekultur der Aufstieg des Parfums einhergeht.

Als in Europa aber die Großstädte der Industriellen Revolution entstanden, kehrten auch die großen öffentlichen Badeanstalten wieder zurück. Und die Einwanderer aus Europa brachten in den 80er Jahren des 19. Jahrhundert auch die Gewohnheit des öffentlichen Badens mit nach Amerika. Die Bäder in der Lower East Side von New York sind ein Beispiel für das öffentliche Baden im großen Stil, das in jener Zeit aufkam. Sie waren Treffpunkte für Familien und Bekannte, auch wenn schon lange Wohnungen gebaut wurden, zu deren Grundausstattung auch eine private Badewanne gehörte.

DAS BERÜHMTESTE RÖMISCHE BAD LAG IN DER ORTSCHAFT BATH, ENGLAND, DEREN WASSER «AQUA SOLIS» (SONNENWASSER) HIESS, WEIL ES AUS EINER NATÜRLICHEN WARMEN QUELLE KAM.

Mit Wasser am Werk

In den 60er Jahren unseres Jahrhunderts waren die Amerikaner versessen auf Gesundheit und Fitneß. Roy Jacuzzi hatte gerade seinen Abschluß als Ingenieur an der Universität Berkeley gemacht und übernahm in der Familienfirma die Leitung der Abteilung für Forschung und Entwicklung. Klugerweise nahm er an, daß er die lange Erfahrung der Firma mit Wasserpumpen für den aufkommenden Gesundheitswahn nutzen konnte. Alles in allem, dachte er, was könnte entspannender sein, als sich nach einem langen Arbeitstag in ein warmes Bad sinken zu lassen?

DAS AUFKOMMEN VON SPORTKLUBS UND DER HEILGYMNASTIK FÖRDERTE EBENFALLS DIE POPULARITÄT DER PRODUKTE AUS DEM HAUSE JACUZZI. VIELE LEUTE SAHEN IM SPRUDELBAD EINE THERAPIE GEGEN SCHMERZEN UND GEBRECHEN ALLER ART.

Roy wies die Ingenieure der Firma an, einen Prototypen für ein Sprudelbad mit Unterwasserstrahl zu bauen. Das erste Modell hieß «Römisches Bad», bot nur einer Person Platz und die Wasserpumpe war noch fest in die Wanne eingebaut. Roy zeigte es auf Ausstellungen und Messen im ganzen Westen Amerikas. Die Umsätze zeigten, daß die Leute tatsächlich die entspannende Unterwassermassage in der eigenen Badewanne genießen wollten.

Der erste Erfolg ermutigte Roy, das Römische Bad auch auf einer großen Industriemesse auszustellen, wo es prompt zum Renner wurde. Er brachte einen ganzen Stapel von Bestellungen mit nach Hause, der den familiären Vorbehalten gegen das Projekt eines Massagebades für den Hausgebrauch endgültig ein Ende setzte.

Der große Badewannentrip

Dem Römischen Bad folgte das Modell «Adonis», eine Badewanne für zwei Personen, das 1970 auf den Markt kam. Noch größere Aufmerksamkeit erregte Jacuzzi, als die Firma ihre «safe-jet-air»-Technik auch für größere Becken im Freien einsetzte. Diese «Hot Tubs», genannten Becken waren meist aus Redwood oder Zedernholz, das auch im Freien nicht verwitterte. Jetzt kam Jacuzzis Düse dazu, und die Medien konnten über die neueste Marotte aus Kalifornien berichten: «Gruppenbad im Jacuzzi».

Nacktbaden in der heißen Tonne wurde zum gesellschaftlichen Ereignis. Zu einem Abendessen im überfüllten Tiburon, nordwestlich von San Francisco, gehörte eine Flasche Chardonnay, die im Hinterhof geköpft wurde beim textilfreien nächtlichen kleinen Tauchbad im Gemeinschaftsbecken. Die Bilder waren in jedem Kino und in jedem Fernsehprogramm zu sehen, Jacuzzis Geschäft blühte.

Über das Bad hinaus

Der Name «Jacuzzi» war zum Synonym für den Whirlpool geworden und die Firma lieferte Badewannen in allen möglichen Formen und Farben – für das Badezimmer wie für den Garten. Auch Düsen mit unterschiedlichen Strahlstärken kamen auf den Markt, und der Gesundheitsaspekt wurde dabei doch nicht ganz vergessen: Die Gesellschaft bietet spezielle Produkte zur Massage bestimmter Körperteile an, zum Beispiel Düsen für den Nacken und Düsen für das Gesäß.

Die neueste Erfindung der Familie Jacuzzi sind rotierende Duschköpfe mit 16 verschiedenen Massagedüsen. Die ersten Versuchspersonen kreischten vor Vergnügen, weil die pulsierenden Wasserstrahlen so viele verschiedene Körperteile gleichzeitig trafen. Diese Druckwasserstöße sollen aber von hohem therapeutischen Nutzen sein gegen Runzeln, Falten, Muskelermüdungen und Streß.

Jacuzzi beherrscht den Markt. Roy besitzt über 250 Patente für Erfindungen in der Technik des Whirlpool. Die Firma hat juristische Schritte unternommen, um ihren Markennamen zu schützen und zu verhindern, daß er eines Tages zum allgemein verwendbaren, kostenlosen Begriff für Sprudelbäder auch anderer Hersteller wird. Ohne Zweifel werden die Kunden in aller Welt in Zukunft noch mehr Geräte kennenlernen, die in irgendeiner Weise mit Wasser zu tun haben und den Namen «Jacuzzi» tragen.

45. Der Ruhesitz

LA-Z-BOY – DER ENTSPANNUNGSSESSEL

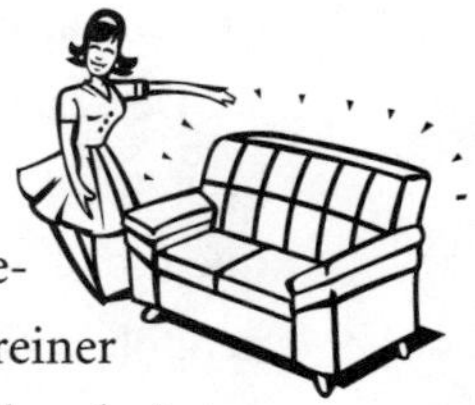

Vettern vom Lande

Edwin Shoemaker und Edward Knabusch waren Vettern. Sie wuchsen beide in Monroe auf, am Erie-See im Staat Michigan. Shoemaker arbeitete als Schreiner in einen kleinen Fabrik, Knabusch war Bauer. Beide arbeiteten gerne mit Holz und sprachen oft darüber, daß sie sich eines Tages mit einer Tischlerei selbständig machen wollten. 1927 richteten sie tatsächlich in einer alten Garage eine Schreinerwerkstatt ein. Ihre Firma nannten sie «Kna-Shoe-Manufacturing». Die ersten Kreationen der beiden Handwerker waren Puppenstuben und Holzschuppen. Aber sie konnten nur selten etwas verkaufen und nahmen in manchen Wochen kaum mehr als 5 Dollar ein. Die beiden begannen, Holzartikel zu entwerfen und zu bauen, die besser im Modetrend lagen. Insbesondere ein Lattensessel für die Veranda gefiel einem Einkäufer aus Toledo ausnehmend gut. Er bat nur um eine kleine Änderung: Er wünschte, daß der Lehnstuhl mit Stoff gepolstert werden sollte, damit man ihn das ganze Jahr über auch im Wohnzimmer gebrauchen konnte. Der La-Z-Boy war geboren.

Entspanntes Sitzen

Bequeme Sitzgelegenheiten waren besonders im 18. Jahrhundert beliebt. 1766 etwa machte ein Schaukelstuhl von sich reden, der schon das 50 Jahre zuvor erfundene Schaukelpferd imitierte.

Der amerikanische Lehnstuhl geht auf die Liegestühle zurück, die im 19. Jahrhundert für die Tuberkulosekranken entwickelt wurden. Die ersten Modelle standen in den Kurhäusern auf den Sonnenterrassen. Im Liegestuhl konnten die Patienten den ganzen Tag die frische Luft atmen und auch im Freien schlafen.

Der Liegestuhl aus dem Kurhaus war berühmt für seinen breiten Lattenrost, der als Rückenlehne diente. Er war solide, bequem und nicht allzu teuer, da er meistens aus einfachem Tannenholz gezimmert war.

Erfolg im Sitzen

Shoemaker und Knabusch ließen ihren erfolgreichen Entwurf patentieren und stellten den Sohn jenes Einkäufers aus Toledo als ihren ersten Handelsvertreter ein. Der erste gepolsterte Sessel aus ihrer Werkstatt kam 1929 auf den Markt.

Die «Floral City Furniture», wie die Firma nun hieß, erwarb sich schnell einen Ruf als erstklassiger Hersteller von Lehnstühlen. Die Bequemlichkeit ihrer Sessel wurde überall gepriesen. Die Zeiten waren hart, doch die Vettern tauschten ihre Ware auch mal gegen Lebendvieh ein. Am Ende des Jahrzehnts besaß Knabusch mehr Tiere als in seiner Zeit als Farmer – aber die Firma hatte die Depression überlebt.

Als sie die Gewinnmargen der Einzelhändler gesehen hatten, beschlossen die Vettern, einen eigenen Laden in der Innenstadt von Monroe zu eröffnen. Um einen anziehenden Namen für ihren Ruhesessel zu finden, schrieben sie einen Wettbewerb aus. Ein Vorschlag gewann, der alles sagte: «La-Z-Boy» (Fauler Kerl).

In den 30er Jahren organisierten die Vettern jedes Jahr eine Möbelausstellung. Sie war ein Ereignis, aus allen Nachbargemeinden kamen die Käufer angereist, es gab ein richtiges Zirkuszelt, Geschenke schon beim Eintritt, Glücksräder und Attraktionen für Kinder. Der Erfolg war so gross, daß Floral City Furniture in die Oberklasse der Branche aufstieg.

Um sich von der Konkurrenz abzuheben erfand Shoemaker einen Mechanismus, mit dem man die Neigung der Rückenlehne einstellen konnte. Die Konstruktion war bequem mit einem einzigen Druckknopf auf der Seite des Sessels zu bedienen. Shoemaker ließ sie 1939 patentieren.

Der Sitzplan

Im Zweiten Weltkrieg mußte die Gesellschaft ihre Geschäfte zurückstellen. Sie produzierte für die Armee Panzersitze und Schutzmatten. Erst 1947 konnte sie die Fabrikation der La-Z-Boys wieder in vollem Umfang aufnehmen. Die 50er Jahre brachten einen unerwarteten Bauboom, die Vorstädte wuchsen explosionsartig und damit auch die Umsätze von Shoemaker und Knabusch: Jeder neue Hausbesitzer wollte einen bequemen La-Z-Boy im Wohnzimmer stehen haben.

In den 60er Jahren engagierte die Firma eine ganze Reihe berühmter Sprecher für ihre Werbespots im Fernsehen. Ed McMahon und Johnny Carson saßen auf dem La-Z-Boy im Aufnahmestudio. Die Werbefilme waren ebenso populär wie einträglich, doch niemand konnte das Radio- und Fernsehpublikum so sehr fesseln wie Jim Backus und sein alter Ego Mister Magoo. Er trieb den Umsatz, der 1961 noch bei einer bescheidenen Million Dollar lag, in zehn Jahren auf 53 Millionen hoch. Auch der Schaukelstuhl («Reclina Rocker»), der Ende der 60er Jahre auf den Markt kam, trug zur wachsenden Popularität der Marke La-Z-Boy bei.

Ein nettes Plätzchen

Heute erfreut sich der La-Z-Boy eines Anteils von 75 Prozent am amerikanischen Markt für Lehnstühle. Die Firma hat ihre Produktpalette erweitert und steht heute an dritter Stelle auf der Rangliste der amerikanischen Hersteller von Polstermöbeln. In den Ausstellungen der La-Z-Boy-Geschäfte sind ganze Räume zu sehen, die nur mit den Produkten des Hauses möbliert sind, und sie erzielen pro Quadratmeter Ladenfläche einen höheren Umsatz als alle anderen, konventionellen Möbelgeschäfte.

Viele Möbelketten und große, regionale Möbelgeschäfte haben deshalb selbst eine La-Z-Boy Ausstellung in ihren Läden eingerichtet. Sie profitieren vom guten Ruf dieser Marke – angeblich sollen bei einer Umfrage 97 Prozent der Befragten den Namen «La-Z-Boy» gekannt haben.

Um auch die heutige, junge Kundschaft besser zu erreichen, hat die Firma eigens einen kostenlosen Telefondienst eingerichtet. Die Anrufer erhalten umsonst einen Einrichtungsführer nebst der Adresse des nächstgelegenen La-Z-Boy-Geschäftes. Solange sich Menschen den Luxus eines bequemen Sessels leisten wollen, werden sie sich noch viele Stunden in dem unnachahmlich amerikanischen Lehnstuhl von Shoemaker und Knabusch räkeln.

46. Die Morgengabe

KELLOGG'S CORN FLAKES

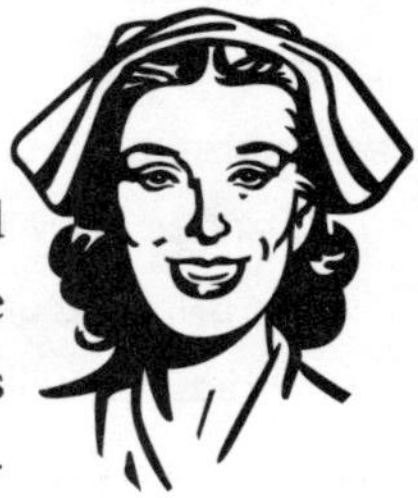

Die ersten Flocken

Reverend Sylvester Graham kam zwischen 1820 und 1830 zur Überzeugung, daß eine streng vegetarische Diät das beste Mittel gegen die Ausschweifungen des menschlichen Fleisches sei. Als einer der ersten Amerikaner begann er die Tugenden eines grob gemahlenen Mehls aus dem vollen Weizenkorn zu preisen. Das Grahambrot ist nach ihm benannt und später wurde sein Name auch an ein Plätzchen verliehen, das in Amerika noch heute beliebt ist: der «Graham Cracker». Reverend Graham predigte fleißig den Segen des gesunden Lebens, er empfahl häufiges Baden, Gymnastik und Abstinenz von Alkohol. Seine Jünger wurden «Grahamiten» genannt.

Auch Dr. Caleb Jackson war ein solcher Grahamit geworden, sein liebstes Frühstück bestand aus kalter Milch und Getreidekörnern. Das wiederum weckte die Neugier von Dr. John Harvey Kellogg, der dem «Adventist Battle Creek Sanitarium» in Michigan vorstand, einem Kurhaus, in dem sich damals die Betuchten Amerikas trafen, wenn sie sich unwohl fühlten.

Zu dieser Zeit konnte man die sogenannte Reformkost noch nicht im Laden kaufen. Kellogg, der seine Kundschaft dazu anhielt, auch nach der Kur die Diät von Battle Creek einzuhalten, vertrieb die dazu erforderlichen Produkte selbst unter dem Namen der «Sanitas Food Company». 1894 hatte er mit seinem Bruder Will Keith zusammen zufällig ein Verfahren zur Produktion von Weizenflocken entwickelt, als sie versuchten, ein leicht verdauliches Brot zu entwickeln. Die Flocken entzweiten die Brüder in einem erbitterten Kampf um den Frühstücksflockenmarkt. Beide wurden berühmt und reich, doch nur Will Keiths Buchstaben W.K. sind heute und für immer mit einer Weltmarke verbunden: Kellogg's Corn Flakes.

KELLOGG'S SCHRIEB MÜSLIGESCHICHTE: FLOCKEN MIT «40 % BRAN FLAKES» KAMEN IM JAHR 1914 AUF DEN MARKT, «ALL BRAN» 1916, «RICE KRISPIES» 1928, DIVERSE GEZUCKERTE SORTEN 1952, «SPECIAL-K» 1955 UND DAS «PRODUCT 19» IM JAHR 1963.

Flockenfrust

Was als Bruderkrieg der beiden Kelloggs anfing, endete in einem Morgenritual der Amerikaner. Sie beginnen keinen Tag ohne ihre Schale Cornflakes und Milch. Aber aller Anfang ist schwer. Lange Zeit versuchten Will Keith und John Harvey, damals noch friedlich vereint, Getreidekörner in verdauliche Flocken zu verwandeln. Alle Versuche scheiterten. Dann versuchten sie es mit Brot. Sie erhitzten Brotteig und preßten ihn durch Druckrollen, aber dabei kam nur eine gummiartige Masse heraus. Eines Tages blieben die Preßrollen einfach stehen, der Weizenteig trocknete aus und brach in kleine Flocken auseinander. Das war die Lösung. 1895 produzierte die Sanitas Food Company über 100 000 Pfund Weizenflocken, die sie in Packungen von etwa 35 Gramm zum Preis von 15 Cent das Stück verkaufte.

Körnerpicker

Charles Wilson Post weilte zur Kur in Battle Creek und wanderte gerne über die Felder. Eines Tages aber blieb er vor dem Gebäude stehen, in dem die Getreideflocken produziert wurden. Er schaute eine Weile zu und war fasziniert, die Technik schien ihm ziemlich einfach zu sein. Als er wieder zu Hause war, gründete er die «Postum Cereal Company», die das Heißgetränk «Postum» herstellte und Getreideflocken mit Nußgeschmack, «Grape-Nuts» genannt. Bereits im Jahr 1900 setzte Posts Getreidefirma damit 3 Millionen Dollar um.

KELLOGG'S SETZT PRO JAHR WELTWEIT 1,7 MILLIARDEN DOLLAR UM.

Als die Gebrüder Kellogg davon hörten, gerieten sie außer sich. Dr. John Harvey betrachtete die Sanitas Food Company ausschließlich als wohltätiges Unternehmen, dessen Produkte allein der Gesundheit der Bevölkerung dienen sollten. Doch binnen weniger Jahre schossen nun gute zwei Dutzend Unternehmen in Battle Creek aus dem Boden, die alle irgendwelche Frühstücksflocken aus Hafer, Weizen, Reis und anderen Körnern verkauften.

Die Brüder begannen untereinander über die wirtschaftliche Zukunft ihres Unternehmens zu streiten. John Harvey sah das Unternehmen als Teil des Sanatoriums, W.K. wollte den Amerikanern so viele Getreideflocken verkaufen wie nur möglich. Im

Jahr 1900 zog die Sanitas Food Company in ein neues, 50 000 Dollar teures Gebäude um, doch John Harvey weigerte sich, seinen Anteil zu bezahlen. Er bestand darauf, daß er den Neubau nie erlaubt habe – das Ende der guten Zusammenarbeit der Brüder war gekommen.

Familienfehde

1906 eröffnete Will Keith seine eigene Firma, die «Battle Creek Toasted Corn Flake Company» und begann, das gemeinsam entwickelte Produkt unter dem Namen «Corn Flakes» zu vermarkten. Der Firmenname wies auf ein neues, verbessertes Verfahren hin, das geschmackvollere und knusprigere Flocken hervorbrachte. Um 1907 verließen jeden Tag 2900 Kisten Getreideflocken die Fabrik, und W.K., nun ganz und gar Unternehmer geworden, investierte kräftig in die Werbung – bis zum Jahr 1911 gab er für seine Anzeigenkampagnen über 1 Million Dollar aus.

Aber seinem Bruder gönnte er nichts mehr. Als John Harvey 1909 die alte Gesellschaft in «Kellogg Sanitas Food Company» umbenannte, verklagte ihn Will Keith, weil er kein Recht habe, den Familiennamen dafür zu benutzen. Im Prozeß warf er ihm außerdem vor, den Stil seiner Verpackungen und die Werbesprüche zu kopieren. Nach und nach gelang es ihm, Anteile an der Sanitas Food aufzukaufen und nach 1921 gehörte ihm der Firmenname «Kellogg» tatsächlich alleine. Doch 1922 verlor er seinerseits das Recht, den Begriff «Toasted Corn Flakes» als Handelsmarke zu verwenden. Kurzerhand löste er seine Firma auf und gründete sie neu unter eben dem Namen, den er seinem Bruder verbieten wollte: «The Kellogg Company».

Wie der Vater, so der Sohn

Leider waren die Familienfehden damit noch nicht ausgestanden. Will Keiths Sohn John entwickelte ein Mälzverfahren, das den Flocken einen Nußgeschmack verlieh. Das Ergebnis war «All Bran», das Kelloggs Namen endgültig zu einem Begriff für hochwertige Getreideprodukte werden ließ. (John soll schließlich die Rechte über 200 Patente und Markennamen besessen haben.)

Im Ersten Weltkrieg wurden Lebensmittel rationiert. Zusammen überlebten Vater und Sohn die Einschränkungen recht gut, doch 1920 schloß die Jahresbilanz zum ersten Mal mit einem Verlust ab. Gleichwohl weigerten sie sich, das Kaufangebot eines Wettbewerbers anzunehmen. Beide verzichteten statt dessen sechs Monate lang auf ihr Gehalt. Aber in dieser Zeit zerstritten sie sich so heillos, daß W.K. 1925 seinen Sohn dazu zwang, die Firma zu verlassen.

IN AMERIKA KOMMT IM DURCHSCHNITT ALLE ZWEI WOCHEN EINE NEUE SORTE FRÜHSTÜCKSMÜSLI AUF DEN MARKT. FAMILIEN MIT KINDERN GEBEN DAFÜR JEDES JAHR MEHR ALS 122 DOLLAR AUS.

Auch als er 1941 einen neuen Geschäftsführer anheuerte, blieb er formell an der Spitze des Unternehmens. W.K.s Werbestrategien hatten weiterhin Erfolg. 1948 überschritt der Jahresumsatz zum ersten Mal die Grenze von 100 Millionen Dollar. 1951 starb Will Keith Kellogg im Alter von 91 Jahren. Er hatte neben seiner eigenen Firma auch noch die Kellogg-Stiftung gegründet, die Institutionen in der Landwirtschaft, im Gesundheits- und Erziehungswesen mit Millionenbeträgen unterstützt. Aus dem fehlgeschlagenen Versuch, ein neuartiges Brot zu entwickeln, ist der weltgrößte Hersteller von Getreideflocken entstanden.

47. Gut abgeschnitten

DAS SCHWEIZER OFFIZIERSMESSER

Auf Messers Schneide

Karl Elsener, 1860 im schweizerischen Zug geboren, war ein überzeugter Handwerker. 1890 rief er die Vereinigung der Schweizer Messerschmiede ins Leben, die bei der Vermarktung von Qualitätsprodukten helfen sollte. Der erste Auftrag an die Berufsgemeinschaft kam von der Schweizer Armee, die bis dahin ihre Armeemesser aus Deutschland bezogen hatte.

Schon 1891 lieferte Karl Elsener seine Arbeit ab: das «Soldatenmesser» bestand aus einer langen Klinge, einem Schraubenzieher, einer Ahle und einem Dosenöffner. Es wurde zum Prototyp einer Reihe von Variationen: eine Ausgabe für Schuljungen, eine speziell für Bauern und als Meisterstück schließlich das «Offiziersmesser». Elsener ließ das Offiziersmesser 1897 patentieren. Es war eine leichtere und elegantere Variante des Ausgangsmodells und enthielt neben den vier Basiswerkzeugen einen Korkenzieher sowie eine kleinere Klinge. Der Erfolg von Elseners Erfindung

DIE ROTE FARBE DES SCHWEIZER ARMEEMESSERS SOLL HELFEN, DAS WERKZEUG LEICHTER ZU FINDEN, WENN ES IN DEN SCHNEE FÄLLT.

zeigte sich schon 1909 daran, wieviele Nachahmer des Offiziersmessers auf den europäischen Markt drängten. Um die Wettbewerber im Zaum zu halten, baute Elsener gezielt eine Markenpersönlichkeit auf. Dazu gehörte ein griffiger Firmenname – Victorinox, seiner Mutter Victoria zu Ehren – und ein einprägsames Logo. Beim Patrioten Elsener kam nur das Schweizer Kreuz in Frage, das er auf die rote Hülle des Messers stempelte.

Schnitt nach den USA

Das Schweizer Offiziersmesser wurde in Europa immer beliebter. Der Beginn seines absoluten Siegeszuges hängt allerdings mit der Ankunft der U.S.-Truppen in Europa im Zweiten Weltkrieg zusammen. Von da an kannte man das praktische Utensil auf der ganzen Welt. In den «PX-Shops», wo Soldaten einkauften, bewährte sich das Messer als wohlfeiler Kauf und beliebtes Souvenir. Weil die U.S.-Soldaten mit dem Wort «Offiziersmesser» nicht zu Rande kamen, setzte sich im amerikanischen Sprachgebrauch die Bezeichnung «Swiss Army Knife» durch. Nach dem Ende des Krieges trafen immer wieder mal Bestellungen in der Victorinox-Fabrik ein, hauptsächlich abgeschickt von Besteckhändlern, die Wert auf Qualität legten. Notorische Berühmtheit erlangte das Offiziersmesser, als die Sowjets das Messer des abgestürzten U.S.-Piloten Gary Powers präsentierten;

DAS SCHWEIZER OFFIZIERSMESSER WURDE AUF DEN MARKENNAMEN «VICTORINOX» GETAUFT. «INOX» BEDEUTET DABEI «INOXIDABEL» ODER «ROSTFREI» – BEZOGEN AUF DEN STAHL, AUS DEM DIE KLINGEN GEMACHT WERDEN. DIE FABRIK ERHIELT AUCH SCHON BRIEFE ADRESSIERT AN EINEN HERRN VICTOR INOX...

in ihrer Propaganda bezeichneten die Russen das Messer als «Standardausrüstung der CIA». Aber trotz dieser guten Werbung wurden in den USA nur rund 800 000 Dollar mit Offiziersmessern umgesetzt.

Mit den Jahren fügte Victorinox zusätzliche Klingen und immer mehr Werkzeuge zum ursprünglichen Modell mit sechs Teilen hinzu. Dabei unter anderem Säge, Schere, Pinzette, Zahnstocher, Nagelfeile, Kreuzschraubenzieher, Fischschupper und Hakenlöser. Das Modell «Swiss Champion» umfaßt sechzehn ausklappbare Teile mit vierundzwanzig Werkzeugen, darunter auch ein Seitenschneider und ein Maßstab.

Der langsam ansteigende Erfolg des Offiziersmessers in den USA ist vor allem der «Forschner Group» zu verdanken. Diese Spezialisten für die Vermarktung von Messerschmiede-Produkten importierten die Metzgermesser von Victorinox schon seit den 30er Jahren. 1975 begann Forschner, die Offiziersmesser über Ladenketten und Versandhäuser mit hohem Qualitätsanspruch an eine ausgewählte Kundschaft zu verkaufen. Zielgruppe waren Jäger, Wanderer und alle, die sich gerne draußen bewegen. Schon 1981 erzielte Forschner einen Umsatz von 11 Millionen Dollar.

DER PHARMA-KONZERN ELI LILLY & COMPANY BESTELLTE BEI VICTORINOX EIN OFFIZIERSMESSER MIT GEBOGENER SPEZIALKLINGE FÜR DIE DURCHFÜHRUNG VON LUFTRÖHRENSCHNITTEN BEI ERSTICKUNGSPATIENTEN (ZUM BEISPIEL NACH WESPENSTICHEN IM HALS). DAS MESSER WAR ALS WERBEGESCHENK FÜR ÄRZTE GEDACHT.

Das praktische rote Messer hat zwei große Vorzüge: Es paßt in jede Tasche und weist unheimlich viele Funktionen auf, die sich im Alltag immer wieder bewähren. Die kompakte Größe und ein überzeugendes Distributionssystem für die USA sorgten für wachsenden Erfolg bei vielen Fans. Zu denen zählten unter anderen auch die U.S.-Präsidenten Lyndon B. Johnson und George Bush, der die Messer mit dem Präsidentenwappen versah und an seine Gäste verschenkte. Auch Raumfahrer auf verschiedenen Missionen schätzten das Schweizer Offiziersmesser als ideales und vielfältiges Werkzeug. Es gibt in den USA sogar eine «Swiss Army Knife Society». Sie ist in San Diego zu Hause; ihr Motto lautet: «Semper Versatilis» (immer vielseitig).

Scharf nachgedacht

Die Forschner Group hat bis heute Erfolg mit ihrem Importprodukt, und zwar ohne nennenswerte Werbeanstrengungen. Es ist reine Mund-zu-Mund-Propaganda, die für ständig wachsenden Absatz sorgt. Victorinox produziert heute jährlich um die sechs Millionen Taschenmesser in den verschiedensten Variationen. 80 Prozent davon gehen in den Export, und alleine die USA importieren Victorinox-Produkte im Wert von jährlich 10 Millionen Dollar. Eine Interessante Zahl: 2 Prozent ihres Umsatzes gibt Victorinox für die Verfolgung von Copyright-Piraten aus, um deren billigere Produkte vom Markt zu drängen. Im New Yorker «Museum of Modern Art» ist das Offiziersmesser übrigens als Beispiel für gutes Industriedesign ausgestellt.

VICTORINOX BIETET SEIT NEUESTEM FÜR FRAUEN AUCH EIN OFFIZIERSMESSER IN ROSAROT AN.

Das Messer spielte in einer Menge Abenteuergeschichten, Romanen oder auch deren Parodien eine zentrale Rolle:

- Ein Anästhesist aus North Carolina operierte einen am Essen erstickenden Passagier während eines Linienfluges.
- Der Killer im Krimi «The Third Deadly Sin» von Lawrence Sander ist eine Frau, die ihren Liebhabern die Kehle mit einem Offiziersmesser durchschneidet.
- Der Moderator Johnny Carson benutzte in einer seiner Shows ein Messer von 1,80 m Länge. Eines der ausklappbaren Teile war eine Sexshop-Gummipuppe in Originalgröße.
- In einem Sketch in der Comedy-Sendung «Saturday Night Live» wurde das «New York City Swiss Army Knife» gezeigt – mit einer ausklappbaren Maschinenpistole.
- Eine Karikatur in der Zeitschrift «The New Yorker» zeigte eine Psychiater-Couch als ausklappbares Werkzeug.

Angeschmiedet

Mehr als 150 Millionen Menschen besitzen ein Messer aus der Werkstatt von Victorinox. Was kann die Firma noch mehr erreichen? An Ideen mangelt es nicht: sie reichen vom Absurden wie Kettensägen oder Mixern bis zum Praktischen wie einer kleinen, eingebauten Taschenlampe. Es geht wohl nicht mehr lange, bis Computerchips und Funktelefone bei Victorinox Einzug halten. Die Firma wird immer noch von Karl Elseners Nachkommen geführt, und ihr Gründer wäre mit Sicherheit stolz auf den riesigen Erfolg seiner Produkte. Besonders, wenn er wüßte, daß die deutsche Bundeswehr ein grünes Taschenmessermodell von Victorinox bezieht…

48. Schöne Bohnen

STARBUCKS KAFFEE

Der Göttertrank

Kaffeeliebhaber in den USA träumten jahrzehntelang von einer Kaffeekultur europäischer Prägung: Theken aus poliertem weißem Marmor, hinter denen Kellner in weißen Jacketts einen dampfenden und aromatischen Kaffee brauen, und zwar jeweils Tasse für Tasse, nicht das Zeugs in den Glaskannen. Ja, und Kaffees würde es dort geben mit Namen, die auf der Zunge zergehen: Caffè Latte, Espresso Macchiato, Caffè Moccha oder Espresso con Panna. Es schien aber unrealistisch, an die Verwirklichung solcher Träume auf U.S.-Boden zu glauben. Howard Schultz hingegen brachte die Energie auf, die Idee weiterzuverfolgen. Und es brauchte dafür nur einen Besuch in Mailand mit seinen 1700 chromstahlblitzenden Espressobars.

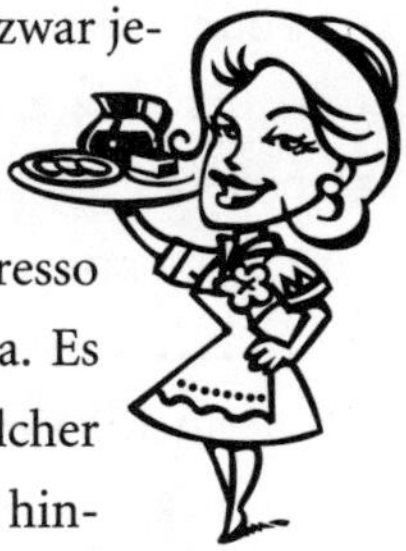

1985 eröffnete Schultz in Seattle seine erste Kaffeebar mit dem klingenden Namen «Il Giornale». Den Kaffee, den er in seinem Lokal anbot, bezog er bei seinem früheren Arbeitgeber, einer Kafferösterei und -handlung aus dem Nordwesten der USA. Der Händler hieß Starbucks.

Gut geröstet

Auch Alfred Peet, ein Holländer mit Wohnsitz in den USA, erinnerte sich an europäische Kaffee-Erlebnisse. Speziell an die wertvollen und raffiniert gerösteten Arabica-Bohnen, die er in Holland eingekauft hatte. Er eröffnete schon 1966 sein Peet's Coffee in Berkeley, Kalifornien, und überraschte die an Einheitskost gewöhnten Amerikaner mit Bohnensorten, von denen sie noch nie gehört hatten. Mit der Zeit wurde sein Laden zu einem Mekka für alle Koffeinfreaks der Region.

Zev Siegl, zukünftiger Partner in einem riesigen Kaffee-Unternehmen, wagte eine Pilgerfahrt zu Peet's Kaffeeladen, um mehr über seine Erfolgsgeheimnisse zu erfahren. Siegl war einer von drei Investoren, die gemeinsam 11 000 Dollar aufbrachten, um in Seattle ein Kaffeegeschäft zu eröffnen. Die anderen beiden waren Gordon Bowker, Redakteur bei einem Magazin, und Jerry Baldwin, wie Siegl ein Lehrer. Die Partner beschlossen, das Café «Starbucks» zu nennen, in Erinnerung an den Kaffeeliebhaber und Ersten Maat aus Herman Melvilles Klassiker «Moby Dick». Als Ergänzung kam eine Meerjungfrau ins Logo. Während der ersten neun Monate holte man mit Gratiskaffee die ersten Kunden ins Lokal und kaufte bei Peet die guten Bohnen ein.

STARBUCKS HAT SICH FÜR DAS JAHR 2000 ZUM ZIEL GESETZT, MIT SEINEN BARS UND LÄDEN WELTWEIT 1 MILLIARDE DOLLAR UMZUSETZEN.

Dann begann man allerdings, seinen eigenen Kaffee zu rösten und Baldwin wurde die Leitung übertragen. Starbucks eröffnete bis 1982 schon die ersten fünf Filialen in Washington und betrieb eine eigene Rösterei, von der aus auch andere Lokale versorgt wurden. Als absolute Perfektionisten befolgten die drei Partner Peets Regeln akribisch und wußten deshalb, daß kein Kaffee länger als vierzehn Tage im Regal stehen sollte. Kaffee mit abgelaufenem Datum gaben sie an wohltätige Stiftungen weiter.

Abgemischt

Zehn Jahre nach der Eröffnung des ersten Ladens stellte Starbucks einen New Yorker namens Howard Schultz ein. Natürlich ist es der bereits eingangs erwähnte Mann. Schultz' Job war es, die expandierende Unternehmung zu managen, was er als Vizedirektor von Hammarplast, einer schwedischen Haushaltswarenfirma, gelernt hatte. Er war richtig beeindruckt vom «sauberen» Leben im Nordwesten, nachdem er Starbucks in Seattle besucht hatte, und freute sich auf seinen neuen Job. Zu recht: 1985 wurde er auf eine Geschäftsreise nach Italien geschickt. Auftrag: Kaffee einkaufen. Viel mehr als von der Reise war er beeindruckt vom Geschmack des Espresso, den die «Baristi» hinter den Theken mit den glänzenden Maschinen aus Kupfer oder Aluminium brauten. Und er fand heraus, daß die Bars in Mailand auch eine Funktion als soziale Treffpunkte hatten.

Zurück in den USA war Schultz eifriger Verfechter der Espresso-Bar. Er präsentierte seine Idee den Besitzern von Starbucks, aber sie mochten sich nicht recht begeistern. Er verfolgte jedoch hartnäckig seine Vision, und schließlich wurde das Kaffeebar-Konzept 1984 erfolgreich getestet. Ein Jahr später eröffnete Schultz «Il Giornale», finanziell unterstützt von Investoren und den Besitzern von Starbucks, die sich bei Schultz natürlich versicherten, daß er exklusiv ihren Kaffee verwenden würde.

Peet's fünf Kaffeegeschäfte in Kalifornien wurden 1985 von Starbucks aufgekauft. Das war allerdings wenig klug, denn zu jener Zeit kamen gerade die aromatisierten Kaffees auf und man trank lieber ein Vanille-Gebräu als einen originalen Kaffee nach uraltem Rezept. Diese neumodischen Mixturen wollten die Puristen bei Starbucks keinesfalls in ihrem Sortiment haben. Falsche Entscheidung. Das Starbucks-Geschäft verlor seinen Glanz, die Besitzer interessierten sich immer mehr für andere Ideen. Siegl hatte die Firma schon 1980 verlassen, Bowker beschäftigte sich mit der Lancierung eines Getränks namens «Red Hook Ale».

Wer schließlich mit einem interessanten Angebot an die Türe von Starbucks klopfte, war niemand anderer als der frühere Angestellte Howard Schultz, damals schon Betreiber von elf erfolgreichen «Giornale»-Niederlassungen in Washington, Vancouver und Chicago. Er bot den Inhabern von Starbucks 4 Millionen Dollar für ihre Firma an und man zögerte nicht, das Geschäft zu machen. Baldwin blieb Präsident der Einzelhandels-Abteilung, und die «Giornale»-Bars erhielten nun ebenfalls den viel bekannteren Namen Starbucks.

Zauberlehrlinge

Daß Schultz sein Ziel – Starbucks in den ganzen USA einzuführen – erreichte, lag an seiner Personalpolitik. Er schaffte es, Leute zu finden und auszubilden, die sich seiner Qualitätsphilosophie verschrieben. Sein Motto lautete: «Stell Leute ein, die besser sind als du selbst und steh ihnen nicht im Weg.» Um dies zu erreichen, mußte man sie gründlich ausbilden in den Kniffligkeiten des Kaffeemachens. Wer bei Starbucks «Barista» werden will, absolviert 24 Stunden Ausbildung im Schulzimmer und 30 Stunden Training an der Bar selbst.

Das effiziente System bei Starbucks teilt den Ablauf des Kaffeemachens in drei Schritte auf: Bestellung, Kaffeemachen und das sogenannte Tassen-Management. Der «Barista» muß sich in allen drei Bereichen auskennen und über acht verschiedene Unterabteilungen Bescheid wissen: Kaffeesorte, Wassermenge, Tassengröße, Aroma, Anzahl Meßlöffel, Art der Milchbeimischung, Schaumkonsistenz und Name des zubereiteten Getränks. Bei jeder zubereiteten und servierten Tasse sind immer drei «Baristi» beteiligt, die den Kunden zufriedenstellen: der erste bedient die Maschine, der zweite schäumt die Milch auf und der dritte sitzt an der Kasse.

«CAPPUCCINO» KOMMT DAHER, DASS AUFGESCHÄUMTE HEISSE MILCH AUF DEM KAFFEE DIE FARBE DES KLEIDES VON KAPUZINER-NONNEN HAT.

Hoch die Tassen

Starbucks ist ein Phänomen des Detailhandels. 1987 betrieb die Firma elf Geschäfte. Nicht ganz 10 Jahre später waren es schon 850. In dieser Zeit hatte sich Schultz als Personalchef bewährt und die bestinformierten Management-Experten für seine Unternehmung beigezogen, die er speziell in der Fast-Food-Industrie rekrutiert hatte. 1996 eröffnete Starbucks die erste Übersee-Filiale in Tokio, in der Hoffnung, daß die trendbewußten Japaner sich um die neue Art des Kaffeetrinkens nur so reißen werden. Der riskanteste Plan, den man bei Starbucks wälzt, ist allerdings die Eroberung Europas und speziell Italiens – dort gibt es bereits 200 000 Espressobars, und nicht die schlechtesten.

49. Die aus der Kälte kamen

BEN & JERRY'S ICE CREAM

Dicke Freunde

In der Turnstunde der siebten Klasse waren sie eindeutig der gewichtigste Faktor: Ben Cohen und Jerry Greenfield waren durch niemanden aufzuwiegen. Vermutlich deshalb wurden die beiden Jungs schnell Freunde. Auch später hatten die beiden ein spezielles Verhältnis zur Schule. Ben zum Beispiel erreichte in einem Kurs über Zirkus-Kunststücke Bestnoten als Feuerschlucker. Jerry dagegen vermochte sich fürs College nicht recht zu begeistern und arbeitete statt dessen als Eiertrenner, Supermarktboden-Schrubber und Nachtwächter auf einer Rennbahn. Gerade wegen dieser wenig rühmlichen Anfänge hatten die beiden umso mehr Lust, zusammen in einem Job Erfolg und Spaß zu haben. Sie überlegten sich, was sie zusammen anfangen könnten. Etwas, das ihnen die Möglichkeit bieten würde, ihre eigenen Chefs zu sein und zu arbeiten, wann, wo und wie sie es wollten.

Einer der beiden schlug vor, es im Nahrungsmittelbereich zu versuchen, da Bagels (die runden Brötchen mit Loch in der Mitte) und Eiscreme ihre Passion waren. Aber ihr geplanter Lieferservice United Bagel Service (UBS), der gefüllte Bagels

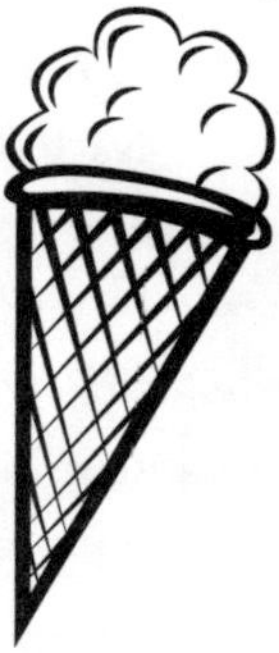

hätte nach Hause und ins Büro liefern sollen, wurde nie realisiert. Um sie diesbezüglich zu entmutigen, hatte der Anruf bei einem Bagelmaschinen-Verkäufer gereicht. Der Preis war zu hoch. Statt dessen konzentrierten sie sich nun auf ihre zweite gemeinsame Leidenschaft Eiscreme. Sie bestellten einen 5 Dollar teuren Fernkurs über Eiscremeherstellung von der Universität von Pennsylvania und schlossen mit Bestnote ab (der Gebrauch von Büchern war erlaubt). Mit ihren «Abschlüssen» in der Hand machten sie sich auf die Suche nach einer netten, warmen Stadt mit einem College, aber ohne Eisdiele. Den zweiten Punkt schafften sie. Burlington in Vermont hatte tatsächlich noch keinen Ort, wo man gemütlich Eis essen konnte. Dafür brüstet man sich dort mit 161 Tagen Frosttemperaturen jährlich. Und der ersten Filiale von «Ben & Jerry's».

Eiszeit

Das süße Speiseeis – heute aus Milchfett, Zucker, Aromen und Nüssen, Eiern oder Früchten hergestellt – kennt man in der Form von «Granita» schon seit der Römerzeit. Damals mischte man noch gehacktes Wassereis mit Früchten und Aromen. Auch heute noch ist italienisches Eis weltweit berühmt und begehrt.

In den USA wird Eiscreme seit 1851 für den Verkauf produziert. Mit der Pasteurisierung und Homogenisierung von Milch und Rahm konnte das Produkt den Sicherheitsstandards für den Massenkonsum angepaßt werden. Aber erst die Verpackung in Einzelportionen in sogenannten «Dixie Cups» verschaffte ihm die gewünschte Popularität. Das war in den 20er Jahren.

Nach dem Zweiten Weltkrieg wurden die Tiefkühlfächer in den amerikanischen Haushalten größer und besser (heißt kälter). Aus den Tiefkühlabteilungen der Supermärkte konnte man nun Speiseeis bequem nach Hause tragen und bis zum Verzehr aufbewahren. Logischerweise wurde der Markt bis in die 60er Jahre von regionalen Marken dominiert. In New York hieß der Platzhirsch «Breyers», in Chicago war es die «Dove Bar» und in Los Angeles «Knudsons».

1995 ERZIELTE BEN & JERRY'S EINEN GEWINN VON MEHR ALS 150 MILLIONEN DOLLAR.

In den 60er Jahren schließlich wagte es ein Einwanderer aus dem Osten, mehr Fett, mehr Vanille und mehr verschiedene Aromen in sein Speiseeis zu mischen und verwandelte Ice Cream in einen Luxusartikel: «Häagen Dazs», das Gourmet-Eis zum Gourmet-Preis.

Frostschutz

Mittlerweile schreiben wir das Jahr 1977. Ben und Jerry zogen eben in Burlington ein und mieteten eine verlassene Tankstelle. Ihre Firma wurde Ben & Jerry's genannt, denn das klang einfach besser als Jerry & Ben. Zum Trost wurde Jerry Präsident der Firma. Die ersten Monate gingen drauf für die Renovierung der zukünftigen Eisdiele. Sie überbrückten die Zeit mit dem Verkauf von heißem Apfelsaft, Kaffee und Keksen an eine nahegelegene Töpferei. Sie lernten potentielle Kunden kennen und erfuhren einiges über das Geschäft mit Lebensmitteln. Aus jener Zeit stammt auch ein Markenzeichen der Ice-Cream-Kette: die gratis abgegebenen Kekse.

Es begann eine Phase des Experimentierens. Auf der Suche nach guten und neuen Rezepten gelangen Ben und Jerry ab und zu geniale Erfindungen, aber die Eiscremes kamen ab und zu auch gummiartig oder einfach steinhart heraus. Aber ob die neue Mischung erfolgreich war oder nicht, eins taten Ben und Jerry bei allen: Aufessen. 1978 legten sie schließlich ihre Ersparnisse plus 4000 geborgte Dollar zusammen und eröffneten Ben & Jerry's «Homemade Ice Cream Scoop Shop».

Um die Kunden während der immer länger werdenden Wartezeiten zu unterhalten, ließen sie einen Freund auf dem Piano im Laden spielen. Er sang den «Ice Cream Blues»: «I like homemade ice cream but I don't like standing in line. Down at Ben & Jerry's, well, I'll wait any old time...» (Ich mag hausgemachtes Eis, aber ich mag nicht Schlangestehen, nur bei Ben & Jerry's , da steh' ich stundenlang).

Erstes Stückwerk

Bei allem Erfolg ihrer Produkte war Ben überzeugt, daß ihren Eiscremes etwas fehlte: saftige, dicke Stücke von Früchten, Nüssen, Schokoriegeln – Stücke von allem, was sich überhaupt in Stücke schneiden ließe. Jerry hingegen mochte es lieber, wenn sich der Geschmack fein durch die ganze Ice Cream verteilte und meinte, daß große Stücke dazu führen würden, daß man auf einem Löffel nur ein Stückchen hätte und auf dem nächsten nur Eis. Aber der Optimist Ben fand, daß selbst wenn ein Löffel nur Eis enthielte, auf

10 TONNEN SCHWER WAR DER GRÖSSTE EISBECHER DER WELT – BESTEHEND NATÜRLICH AUS EIS VON BEN & JERRY'S.

dem nächsten Löffel ein besonders großes Stück sein müßte, was doch ein schönes Erlebnis wäre…

Stück oder kein Stück: Das Stück, das bei Ben & Jerry's aufgeführt wurde, hieß Erfolg, und zwar Nonstop. An guten Tagen verkauften die beiden bis zu 1000 Tüten Eis. Wenn ihnen an solchen Tagen der Eisvorrat ausging, hingen sie das internationale Schild für «Kein Eis» an die Türe: die durchgestrichene Eistüte. Am Muttertag bekamen alle Mütter gratis Eis, werdende Mütter sogar zwei Tüten. Sie fanden auch heraus, daß große Mengen von Leuten immer gute Werbung bedeuten. Ihr erster Versuch, die Massen zu versammeln, war ein «Cherries Jubilee»-Becher für 2000 Menschen. Ihre immer halsbrecherischeren Werbeaktionen gipfelten im weltgrößten Eisbecher in St. Albans in Vermont, wo sie 20 000 Pfund ihrer Produkte zu einem Eismonster türmten.

«SCOOP U» HEISST DIE SCHULE, DURCH DIE ALLE FRANCHISE-NEHMER BEI BEN & JERRY'S MÜSSEN.

Eis-Dealer für immer

Ben und Jerry hatten die erste Gelegenheit, ihr Geschäft zu vergrößern, als ein Restaurant in Burlington anfragte, ob sie es mit Eis beliefern würden. Natürlich sagten die beiden «Ja» und überlegten, daß auch andere Restaurants interessiert sein könnten. Sie packten Muster von zwölf Geschmacksrichtungen in einen alten VW und klapperten eine Reihe von Restaurants und Läden ab. Schlußendlich kauften sie einen Eiswagen von 1969 und bemalten die beiden Seiten auf ihre gewohnt spaßige Art mit zwei riesigen Armen, die auf dem Heck zwei noch riesigere Eistüten hielten.

Die alte Tankstelle, in der Ben und Jerry ihren Laden hatten, wurde irgendwann zu klein für den wachsenden Erfolg. Die Firma zog in ein größeres Haus, wo nun täglich zwölf Angestellte Eis in immer neuen Geschmacksrichtungen produzierten und verpackten. Es war ganz klar Zeit, in Boston eine Filiale zu eröffnen. Und es war auch ganz klar, daß sie dort sofort Erfolg hatten.

Die Freude an der neuen Niederlassung war allerdings nicht ganz ungetrübt. Die «Pillsbury Company», Inhaberin der Marke «Häagen Dazs» warnte ihre Handelspartner davor, Ben & Jerry's in ihr Sortiment aufzunehmen. Pillsbury würde sonst ihre sehr lukrativen Produkte aus den Regalen nehmen. Dieses unfaire Vorgehen zog einen Prozeß nach sich, der aber außerhalb des Gerichts beigelegt werden konnte. Allerdings nicht, bevor der David aus Vermont den Goliath aus Minnesota in eine Schlacht verwickelt hatte. Die Fans von Ben & Jerry's klebten sich Sticker auf die Autos, auf denen stand «What's the Doughboy Afraid of?» (Wovor hat der Teigjunge – das Markenzeichen von Pillsbury – Angst?). Jerry stellte sich vor dem Eingang zur Pillsbury-Direktion auf Posten und verteilte kämpferisches PR-Material an die Angestellten.

DIE UMWELTFREUNDLICH EINGESTELLTEN UND POLITISCH KORREKTEN BEN UND JERRY FÜHREN IN IHREM SORTIMENT UNTER ANDEREM DEN «PEACE POP», UM FÜR DEN WELTFRIEDEN ZU WERBEN, ODER DIE GESCHMACKSRICHTUNG «RAINFOREST CRUNCH» MIT NÜSSEN GARANTIERT AUS BEDROHTEN REGENWÄLDERN.

Als das Hindernis Pillsbury endlich überwunden war, stand dem Wachstum von Ben & Jerry's nichts mehr im Weg. 1984 bekamen sie den Titel «Eiscreme-Händler des Jahres». Um für ihre

Produkte zu werben und, wie immer, Spaß zu haben, gingen Ben und Jerry auf eine viermonatige Tournee mit einem umgebauten Wohnwagen. Sie verteilten auf der ganzen Tour gratis Eistüten und hatten entsprechend Erfolg. Als sie allerdings im Wagen den größten «Baked Alaska» (eine süße Köstlichkeit aus Biskuit und Eiscreme, überbacken mit Eischnee) der Geschichte herstellen wollten, brannte ihr mobiles Heim ab.

Zum Kugeln

Ben und Jerry haben ein soziales Gewissen. Ein bestimmter Prozentsatz ihres Gewinns geht an wohltätige Organisationen. 1985 richteten sie die Ben & Jerry Stiftung ein, die jährlich über 350 000 Dollar an bedürftige Gruppen weiterleitet. Die Stiftung erhält 7,5 Prozent der jährlichen Gewinne vor Steuern.

Ein weiterer Grundsatz der Firma betrifft die Lohnpolitik. Er lautet, daß kein Angestellter mehr als fünfmal mehr verdienen darf als der Mitarbeiter mit dem geringsten Lohn. Mittlerweile wurde die Quote jedoch auf 7,5 erhöht.

Heute haben Ben und Jerry ein Schmelzen der amerikanischen Lust auf Speiseeis überlebt. Grund für die schwindende Nachfrage war natürlich die Gesundheitshysterie, oder besser das Fett und Cholesterin in den Produkten. Ben und Jerry haben allerdings noch immer jede Menge Spaß. Unter anderem haben sie in Rußland zwei «Scoop Shops» eröffnet. An der Übersetzung von Geschmacksrichtungen wie «Cherry Garcia», «Chunky Monkey» oder «Aztec Harvest Coffee» wird allerdings noch gearbeitet. Was auch immer dabei herauskommen wird – das Eis wird auf jeden Fall nach Ben & Jerry's schmecken.

50. Organisationstalent

FILOFAX

Bombensichere Termine

Im Zweiten Weltkrieg rechnete bei der in London beheimateten Firma «Norman and Hill» niemand damit, ein primäres Ziel der deutschen Luftwaffe zu sein. Alles, was dort nämlich produziert wurde, war ein kleines, kompaktes Notizbuch, das kaum je eine Bedrohung für die Nazis werden würde. Und trotzdem machten 1940 verirrte Bomben eines deutschen Luftangriffs das Domizil von Norman and Hill dem Erdboden gleich. Die Zukunft sah düster aus. Es würde Monate dauern, bevor nur schon die Lieferanten- und Kundenlisten wieder auf aktuellem Stand sein würden. Die Mitarbeiter der Buchbinderei standen vor dem Nichts und fühlten sich dementsprechend. Bis auf Grace Sturr. Sie tauchte auf, in den Händen ein Notizbuch, in dem alle wichtigen Namen und Adressen von Hand notiert waren. Das Geschäft von vorne zu beginnen, war eine Sache von Tagen. Grace hatte 1928 als temporäre Mitarbeiterin begonnen und eigentlich nur ein paar Wochen

FILMREGISSEUR WOODY ALLEN BESITZT UND BENUTZT DIE KLEINIGKEIT VON 20 VERSCHIEDENEN FILOFAX-AGENDEN.

bleiben wollen. Doch dann blieb sie der Firma als Sekretärin erhalten. Ihr verdankte man auch den Namen für das 1930 als Marke eingetragene Notizbuch: Filofax. So war es nur recht und billig, daß Grace die Ehre hatte, die Firma vor dem Bankrott zu retten, indem sie ihr Notizbuch zweckentsprechend einsetzte.

Speicherplatz

Unsere Großeltern hatten es einfach – sie brauchten noch keine Notizbücher für Telefonnummern und Adressen. Um jemanden zu erreichen, rief man einfach das nette Fräulein vom Amt an, und bat sie, einen doch bitte mit den Heinrichs in der Gipsstraße zu verbinden. Um die Heinrichs heute zu erreichen, braucht man die Nummern der Stadtwohnung, des Landhäuschens, vielleicht auch noch die Nummern von Autotelefon und Handy, dann die Faxnummer und natürlich die E-Mail-Adresse. Ganz zu schweigen von der Postleitzahl.

Wie soll jemand all diese Zahlen im Kopf behalten, und nebenbei die Tickets fürs Kino, die Theaterkarten, die Coupons von der chemischen Reinigung, die Kreditkarten und den Ausweis vom Fitneßclub nicht verlieren? Es drängte sich auf, daß man für all diese Dinge (ohne Anspruch auf Vollständigkeit) einen zentralen Aufbewahrungsort brauchte. Nur so ließ sich das moderne Leben bewältigen.

Organisiertes Chaos

Norman and Hill wurde als Firma 1921 gegründet. Der Drucker William Rounce und der Schreibwarenhändler Posseen Hill hatten ihr Know-how zusammengelegt und gemeinsam das mittlerweile weltbekannte System erfunden, das aus einem Ringbuch und jährlich auszutauschenden Blättern besteht. Während der Aufbaujahre der Firma bis 1933 bestand die Kundschaft vor allem aus Journalisten, Anwälten, Kirchenleuten und Medizinern – geschäftigen Leuten eben, die ihre Tage einteilen müssen. Das handliche Buch mit Kalbsledereinband war für sie schon damals ideal. Es wurde auch geschätzt, daß man die alten Jahrbücher als Archiv nutzen konnte. Während des Zweiten Weltkriegs wurden die Agenden auch beim Militär von vielen Offizieren für ihre Daten und Pläne genutzt. An der Britischen Militärakademie in Camberley war die Anschaffung eines Filofax sogar Pflicht. Es wurde dort liebevoll «Vade mecum» (Begleite mich) genannt. Natürlich wurde eine Spezialeinlage für das Militär gemacht, bezeichnet als «Bibel des Kommandanten».

SEIN DICKES FILOFAX RETTETE EINEM BRITISCHEN OFFIZIER IM ZWEITEN WELTKRIEG DAS LEBEN: EINE GEWEHRKUGEL BLIEB KURZ VOR SEINEM HERZEN IN DER AGENDA STECKEN.

König David

Auch David Collischon war ein begeisterter Benutzer von Filofax-Agenden, und zwar ab 1959. Er war der erste, der sich fragte, weshalb die Büchlein eigentlich nicht auf der ganzen Welt vermarktet wurden, wo es doch überall so vielbeschäftigte Menschen gibt.

Collischon nahm kurzerhand mit Norman and Hill Kontakt auf und wurde 1972 Großhändler für die USA. Mit seiner Frau Lesley zusammen gründete er die Firma «Pocketfax» und verkaufte während der folgenden acht Jahre die Agenden im Direktversand, wo er viele Tausend treue Kunden fand.

Für Buchhalter

Schon 1980 hatten die Collischons genügend Kapital beisammen, um die Firma Norman and Hill aufzukaufen. Damals setzte das Stammhaus gerade einmal 225 000 Dollar jährlich um. Sieben Jahre nach der Übernahme waren es 27 Millionen und bis 1996 gab es noch einmal einen dramatischen Anstieg auf 60 Millionen Dollar.

Wie kam es, daß plötzlich so viel mehr Filofax-Agenden verkauft wurden? Vermutlich, weil es immer mehr Leute gibt, deren Motto lautet: «Die Arbeit ist mein Leben.» Und da hilft einem eben dieses Buch, sein Leben zu organisieren. Hinzu kam, daß dank geschicktem Marketing und immer mehr berufstätigen Frauen die Zielgruppe ganz kräftig erweitert wurde.

Anhang

Danksagung

DIE VERANTWORTLICHE: Den meisten Dank schulden wir Ruth Mills, Cheflektorin der Professional, Reference and Trade Group bei John Wiley and Sons Inc. Sie hatte die Idee für dieses Buch, nachdem sie den Nachruf von Robert McG. Thomas auf Edward Lowe, den Erfinder von Kitty Litter in der «New York Times» gelesen hatte. Sie stand uns immer mit Rat und Tat zur Seite und ihre unerschütterliche Begeisterung für dieses Projekt munterte uns immer wieder auf und beflügelte uns. Mit Fug und Recht darf man behaupten, daß sie die wahre «Erfinderin» dieses Buches ist.

DIE KUPPLERIN: Jo-Ann Wasserman, Lektorin bei John Wiley & Sons, machte uns mit Ruth Mills bekannt.

DIE LIEBEN LISTENSCHREIBER: Einige ganz besondere Leute stellten für uns lange, lange Listen über in Frage kommende Produkte zusammen. Herzlichen Dank an Joie Smith, Carol Freeman Taffet, Eric R. Fox, Jane Gaillard, Ella Lippman Kelly, Peter Thompson, Carol Benjamin, Jed Spingarn und Ann Cohen.

GUTMÜTIGE BEKANNTE: Bei vielen Geschichten profitierten wir von Kontakten zu einigen guten alten Bekannten: Bruce Kelly, Ari Kopelman, Bruce Alpert, Joe O'Donnell, Janice Lee, Joe Froschl und Robert Wagar.

HILFSBEREITE FREUNDE: Em und Bal Golden, Kathy Green, Harold, Dave und Jean Green, Julie und Doug Donaldson, Marian Davis, Carol Bugge, Tim Mullen, Danny Deutch, Victoria Lang, Louis Milgrom, Naomi Wax, David Kumin, Mike Blaxill, Debbie Andrews, Rusty Magee, Dr. Sidney Love, Francis Gasparini, Jack Feldmann, Miho Cha, Chris Divine, die Adlers, Mike Davis, Joel Wasserman, Rick Hoffer, Ann Gordon, Scott und Therese Garsson, Elly Eisenberg, Amanda Green, Dr. James Hudson, Bob und Mary Hogan, Peter Golden, David Lai, Sean Kelly, die Rogges, Andy Woo, Michael Shalhoub, Paul und Betsy Rosengren, die Medweds, Emily Sachar, Seth und Barbara Zimmerman, Matti Lesham, Rich Campbell, Jack Mason, Gary Negbauer, John Werber, Nancy Sachar, Ed Kaczmarek, Hal Negbauer, Guy Maxtone-Graham, Tony Hoylan, Christine und Finbarr Murphy, Judy und Bob Greber, Karen und Steve Berkenfeld, Betty Lev, Christine und Steven Rhodes, Pat Ellis, Marian und Edward Last, Maureen und Jim Duke, Ron Davis, Sandra Small, Caroline und Richard McDonough, Ann Patch, Patricia H. und Charles Clarkson, Carrie und William Rosenthal, Suzanne und Richard Lewis, Ed Hughes, Charles Hodgson, Mark Kaminsky, Vincent Izzo, Marvin Peck, Dr. Bruce Ettinger, David Toser, Cynthia Jenner, Sara und Geoffrey Thompson, Molly Rhodes, Fran Davis, Marcia Shrock und Monika Jain (bei Wiley).

Bibliographie

- International Directory of Company Histories, Bd. 1-18.
  Detroit: St. James Press, 1988-1997.
- Jorgensen, Janice (Hg.): Encyclopedia of Consumer Brands, Bd. I-III.
  Detroit: St. James Press, 1994.
- Martin / Lehman / Malonis (Hgg.): Notable Corporate Chronologies, Bd. I & II.
  Detroit: International Thomson Publishing, 1995.
- Messadie, Gerald: Great Modern Inventions.
  Edinburgh: W & R Chambers, 1991.
- Mingo, Jack: How the Cadillac Got Its Fins.
  New York: HarperCollins, 1994.
- Panati, Charles: Browser's Book of Beginnings.
  Boston: Houghton Mifflin, 1984.
- Panati, Charles: Universalgeschichte der ganz gewöhnlichen Dinge.
  Frankfurt: Eichborn, repr. 1994.
- Petroski, Henry: Messer, Gabel, Reissverschluss.
  Basel: Birkhäuser, 1994.
- The Corporate Directory of U.S. Public Companies.
  San Mateo: Walker's Western Research, 1995.
- Thomas, Robert J.: New Product Success Stories.
  New York: Wiley, 1994.

Alle Produkte auf einen Blick